胸外科疑难精要
CORE TOPICS IN Thoracic Surgery

主　编　Marco Scarci　　Aman S. Coonar
　　　　Tom Routledge　　Francis Wells

主　译　李　军
副主译　巩少军　矫文捷
主　审　刘相燕　金　锋　田　辉

人民卫生出版社
·北 京·

版权所有，侵权必究！

图书在版编目（CIP）数据

胸外科疑难精要 /（英）马可·斯卡奇
（Marco Scarci）主编；李军主译 . —北京：人民卫生
出版社，2020.12

ISBN 978-7-117-30393-4

Ⅰ. ①胸… Ⅱ. ①马…②李… Ⅲ. ①胸腔外科学
Ⅳ. ①R655

中国版本图书馆 CIP 数据核字（2020）第 160036 号

| 人卫智网 | www.ipmph.com | 医学教育、学术、考试、健康，购书智慧智能综合服务平台 |
| 人卫官网 | www.pmph.com | 人卫官方资讯发布平台 |

图字：01-2018-3555 号

胸外科疑难精要
Xiong Waike Yinan Jingyao

主　　译：李　军
出版发行：人民卫生出版社（中继线 010-59780011）
地　　址：北京市朝阳区潘家园南里 19 号
邮　　编：100021
E - mail：pmph @ pmph.com
购书热线：010-59787592　010-59787584　010-65264830
印　　刷：三河市宏达印刷有限公司（胜利）
经　　销：新华书店
开　　本：889×1194　1/16　印张：15
字　　数：444 千字
版　　次：2020 年 12 月第 1 版
印　　次：2020 年 12 月第 1 次印刷
标准书号：ISBN 978-7-117-30393-4
定　　价：168.00 元

打击盗版举报电话：010-59787491　E-mail：WQ @ pmph.com
质量问题联系电话：010-59787234　E-mail：zhiliang @ pmph.com

译者名单

主　译　李　军

副主译　巩少军　矫文捷

主　审　刘相燕　金　锋　田　辉

译　者　（按姓氏汉语拼音排序）

毕明明　山东第一医科大学附属省立医院胸外科

程显魁　山东第一医科大学附属省立医院病理科

巩少军　青海省西宁市第一人民医院胸外科

胡锦华　山东第一医科大学附属省立医院消化
内科

江　华　山东第一医科大学附属省立医院胸外科

姜　斌　山东第一医科大学附属省立医院胸外科

姜运峰　青岛大学附属烟台毓璜顶医院胸外科

矫文捷　青岛大学附属医院胸外科

金　锋　山东大学附属山东省胸科医院胸外科

李　军　山东第一医科大学附属省立医院胸外科

李海林　复旦大学附属华山医院重症医学科

李树海　山东大学齐鲁医院胸外科

李星凯　中国医学科学院肿瘤医院胸外科

李运涛　北京大学国际医院心外科

刘建阳　吉林省肿瘤医院胸部肿瘤外科

刘相燕　山东第一医科大学附属省立医院胸外科

马国元　山东第一医科大学附属省立医院胸外科

宋　亮　山东第一医科大学附属省立医院胸外科

孙振国　山东大学齐鲁医院胸外科

唐立岷　青岛大学附属医院影像医学科

田　辉　山东大学齐鲁医院胸外科

汪　灏　复旦大学附属中山医院胸外科

王　瑜　山东第一医科大学附属省立医院肿瘤科

王桂芳　复旦大学附属华山医院呼吸内科

王纪文　首都医科大学附属北京友谊医院胸外科

王文林　广东省第二人民医院胸壁外科

王晓冬　山东大学附属山东省胸科医院呼吸科

王晓平　山东大学附属山东省胸科医院呼吸科

吴　军　海南省肿瘤医院胸外科

谢宏宇　青海省西宁市第一人民医院胸外科

辛钟伟　山东第一医科大学附属省立医院胸外科

徐　栗　山东大学附属山东省胸科医院呼吸科

叶　波　上海市胸科医院胸外科

张　鹏　山东省立医院西院(山东省耳鼻喉医院)
呼吸内科

赵志龙　大连大学附属中山医院胸心外科

郑爱民　山东第一医科大学附属省立医院肿瘤科

周亚夫　湖南省人民医院胸外科

邹学森　江西省肿瘤医院检验医学科

作者名单

John Agzarian MD MPH
Department of Surgery, McMaster University,
Hamilton, Ontario, Canada

Marco Anile MD
Università di Roma Sapienza, Policlinico Umberto I,
Fondazione Eleonora Lorillard Spencer Cenci,
Cattedra di Chirurgia Toracica, Rome, Italy

Alex Arame MD
Department of Thoracic Surgery, Georges
Pompidou European Hospital, Descartes University,
Paris, France

Alain Badia MD
Department of Thoracic Surgery, Georges
Pompidou European Hospital, Descartes University,
Paris, France

Elizabeth Belcher PhD MRCP FRCS(CTh)
Department of Thoracic Surgery, Oxford University
Hospitals NTS Trust, Oxford, UK

Alessandro Brunelli MD
Department of Thoracic Surgery, St. James's
University Hospital, Leeds, UK

Giuseppe Cardillo FRCS FETCS
Unit of Thoracic Surgery, Carlo Forlanini Hospital,
Azienda Ospedaliera San Camillo Forlanini,
Rome, Italy

Francesco Carleo MD
Unit of Thoracic Surgery, Carlo Forlanini Hospital,
Azienda Ospedaliera San Camillo Forlanini,
Rome, Italy

Nicholas R. Carroll MA FRCP FRCR
Department of Radiology, Addenbrooke's Hospital,
Cambridge, UK

Bernardo Ciamberlano MD
Unit of Thoracic Surgery, Carlo Forlanini Hospital,
Azienda Ospedaliera San Camillo Forlanini,
Rome, Italy

Aman S. Coonar MD MRCP FRCS
Division of Thoracic Surgery, Papworth Hospital,
Cambridge, UK

Gerard J. Criner MD FACP FACCP
Department of Thoracic Medicine & Surgery,
Temple University School of Medicine,
Philadelphia, PA, USA

Gail Darling MD FRCSC FACS
Division of Thoracic Surgery, University of
Toronto, Toronto General Hospital, Toronto,
Ontario, Canada

Christophe Delacourt MD PhD
Department of Paediatric Pulmonology,
Necker-Enfants Malades Hospital, Paris, France

Giuseppe De Luca MD
Division of Thoracic Surgery – Department of
Thoracic Surgery and Oncology, National Cancer
Institute, Pascale Foundation, Naples, Italy

Gerard Ngome Enang MD
Unit of Thoracic Surgery, Carlo Forlanini Hospital,
Azienda Ospedaliera San Camillo Forlanini,
Rome, Italy

Odiri Eneje MRCP
Department of Respiratory Medicine, Brighton &
Sussex University Hospitals NHS Trust, Brighton, UK

Michel Gonzalez MD
Division of Thoracic Surgery, Centre Hospitalier
Universitaire Vaudois, Lausanne, Switzerland

Anne Hernigou MD
Department of Radiology, Georges Pompidou
European Hospital, Descartes University, Paris,
France

Katharine Hurt MRCP
Department of Respiratory Medicine, Brighton &
Sussex University Hospitals NHS Trust, Brighton, UK

Pasquale Ialongo MD
Department of Radiology, Carlo Forlanini Hospital,
Azienda Ospedaliera San Camillo Forlanini,
Rome, Italy

George John MS FICS
Division of Thoracic Surgery, Hospital Kuala
Lumpur, Kuala Lumpur, Malaysia

David R. Jones MD
Division of Thoracic Surgery, Memorial Sloan Kettering Cancer Center, New York, NY, USA

Jakub Kadlec FRCS(CTh)
Department of Surgery, University of Toronto, St Joseph Hospital, Toronto, Ontario, Canada

Marlies Keijzers MD PhD
Department of Cardiothoracic Surgery, Maastricht University Medical Center, Maastricht, Netherlands

Naziha Khen-Dunlop MD
Department of Paediatric Surgery, Necker-Enfants Malades Hospital, Paris, France

Bilal H. Kirmani BSc MBChB MRCS
Division of Thoracic Surgery, Papworth Hospital, Cambridge, UK

Gregor J. Kocher MD
Division of General Thoracic Surgery, University Hospital Berne, Berne, Switzerland

Thorsten Krueger MD
Division of Thoracic Surgery, Centre Hospitalier Universitaire Vaudois, Lausanne, Switzerland

Françoise Le Pimpec-Barthes MD
Department of Thoracic Surgery, Georges Pompidou European Hospital, Descartes University, Paris, France

Guillaume Lezmi MD
Department of Paediatric Pulmonology, Necker-Enfants Malades Hospital, Paris, France

Susannah M. Love
Liverpool Heart and Chest Hospital, Liverpool, UK

Jos G. Maessen MD PhD
Department of Cardiothoracic Surgery, Maastricht University Medical Center, Maastricht, Netherlands

Nathaniel Marchetti DO
Department of Thoracic Medicine & Surgery, Temple University School of Medicine, Philadelphia, PA, USA

Massimo Martelli MD
Unit of Thoracic Surgery, Carlo Forlanini Hospital, Azienda Ospedaliera San Camillo Forlanini, Rome, Italy

Antonio E. Martin-Ucar MD FRCS(CTh)
Department of Thoracic Surgery, Nottingham City Hospital, Nottingham, UK

Douglas J. Mathisen MD
Division of Thoracic Surgery, Massachusetts General Hospital, Boston, MA, USA

Timothy M. Millington MD
Division of Thoracic Surgery, Dartmouth Geisel School of Medicine, Lebanon, NH, USA

Keyvan Moghissi BSc MD MS(Ch) FRCS FRCSEd FETCS Membre (Etranger) Academie de Chirurgie (Paris)
The Yorkshire Laser Centre, Goole & District Hospital, Goole, UK

Pierre Mordant MD PhD
Department of Thoracic Surgery, Georges Pompidou European Hospital, Descartes University, Paris, France

Aldo Morrone MD
Unit of Thoracic Surgery, Carlo Forlanini Hospital, Azienda Ospedaliera San Camillo Forlanini, Rome, Italy

Mary E. R. O'Brien MD FRCP
The Lung Unit, Royal Marsden Hospital, Sutton, UK

Athanasios G. Pallis MD MSc PhD
European Organization for Research and Treatment of Cancer Lung Cancer Group, Brussels, Belgium

Miriam Patella MD
Università di Roma Sapienza, Policlinico Umberto I, Fondazione Eleonora Lorillard Spencer Cenci, Cattedra di Chirurgia Toracica, Rome, Italy

Jean Yannis Perentes MD PhD
Division of Thoracic Surgery, Centre Hospitalier Universitaire Vaudois, Lausanne, Switzerland

John E. Pilling BMedSci FRCS(CTh)
Department of Thoracic Surgery, Guy's Hospital, London, UK

Ciprian Pricopi MD
Department of Thoracic Surgery, Georges Pompidou European Hospital, Descartes University, Paris, France

Doris M. Rassl FRCPath
Department of Pathology, Papworth Hospital, Cambridge, UK

Erino A. Rendina MD
Università di Roma Sapienza, Policlinico Umberto I, Fondazione Eleonora Lorillard Spencer Cenci, Cattedra di Chirurgia Toracica, Rome, Italy

Yann Revillon MD
Departments of Paediatric Surgery, Necker-Enfants Malades Hospital, Paris, France

Robert C. Rintoul PhD FRCP
Department of Thoracic Oncology, Papworth
Hospital, Cambridge, UK

Marc Riquet MD
Department of Thoracic Surgery, Georges Pompidou
European Hospital, Descartes University, Paris,
France

Gaetano Rocco MD FRCSEd
Division of Thoracic Surgery – Department of
Thoracic Surgery and Oncology, National Cancer
Institute, Pascale Foundation, Naples, Italy

Peyman Sardari Nia MD PhD
Department of Cardiothoracic Surgery,
Maastricht University Medical Center, Maastricht,
Netherlands

Ralph A. Schmid MD
Division of General Thoracic Surgery, University
Hospital Berne, Berne, Switzerland

Michael J. Shackcloth FRCS
Liverpool Heart and Chest Hospital, Liverpool, UK

Yaron Shargall MD BSc FRCSC FCCP
Department of Surgery, McMaster University;
Division of Thoracic Surgery, St Joseph's Healthcare,
Hamilton, Ontario, Canada

Laura Socci MD
Cardiothoracic Surgery Unit, Northern General
Hospital, Sheffield, UK

Donn H. Spight MD
Department of Surgery, Oregon Health Sciences
University, Portland, OR, USA

Mithran S. Sukumar MD
Division of General Thoracic Surgery, Oregon Health
Sciences University, Portland, OR, USA

Elaine Teh MRCS MD
Department of Cardiothoracic Surgery, Plymouth
Hospitals NHS Trust, Plymouth, UK

Federico Venuta MD
Università di Roma Sapienza, Policlinico Umberto I,
Fondazione Eleonora Lorillard Spencer Cenci,
Cattedra di Chirurgia Toracica, Rome, Italy

Dustin M. Walters MD
Division of Thoracic Surgery, University of
Washington, Seattle, WA, USA

Jean-Marie Wihlm MD
Division of Thoracic Surgery, Cochin University
Hospital, Paris, France

Steven M. Woolley FRCS(CTh) MD
Liverpool Heart and Chest Hospital, Liverpool, UK

中文版序

Marco Scarci
Papworth Hospital, Cambridge, UK, MD, MRCP, FRCS

《胸外科疑难精要》是一本为胸外科临床工作中遇到的疑难核心问题解惑的指南手册，正如本书名称所暗示的那样，阐述的是现代胸外科实践的"疑难核心"问题，本书源于对英国爱丁堡皇家外科学院院士（FRCS 心胸外科）临床考核的考前指导讲评。我很高兴这本书在英国诞生，并被中国胸外科学术界译成中文版。在编写本书时，我们以编辑的身份要求作者提供外科治疗的最新证据。最新和最宝贵的医学数据通常是匮乏的，我们希望提高对当今外科实践所依据的临床证据不足的正确认识，以促使来自中国等国家的医生参加国际性的多中心临床试验。

本书的宗旨不是创作更多的篇幅来替代"经典和神圣"的胸外科手术学，而是期望能为胸外科高级医师更新对临床疑难问题认识提供有用的工具书。希望这本书对各位读者是有用的，并请告诉我是否有任何可改进之处。

（李 军 译）
2020 年 12 月

译者序

2015 年 1 月我们翻译了罗马大学出版社的《纵隔疾病》一书,由于纵隔疾病类专著相对较少,该领域欧美知名学者的精美图书受到我国胸外科同行的广泛欢迎,短期售空。不久前偶然发现剑桥大学出版社的 *Core Topics in Thoracic Surgery* 一书内容丰富,临床知识全面又简练。书中内容涵盖了胸外科手术实践中遇到的常见难点和经典要目,是英国爱丁堡皇家外科学院院士考核的难点主题精华,包括:胸外科患者术前诊断与评价、上呼吸道疾病、肺良性疾病、肺恶性病变、胸膜疾病、胸壁与膈肌疾病、食管疾病及其他主题等 8 个部分,共计 27 章,遍历除纵隔疾病外的所有胸外科领域疑难点和临床议题。两部专著的内容互补,部分相关章节的写作由相同作者完成,因此我们认为这两部专著是名副其实的姊妹篇。其中技术部分的深入讨论,为有难度的手术操作提供了指导要点,且附有欧美顶级外科医生的临床经验总结。我们决定将此书翻译奉献给国内胸外科同行,依据书中内容的特点和原书的宗旨,确定书名译为《胸外科疑难精要》。

为保证将本书原汁原味地呈现给中国读者,我们邀请了 13 所医学院校包括 17 所省级综合医院的胸外科、肿瘤学、呼吸与重症医学科、消化内科及影像医学及临床检验、病理科专家组成翻译团队,这些专家都是在此领域资深的、临床经验丰富的同行。感谢这些专家为本书做出的精细工作和给予的大力支持!感谢中国肺癌杂志编辑部刘谦主任对本书原著的推荐和在翻译小组筹建中给予的宝贵建议,感谢青海省高端创新千人计划项目对本书翻译工作的多角度支持!

感谢我的博士导师中国医科大学胸外科李玉教授培养我喜欢阅读外文原著的习惯,让我在 2015 年以来的 5 年内在各位同行专家的支持帮助下,又完成一部国际医学界胸外科顶级专家对胸外科相关临床疑难问题精准阐述著作的翻译,希望这本书成为青年胸外科医生学习的参考和案头指导手册,并希望广大读者对本书翻译不足之处提出宝贵意见,以利我们翻译组今后为胸外科领域提供更好的译著。

山东第一医科大学附属省立医院胸外科　李　军

lijun_sdu@126.com

2020 年 10 月

目 录

第Ⅰ部分　胸外科患者术前诊断与评价 ⋯⋯⋯⋯⋯⋯⋯⋯⋯⋯⋯⋯⋯⋯⋯⋯⋯⋯⋯⋯ 1

　　第1章　肺功能评估 ⋯⋯⋯⋯⋯⋯⋯⋯⋯⋯⋯⋯⋯⋯⋯⋯⋯⋯⋯⋯⋯⋯⋯⋯ 1

　　第2章　超声支气管镜与超声内镜在纵隔淋巴结分期中应用 ⋯⋯⋯⋯⋯⋯⋯ 9

　　第3章　纵隔镜和胸腔镜与肺癌分期 ⋯⋯⋯⋯⋯⋯⋯⋯⋯⋯⋯⋯⋯⋯⋯⋯⋯ 14

　　第4章　不同胸部手术切口的优点与缺陷 ⋯⋯⋯⋯⋯⋯⋯⋯⋯⋯⋯⋯⋯⋯⋯ 20

第Ⅱ部分　上呼吸道疾病 ⋯⋯⋯⋯⋯⋯⋯⋯⋯⋯⋯⋯⋯⋯⋯⋯⋯⋯⋯⋯⋯⋯⋯⋯ 31

　　第5章　支气管镜治疗学 ⋯⋯⋯⋯⋯⋯⋯⋯⋯⋯⋯⋯⋯⋯⋯⋯⋯⋯⋯⋯⋯⋯ 31

　　第6章　气管狭窄、肿块与气管食管瘘 ⋯⋯⋯⋯⋯⋯⋯⋯⋯⋯⋯⋯⋯⋯⋯⋯ 39

第Ⅲ部分　肺良性疾病 ⋯⋯⋯⋯⋯⋯⋯⋯⋯⋯⋯⋯⋯⋯⋯⋯⋯⋯⋯⋯⋯⋯⋯⋯⋯ 47

　　第7章　先天性肺发育畸形 ⋯⋯⋯⋯⋯⋯⋯⋯⋯⋯⋯⋯⋯⋯⋯⋯⋯⋯⋯⋯⋯ 47

　　第8章　肺减容术治疗晚期肺气肿 ⋯⋯⋯⋯⋯⋯⋯⋯⋯⋯⋯⋯⋯⋯⋯⋯⋯⋯ 57

　　第9章　肺部感染外科学概论 ⋯⋯⋯⋯⋯⋯⋯⋯⋯⋯⋯⋯⋯⋯⋯⋯⋯⋯⋯⋯ 71

　　第10章　咯血治疗学 ⋯⋯⋯⋯⋯⋯⋯⋯⋯⋯⋯⋯⋯⋯⋯⋯⋯⋯⋯⋯⋯⋯⋯⋯ 86

第Ⅳ部分　肺恶性病变 ⋯⋯⋯⋯⋯⋯⋯⋯⋯⋯⋯⋯⋯⋯⋯⋯⋯⋯⋯⋯⋯⋯⋯⋯⋯ 93

　　第11章　孤立性肺结节的评价 ⋯⋯⋯⋯⋯⋯⋯⋯⋯⋯⋯⋯⋯⋯⋯⋯⋯⋯⋯⋯ 93

　　第12章　肺癌分期 ⋯⋯⋯⋯⋯⋯⋯⋯⋯⋯⋯⋯⋯⋯⋯⋯⋯⋯⋯⋯⋯⋯⋯⋯⋯ 98

　　第13章　肺恶性肿瘤病理学概论 ⋯⋯⋯⋯⋯⋯⋯⋯⋯⋯⋯⋯⋯⋯⋯⋯⋯⋯ 104

　　第14章　肺癌内科治疗（新辅助和辅助化放疗） ⋯⋯⋯⋯⋯⋯⋯⋯⋯⋯⋯ 115

　　第15章　上腔静脉梗阻：病因学、临床表现与治疗 ⋯⋯⋯⋯⋯⋯⋯⋯⋯⋯ 123

　　第16章　机器人胸外科手术 ⋯⋯⋯⋯⋯⋯⋯⋯⋯⋯⋯⋯⋯⋯⋯⋯⋯⋯⋯⋯ 130

　　第17章　肺转移瘤切除术 ⋯⋯⋯⋯⋯⋯⋯⋯⋯⋯⋯⋯⋯⋯⋯⋯⋯⋯⋯⋯⋯ 138

第Ⅴ部分　胸膜疾病 ⋯⋯⋯⋯⋯⋯⋯⋯⋯⋯⋯⋯⋯⋯⋯⋯⋯⋯⋯⋯⋯⋯⋯⋯⋯⋯ 149

　　第18章　胸腔引流：肺术后胸管引流的循证医学管理 ⋯⋯⋯⋯⋯⋯⋯⋯⋯ 149

　　第19章　原发自发性气胸 ⋯⋯⋯⋯⋯⋯⋯⋯⋯⋯⋯⋯⋯⋯⋯⋯⋯⋯⋯⋯⋯ 155

　　第20章　支气管胸膜瘘 ⋯⋯⋯⋯⋯⋯⋯⋯⋯⋯⋯⋯⋯⋯⋯⋯⋯⋯⋯⋯⋯⋯ 160

第Ⅵ部分　胸壁与膈肌疾病 ⋯⋯⋯⋯⋯⋯⋯⋯⋯⋯⋯⋯⋯⋯⋯⋯⋯⋯⋯⋯⋯⋯ 165

　　第21章　漏斗胸与其他先天性胸壁畸形外科治疗 ⋯⋯⋯⋯⋯⋯⋯⋯⋯⋯⋯ 165

　　第22章　成人膈膨升、中枢性双侧膈肌麻痹与先天性膈疝 ⋯⋯⋯⋯⋯⋯⋯ 174

第Ⅶ部分　食管疾病···183
　　第 23 章　食管良性疾病···183
　　第 24 章　食管癌···193
　　第 25 章　食管穿孔···199

第Ⅷ部分　其他主题···209
　　第 26 章　胸部外伤···209
　　第 27 章　胸交感神经切除术治疗多汗症···220

索引···226

肺功能评估

John E. Pilling

病史及查体

所有患者身体状态评价,包括肺功能评估,首先应从采集病史及临床查体开始。要重视咳嗽、咳痰、咯血、喘息及胸痛等症状。呼吸困难的详细病史及持续时间、变化与治疗转归和严重程度都很重要。对胸外科医生而言,以医学研究委员会呼吸困难量表(表 1.1)或运动耐力等客观指标评价呼吸功能下降具有重要意义,运动耐受力评估通常会受到如膝关节疼痛等机械因素的影响,当排除这些机械因素后,患者不停歇能爬上的台阶数可作为评估肺功能可重复的有效指标。另外,询问患者不能继续爬台阶的原因,如呼吸困难、心绞痛、跛行或四肢乏力,也是很有临床价值的。

表 1.1　医学研究委员会呼吸困难量表

0 级	无呼吸困难
1 级	轻度呼吸困难(快速走时或平常速度走缓坡时有呼吸困难)
2 级	中度呼吸困难(因呼吸困难比同龄人走路慢)
3 级	中度严重呼吸困难(按照自己正常节奏走路时因气短必须停下休息)
4 级	严重呼吸困难(步行 100m 或仅几分钟便需停下休息)
5 级	非常严重呼吸困难(呼吸困难严重以至于不能离家或穿脱衣等)

询问患者心血管病史很重要,因为心血管病可引起胸外科患者的呼吸困难并经常引发术后并发症。严重的体重下降亦可引起包括呼吸肌在内的肌肉萎缩。

必须关注患者吸烟史。吸烟年支(译者注:每天吸烟的支数 × 吸烟年数)可反映吸烟的总量及持续时间。吸烟可引起多种术后并发症。如果术前患者戒烟 6 周,胸外科术后肺的并发症可明显减少。所有准备手术治疗的吸烟者均应意识到戒烟重要性,应鼓励戒烟,并在心理及药物方面给予必要的帮助。

临床查体应从观察患者由候诊室步入诊疗室开始,以及关注活动后呼吸困难、胸壁畸形、呼吸系统疾病的体征,也包括观察患者活动及爬台阶等。

肺容量

最大限度吸气末,肺内气体的体积为肺总量(total lung capacity,TLC)。最大限度呼气时,并不是所有的肺内气体都能被呼出,用力呼出的用力肺活量(forced vital capacity,FVC)后,残气量(residual volume,RV)仍然是存在的。正常平静呼吸时,吸入后呼出的气体容量为潮气量(tidal volume,TV),此时肺内的残余气体容量为功能残气量(functional residual capacity,FRC),由残气量及呼气储备量(expiratory reserve volume,ERV)构成。

检查方法

肺功能检查

肺功能检查包括一组相对简单的检测项目。其结果常被胸外科医生用于诊断、随访疾病进程、评估对外科治疗的耐受性,预测肺切除术后死亡风险、并发症及呼吸困难。

肺功能测定基本原理

胸外科手术患者常涉及胸壁的手术创伤及可能的肺切除，所以很容易发生肺部并发症，肺不张的发生主要取决于闭合容积(closing volume, CV)。CV 指平静呼气至残气位,肺低垂部位小气道开始闭合时所能继续呼出的气体量。肺内低垂区域可受到胸膜腔压力差的影响,如肺尖胸膜腔负压更大、肺底胸膜腔负压略小。主动呼气时,肺底小气道因缺少软骨支撑,在未达到残气量时已闭合。通常 CV 大约是 TLC 的 30%,FRC 大约为 TLC 50%。随着患者年龄的增加及肺弹性下降,CV 逐渐增加,如 45 岁左右患者保持平卧位潮气量末小气道已达到闭合,而 65 岁左右患者只能在直立位时潮气量末小气道才可闭合。除年龄因素外,吸烟史、液体负荷过重、支气管痉挛、气道分泌物等因素亦可增加 CV。FRC 降低或 CV 增加导致呼气时小气道关闭、肺不张及呼吸负荷加重等。开胸术会使 FRC 降低 35%,因此,胸部手术患者很容易导致肺不张、缺氧及继发肺感染。对患者进行肺功能检测可有效评估患者发生上述并发症可能性及耐受性。

一般评价指标

第 1 秒用力呼气容积(forced expiratory volume in 1 second,FEV_1) 及用力肺活量是两个常用评价指标。胸外科患者应在吸入 β 激动剂后保持站立位或者坐位检查这两项指标(如无应用此药物禁

忌)。肺功能仪应该被经常校准,如校准容量。要求患者用力吸气到 TLC,然后尽量呼气直到 RV。吹气流速、呼气量及时间都要记录。检测应重复进行 2~3 次,检测结果图表应有可重复性,结果数值(FEV_1、FVC)应在 0.15L 范围内的误差(如果 FEV_1 或 FVC<1L,应在 0.1L 内)。呼气开始直至 RV 应在 6 秒内完成。

呼气流量可用时间 - 容量曲线或流量 - 容积曲线记录,再计算 FEV_1/FVC 比值。患者深吸气至 TLC,用力呼出直至 RV,然后再快速深吸气至 TLC,这样可制作出流量 - 容积曲线环(流量为 y 轴、容积 x 轴)。流量可快速达到呼气流量峰值,达到峰值后,流量会以线性速度下降,这种下降并不能因患者的努力而改变,因患者呼气用力会引起无软骨支撑的小气道受压(当肺容量下降时更是如此),故患者用力呼气并不能增加气体流量。

FEV_1 降低的患者中有两种模式:FVC 正常或增加的 FEV_1 减少,FEV_1/FVC 比值小于 0.7,这是阻塞性呼吸功能障碍,如 COPD(图 1.1);当 FEV_1 和 FVC 均降低时,其比率仍维持在 0.7 以上,此模式记录为限制性(图 1.2),见于肺纤维化或胸膜增厚。临床检查中,很多患者表现为限制性及阻塞性混合型通气功能障碍,所以并不能简单地用肺功能测定数据分类。流量 - 容积曲线环可用以诊断及评估上呼吸道占位病变阻塞(图 1.3)、插管后气管狭窄、气管肿瘤及甲状腺肿物。

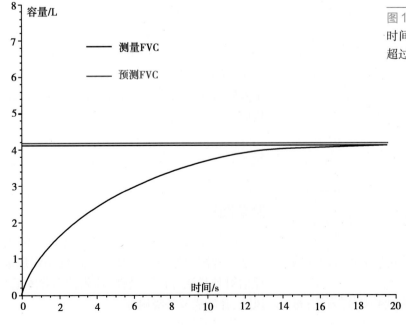

图 1.1　A.阻塞性肺疾病患者的容量 - 时间曲线:FEV_1 减少而 FVC 正常,需超过 6 秒才能达到

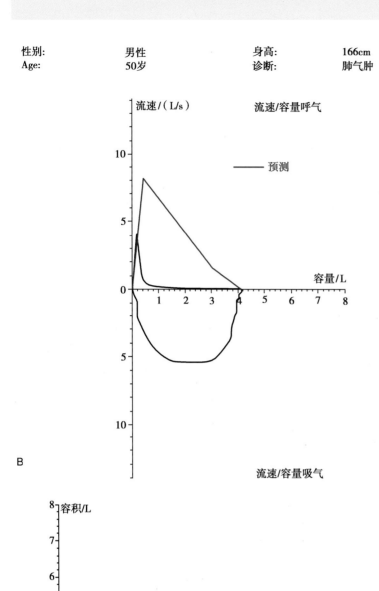

| 性别: | 男性 | 身高: | 166cm |
| Age: | 50岁 | 诊断: | 肺气肿 |

图 1.1　B.阻塞性肺疾病患者呼气流量 - 容积环:峰流速降低,与肺容量相比呼气流量很低,曲线呈凹形

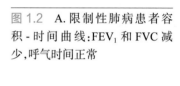

图 1.2　A.限制性肺病患者容积 - 时间曲线:FEV$_1$ 和 FVC 减少,呼气时间正常

肺功能测定可预测肺术后并发症率及死亡率,通常将肺癌术后男性患者作为研究对象[1]。研究表明肺术后患者 FEV$_1$ 应至少保留 800ml 以上。不同身高及不同年龄男性与女性患者 FEV$_1$ 及 FVC 均有 可预测正常值,故 FEV$_1$ 及 FVC 大小可用实际值与预测正常值比率描述。利用相对于预测值的比率而不是容量绝对值来表示,可减少女性及年幼患者的偏倚。如对于 152cm(5ft)高、80 岁老年女性而言,FEV$_1$ 1.5L 表明肺功能正常(96% 预测值);而对于 183cm(6ft)高、40 岁男性来说,同样的 FEV$_1$ 值却表明有非常严重的 COPD(39% 预测值)。

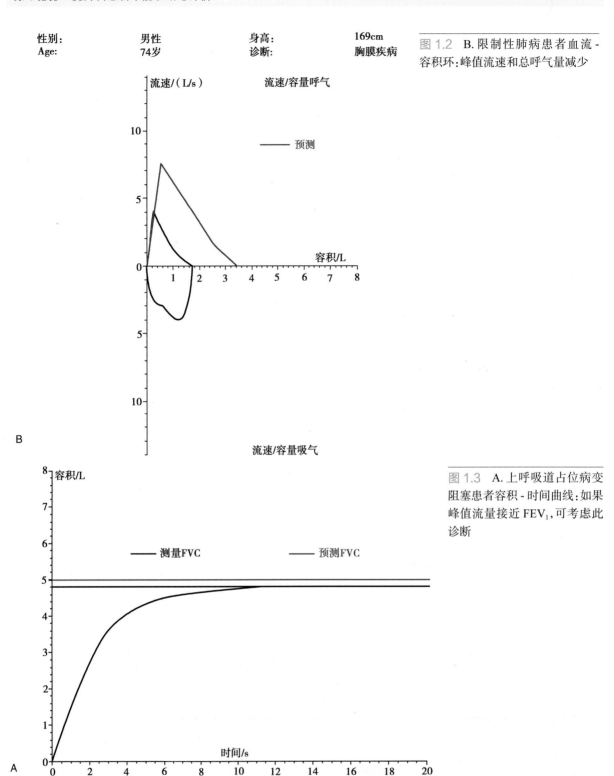

性别:	男性	身高:	169cm
Age:	74岁	诊断:	胸膜疾病

图 1.2　B.限制性肺病患者血流 - 容积环:峰值流速和总呼气量减少

图 1.3　A.上呼吸道占位病变阻塞患者容积 - 时间曲线:如果峰值流量接近 FEV_1,可考虑此诊断

弥散功能

毛细血管和肺泡之间的气体交换是通过从高到低的压差经毛细血管上皮细胞膜的简单扩散进行的。这种现象遵循 Fick 定律,即每单位时间通过毛细血管壁的气体弥散量与膜的面积成正比。

气体弥散常数(亦称渗透系数)及毛细血管壁两侧的压力差值均与毛细血管壁厚度成反比。

为评估透过毛细血管壁的气体弥散功能,需要一种仅依赖弥散功能而并不受毛细血管侧壁压差影响的气体进行检测。CO 很容易结合血红蛋白,毛细血管壁两侧气体压差对其弥散速率影响

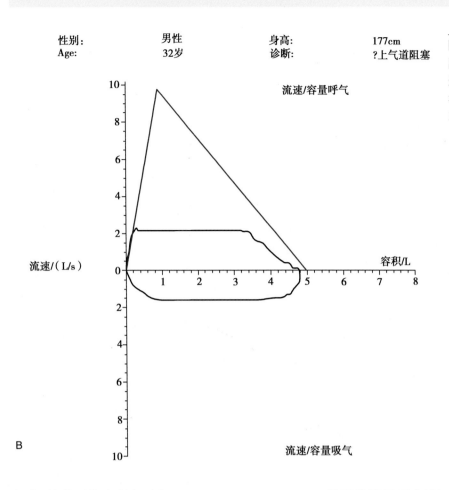

性别： 男性　　　　身高： 177cm
Age： 32岁　　　　诊断： ?上气道阻塞

图 1.3　B. 上呼吸道占位病变阻塞患者的流量 - 容积环；因气道阻塞吸气和呼气时相气道口径变化小导致吸气和呼气曲线环呈相似扁平化

很小，故其可作为研究对象。

气体弥散功能是每分钟由肺泡弥散到毛细血管的气体体积除以肺泡和毛细血管中气体分压差。它取决于血气屏障面积、厚度及弥散能力，可用单次屏气技术来测量。患者吸入稀释的 CO 后屏气 10 秒，然后再呼出，测定消失率及肺泡气体分压，毛细血管的分压假定为 0。

气体弥散功能是以 ml/（min·mmHg）为单位记录的，是肺通气量的单位时间换气均值。胸外科医生很少参考绝对值，而通常关注测量值与预测值（根据患者性别、年龄、高度及重量等因素预测）的比率。kCO 指每单位肺容量的气体弥散量，胸外科医生最常用此指标随访患者的肺间质性疾病及治疗效果。

肺容量

气体稀释法及体积描记法是检测肺容量的两种基本方法。

气体稀释法

患者连接到（经过滤接口器，译者注）包含已知浓度氦的特定容量肺功能检查仪（选择氦是因其不能溶解于血液），呼吸几次后，肺功能仪与患者肺中氦浓度达到平衡，此时可进行测定。肺功能测量仪中初始浓度与容量的乘积，等同于肺功能仪中新浓度与肺功能仪加患者肺容量之和总容量的乘积，此时结果仅代表肺通气部分的容量。

躯体体积描记器法

躯体体积描记器又称为体箱计，指患者坐在一个大密闭箱子里并将口连接到箱子吸口管上。在正常呼气末，吸口关闭，患者开始吸气，此时患者肺内的容量增加，同时箱内的容量及压力发生变化，Boyle 定律（在一定温度下，压力与容积的乘积保持不变）适用于患者的肺及箱子。箱子容量是已知的，箱子内吸气前后压力可测定，应用 Boyle 定律便可计算出吸气情况下箱子容量的变化。吸气前后吸口处的压力可测定，起始压力与肺容量的乘积等于新压力与箱子容量变化加肺容量之和的乘积，根据 Boyle 定律和箱子容量的变化，可计算出包括非通气部分肺段的肺容量。

预测术后肺功能

胸外科医生更重视肺切除术后肺功能,患者术后肺功能取决于肺切除范围及术前肺功能。可通过两种检查手段预测术后(predicted postoperative,ppo)肺功能:肺段计数及定量 VQ 扫描。

肺段计数

肺段计数法是确定肺切除范围后,预测术后肺功能最简单的方法,公式为:预测术后 FEV_1 = 术前 $FEV_1 \times$ 术后通气肺段数目 / 术前通气肺段数目,本公式同样适用于弥散功能预测。CT 检查中不张肺段或者气管镜发现阻塞性肺段均需排除,因这些不张肺或阻塞肺段对术前肺功能并不起作用,故即使不被切除也不能增加术后肺功能。

定量 V/Q 扫描

定量 V/Q 扫描对拟全肺切除患者尤其适用,比肺段计数法或简单利用右肺占 55%/ 左肺占 45% 的粗略计算更精确,因为中心型肿瘤或肺门淋巴结肿大肿瘤(故需行全肺切除术)常会压迫肺动脉(因肺动脉系统血流多但压力低),严重降低受影响肺的血流比例。根据定量 V/Q 扫描,术前 FEV_1 及气体弥散系数乘以不受影响肺灌注量占比可得到术后肺功能预测值。

对于需行肺叶切除患者而言,上、中、下叶灌注量能够计算出,但因肺裂是斜的,故其并没有很大帮助。斜视图可以用来展示不同肺叶的通气和血流情况,但并不能用来计算肺叶特异性的灌注值或术后肺功能预测值。

预测术后 FEV_1 对术后风险的评估

很多小样本研究表明预测术后 FEV_1($ppoFEV_1$)<40% 比 $ppoFEV_1$>40% 显著增加术后死亡率及并发症。Kearney 等在 331 例患者的研究中证实 $ppoFEV_1$ 降低与肺并发症增加相关[2]。另有研究表明,$ppoFEV$<40% 的患者可成功地接受解剖性肺切除术,而不存在过多的风险,因此不能仅依据 $ppoFEV_1$ 拒绝患者接受治疗性手术。

预测术后气体弥散功能对术后风险的评估

Ferguson 等(1988)最初研究表明,预测术后气体弥散功能(ppo 气体弥散功能)<40% 可显著增加术后死亡率风险[3]。气体弥散功能下降通常见于术前 FEV_1 低的患者,但正常通气功能患者中也可见。Brunelli 等(2006)发现正常通气功能患者如合并 ppo 气体弥散功能 <40% 可显著预测术后并发症[4]。因此,所有准备做肺切除手术的患者(而不是仅 FEV_1 降低的患者)均应行气体弥散功能检测。

混杂因素

因患者术后会伴随胸壁创伤及疼痛,故 $ppoFEV_1$ 可能在术后早期高估患者术后的肺功能。因术后胸廓结构完整性的重塑及余肺代偿膨胀,致一年后肺功能可明显高于预测值,$ppoFEV_1$ 术后远期也可能低估患者术后的肺功能。所以 $ppoFEV_1$ 仅用于预测肺切除术后 3~6 个月的肺功能是比较精确的。

肺叶切除术后的副作用——"肺减容效应",是术后肺功能预测精准性的另一混杂因素。肺癌患者多合并肺气肿,如果肺上叶癌同时合并严重肺上叶肺气肿时行肺上叶切除术,会达到类似于单纯肺减容术(lung volume reduction surgery,LVRS)、减少胸内过度膨胀肺、移除无功能肺组织的有利效果。这种情况使术前肺功能很差的患者也可以考虑手术,此时测得的 FEV_1 及肺 CO 气体弥散功能(transfer factor for the lung for carbon monoxide,TLCO)就缺少精确性。越来越多证据表明这种效果在术后早期比较明显,尤其是术后第一天及出院时。

运动测试

理论上,运动测试对希望有效指导患者对抗术后并发症(通常是呼吸道和心血管疾病)能力的胸外科医生是很有参考价值的。测试患者向呼吸组织输送氧气、利用氧气和排出二氧化碳的生理能力,似乎与手术后的情况非常相似。有很多种不同复杂运动程度的测试方法。

简单方法

爬台阶

这种测试并不复杂,如果由胸外科医生陪同进行可以评估患者的动力和"斗志",这种能力很难量化,但却在肺切除手术后康复过程中起重要作用。让患者站立在台阶下，测定患者的氧饱和度及脉搏。然后患者开始按照医生的节奏爬台阶，只依靠楼梯扶手掌握平衡，目标是爬两层楼的台阶。如果患者能够不停歇、无心绞痛发作、饱和度降低 <4% 爬上两层楼，那么患者是能耐受胸外科手术的。研究人员试图通过测定高度（米）来将此实验量化，研究发现似乎攀登不足 12m 的患者有50% 风险发生并发症[5]。

中等复杂方法

往返步行实验

往返步行实验（shuttle walk test，SWT）要求患者在相距 9m 的两个圆锥体之间按照 CD 播放的嘟嘟声步行，加上转弯的距离，一个往或返（往 / 返）是 10m。步行速度需要随着嘟嘟声的增加而增快。记录患者往 / 返次数，测试将在患者气喘严重无法继续进行时停止，或者两次往 / 返中按照嘟嘟声步行但距离圆锥体超过 0.5m 时测试结束。25 个往 / 返（250m）被认为是肺切除术后可能有平均风险的临界点，代表 VO$_{2max}$ 达到了10ml/（kg·min）。这项测试方法在实践中可重复性一般，能通过 SWT 患者仅可表明其肺切除手术后风险发生概率可接受，不能作为手术的排除标准。

6 分钟步行测试

6 分钟步行测试（six-minute walk test，SMWT）是在长度至少 25m 的平道上，要求患者在 6 分钟内尽可能快的步行。以步行走过的距离来表示结果。在此过程中，如果患者由于非严重原因停下，可以鼓励患者尽量继续步行。因为在此项测试中存在演习的因素，可以进行两次测试，采用最好的结果。SMWT 正常预测值主要与性别、年龄、高度及体重有关。此项测试在肺癌患者行肺切除术的术前评估中作用尚需进一步研究。

复杂方法

运动心肺功能测试（cardiopulmonary exercise test，CPET）可测定最大摄氧量（maximal oxygen uptake，VO$_{2max}$）。此测试需要一整套能够锻炼患者的设备，通常是踏车测力计（测试者可确定并变换踏车的运动强度）、持续测定心电图和氧饱和度、呼出二氧化碳及吸入氧气的指标和无创血压监测。首先计算出患者的预期最快心率，然后让患者运动

直至达到预期最快心率，或者患者不能耐受而放弃。测试中氧气最大吸入量以 ml/（kg·min）来表示，也可用预测值百分比来记录。

这种测试方法很复杂，需要进行很长时间、昂贵的器械及训练良好的技术人员，同时需要患者能够在踏车或跑步机上行走。此测试是对患者主观能动性的间接测试。多数术前评估表明患者预测术后肺功能处于临界值时，可进行此项测试。遗憾的是，此测试中这些患者大部分仍会得到处于临界值的结果。>15ml/（kg·min）（或 >60% 预测值）为患者术后死亡及并发症风险的评估临界安全值。VO$_{2max}$<10ml/（kg·min）（或 <40% 预测值）表明术后风险较高。评估 10~15ml/（kg·min）之间的患者是难点，大部分处于临界预测术后肺功能的患者在此范围内。

应用肺功能检查术前评估

很多专业学会已为外科医生发布评估肺癌患者外科治疗的指南（表 1.2）。这些指南仅作为参考，外科医生必须综合考虑指南给患者个体带来的风险及受益，这些指南对治疗原则选择是有益的。

表 1.2　肺癌根治性手术健康评估指南

欧洲呼吸学会（European Respiratory Society，ERS），欧洲胸外科医师协会（European Society of Thoracic Surgery，ESTS）：
Brunelli A，Charloux A，Bolliger CT.ERS/ESTS clinical guidelines on fitness for radical therapy in lung cancer patients（surgery and chemoradiotherapy）.Eur Respir J，2009，34：17-41
英国胸科学会（British Thoracic Society，BTS），大不列颠和爱尔兰心胸外科学会（Society for Cardiothoracic Surgery，SCTS）：
Lim E，Baldwin D，Beckles M，et al.Guidelines on the radical management of patients with lung cancer. Thorax，2010，65（Suppl.3）
美国胸科医师协会（American College of Chest Physicians，ACCP）：
Brunelli A，Kim AW，Berger DJ，et al.Physiologic evaluation of the patient with lung cancer being considered for resectional surgery：Diagnosis and Management of Lung Cancer.3rd ed.American College of Chest Physicians evidence based clinical practice guidelines.Chest，2013，143（Suppl.5）：e166S-e190S

外科医生通常会建议临界 ppo 肺功能的患者中,他们认为有较大机会获得痊愈的患者接受手术治疗。

美国胸科医师协会(ACCP)

所有患者中均需要检测 FEV_1 及 TLCO,并获取 ppo 值,如果两者均 >60%,不需要进一步检测。如其中之一 <60% 且 >30%,建议继续行简单测试(如爬台阶测试)或者 SWT。如 ppoFEV$_1$ 或 ppoTLCO 中有一项 <30%,建议继续行 CPET。如果患者 SWT(25 次往 / 返)或爬台阶测试(<22m)不能达标,建议继续行 CPET。如果患者 VO_{2max}<10ml/(kg·min)或 <35% 预测值,建议行局部切除或非手术的肿瘤治疗。

欧洲呼吸学会 / 欧洲胸外科医师协会(ERS/ESTS)

所有准备行肺切除术患者均需检测 FEV_1 及 TLCO。如果两者均 >80%,不需要行进一步测试。如其中之一 <80%,建议行运动测试(CPET 或爬台阶测试)。如果 VO_{2max}>20ml/(kg·min)或 >70% 预测值,不需要行进一步测试。如果 VO_{2max}<35% 预测值或 <10ml/(kg·min),建议行局部切除或非手术的肿瘤治疗方案。如患者 CPET 测试结果显示在 35%~75% 预测值之间或在 10~20ml/(kg·min)之间,建议计算 ppoFEV$_1$ 及 ppoTLCO;如果两者均 >30%,可按预期手术切除,如其中之一 <30%,建议计算 ppoVO$_{2max}$;如果 ppoVO$_{2max}$>35% 预测或 >10ml/(kg·min),可不推荐局部切除或非手术治疗,而推荐标准的手术切除。

英国胸科学会 / 大不列颠和爱尔兰心胸外科学会

建议评估三部分风险:手术死亡率、术后心脏事件及术后呼吸困难。前两个风险可参考手术风险评分系统,如胸部手术风险评分[6]及美国心脏协会指南[7]。评估呼吸困难风险可利用肺段计数或 VQ 扫描方法得到的 ppoFEV$_1$ 及 ppoTLCO。两者均 >40% 预测值患者为低风险,其中之一或两者均 <40% 患者,建议继续运动测试,SWT>400m 或 VO_{2max}>15ml/(kg·min)被认为足够接受手术治疗。一旦患者风险被确定后,外科医生应该评估患者的风险因素,并选择适合特定患者的最好治疗方法。

结论

熟悉并掌握呼吸系统生理学及评估肺功能检测方法的外科医生,可预测患者术后早期及晚期发生风险的可能。充分理解疾病治疗病理学及病史转归,也可帮助患者做出正确的选择。胸外科患者是复杂的,因此,当这些肺功能检测的定量数据提供给外科医生后,必将对临床评估具有重要意义。

致谢:Pilling 先生谨此感谢 Royal Berkshire 医院呼吸生理学首席专家 Mark Unstead 对本章节中提供的数据帮助。

(孙振国 田 辉 译,李 军 校)

参考文献

1 Bousy SF, Billig DM, North LB, et al. Clinical course related to preoperative and postoperative pulmonary function in patients with bronchogenic carcinoma. *Chest* 1971; 59:383–91.

2 Kearney DJ, Lee TH, Reilly DJ, et al. Assessment of operative risk in patients undergoing lung resection. Importance of predicted pulmonary function. *Chest* 1994; 105:753–9.

3 Ferguson MK, Little L, Rizzo L, et al. Diffusing capacity predicts morbidity and mortality after pulmonary resection. *J Thorac Cardiovasc Surg* 1988; 96:894–900.

4 Brunelli A, Refai MA, Salati M, et al. Carbon monoxide lung diffusion capacity improves risk stratification in patients without airflow limitation: evidence from systematic measurement before lung resection. *Eur J Cardiothorac Surg* 2006; 29:567–70.

5 Brunelli A, Refai M, Monteverde M, et al. Stair climbing tests predict cardiopulmonary complications after lung resection. *Chest* 2002; 121:1106–10.

6 Falcoz PE, Conti M, Brouchet L, et al. The thoracic surgery scoring system (Thoracoscore): risk model for in-hospital death in 15,183 patients requiring thoracic surgery. *J Thorac Cardiovasc Surg* 2007; 133:325–32.

7 Fleisher LA, Beckman JA, Brown KA, et al. ACC/AHA 2007 guidelines on perioperative cardiovascular evaluation and care for non cardiac surgery: a report of the American College of Cardiology/American Heart Association task force on practice guidelines. *J Am Coll Cardiol* 2007; 50:e159–242.

2 超声支气管镜与超声内镜在纵隔淋巴结分期中应用

Robert C. Rintoul, Nicholas R. Carroll

超声支气管镜检查术

超声支气管镜(endobronchial ultrasound,EBUS)是一种通过超声可视化气道及气道毗邻结构的支气管内镜检查技术。有两种形式的腔内超声——径向探头和线性探头(或凸面探头)。本章主要研究线性探头 EBUS 的应用。

径向探头超声支气管镜

径向探头可 360° 无盲区观察气道壁和毗邻结构。主要用于：①检查气道壁结构；②定位肺实性结节；③经支气管壁针吸活检(非超声引导下)前对气管旁、支气管旁淋巴结定位[1]。后者技术已很大程度被线性超声的发展替代。目前径向超声主要应用于引导鞘下对肺外周病变组织活检[2]。虽然径向超声有助于外周肺活检的定位，但其主要困难在于如何导航到病变附近的支气管。近年来，为辅助引导鞘管的精准定位，在导航系统的研发上获得了重要的进步[3]。随着导航系统的改进，径向 EBUS 的使用会更普及，但就目前而言，此项技术的掌握仍局限于较少的专业中心。

线性探头超声支气管镜

2003 年日本 Olympus 公司首次报道利用凸面探头支气管镜技术研发出线性探头 EBUS[4]。目前有多种类型的产品问世，所有型号都配置柔性支气管镜远端的电子曲线阵列超声换能器(图 2.1)。超声探头通过充满水的水囊与气道壁提高接触紧密度以提供超声图像。传统气管镜结合超声图像从而得到淋巴结的精确定位。超声探头频率是 5~10MHz，组织穿透力 10~50mm。采用 EBUS 可对 2R、2L、3P、4R、4L 和肺门淋巴结及叶间淋巴结 10R、10L、11R 和 11L 进行经支气管针吸活检(transbronchial needle aspiration,TBNA)。根据经验，短轴小于 4mm 的淋巴结可尝试使用 21G、22G 或者 25G 的穿刺针活检(图 2.2)。

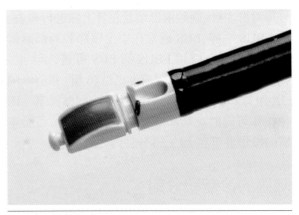

图 2.1 线性探头 EBUS

虽然 EBUS 可以在全身麻醉下进行，但在大多数临床中心使用静脉注射苯二氮䓬和阿片类药物中度镇静，口咽喷雾麻醉剂联合环甲膜注射麻醉气管效果良好。

活检前应对所有淋巴结系统定位和评估。淋巴结定位技术前已说明不再赘述[5]。进行纵隔淋巴结检查时可通过超声区分血管性和非血管性组织。纵隔分期重要的是要考虑哪些淋巴结要被活检，以及按什么顺序进行。N_3 站淋巴结应该最先活检，之后 N_2，再 N_1 的顺序，最后活检原发肿瘤(如果能取到)。可避免由于人为失误造成交叉污染，错误的判断肿瘤分期。

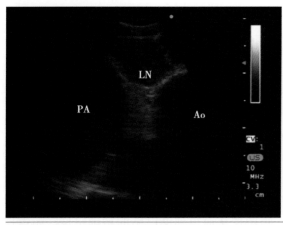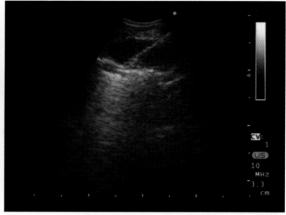

图 2.2　线性探头超声检查图像

内镜超声检查

内镜超声检查（endoscopic ultrasound，EUS）自 2003 年开始临床应用，主要诊断食管周围的下纵隔及后纵隔 2L、4L、7、8 和 9 组淋巴结。另外可对肝左叶、腹腔淋巴结及左肾上腺进行检查。与 EBUS 一样，EUS 通常在中度镇静和局部麻醉下进行。联合应用 EBUS 和 EUS 可进入除主 - 肺动脉肺窗（5 组）、血管前淋巴结（6 组）和前纵隔（3A 组）以外的所有纵隔和肺门 / 叶间淋巴结。两种操作可同时在局部麻醉的镇静下进行，经验丰富的操作者可在大约 50 分钟内完成检查。

肺癌的诊断和分期

2003~2006 年期间仅有部分小案例系列报道关于 EBUS 引导下经支气管针吸活检（EBUS-TBNA）的有效性[4,6-8]。随后，在 2009 年荟萃分析总结了几项大规模非随机前瞻性研究，提示该检查的集合敏感度约 0.93（95% CI：0.91~0.94）[9]。Dong 等（2013）荟萃分析纳入 1 066 例患者（均经手术证实），集合敏感度约为 0.90（95% CI：0.84~0.96），集合准确度为 0.96[10]。2011 年 Yasufu 等首次报道纵隔镜及 EBUS-TBNA 在肺癌纵隔淋巴结分期中应用的前瞻性对照实验研究[11]。实验结果提示 EBUS-TBNA 的敏感度、阴性预测值、诊断准确率分别为 81%、91%、93%，纵隔镜分别为 79%、90%、93%，两者对 N 分期诊断无显著差异。Um 等（2015）随即进行了一项 138 例患者的前瞻性研究，先后进行 EBUS-TBNA 和纵隔镜检查，并在任何一种方法均未发现纵隔淋巴结转移的患者中，行手术切除和淋巴结清扫术[12]。138 例患者均完成 EBUS-TBNA 检查，127 例患者同时行 EBUS-TBNA 和纵隔镜检查。结果 N_2/N_3 转移率为 59%，纵隔镜的敏感度、阴性预测值和准确度分别为 81%、79%、89%，EBUS-TBNA 分别为 88%、85% 和 93%，各项指标均显著高于纵隔镜检查。

超声支气管镜和超声内镜联合

在早期报道表明 EBUS 对分期纵隔具有高度敏感性和准确性之后，一些研究小组探讨了 EBUS 和 EUS 联合使用是否可以提供更好的结果。其基本原理是，尽管 EBUS 可以很好地覆盖前 / 上纵隔，但 EUS 可以更好地进入后 / 下纵隔淋巴结区域。两者联合可以检查到除第 5 组（EUS 有时可以看到）、第 6、第 3A 组淋巴结之外的所有纵隔淋巴结。

Annema 等（2010）首次开展 EBUS/EUS 联合与外科手术分期对比的临床研究[13]。在这组随机对照试验中，将需要纵隔淋巴结分期的患者随机分为 EBUS/EUS 组（镇静和局部麻醉下）和手术分期组。EBUS/EUS 组中，如没有检查到恶性肿瘤证据的患者将被推荐进行手术分期，通常是在开胸前先纵隔镜检查。内镜组敏感度为 85%，外科手术组为 79%，两者并无显著差异。而 EBUS/EUS 检查阴性的患者再行纵隔镜检查，敏感度上升至 94%。比直接内镜检查提高 9 个百分点，意味着与内镜组相比，每 11 例中就增加 1 例经纵隔镜检查确诊纵隔淋巴结阳性。

Libermane 等（2014）通过不同方式对比研究 EBUS/EUS 分期与外科手术分期[14]。此项前瞻性研究纳入 166 例确诊或者疑似 NSCLC 患者。每例患者在一个诊疗过程中同时接受

EBUS、EUS 和外科手术分期。每位患者是自己的对照。将 EBUS、EUS 和 EBUS/EUS 的结果与手术分期进行比较,没有淋巴结转移证据的患者继续行淋巴结切除。结果总计 32% 患者淋巴结转移。EBUS 的敏感性、阴性预测值和诊断准确性分别为 72%(95% CI:0.58~0.83)、88%(95% CI:0.81~0.93)和 91%(95% CI:0.85~0.95)。EUS 的相应指标分别为 62%(95% CI:0.48~0.75)、85%(95% CI:0.78~0.91)和 88%(95% CI:0.82~0.92)。联合 EBUS/EUS 组分别为 91%(95% CI:0.79~0.97)、96%(95% CI:0.90~0.99)和 97%(95% CI:0.93~0.99)。研究者认为,EBUS/EUS 联合检查可防止 14% 患者接受不合适的开胸手术。

哪些患者适宜 EBUS/EUS 联合?

选择联合 EBUS/EUS 检查患者主要依据临床情况确定。如果活检前影像学检查(CT 和 / 或 PET-CT)发现广泛淋巴结病变,可能仅需对一或两个淋巴结活检就可获得组织学诊断并确诊纵隔受累。在这种情况下,作者主张根据靶区淋巴结的位置和操作最容易获得病理的径路来选择 EBUS 或者 BUS。如果活检前根据影像学改变和临床情况判断该疾病有潜在治愈的可能(手术切除、根治性放疗或放化疗),需要使用 EBUS/EUS 联合,覆盖 N_3、N_2、N_1 淋巴结(除不可到达的 5、6 和 3A 组淋巴结)全面纵隔评估。到目前为止,许多临床中心仍把超声 EBUS 和 EUS 独立开来。Hwangbo 等(2010)报道一组 150 例有手术切除可能的 NSCLC 患者前瞻性系列研究[15]。该 150 例患者均完成 EBUS 检查,并在 EUS 引导下进行 EBUS 检查(EBUS-bronchoscope,术语 EUS-B)。结果发现 EBUS-TBNA 在纵隔淋巴结转移诊断中的敏感率、阴性预测值和确诊率分别为 84%、93% 和 95%,在 EBUS 支气管镜下穿刺 EUS 无法进入的淋巴结区域,EBUS 将这些结果分别提高到 91%、96% 和 97%。所有结果与分别采用 EBUS 和 EUS 检查基本一致。

新辅助化疗后纵隔病理再分期

随着新辅助化疗治疗方案的普及,化疗后对纵隔再分期的需求日益增加。纵隔的病理再分期是具有挑战性的难题,传统上是通过纵隔镜完成

的。由于首次纵隔镜检查和化疗后纵隔内组织粘连和纤维化,纵隔镜二次检查在技术上更加困难,而且对治疗后残余纵隔淋巴结检测敏感性的病例系列报告得出了差异很大的结果[16~18]。通常对于此类病例再分期的金标准一般通过开胸活检评价纵隔淋巴结,但只能活检同侧的淋巴结。

目前,只有少数 EBUS 检查报道探讨了此类问题。Herth 等(2008)回顾性分析了 124 例经组织学验证的 $III_A N_2$ 期患者[19],所有患者均完成诱导化疗并已使用 EBUS-TBNA 进行再分期。所有患者均经手术验证。纵隔淋巴结持续阳性率约 94%,EBUS-TBNA 对残余淋巴结检测的敏感率约为 76%,阴性预测值低于 20%。Szlubowski 等(2014)报道一组 106 例新辅助治疗 NSCLC 患者的前瞻性研究,所有患者进行经颈纵隔淋巴结扩大清扫术(transcervical extended mediastinal lymphadenectomy,TEMLA)以明确纵隔淋巴结状态,并均接受 EBUS 联合 EUS 检查纵隔淋巴结[20]。研究结果显示持续性纵隔淋巴结阳性率 52%。EBUS 检查敏感率为 67%(95%CI:53~79),特异度 96%(95%CI:86~99),总精确度为 81%(95%CI:73~87),阴性预测值 73%(95%CI:61~83)。

上述研究表明,纵隔淋巴结首次分期应尽可能采用 EBUS 和 / 或 EUS 检查,治疗后初步重新分期也应使用 EBUS 和 / 或 EUS,如果未得到阳性结果,鉴于 EBUS/EUS 的阴性预测值较低,应考虑在开胸手术前进行纵隔镜手术分期。

超声支气管镜对纵隔孤立淋巴结病变的诊断作用

孤立纵隔淋巴结肿大是常见的临床难题,首选 EBUS 检查。虽然 EBUS 可提供相对正确的诊断,但在特殊情况下仍需外科活检明确诊断,谨慎考虑最终确诊的可能性有助于选择最合适的检查及联合其他检查手段。

对于结节病、结核病、胸腔外恶性肿瘤纵隔淋巴结转移,EBUS 有很高的诊断敏感性[21~25]。EBUS(包括经支气管肺活检)对于大多数结节病均能诊断明确,但有些像"烧坏"过的结节病(译者注:坏死性结节病)组织需要外科活检确诊,因为针吸活检组织中往往仅可见少量非干酪样坏死性肉芽肿。如果高度怀疑结核分枝杆菌,可将活检组织送培养,因胸内淋巴结中的细菌含量往往

较低,光镜下可能看不到抗酸杆菌。

EBUS-TBNA 对于淋巴瘤及复发性淋巴瘤诊断的作用尚不明确。虽然 EBUS 可结合细胞病理学和流式细胞术对淋巴增殖性疾病初步诊断,但通常需要手术活检来确定特定组织学亚型和 / 或分级。到目前为止,关于 EBUS-TBNA 诊断淋巴瘤效果的文献报道不一,对于疑似淋巴瘤,建议支气管镜医生、胸外科医生和淋巴瘤多学科会诊(multdisciplinary team meeting,MDT)密切合作,以达到最佳诊断结果。

并发症

EBUS、EUS 是非常安全的技术,严重并发症罕见。常见并发症和常规气管镜检查类似:咳嗽、低氧血症、不耐受、检查后发热等。全世界进行此项检查的患者逐年增多,大样本的并发症调查正在统计中。一项回顾性研究 190 个研究中心的 16 181 例患者报道 EBUS 检查不良事件发生率约 0.05%,EUS 为 0.3%[26]。本文作者怀疑某些个体研究中对于并发症存在不报或漏报情况。另一项前瞻性研究纳入 1 317 名 EBUS-TBNA 患者,报告并发症的发生率约为 1.44%,支持这一观点[27]。

操作培训

到目前为止,关于 EBUS 培训规范准则的文献相对较少。Kemp 等(2010)采用累积和分析法,研究发现五位经验丰富的支气管镜医师在前 100 例的学习曲线达到胜任 EBUS-TBNA 操作之前的时间差异很大[28]。Bellinger 等(2014)研究表明,受训人员和经验丰富支气管镜医生的诊断率随着经验的增加而提高,后者在 50 次操作后诊断率达到 90%[29]。Stather 等(2014)考察了美国和加拿大介入肺脏病学医生的技能问题[30]。经过 200 次培训后,技能水平仍在不断提高,1/3 参与者在研究培训期间没有获得专家级的技术水平。目前没有关于培训的具体准则,大多数国家都避免规定培训者被认为胜任前要执行的特定操作数量,因为这些数字往往是依据不足的,而重点应该为监测个人学习业绩和结果。全面评估和准确纵隔分期包括亚厘米结节活检在内的操作,与仅对显要的 4R 或 7 组淋巴结活检进行诊断所需的技能水平有很大不同。与许多需要手动灵巧性和手眼协调性的操作一样,不断增长的经验可能达到更好、更一致的结果。

越来越多的 EBUS/EUS 的使用也对年轻外科医生学习外科分期手术(如纵隔镜)产生了影响。Vyas 等(2013)提出在本文作者自己的中心也注意到纵隔镜检查逐渐减少[31]。尽管纵隔镜检查的需求减少可能体现疾病诊断的进步,值得注意的是,如果外科医生操作的熟练程度降低,特别在新辅助化疗后的复杂情况下,再分期纵隔镜操作将变得更具挑战性[32]。

(张　鹏 译,李 军 校)

参考文献

1　Herth FJ, Becker HD, Ernst A. Ultrasound-guided transbronchial needle aspiration: an experience in 242 patients. *Chest* 2003; 123:604–7.

2　Steinfort DP, Khor YH, Manser RL, et al. Radial probe endobronchial ultrasound for the diagnosis of peripheral lung cancer: systematic review and meta-analysis. *Eur Respir J* 2011; 37:902–10.

3　Ishida T, Asano F, Yamazaki K, Shinagawa N, et al. Virtual Navigation in Japan Trial Group. Virtual bronchoscopic navigation combined with endobronchial ultrasound to diagnose small peripheral pulmonary lesions: a randomised trial. *Thorax* 2011 Dec; 66(12):1072–7. doi: 10.1136/thx.2010.145490. Epub 11 Jul 2011.

4　Krasnik M, Vilmann P, Larsen SS, et al. Preliminary experience with a new method of endoscopic transbronchial real time ultrasound guided biopsy for diagnosis of mediastinal and hilar lesions. *Thorax* 2003; 58:1083–6.

5　Herth FJF, Krasnik M, Yasufuku K, et al. Endobronchial ultrasound–guided transbronchial needle aspiration. *J Bronchology* 2006; 13:84–91.

6　Rintoul RC, Skwarski KM, Murchison JT, et al. Endobronchial and endoscopic ultrasound-guided real-time fine-needle aspiration for mediastinal staging. *Eur Respir J* 2005; 25:416–21.

7　Herth FJF, Eberhardt R, Vilmann P, et al. Real-time endobronchial ultrasound guided transbronchial needle aspiration for sampling mediastinal lymph nodes. *Thorax* 2006; 61:795–8.

8　Yasufuku K, Chiyo M, Sekine Y, et al. Real-time endobronchial ultrasound-guided transbronchial needle aspiration of mediastinal and hilar lymph nodes. *Chest* 2004; 126:122–8.

9　Gu P, Zhao Y-Z, Jiang L-Y, et al. Endobronchial ultrasound-guided transbronchial needle aspiration for staging of lung cancer: a systematic review and meta-analysis. *Eur J Cancer* 2009; 45:1389–96.

10　Dong X, Qiu X, Liu Q, Jia J. Endobronchial ultrasound-guided transbronchial needle aspiration in the mediastinal staging of non-small cell lung cancer: a meta-analysis. *Ann Thorac Surg* 2013; 96:1502–7.

11　Yasufuku K, Pierre A, Darling G, et al. A prospective controlled trial of endobronchial ultrasound-guided transbronchial needle aspiration compared with mediastinoscopy for mediastinal lymph node staging of lung cancer. *J Thorac Cardiovasc Surg* 2011; 142:1393–1400.e1.

12　Um SW, Kim HK, Jung SH, et al. Endobronchial ultrasound versus mediastinoscopy for mediastinal nodal staging of non small cell lung cancer *J Thorac Oncol*. 2015 Feb; 10(2):331–7. doi: 10.1097/JTO.0000000000000388.

13　Annema JT, van Meerbeeck PJ, Rintoul RC, et al. Mediastinoscopy vs endosonography for mediastinal nodal staging of lung cancer: a randomized trial. *JAMA* 2010; 304:2245–52.

14　Liberman M, Sampalis J, Duranceau A, et al. Chest. *Endosonographic mediastinal lymph node staging of lung cancer.* 2014 Aug; 146(2):389–97. doi: 10.1378/chest.13-2349.

15　Hwangbo B, Lee GK, Lee HS, et al. Transbronchial and transesophageal fine-needle aspiration using an ultrasound bronchoscope in mediastinal staging of potentially operable lung cancer. *Chest* 2010; 138:795–802.

16　De Leyn P, Stroobants S, De Wever W, et al. Prospective comparative study of integrated positron emission tomography-computed tomography scan compared with remediastinoscopy in the assessment of residual mediastinal lymph node disease after induction chemotherapy for mediastinoscopy-proven stage IIIA-N2 non-small cell lung cancer: a Leuven Lung Cancer Group Study. *J Clin Oncol* 2006; 24:3333–9.

17　Mateu-Navarro M, Rami-Porta R, Bastus-Piulats R, et al. Remediastinoscopy after induction chemotherapy in non-small cell lung cancer. *Ann Thorac Surg* 2000; 70:391–5.

18　Marra A, Hillejan L, Fechner S, et al. Remediastinoscopy in restaging of lung cancer after induction therapy. *J Thorac Cardiovasc Surg* 2008; 135:843–9.

19　Herth FJ, Annema JT, Eberhardt R, et al. Endobronchial ultrasound with transbronchial needle aspiration for restaging the mediastinum in lung cancer. *J Clin Oncol* 2008; 26:3346–50.

20　Szlubowski A, Zielinski M, Soja J, et al. Accurate and safe mediastinal restaging by combined endobronchial and endoscopic ultrasound-guided needle aspiration performed by single ultrasound bronchoscope. *Eur J Cardiothorac Surg* Published Online First: 12 January 2014. doi:10.1093/ejcts/ezt 570.

21　von Bartheld MB, Dekkers OM, Szlubowski A, et al. Endosonography vs conventional bronchoscopy for the diagnosis of sarcoidosis: the GRANULOMA randomized clinical trial. *JAMA* 2013; 309:2457–64.

22　Gupta D, Dadhwal DS, Agarwal R, et al. Endobronchial ultrasound guided transbronchial needle aspiration vs conventional transbronchial needle aspiration in the diagnosis of sarcoidosis. *Chest* 2014; 146:547–556.

23　Navani N, Molyneaux PL, Breen RA, et al. Utility of endobronchial ultrasound-guided transbronchial needle aspiration in patients with tuberculous intrathoracic lymphadenopathy: a multicentre study. *Thorax* 2011; 66:889–93.

24　Navani N, Nankivell M, Woolhouse I, et al. Endobronchial ultrasound-guided transbronchial needle aspiration for the diagnosis of intrathoracic lymphadenopathy in patients with extrathoracic malignancy: a multicenter study. *J Thorac Oncol* 2011; 6:1505–9.

25　Tournoy KG, Govaerts E, Malfait T, et al. Endobronchial ultrasound-guided transbronchial needle biopsy for M1 staging of extrathoracic malignancies. *Ann Oncol* 2011; 22:127–31.

26　von Bartheld MB, van Breda A, Annema JT. Complication rate of endosonography (endobronchial and endoscopic ultrasound): a systematic review. Respiration. Published Online First: 16 January 2014 doi: 10.1159/000357066.

27　Eapen GA, Shah AM, Lei X, et al. Complications, consequences, and practice patterns of endobronchial ultrasound-guided transbronchial needle aspiration: results of the AQuIRE registry. *Chest* 2013; 143:1044–53.

28　Kemp SV, El Batrawy SH, Harrison RN, et al. Learning curves for endobronchial ultrasound using cusum analysis. *Thorax* 2010; 65:534–8.

29　Bellinger CR, Chatterjee AB, Adair N, et al. Training in and experience with endobronchial ultrasound. *Respiration* 2014; 88:476–83.

30　Stather DR, Chee A, MacEachern P, et al. Endobronchial ultrasound learning curve in interventional pulmonary fellows. *Respirology*. 2015 Feb; 20(2):333–9. doi: 10.1111/resp.12450. Epub 9 Dec 2014.

31　Vyas KS, Davenport DL, Ferraris VA, Saha SP. Mediastinoscopy: trends and practice patterns in the United States. *Southern Medical Journal* 2013; 106(10):539–44.

32　Rusch V. Mediastinoscopy: an endangered species? *J Clin Oncol* 2005; 23:8283–85.

第3章

纵隔镜和胸腔镜与肺癌分期

Gaetano Rocco，Giuseppe De Luca

纵隔镜与肺癌

纵隔镜检查目的是为纵隔肿块提供病理诊断。同时经颈纵隔镜检查也被应用于中纵隔淋巴结诊断，以此确定肺癌 TNM 分期中 N 分期[1,2]。此外，经颈纵隔镜检查也是淋巴瘤的确诊手段。有时手术者可通过加长纵隔镜器械，进入前纵隔以获取常规经颈纵隔镜无法达到的主动脉前方和下方区域淋巴结。使用电视辅助纵隔镜，即便是没有丰富经验的操作者也可安全可靠地实施手术[1,2]。经颈纵隔镜也已成为肺癌术前评估分期的常规，同时亦可记录步骤用于法医学领域和医学教学培训，电视辅助纵隔镜行病理分期需全身麻醉，医生需要遵循规范进行相关操作。

电视辅助纵隔镜手术外科解剖 纵隔解剖基础知识对于实施该手术的医师而言，是必需的。纵隔镜置入并走行的空间可看做一个平行六面体（平行六面体是由六个平行四边形组成的三维图形）。镜视野空间的后方是气管前壁，也是置入纵隔镜时首先看见的结构。气管前壁是视野空间的底部通道，也是方向标志，须在术中始终保持可见。视野空间的外侧，为上腔静脉和右侧气管旁淋巴结。左侧，气管旁为左颈动脉、气管旁组淋巴结和左喉返神经。在前面，无名动脉从主动脉发出经过该视野通路走向右胸腔入口。其前方，隆嵴水平可见肺动脉向前走行，部分被隆嵴下淋巴结所遮挡。右外侧可见奇静脉，其毗邻右主支气管。

1. 患者取仰卧，肩下方需置体位垫，通常在肩胛角水平横向放置，以便在胸骨上窝切口（甲状腺体位）水平获得颈部的最大伸展。

2. 手术铺巾消毒范围应该包括从颌下到脐（矢状位）、双侧腋后线（横轴位）之间。胸骨电锯应事先准备在手术托盘中，以备随时可能发生的中转开放手术之需。

3. 与第一代硬质纵隔镜不同，目前器械设计为带张开器的内镜，有助于控制并固定手术操作区域，使分离和活检更加精准。此外，双手操作器械更有利于淋巴结完整切除及其他操作步骤实施。必要时，开放手术器械也可通过这一通道进入纵隔区域。

4. 切口位于颈静脉切迹水平上方一横指。切开至气管前筋膜时，须注意止血，必要时可结扎小的静脉血管。成功钝性分离的技术细节是以示指在正中白线上逐步推开分离并深入，依次更换（短 - 中 - 长）的牵开器撑开气管旁肌群，推开甲状腺峡部，显露气管前筋膜，并向下进入纵隔，以示指向各个方向钝性分离，以产生隧道。将电视纵隔镜头端置于示指上，并如同新船下水般地缓缓滑入分离开的纵隔间隙，之后便可进行后续操作。注意在任何时候都应避免使用暴力。

5. 纵隔镜检查时应注意探查潜在的盲区，如第 1 和第 3 组淋巴结，它们在手术过程中可能会被忽略。识别并避免损伤左气管 - 食管间沟中的喉返神经，不能过分地强调解剖暴露它。若探查到不正常的组织结构（特别是在非常规的解剖术野检测到的结构），便是表明为操作的成功。原则上来说，除了电视辅助胸腔镜手术（video-assisted thoracoscopic surgery，VATS）提供的优秀视野，良好的直觉和扎实的解剖学知识是实施该手术应该具备的基本功。

6. 淋巴结采样过程中的出血通常相对容易控制。在完成诊断步骤前（即第 2~4R、7、2~4L 和第 3 组淋巴结），热凝、夹闭或简单的填塞紧压都是行之有效的措施。应注意不能在喉返神经旁使用热灼。止血粉及产生的泡沫往往会覆盖手术区域，并阻碍进一步的视野暴露。少数情况下外科医生还会遇到这种两难困境，即紧紧黏附在大血管上的碳化坚硬淋巴结是否继续进行反复活检。此种状况对再次进行分期的纵隔镜检查中经常碰到。因此,应需确立一概念:即斟酌继续手术的风险,与潜在的诊断明确所带来临床获益的抉择(如化疗后的 PET 显示为阴性的淋巴结)。

近年临床实践中,由于技术进步、电视辅助和内镜的良好可操作性,传统的经颈纵隔镜检查目的已经发生改变,即实施淋巴结清扫而不是取样。如电视纵隔镜淋巴结清扫术(video-assisted mediastinal lymphadenectomy,VAMLA)和 TEMLA 已增补到胸外科医生的业务技能之中,以完成探查或清扫原发肿瘤(T)同侧或者对侧多站纵隔淋巴结。同侧和对侧纵隔淋巴结的病理活检可准确筛选适宜手术的患者,尤其是对于临床未发现转移的患者,经此手术活检病理确诊后进行新辅助治疗明显受益。不过也有学者质疑此方法,他们强调 VAMLA 对于左侧第 5、6 站淋巴结和 TEMLA 对于第 8、9 站淋巴结的清扫都无能为力。同时,TEMLA 需全麻下单独取标本,因为淋巴结准确评估需要详细的组织学与免疫化学检查[3~9]。

纵隔镜检查与超声支气管镜

超声支气管镜(endobronchial ultrasound,EBUS)也被认为是一种"内科纵隔镜",由于它的灵敏度和特异度不差于纵隔镜,因此被广泛应用于纵隔淋巴结的分期[10,11]。同时因经济成本因素,也通常首先推荐采用 EBUS 而不是纵隔镜[12]。不过,最近的研究结论似乎又反驳了这一观点。因此,尽管纵隔镜检查仍然被认为是纵隔淋巴结分期的金标准[13,14],但一些外科医生已经提出这样的观点,即 EBUS 适用于肺癌的分期,而纵隔镜适用于再分期的临床病理诊断。随着对 N 分期确认的变化,对"局部晚期"非小细胞肺癌的外科治疗手术指征范围也是不一样的,使用纵隔镜进行全面完整的纵隔淋巴结术前探查,可以避免不必要的手术并发症,同时也避免了再次纵隔镜检查时因结构破坏而造成的准确性下降[15~18]。

电视辅助胸腔镜手术与肺癌分期

在过去的 20 年里,VATS 彻底改变了胸外科手术的常规,成为微创胸外科的基本组成部分[19]。事实上,传统的开放性手术也受到了 VATS 的影响,外科医生们开始更注重减轻开胸手术的损伤性,如把胸腔镜作为辅助引入所谓杂交手术之中[20]。VATS 技术已经从传统的三孔发展到单孔,并可用于胸部疾病的诊断和治疗[21]。同时,肺癌分期也是当前 VATS 适应证之一[22,23]。见图 3.1~ 图 3.5。

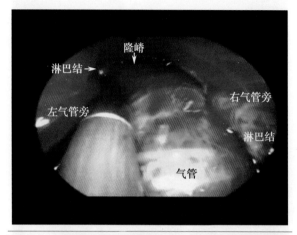

图 3.1　电视辅助纵隔镜视野:左气管支气管旁淋巴结

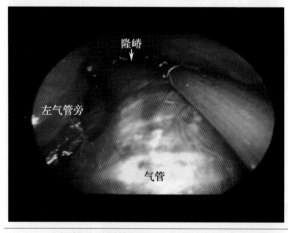

图 3.2　电视辅助纵隔镜视野:右气管支气管旁淋巴结

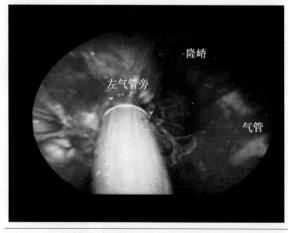

图 3.3　电视辅助纵隔镜视野:左气管旁淋巴结

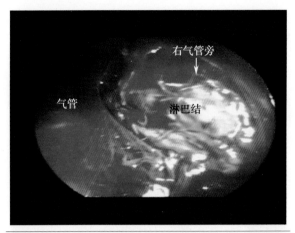

图 3.4　电视辅助纵隔镜视野:右气管旁淋巴结

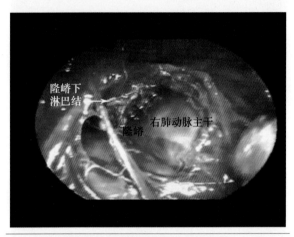

图 3.5　电视辅助纵隔镜视野:隆嵴下淋巴结

疑似为 M_{1a} 的胸腔积液　为应用 VATS 检查最常见的适应证[24]。英国胸科学会指南推荐胸腔镜检查用于可疑但不确诊的胸腔积液。可在全麻或局麻下进行,准确率达 90%,并能控制恶性积液复发率[25,26]。最近,Katlic 等报道了 353 例局部麻醉加镇静强化的 VATS 手术,66 例患者证实为肺癌引起的恶性胸腔积液,手术通过单孔进行[27,28]。若发现形成分隔,可通过另一个操作孔来进行组织活检。当然操作孔的数量并非最重要,胸膜结节的活检是主要目的。当标本的冰冻切片最终得到确诊,即可考虑开始化疗。存在支气管腔内梗阻可同时并发胸腔积液,这可能是由于肺不张引起的。此外,发现有肺癌伴随的胸腔凝胶状黏稠液体("水母"样)时应怀疑其为 M_{1a},需送检可疑胸膜冰冻切片病理检查。见图 3.6。

疑似多站 N_2 或 N_3 纵隔淋巴结受累的疾病　当经颈纵隔镜检查存在明显的技术困难(如既往有颈部手术、甲状腺肿大等)时,或该纵隔淋巴结区域无法经常规纵隔镜达到,但的确有取样的必要(如 PET 显示阳性的淋巴结),VATS 可成为替代方案。越来越多的研究证实无论是单孔还是传统的 VATS 都是一种切除纵隔淋巴结的良好方法[29-30]。患者取侧卧位,双腔气管插管以确保单肺萎陷。

可以采用两孔或者传统操作孔 VATS,术中按标准棒球场状布局瞄准目标淋巴结进行活检[31]。采用单孔 VATS 时,对前或中纵隔病变,切口(长 2~2.5cm)设置第 5 肋间隙肩胛线后 1cm 处;后纵隔病变,可将切口设在肩胛线前方。从操作孔伸入内镜抓钳提起纵隔胸膜。当处理左侧第 5 或第 6 组纵隔淋巴结时,应注意谨慎使用电凝以避

图 3.6　电视辅助胸腔镜下壁层胸膜的放大显示,活检白色结节

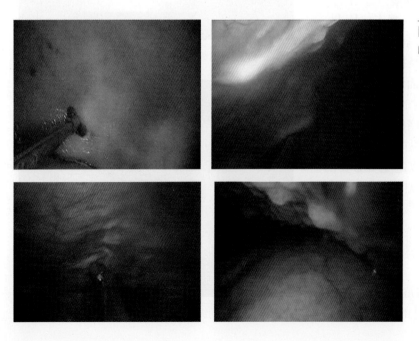

免损伤膈神经或喉返神经。对于纵隔淋巴结,使用 VATS 可如传统纵隔镜进行活检,也可予以完整切除[31,32]。无论临床分期如何,为满足分子生物学临床检测的需要,必须有足够大小的活检标本。许多外科医生习惯于使用常规吸引器来分离淋巴结,也可使用 endokittner 分离器。当不需要止血时,需夹闭吸力,以避免引起肺膨胀阻碍手术视野。遇到小动脉持续性出血,可使用内镜钛夹予以夹闭;对于支气管旁组织的分离切断可采用能量设备如 Ligasure(结扎速血管闭合系统)或超声刀。

VATS 心包活检与开窗　单纯的心包积液很少见,通常与胸腔积液同时出现。组织学诊断是必需的,而心包穿刺吸出液细胞学不能作为病理确诊依据,可通过常规的三孔或者单孔 VATS 来进行心包及其积液检查[33,34]。术中与麻醉师保持良好沟通,对于决定麻醉方案以及控制与手术相关的血压变化是至关重要的。胸部 CT 有助于选择最明显的心包积液部位。如应用单孔胸腔镜(图 3.7)手术方式,切口应选在第 5 肋间肩胛线后1cm 处。心包切开处应在膈神经的前方。根据积液量判断,如需要可使用长的脊髓穿刺针吸取心包积液,释放心包内压力使之后的操作更容易。再以 Allis 钳伸入胸腔镜切口进入胸腔以轻轻提起心包,随即在先前的穿刺部位用腔镜剪刀切开心包,完成活检和开窗操作[34]。

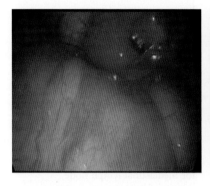
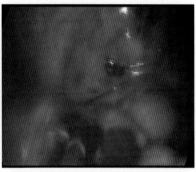

图 3.7　单孔胸腔镜:纵隔肿物活检

肺外周结节的楔形切除　对于原发肿瘤同时发生同侧或是对侧结节尤其是磨玻璃样结节,都需要进行组织学诊断。对于周围结节,适宜采用微创的方法。开放手术中可以通过触诊来识别病灶,微创手术情况下只能依靠视觉来识别肺内的病灶,更具有相当的挑战性,尤其是当结节不紧贴在肺胸膜下时。虽然在某些情况下仍然可通过三孔 VATS 下的某个切口进行触诊,但通常有必要使用其他的定位技术(如染料、hookwire 定位针、99Tc、超声)来协助结节的精准定位[35~37]。见图 3.8、图 3.9。

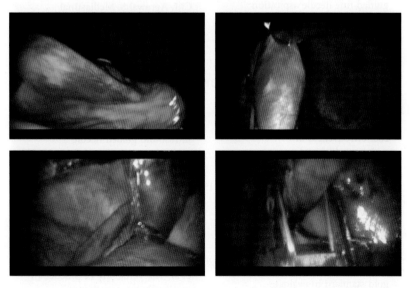

图 3.8　单孔胸腔镜下楔形切除肺转移瘤

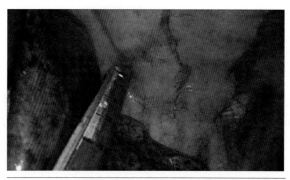

图 3.9　单孔胸腔镜下楔形切除外周型肺结节

（汪　灏 译，李　军 校）

参考文献

1　Specht G. Erweiterte mediastinoskopie. *Thoraxchir Vask Chir*. 1965; 13:401–7.

2　Ginsberg RJ, Rice TW Goldberg M, et al. Extended cervical medistinoscopy. A single staging procedure for bronchogenic carcinoma of the left upper lobe. *J Thoracic Cardiovasc Surg*. 1987; 94:673–8.

3　Kuzdzał J, Zieliński M, Papla B, et al. The transcervical extended mediastinal lymphadenectomy versus cervical mediastinoscopy in non-small cell lung cancer staging. *Eur J Cardiothorac Surg*. 2007 Jan; 31(1):88–94. Epub 2006 Nov 20.

4　Zieliński M. Transcervical extended mediastinal lymphadenectomy: results of staging in two hundred fifty-six patients with non-small cell lung cancer. *J Thorac Oncol*. 2007 Apr; 2(4):370–2.

5　Witte B, Hürtgen M. Video-assisted mediastinoscopic lymphadenectomy (VAMLA). *J Thorac Oncol*. 2007 Apr; 2(4):367–9.

6　Hürtgen M, Friedel G, Witte B, et al. Systematic Video-Assisted Mediastinoscopic Lymphadenectomy (VAMLA). *Thorac Surg Sci*. 2005 Nov 9; 2:Doc02.

7　Leschber G, Holinka G, Linder A. Video-assisted mediastinoscopic lymphadenectomy (VAMLA)–a method for systematic mediastinal lymphnode dissection. *Eur J Cardiothorac Surg*. 2003 Aug; 24(2):192–5.

8　Leschber G, Sperling D, Klemm W, Merk J. Does video-mediastinoscopy improve the results of conventional mediastinoscopy? *Eur J Cardiothorac Surg*. 2008 Feb; 33(2):289–93. Epub 2007 Dec 3.

9　Yendamuri S, Demmy TL. Is VAMLA/TEMLA the new standard of preresection staging of non small lung cancer? *J Thorac Cardiovasc Surg*. 2012 Sep; 144(3):S14–7. doi: 10.1016/j.jtcvs.2012.03.038. Epub 2012 Apr 13.

10　Bolton WD, Johnson R, Banks E, et al. Utility and accuracy of endobronchial ultrasound as a diagnostic and staging tool for the evaluation of mediastinal adenopathy. *Surg Endosc*. 2013 Apr; 27(4):1119–23.

11　Zhang R, Mietchen C, Krüger M, et al. Endobronchial ultrasound guided fine needle aspiration versus transcervical mediastinoscopy in nodal staging of non small cell lung cancer: a prospective comparison study. *J Cardiothorac Surg*. 2012 Jun 6; 7:51.

12　Sharples LD, Jackson C, Wheaton E, et al. Clinical effectiveness and cost-effectiveness of endobronchial and endoscopic ultrasound relative to surgical staging in potentially resectable lung cancer: results from the ASTER randomised controlled trial. *Health Technol Assess*. 2012; 16(18):1–75.

13　Sivrikoz CM, Ak I, Simsek FS, et al. Is mediastinoscopy still the gold standard to evaluate mediastinal lymph nodes in patients with non-small cell lung carcinoma? *Thorac Cardiovasc Surg*. 2012 Mar; 60(2):116–21.

14　Shrager JB. Mediastinoscopy: still the gold standard. *Ann Thorac Surg*. 2010 Jun; 89(6):S2084-9.

15　Zhang R, Ying K, Shi L, et al. Combined endobronchial and endoscopic ultrasound-guided fine needle aspiration for mediastinal lymph node staging of lung cancer: A meta-analysis. *Eur J Cancer*. 2013 May; 49(8):1860–7.

16　Kambartel K, Krbek T, Voshaar T. Comparison of endobronchial ultrasound (EBUS) and mediastinoscopy (MS) for staging lung cancer. *Pneumologie*. 2012 Jul; 66(7):426–31.

17　Medford AR, Bennett JA, Free CM, Agrawal S. Mediastinal staging procedures in lung cancer: EBUS, TBNA and mediastinoscopy. *Curr Opin Pulm Med*. 2009 Jul; 15(4):334–42.

18　Defranchi SA, Edell ES, Daniels CE, et al. Mediastinoscopy in patients with lung cancer and negative endobronchial ultrasound guided needle aspiration. *Ann Thorac Surg*. 2010 Dec; 90(6):1753–7.

19　Rocco G. Operative VATS: the need for a different intrathoracic approach. *Eur J Cardiothorac Surg*. 2005 Aug; 28(2):358.

20　Rocco G, Internullo E, Cassivi SD, et al. The variability of practice in minimally invasive thoracic surgery for pulmonary resections. *Thorac Surg Clin.* 2008 Aug; 18(3):235–47.

21　Rocco G. One-port (uniportal) Video-assisted thoracic surgical resections. A clear advance. *J Thorac Cardiovasc Surg.* 2012 Sep; 144(3):S27-31.

22　Howington JA. The role of VATS for staging and diagnosis in patients with non-small cell lung cancer. *Semin Thorac Cardiovasc Surg.* 2007 Fall; 19(3):212–6.

23　Thomas P, Massard G, Giudicelli R, et al. Role of video-thoracoscopy in the pretreatment evaluation of lung carcinoma. *Rev Med Interne.* 1999 Dec; 20(12):1093–8.

24　Menzies R Charbonneau M. Thoracoscopy for the diagnosis of pleural disease. *Ann Intern Med* 1991; 114:271.

25　Antunes G, Neville E, Duffy J, et al. BTS guidelines for the management of malignant pleural effusions. *Thorax.* 2003 May; 58 Suppl 2:ii29–38.

26　Roberts ME, Neville E, Berrisford RG, et al. Management of a malignant pleural effusion: British Thoracic Society Pleural Disease Guideline 2010. *Thorax.* 2010 Aug; 65 Suppl 2: ii32–40.

27　Katlic MR, Facktor MA. Video-assisted thoracic surgery utilizing local anesthesia and sedation: 384 consecutive cases. *Ann Thorac Surg.* 2010 Jul; 90(1):240–5.

28　Katlic MR. Video-assisted thoracic surgery utilizing local anesthesia and sedation. *Eur J Cardiothorac Surg.* 2006 Sep; 30(3):529–32.

29　Khullar OV, Gangadharan SP. Video-assisted thoracoscopic mediastinal lymph node dissection. *J Thorac Cardiovasc Surg.* 2012 Sep; 144(3):S32–4.

30　Baisi A, Rizzi A, Raveglia F, Cioffi U. Video-assisted thoracic surgery is effective in systemic lymph node dissection. *Eur J Cardiothorac Surg.* 2013 Nov; 44(5):966. doi: 10.1093/ejcts/ezt235. Epub 2013 May 3.

31　Rocco G, Brunelli A, Jutley R, et al. Uniportal VATS for mediastinal nodal diagnosis and staging. *Interact Cardiovasc Thorac Surg.* 2006 Aug; 5(4):430–2.

32　Salati M, Brunelli A, Rocco G. Uniportal video-assisted thoracic surgery for diagnosis and treatment of intrathoracic conditions. *Thorac Surg Clin.* 2008 Aug; 18(3):305–10.

33　Muhammad MI. The pericardial window: is a video-assisted thoracoscopy approach better than a surgical approach? *Interact Cardiovasc Thorac Surg.* 2011 Feb; 12(2):174–8.

34　Rocco G, La Rocca A, La Manna C, et al. Uniportal video-assisted thoracoscopic surgery pericardial window. *J Thorac Cardiovasc Surg.* 2006 Apr; 131(4):921–2.

35　Rocco G. VATS lung biopsy: the uniportal technique. *Multimed Man Cardiothorac Surg.* 2005 Jan 1; 2005(121): mmcts.2004.000356. doi: 10.1510/mmcts.2004.000356.

36　Rocco G, Martin-Ucar A, Passera E. Uniportal VATS wedge pulmonary resections. *Ann Thorac Surg.* 2004 Feb; 77 (2):726–8.

37　Rocco G, Cicalese M, La Manna C, et al. Ultrasonographic identification of peripheral pulmonary nodules through uniportal video-assisted thoracic surgery. *Ann Thorac Surg.* 2011 Sep; 92(3):1099–101.

4 不同胸部手术切口的优点与缺陷

Laura Socci, Antonio E. Martin-Ucar

前言

切口的选择对胸部手术至关重要,遵循重要原则是为顺利进行安全有效的手术操作提供良好术野暴露。然而,开胸创伤对导致疼痛、肌肉性能、呼吸功能的影响是非常严重的。和身体其他部位手术操作一样,外科医生总是尽力减少手术对胸壁的创伤。因此,胸部手术时,根据不同的适应证及优缺点,有很多的切口可供选择。通常,切口选择时,应综合考虑到手术适应证、病变解剖位置、手术中可能遇到的困难(如再次手术或肿瘤的局部侵犯)、病情的术前评估、副损伤的风险预测以及患者对美观及康复的理念等方面。

相关技术基本要点:手术台上患者正确体位,切口的解剖标记,严谨组织操作及止血,肋骨或胸骨的逐渐撑开以减少创伤。为探讨不同入路切口的主要适应证及潜在的缺陷,把切口分成三组:侧卧位切口(离断肌肉或不离断),平卧位切口(经胸骨开胸术、前开胸术、蚌壳状开胸术及其演化的改良入路),微创切口(VATS 或杂交手术),逐一论述。

手术切口与技术要点

侧卧位切口

胸部手术操作的入路绝大多数是侧卧位。应注意身体的多个受压点采用体位垫减压,卧侧腿应弯曲,两腿之间放置减压垫。理论上,两上肢应弯曲成祈祷姿势,尽管多数情况下取决于手术者的个人习惯。至关重要的是肩胛下角水平垫一个圆滚肩垫或将手术台摇成折刀位,使胸腔过度伸展以增加肋间隙的宽度。切记以束缚带、沙袋或手术体位垫将患者牢牢地固定在手术台上,这样不仅仅安全,还保障手术中可放心地调节手术台的位置。

后外侧切口

后外侧开胸术是最传统的开胸入路,但由于术后疼痛以及对胸部肌肉的严重影响,已不再是常规的选择。但当某些胸部手术需要大的手术野时,如膈肌手术,仍是一个很好的选择。

皮肤切口位于肩胛骨脊柱缘中点水平与椎体棘突连线的中点开始向下向前至肩胛骨下 2~3cm 点的连线,继续向前延伸到腋中线(图 4.1)。背阔肌以电刀仔细离断,前锯肌以往也要切断,现在仅在其附着于肋骨处切断以尽量保护该肌。斜方肌的外侧缘被显露出来,且必要时可离断以便向后延长切口。

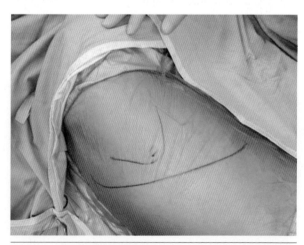

图 4.1 后外侧切口的皮肤标记。切口位于肩胛骨下角下方 2~3cm,从胸椎与肩胛骨脊柱缘中点等距点开始,向前延伸

自背侧由下向上计数来确定选择进胸肋间,然后离断肋间肌或者分离肋骨骨膜进胸。无论何

种情况,都应该避免对走行于肋骨下缘的肋间神经血管束的损伤。然后切开壁层胸膜,探查胸膜腔有无粘连,如怀疑胸膜腔有致密粘连,建议进入胸膜腔之前,先将肋骨上下的壁层胸膜松解一部分,以减少对肺脏的意外损伤。

胸膜腔切开后,置入肋骨牵开器。肋骨牵开器应缓慢地撑开以减少肋骨骨折,或许可减少术后长期疼痛。为了便于显露,有些医生选择将后部肋骨横断或者将肋横突韧带进行钝性分离。实施这些操作时必须小心避免损伤肋间血管,因为血管分支可能缩回椎管使止血困难。

适应证与优势　传统的后外侧切口适于绝大部分择期和急症胸部手术。可良好显露肺、胸段食管、主动脉,对胸膜及膈肌手术也非常有优势。良好的显露和直视病变位置及操作便利是该切口最主要优势。这种切口的另一个优点是:如果需要进一步牵拉肩胛骨(如 Pancoast 瘤或胸壁受侵犯),可以从肩胛后将切口向颅侧延伸,也可以从前侧将切口向腹侧延伸,转换成胸腹联合切口。

缺陷　后外侧切口的创伤大,最常见的是术后长期疼痛和对肺功能的损害。背阔肌离断会造成肩部运动受损,导致运动能力恢复缓慢。

术者必须注意术中对肋间血管的潜在损伤,牵开肋骨时对神经、肋骨的损伤及进胸时因为粘连造成的肺损伤。

背阔肌的离断及缝合过程中止血预防血肿是非常重要的,尤其在年轻且肌肉比较强壮的患者。

因为这些缺陷,医生们已经开始不再离断前锯肌,并且逐渐减少切口的尺寸,但这种改良仍然属于后外侧切口。

保留肌肉的后外侧切口

一些后外侧开胸术经听诊三角入胸[1-7],患者采用与后外侧切口相同体位,但手术台稍稍前倾(远离手术者)。

皮肤切口局限于后外侧切口的起始部分,不必延伸到肩胛骨下角前方。通过胸部肌肉的筋膜进胸,而不必切断任何肌肉。为了显露听诊三角,背阔肌的后缘需向前方牵拉,斜方肌的外缘向后方牵拉。两肌肉通过切断皮下脂肪进而游离肌瓣牵开。肋间肌的进入方法同后外侧切口,包括相同的减少损伤防范措施。手术野需两个小的牵开器同时撑开,一个牵开肋骨,另一个与第一个垂直牵开背阔肌和斜方肌,形成一个

正方形窗口(图 4.2)。

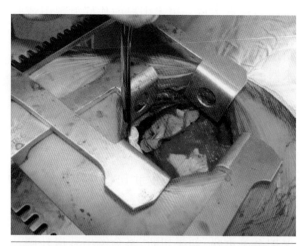

图 4.2　保留肌肉的后外侧切口创伤性膈肌破裂修补术的术中所见。两个肋骨牵开器垂直放置以保证足够显露,深面的牵开肋骨,浅处的牵开需保护的肌肉

该切口肌肉筋膜层关闭非常简单,因为没有切断肌肉。缝合皮下脂肪和皮肤之前,需放置皮下引流管以防止皮下积液或积血。

适应证与优势　因为肋间切口大小与后外侧切口相似,显露和适应证也相似。不同的是,该切口可非常有效地治疗后纵隔疾病(神经源性肿瘤、食管囊肿等),这些病变不需要前胸腔的显露。还可为袖状肺叶切除或外伤后支气管重建提供良好的显露,因为病变位置偏后纵隔。也特别适合 S6 肺段的解剖切除。

另一适应证为肺部转移瘤的初次手术治疗,因为此切口能够检查整个肺且能减少胸腔粘连,如果需再次胸部手术时可减少难度。

总之此切口不仅能够良好的显露胸腔,相对小的皮肤切口得到美观上的改进及保护肌肉快速恢复活动。保护背阔肌和前锯肌完整可为将来出现手术并发症或其他手术需要时提供肌瓣。

缺陷　可能出现的并发症与后外侧切口相似,如肋间血管、神经及肺的损伤。另一个比较常见的并发症是皮下肌瓣间隙的积液,据报道可高达 26%。术后应放置封闭的皮下引流管并留置,直到引流彻底为止。

对于有难度的中心型肺肿瘤,处理肺动脉主干较困难,必须向前延伸切口,尤其右侧胸部手术时。

胸腔深部打结有时较困难,需推结器辅助,手术医生须确保有备用的器械。是否使用腔镜钉枪并没有争议。可术中提前作好放置引流管的孔,以备进腔镜钉枪,会提供一个非常舒服的角度来放置钉枪和击发。有必要备好加长的手术器械。

保留肌肉的前外侧切口

患者采取侧卧位,防范措施同后外侧切口。手术台可以轻度后倾以方便手术者的视野,术者站在患者的前方。皮肤切口从肩胛骨下角2cm 开始,向前至乳房下缘皱褶。皮下组织以电刀分离。对走行于切口上方的肋间臂神经的保护至关重要,如果切断,将会发生乳房外侧及乳头区域的术后感觉麻木。另外胸长神经应注意保护。

背阔肌前缘被游离成肌瓣后向后牵拉,经第4 或第 5 肋间进胸,方法同后外侧切口。虽然将肋横韧带分开以增加肋骨撑开幅度更加困难,但肋间的前方间隙较宽一些。

切口缝合和听诊三角切口非常相似,也要放置皮下引流防止皮下积液和积血。

适应证与优势　相对于靠后的切口,前部肋间隙较宽,方便更好的显露,理论上讲可以减轻对肋骨的过度撑开。同时利于肺、心包和膈肌充分显露。

保护胸壁肌肉不仅能够减少对肩部运动的影响,还可将来用肌瓣处理手术并发症,如支气管胸膜瘘[4,8]。

随着胸腔镜手术采用前部操作孔的增加,这个视角对于年轻胸外科医生非常熟悉,他们很快认识到本切口视角直达肺门结构,即使在中心型肿瘤也非常利于暴露术野。这可能使这个操作孔切口成为将来胸外科手术的首选切口。

缺陷　同样,为了预防皮下积液和积血需要放置皮下引流管。虽然对肺门结构的显露优于后侧切口,但对后纵隔显露明显受限。

如果必须行支气管及血管成形术,先行支气管重建再行血管重建要容易一些,因为支气管的位置靠后。

对靠后的解剖性肺段切除术,如 S3 或 S6 肺段,该切口要比靠后切口困难得多。

腋下切口

腋下切口应用的比其他外侧切口少。需将侧卧位稍向后倾斜,以增加对前胸壁的显露。同侧上肢应固定在肩外展、肘前屈 90° 的体位远离切口。固定上肢时,一定注意不要有张力,以避免臂丛神经牵拉损伤。

根据手术适应证,腋窝入路可用于进入高位肋间隙(第 2)向下至第 4 或第 5 间隙。传统的方法是在腋下腋中线竖直切口,其前方胸大肌后缘(腋前线)和后方是背阔肌前缘(腋后线)。这些标志都比较好辨认,因为这些肌肉都比较粗大。

皮下层切开后,游离背阔肌瓣及胸大肌瓣,分别向后及向前牵拉。切开范围取决于手术及显露的需要。肌肉牵开后可辨认前锯肌的肌齿,可分离或者离断之。然后显露出肋骨,手术者根据个人习惯选择相应的肋间进胸。和其他不断肌肉的切口一样,用两个小牵开器垂直撑开显露手术野。

适应证与优势　VATS 的出现减少了这些切口的使用。它为胸顶手术提供良好的入路,比如气胸的手术、交感神经切断术、胸廓入口的手术等[9~12]。由于是不切断肌肉的切口,常被患者很好的接受且具有美观效果,因其位于隐蔽位置。

缺陷　尽管这个切口用于很多手术,它的显露仍然有局限性,尤其对于下半胸腔。如果手术比较复杂,切口可以向前延伸,但胸顶的手术向前延伸切口是非常困难的。

必须注意承受压力的区域以及同侧上肢预防牵拉伤及压疮。在切口后端,分离前锯肌时一定要注意保护胸长神经。因为游离肌瓣,有皮下积液和积血的风险,关胸时须注意肋缘以及前锯肌缝合止血。

平卧位切口

胸骨正中切口

胸骨正中切口是心脏手术最常用的切口,也适用于大的前纵隔肿瘤,以及需要进入双侧胸膜腔的手术,如多发肺转移瘤、双侧肺减容术(lung volume reduction surgery,LVRS)、双侧肺大疱切除术、双侧胸膜切除术等[13~18]。

患者取平卧位,颈部稍伸展以显露胸骨柄的上方,皮肤切口位于胸骨中线,从胸骨上切迹至剑突。切口具体长度取决于手术者的习惯。皮下层以电刀切断,再向深面切断胸大肌筋膜,胸骨骨膜正中线以电刀标记。切口上端向颈部牵拉以暴露 Burns 间隙(颈静脉窝)的结构,锁间韧带可电刀切断,但一定要注意无名静脉。胸骨后间隙通常钝性分离。在切口下端找到剑突并切除。

胸骨以电锯从正中切开,此时术者通常要求麻醉师暂停呼吸以减少进入胸膜腔的风险。骨膜以电刀或者止血材料止血,骨髓创面渗血以骨蜡止血。

胸骨牵开器撑开胸骨,缓慢撑开胸骨是非常重要的,以避免损伤臂丛。不论是纵隔手术还是两侧胸膜腔手术,均完美显露。手术结束时,一般用钢丝合拢胸骨,通常缝 6 针,胸骨柄两针、胸骨体 4 针,有时需根据患者的身高来调整。良好的胸骨闭合是重要的,以减少骨不愈合、胸骨炎以及切口感染等并发症。胸大肌筋膜、皮下组织以及皮肤应该逐层仔细缝合。

适应证与优势　胸骨正中切口最常用于心脏外科手术。在非心脏外科,多被用于切除前纵隔巨大肿瘤、肌无力时的全胸腺切除以及双侧胸腔病变如多发肺转移瘤等。20 世纪 90 年代,胸骨正中切口也是 LVRS 后再次手术的选择。但最近多选择双侧 VATS,哪怕是对于进展期的患者,因为可以减少死亡率。

胸骨正中切口也非常成功地用于右侧胸膜肺疾病的手术,如中心型肺癌怀疑心包受累时,术者需安全处理肺的大血管。另一适应证是再次手术,如中心型肿瘤需行全肺切除时,胸骨正中切口相对于胸部切口能更容易控制肺部的大血管。多位作者发现右侧胸膜间皮瘤行胸膜外全肺切除时,通过胸骨正中切口非常容易,且能降低术后并发症发生率。

优势　非常明显,纵隔结构的良好显露(即使是隆嵴),容易控制肺的大血管和能够进入双侧胸膜腔。从心脏外科手术的术后管理和镇痛经验可知,胸骨正中切口因更低的长、短期疼痛相关并发症的发生率,相对于胸痛时间长的后外侧切口,更容易被患者接受。

缺陷　尽管有经验的心外科医师认为胸骨正中切口是简单和常规的操作,它仍然有很多潜在的并发症。分离锁骨上窝区域时一定注意不要损伤颈前静脉,同时也要注意避免无名静脉损伤,或者分离胸腺或者脂肪时避免无名静脉的损伤(图 4.3)。沿着胸骨正中切开非常重要,因为比预想的要容易切偏,容易造成胸骨骨折和不愈合。在胸骨骨膜正中作好标记线可以帮助引导胸骨锯。感染和胸骨的并发症比较少见(少于 5%),一旦发生后果比较严重[19~20]。

胸骨正中切口可通过暂停呼吸来防止进入胸膜腔,对于合并肺气肿和肺大疱致肺过度膨胀者尤为重要。

难以显露肺的后部区域、后纵隔结构以及左下肺是本切口的最主要缺陷(图 4.4)。

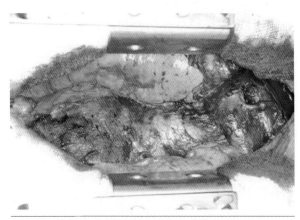

图 4.3　Ⅱ 期胸腺瘤行胸腺切除术的胸骨正中切口。无名静脉被显露以离断胸腺静脉,右侧胸膜已破裂

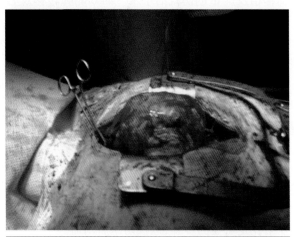

图 4.4　胸骨正中切口切除纵隔巨大肿瘤。因为肿瘤过大需要切口向右侧半蚌壳状延伸以保证安全切除

横断胸骨开胸切口(蚌壳状或半蚌壳状切口)

蚌壳状切口包含双侧前胸切口及胸骨横断切口,在过去曾是双侧肺移植和心包手术切口选择。事实上目前仅限于某些不常见的适应证,但对于心胸外科以及创伤外科手术医生而言,仍为一有价值的切口[21-25]。很多改良后的如半蚌壳状切口,已被报道多种不同的手术适应证[26]。

患者取平卧位,皮肤切口沿乳房下缘皮肤皱褶,向两侧至腋中线或腋前线。皮下组织电刀离断,胸大肌从其下方及胸骨附着处向上提起。确认肋间后经第4或第5肋间进入双侧胸腔。如果皮肤切口起自腋中线,经这些附着点之外进入肋间隙很重要,可更好地撑开切口。必须注意区分并结扎乳内血管。胸骨体以电锯横断,止血之后,切口两端以两个胸骨牵开器撑开。半蚌壳状切口,皮肤切口自胸骨切迹开始,沿胸骨中线向下,然后沿乳房下缘皱褶至腋前线。胸大肌自第5肋向上提起或切断,经第4肋间进胸。结扎乳内血管。该切口的改良还包括切口沿胸锁乳突肌内侧缘向颈部延伸和切除锁骨内侧半的Dartevelle切口。

手术完成后,胸骨断端以钢丝缝合,肋间切口按照常规方法缝合,胸大肌重新固定于下位肋骨和胸骨上。

适应证　蚌壳状切口能更好地显露胸腔,但它严重的创伤并发症限制其只能用于某些特定适应证。目前被局限应用于巨大的纵隔肿瘤、双侧肺移植及严重创伤救治手术。而双侧肺转移及心包手术已经明显减少使用这个切口,而多选择其他切口。

缺陷　本胸壁切口并发症可能相对严重,横断胸骨带来很高的胸骨愈合方面并发症发生率,可高达30%,而胸骨正中切口只有1%~2%。Macchiarini等在一对照研究中报道,在双肺移植或心肺移植手术后,蚌壳状切口比胸骨正中切口具有更剧烈的术后疼痛、严重的畸形以至需要外科修正、严重呼吸功能的损害。

除了缝合时需仔细,切口时解剖出乳内血管并结扎是重要的步骤,以预防术后出血。

前胸切口

前胸切口随着微创心外科手术的出现,如二尖瓣手术和微创小切口冠状动脉搭桥手术

(MIDCAB)[27],而重新流行起来。尽管胸外科的手术中该切口入路仍只局限于一些非复杂手术。

患者取平卧位,手术侧以圆柱体位垫垫高以增加肋间隙的宽度。皮肤切口自腋前线向前弧形绕过乳房至胸骨边缘,经第4或者第5肋间进胸[9]。乳房下切口为更低的前胸切口,可非常方便地置入起搏器或者行心包开窗术。在一些肺癌分期手术(纵隔淋巴结取检)中,切口位于第2~3肋间隙水平,切除或不切除胸肋软骨。

对于需要肺活检但又不能承受单肺通气的患者,无法采用VATS,前胸小切口是非常好的选择。也可用于肺癌的侵入性纵隔分期手术,包括前纵隔淋巴结活检及怀疑纵隔直接被侵犯的确诊。此切口的优点为前部肋间隙较宽,肋骨需牵开的张力不大,甚至可用软组织牵开器撑开暴露。

此切口缺陷是显露比较差,不能用于大部分胸部手术[28]。如果切除肋软骨,有皮下积液及出血风险,以及损伤胸廓内动脉的可能。

微创切口

胸腔镜辅助胸外科手术

胸腔镜辅助胸外科手术(video-assisted thoracic surgery,VATS)的概念:术者须通过几个小切口(孔)完成整个手术,所有的手术视角通过光学镜头来实现,不需要通过牵引开器或手动牵开肋骨[29]。

VATS最初主要进行疾病诊断性活检,后来用于简单治疗手术,而目前大多数胸部手术可通过VATS完成。传统的VATS手术通过3~4个孔来完成。最近十年随着技术、器械及手术者经验的进步,手术切口数量已经减少到只有1个。以往的手术禁忌证(粘连、中心型肿瘤等)及缺陷已经随着手术者经验的增长而改变。最近,VATS适应证飞速扩展,几乎囊括了除肺移植外的所有胸部手术。在肺、胸膜、纵隔及胸廓入口等各个领域均取得了良好的效果[30-42]。

优势　主要是可有效减少创伤,更短的住院时间,更轻的术后疼痛,更少的术后肩部运动影响和术后快速康复[35,43-44]。

腔镜孔位置根据手术者的经验和培训情况而异,大体分为前、后以及单孔。

后腔镜孔

后腔镜孔手术中,术者及助手一般站在患者的背后,手术台头端两侧各有一个显示器。通常使用 30° 或者 0° 镜头[45]。

于背阔肌前缘第 6 或 7 肋间做 5cm 长切口。胸腔镜暂时通过此切口,引导于听诊三角区最靠斜裂上端后部位置做 1.5cm 切口。套管插入切口进入胸腔镜,之后的操作中胸腔镜固定于后部孔内。在腋中线前部切口上方第三个肋间水平处做 2cm 切口。前孔和后孔分别位于斜裂的两端。前上方孔在手术中必要时中转成适当的延长切口,方便取出大的标本。

优势　容易到达后肺门结构,包括支气管分支及肺动脉。亦能清晰显示淋巴结,器械尖端朝向镜头,可安全地清扫淋巴结。

缺陷　镜头位置要求大多数术中器械都是朝向镜头视野区域运动,使技术的学习难度增加、学习曲线延长。本入路疼痛增加,可能因后孔在肋间隙最窄区,与肋间神经损伤所致的疼痛有关,尤其在用套管时更容易发生。

前腔镜孔

前腔镜孔手术中,术者及助手一般站在患者的前侧(腹侧),手术者靠近头端。1 个或 2 个显示器放在手术者前方。器械护士站在患者的后侧,并且从单独的一显示器上跟随手术进程。

通常在第 7 肋间腋前线(进镜孔)及腋后线(副操作孔)分别做 1cm 切口,5cm 前外侧第 4 肋间切口通常为主操作孔[46],随后也用作取出标本。3 个孔形成边长约为 10cm 的等边三角形,顶点为进镜孔,两边为操作孔。随着特殊设计的微创手术器械出现,后操作孔可取消,以减轻术后疼痛[47]。

优势　镜头位置使手术者操作背离于镜头,相比于朝向镜头操作,这种视角使得技术学习要容易一些。主操作孔直接位于肺门及肺大血管上方,需要控制出血或者复杂手术时很容易到达大血管。肺切除术时首先切断的就是肺门相关结构,多数手术者已采用 fissureless 技术(译者注:即首先使用切割缝合器解剖切断肺门支气管和血管,最后处理肺裂),以减少术后肺漏气。因为前部肋间隙较宽,进镜孔可不使用套管,以减少术后疼痛。

前进镜孔提供了可延伸和学习的手术入路,使更多的手术通过 VATS 来完成。尽管非常复杂或者巨大肿瘤的手术仍最好采用开胸来进行,此切口几乎没有明确缺陷。唯一受限制的是手术者个人的经验。

单孔胸腔镜手术

最初,单孔胸腔镜技术被设计用来实施诊断性的操作以及小的治疗性手术[48]。目前,随着手术者技术的提高、专门设计的弯型微创手术器械以及带关节钉枪的出现,大量单孔胸腔镜手术在越来越多的中心顺利开展[49~59]。

单孔胸腔镜整个手术过程通过一个有效的切口完成。根据手术具体情况,切口长度从 2.5~6cm 不等(图 4.5A 和 4.5B)。切口在腋前线第 4 肋间

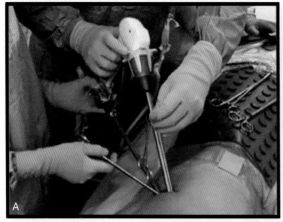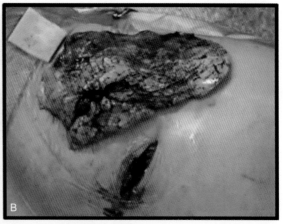

图 4.5　单孔胸腔镜肺叶切除术。前部切口允许放置多把操作器械和胸腔镜以实施整个手术(A)。切口的大小必须能够取出标本(B)

隙水平,在背阔肌前缘的前方。手术者站于患者前方头侧,助手位于术者的同侧尾端。显示器放置在手术者前方。器械护士位于患者的后方,如果需要可有另一个显示器放在其前方。30°镜头的胸腔镜放置在切口的最后方,剩下的空间进操作器械(图4.6A)。手术结束时,引流的胸管放置在同一个切口(图4.6B)。

优势　单孔优势和前胸切口相似,同时具有更轻微的术后疼痛以及更好的美观效果,因为切口数量减少了[60-61]。目前,任何VATS完成的手术均可在单孔技术下完成,且频繁有不同手术者报道大量的经验和适应证[50-59,62]。

微创器械的工效学优化达到了舒适的视角和操作便利,克服了通过一个切口完成整个手术的预想困难[63]。

缺陷　与所有的VATS手术一样,需要接受培训和较长阶段的学习曲线。如实施肺切除术,把切口放在4肋间而不是5肋间非常重要,因为可在游离上肺静脉之前先游离肺动脉,这样在切断时可以减少损伤血管的机会。需要特殊设计的微创手术器械和带关节的钉枪,因此普及略受限。

杂交切口(图4.7)

自VATS出现以后,为减少创伤和/或者获

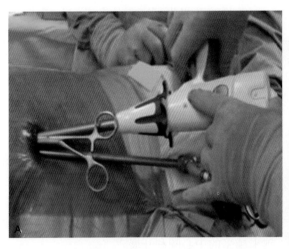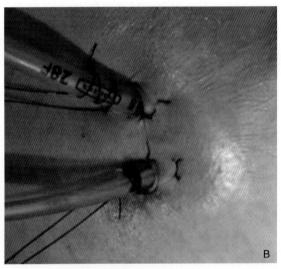

图4.6　单孔胸腔镜LVRS。应用专门设计的微创手术器械以及带关节钉枪使整个手术操作可通过单一切口完成(A)。手术结束时,切口放置两根肋间引流管(B)

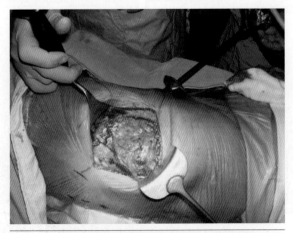

图4.7　胸腔镜辅助下肺叶和胸壁整块切除的杂交手术

得良好的视角,手术者利用其优势协助开胸手术操作。VATS 辅助开胸手术中,缩小切口且取得良好的效果[64]。随着 VATS 应用在更多复杂开胸手术中经验的积累,VATS 联合开胸切口数量也随着增长。有作者描述在肺肿瘤侵及胸壁的患者中应用杂交手术,通过 VATS 实施肺叶切除术,然后通过一个局限的开胸切口实施胸壁切除和重建术,甚至在肺上沟瘤中应用此手术方式[65~67]。曾报道应用单孔胸腔镜技术来明确和标记胸壁受累范围,然后以最小的创伤来正确设计切口[68]。另一杂交技术的应用是再次开胸手术患者的初始评估,怀疑有致密粘连盲目开胸可能导致肺实质损害时,在单孔胸腔镜(其进镜孔可用作肋间引流)辅助下,可明确安全区域来作再开胸的切口。新的杂交入路也被报道用于纵隔手术[69]。

总结

　　胸部手术可以通过许多入路和切口来完成,每种切口都有其优势和局限性。手术者的职责是准确的适应证下正确实施的手术,并选择显露最佳同时对患者创伤最小的切口。为达到这个目的,应该考虑的重要因素包括手术者的经验和培训情况、手术适应证的良好选择、患者一般状态以及合适的体位设计。

　　其他切口如颈部、锁骨上以及胸骨下切口本章未予描述,因为这些切口平常应用非常少,但在不久的将来可以作为杂交手术的一部分而得到更多的应用[70~72]。

（江　华　译,刘建阳　校）

参考文献

1　Mitchell R, Angel W, Wuerflein R, Dor V. Simplified lateral chest incision for most thoracotomies other than sternotomy. *Ann Thorac Surg* 1976; 22:284–6.

2　Bethencourt DM, Holmes EC. Muscle-sparing posterolateral thoracotomy. *Ann Thorac Surg* 1988; 45:337–9.

3　Horowitz MD, Ancalmo N, Ochsner JL. Thoracotomy through the ausculatory triangle. *Ann Thorac Surg* 1989; 47:782–3.

4　Ziyade S, Baskent A, Tanju S, et al. Isokinetic muscle strength after thoracotomy: standard vs. muscle-sparing posterolateral thoracotomy. *Thorac Cardiovasc Surg* 2010; 58(5):295–8.

5　Hazelrigg SR, Landreneau RJ, Boley TM, et al. The effect of muscle-sparing versus standard posterolateral thoracotomy on pulmonary function, muscle strength, and postoperative pain. *J Thorac Cardiovasc Surg* 1991; 101(3):394–400; discussion 400–1.

6　Athanassiadi K, Kakaris S, Theakos N, Skottis I. Muscle-sparing versus posterolateral thoracotomy: a prospective study. *Eur J Cardiothorac Surg* 2007;

31(3):496–9; discussion 499–500. Epub 2007 Jan 22.

7　Nazarian I, Down G, Lau OJ. Pleurectomy through the triangle of auscultation for treatment of recurrent pneumothorax in younger patients. *Arch Surg* 1988; 123:11.

8　Li S, Feng Z, Wu L, et al. Analysis of 11 trials comparing muscle-sparing with posterolateral thoracotomy. *Thorac Cardiovasc Surg* 2014 Jun; 62(4):344–52. doi: 10.1055/s-0033-1337445. Epub 2013 Apr 1. Review.

9　Becker RM, Munro DD. Transaxillary minithoracotomy: the optimal approach for certain pulmonary and mediastinal lesions. *Ann Thorac Surg* 1976; 22:254–9.

10　Ochroch EA, Gottschalk A, Augoustides JG, et al. Pain and physical function are similar following axillary, muscle-sparing vs posterolateral thoracotomy. *Chest* 2005; 128(4):2664–70.

11　Freixinet JL, Canalís E, Juliá G, et al. Axillary thoracotomy versus videothoracoscopy for the treatment of primary spontaneous pneumothorax. *Ann Thorac Surg* 2004; 78(2):417–20.

12　Han S, Yildirim E, Dural K, et al. Transaxillary approach in thoracic outlet syndrome: the importance of resection of the first-rib. *Eur J Cardiothorac Surg* 2003; 24(3):428–33.

13　Meng RL, Jensik RJ, Kittle CF, Faber LP. Median sternotomy for synchronous bilateral pulmonary operations. *J Thorac Cardiovasc Surg* 1980; 80(1):1–7.

14　Urschel HC Jr, Razzuk MA. Median sternotomy as a standard approach for pulmonary resection. *Ann Thorac Surg* 1986; 41(2):130–4.

15　Martin-Ucar AE, Stewart DJ, West KJ, Waller DA. A median sternotomy approach to right extrapleural pneumonectomy for mesothelioma. *Ann Thorac Surg* 2005; 80(3):1143–5.

16　Edwards JG, Martin-Ucar AE, Stewart DJ, Waller DA. Right extrapleural pneumonectomy for malignant mesothelioma via median sternotomy or thoracotomy? Short- and long-term results. *Eur J Cardiothorac Surg* 2007; 31(5):759–64.

17　Asaph JW, Handy JR Jr, Grunkemeier GL, et al. Median sternotomy versus thoracotomy to resect primary lung cancer:

analysis of 815 cases *Ann Thorac Surg* 2000; 70(2):373–9.

18　Welti H. Upper median sternotomy in the treatment of mediastinal tumors; 7 personal cases. *Mem Acad Chir (Paris)* 1950 14–21; 76(22–23):638–54.

19　Zacharias A, Habib RH. Factors predisposing to median sternotomy complications. Deep vs superficial infection. *Chest* 1996; 110(5):1173–8.

20　Robicsek F, Daugherty HK, Cook JW. The prevention and treatment of sternum separation following open-heart surgery. *J Thorac Cardiovasc Surg* 1977; 73:267.

21　Bains MS, Ginsberg RJ, Jones WG 2nd, et al. The clamshell incision: an improved approach to bilateral pulmonary and mediastinal tumor. *Ann Thorac Surg* 1994; 58(1):30–2; discussion 33.

22　Germain A, Monod R. Bilateral transversal anterior thoracotomy with sternotomy; indications and technics. *J Chir (Paris)* 1956; 72(8–9):593–611.

23　Bains MS, Ginsberg RJ, Jones II WG, et al. The Clamshell incision: an improved approach to bilateral pulmonary and mediastinal tumor. *Ann Thorac Surg* 1994; 58:30–3.

24　Sarkaria IS, Bains MS, Sood S, et al. Resection of primary mediastinal non-seminomatous germ cell tumors: a 28-year experience at Memorial Sloan-Kettering Cancer Center. *J Thorac Oncol* 2011; 6(7):1236–41.

25　Macchiarini P, Ladurie FL, Cerrina J, et al. Clamshell or sternotomy for double lung or heart-lung transplantation? *Eur J Cardiothorac Surg* 1999; 15(3):333–9.

26　Dartevelle Fg, Chapelier AR, Macchiarini P. Anterior transcervical-thoracic approach for radical resection of lung

tumors invading the thoracic inlet. *J Thorac Cardiovasc Surg* 1993; 105:1025.

27　Lucà F, van Garsse L, Rao CM, et al. Minimally invasive mitral valve surgery: a systematic review. *Minim Invasive Surg* 2013; 179569. Epub 2013 Mar 27.

28　Schuchert MJ, Souza AP, Abbas G, et al. Extended Chamberlain minithoracotomy: a safe and versatile approach for difficult lung resections. *Ann Thorac Surg* 2012; 93(5):1641–5; discussion 1646.

29　Rocco G, Internullo E, Cassivi SD, et al. The variability of practice in minimally invasive thoracic surgery for pulmonary resections. *Thorac Surg Clin* 2008; 18(3):235–47.

30　Onaitis MW, Petersen RP, Balderson SS, et al. Thoracoscopic lobectomy is a safe and versatile procedure: experience with 500 consecutive patients. *Ann Surg* 2006; 244:420–5.

31　Nwogu CE, Yendamuri S, Demmy TL. Does thoracoscopic pneumonectomy for lung cancer affect survival? *Ann Thorac Surg* 2010; 89:S2102–6.

32　McKenna RJ Jr, Houck W, Fuller CB. Video-assisted thoracic surgery lobectomy: experience with 1,100 cases. *Ann Thorac Surg* 2006; 81:421–5.

33　Nagahiro I, Andou A, Aoe M, et al. Pulmonary function, postoperative pain, and serum cytokine level after lobectomy: a comparison of VATS and conventional procedure. *Ann Thorac Surg* 2001; 72:362–5.

34　Demmy TL, Curtis JJ Minimally invasive lobectomy directed toward frail and high-risk patients: a case-control study. *Ann Thorac Surg* 1999; 68:194–200.

35　Atkins B, Harpole D, Mangum J, et al. Pulmonary segmentectomy by thoracotomy or thoracoscopy: reduced hospital length of stay with a minimally-invasive

approach. *Ann Thorac Surg* 2007; 84:1107–13.

36　Nakas A, Klimatsidas MN, Entwisle J, et al. Video-assisted versus open pulmonary metastasectomy: the surgeon's finger or the radiologist's eye? *Eur J Cardiothorac Surg* 2009; 36(3):469–74.

37　Lin JC, Wiechmann RJ, Szwerc MF, et al. Diagnostic and therapeutic video-assisted thoracic surgery resection of pulmonary metastases. *Surgery* 1999; 126(4):636–41; discussion 641–2.

38　Gaunt A, Martin-Ucar AE, Beggs L, et al. Residual apical space following surgery for pneumothorax increases the risk of recurrence. *Eur J Cardiothorac Surg* 2008; 34(1):169–73.

39　Nakas A, Martin Ucar AE, Edwards JG, Waller DA. The role of video assisted thoracoscopic pleurectomy/decortication in the therapeutic management of malignant pleural mesothelioma. *Eur J Cardiothorac Surg* 2008; 33(1):83–8.

40　Tong BC, Hanna J, Toloza EM, et al. Outcomes of video-assisted thoracoscopic decortication. *Ann Thorac Surg* 2010; 89(1):220–5.

41　Loscertales J, Congregado M, Jiménez Merchán R. First rib resection using videothorascopy for the treatment of thoracic outlet syndrome. *Arch Bronconeumol* 2011; 47(4):204–7.

42　Zahid I, Sharif S, Routledge T, Scarci M. Video-assisted thoracoscopic surgery or transsternal thymectomy in the treatment of myasthenia gravis? *Interact Cardiovasc Thorac Surg* 2011; 12(1):40–6.

43　Li WW, Lee RL, Lee TW, et al. The impact of thoracic surgical access on early shoulder function: video-assisted thoracic surgery versus posterolateral thoracotomy. *Eur J Cardiothorac Surg* 2003; 23:390–6.

44　Paul S, Altorki NK, Sheng S, et al. Thoracoscopic lobectomy is associated with lower morbidity than open lobectomy: a propensity-matched analysis from the STS database. *J Thorac Cardiovasc Surg* 2010; 139(2):366–78.

45　Richards JMJ, Dunning J, Oparka J, et al. Video-assisted thoracoscopic lobectomy: the Edinburgh posterior approach. *Ann Cardiothorac Surg* 2012; 1(1):61–9.

46　Hansen HJ, Petersen RH. Video-assisted thoracoscopic lobectomy using a standardized three-port anterior approach: the Copenhagen experience. *Ann Cardiothorac Surg* 2012; 1(1):70–6.

47　Burfeind WR, D'Amico TA. Thoracoscopic lobectomy – operative techniques. *Thorac Cardiovasc Surg* 2004; 9:98–114.

48　Rocco G, Martin-Ucar A, Passera E. Uniportal VATS wedge pulmonary resections. *Ann Thorac Surg* 2004; 77(2):726–8.

49　Gonzalez-Rivas D, Fernandez R, de la Torre M, Martin-Ucar AE. Thoracoscopic lobectomy through a single incision. *MMCTS* 2012; mms007.

50　Rocco G. Single-port video-assisted thoracic surgery (uniportal) in the routine general thoracic surgical practice. *Op Techn Thorac Cardiovasc Surg* 2009; 14:326–35.

51　Jin CH, Liu K, Yu KZ, et al. The use of single incision thoracoscopic surgery in diagnostic and therapeutic thoracic surgical procedures. *Thorac Cardiovasc Surg* 2014 Aug; 62(5):439–44. doi: 10.1055/s-0032-1327764. Epub 2013 Mar 8.

52　Marra A, Huenermann C, Ross B, Hillejan L. Management of pleural empyema with single-port video-assisted thoracoscopy. *Innovations (Phila)* 2012; 7(5):338–45.

53　Kilic D, Dursun P, Ayhan A. Single port video-assisted thoracoscopy for the management of pleural effusion in ovarian carcinoma. *J Obstet Gynaecol* 2013; 33(1):98–9.

54　Ng CS, Lau KK, Wong RH, et al. Single port video-assisted thoracoscopic lobectomy for early stage non-small cell lung carcinoma. *Surgical Practice* 2013; 17:35–6.

55　Chen CH, Lee SY, Chang H, et al. Technical aspects of single-port thoracoscopic surgery for lobectomy. *J Cardiothorac Surg* 2012; 7:50.

56　Apiliogullari B, Esme H, Yoldas B, et al. Early and midterm results of single-port video-assisted thoracoscopic sympathectomy. *Thorac Cardiovasc Surg* 2012; 60:285–9.

57　Kang do K, Min HK, Jun HJ, et al. Single-port video-assisted thoracic surgery for lung cancer. *Korean J Thorac Cardiovasc Surg* 2013; 46(4):299–301.

58　Wang BY, Tu CC, Liu CY, et al. Single-incision thoracoscopic lobectomy and segmentectomy with radical lymph node dissection. *Ann Thorac Surg* 2013; 96(3):977–82.

59　Rocco G, Martucci N, La Manna C, et al. Ten-year experience on 644 patients undergoing single-port (uniportal) video-assisted thoracoscopic surgery. *Ann Thorac Surg* 2013; 96(2):434–8.

60　Jutley RS, Khalil MW, Rocco G. Uniportal vs standard three-port VATS technique for spontaneous pneumothorax: comparison of post-operative pain and residual paraesthesia. *Eur J Cardiothorac Surg* 2005; 28:43–6.

61　Tamura M, Shimizu Y, Hashizume Y. Pain following thoracoscopic surgery: retrospective analysis between single-incision and three-port video-assisted thoracoscopic surgery. *J Cardiothorac Surg* 2013; 12(8):153.

62　Gonzalez-Rivas D, Fernandez R, Fieira E, Rellan L. Uniportal video-assisted thoracoscopic bronchial sleeve lobectomy: first report. *J Thorac Cardiovasc Surg* 2013; 145:1676–7.

63　Bertolaccini L, Rocco G, Viti A, Terzi A. Geometrical characteristics of uniportal VATS. *J Thorac Dis* 2013; 5(Suppl 3): S214–6.

64　Giudicelli R, Thomas P, Lonjon T, et al. Video-assisted minithoracotomy versus muscle-sparing thoracotomy for performing lobectomy. *Ann Thorac Surg* 1994; 58: 712–717; discussion 717–718.

65　Berry MF, Onaitis MW, Tong BC, et al. Feasibility of hybrid thoracoscopic lobectomy and en-bloc chest wall resection. *Eur J Cardiothorac Surg* 2012; 41(4):888–92.

66　Demmy TL, Nwogu CE, Yendamuri S. Thoracoscopic chest wall resection: what is its role? *Ann Thorac Surg* 2010; 89(6):S2142–5.

67　Shikuma K, Miyahara R, Osako T. Transmanubrial approach combined with video-assisted approach for superior sulcus tumors. *Ann Thorac Surg* 2012; 94(1):e29–30.

68　Bayarri CI, de Guevara AC, Martin-Ucar AE. Initial single-port thoracoscopy to reduce surgical trauma during open en bloc chest wall and pulmonary resection for locally invasive cancer. *Interact Cardiovasc Thorac Surg* 2013; 17(1):32–5.

69　Zieliński M, Kuzdzał J, Szlubowski A, Soja J. Transcervical-subxiphoid-videothoracoscopic 'maximal' thymectomy–operative technique and early results. *Ann Thorac Surg* 2004; 78(2):404–9; discussion 409–10.

70　Chamberlain MH, Fareed K, Nakas A, et al. Video-assisted cervical thoracoscopy: a novel approach for diagnosis, staging and pleurodesis of malignant pleural mesothelioma. *Eur J Cardiothorac Surg* 2008; 34(1):200–3.

71　Zieliński M. Video-assisted mediastinoscopic lymphadenectomy and transcervical extended mediastinal lymphadenectomy. *Thorac Surg Clin* 2012; 22(2):219–25.

72　Leschber G, Holinka G, Linder A. Video-assisted mediastinoscopic lymphadenectomy (VAMLA) – a method for systematic mediastinal lymphnode dissection. *Eur J Cardiothorac Surg* 2003; 24(2):192–5.

支气管镜治疗学

Keyvan Moghissi

背景概论

20 世纪 20 年代以来,美国著名耳鼻喉科专家 Chevalier Jackson 在支气管镜领域做出巨大贡献[1]。他通过改良仪器设备,奠定了当今硬质支气管镜(rigid bronchoscope,RB)的基础。20 世纪 50 年代,支气管镜成为公认、成熟的诊疗手段,每一位胸外科医师必须精通支气管镜的检查与治疗技术,而后者主要局限于异物(foreign bodies,FB)取出、气道分泌物清除、气道肿瘤出血的烧灼以及治疗性的支气管肺泡灌洗术。

20 世纪 60 年代日本池田医师发明世界上第一台软纤维支气管镜(flexible fibreoptic bronchoscope,FFB)[2],FFB 的柔软、灵活使它可以检查各段支气管。在 FFB 发明之前,只有直型和直角型硬质支气管镜才能做到这一点。纤维支气管镜可在局部麻醉或者静脉镇静麻醉下检查,而它的易用性吸引了呼吸内科医师,对于胸外科医师来说,FFB 成为支气管镜检查与治疗的重要补充,它可以单独使用也可以和硬质支气管镜结合使用。FFB、RB 是两种不同仪器设备,但两者应用对于诊断气道内病变及气道内镜下治疗都是不可缺少的技术手段。

支气管镜治疗设备和使用原则

硬质支气管镜

无论是 RB 单独使用还是与 FFB 结合使用,RB 仍然是支气管镜下治疗的必备设备。RB 辅助配件包括用于镜下活检、抓取以及穿刺肿瘤组织的各种抓钳,及各种扩张器械以及热消融器械。

此外,还有用于特殊介入手术如激光治疗的手术支气管镜[3,4]。RB 检查须在全身麻醉下进行,手术过程中应用手控通气或者高频通气设备维持呼吸。笔者推荐使用手控通气,因为此方法可以使麻醉师有效的控制患者术中通气。

软纤维支气管镜

目前很多 FFB 下辅助器械可供使用,例如活检钳、镜下注射针、镜下吸引器以及球囊扩张导管等。

FFB 附带记录系统及监视器,这些设备可实时查看镜下情况及记录术中的影像。同时 FFB 可以配合荧光成像系统,以实现自动荧光支气管镜(auto-fluorescence bronchoscopy,AFB)检查,在早期气道内肿瘤诊断中较普通白光支气管镜有更高的敏感性。

FFB 是一种诊断工具,可以在局部麻醉或静脉镇静麻醉下操作。尽管有一些型号气管镜配置了可用于 FFB 治疗的传输装置,但单独使用 FFB 进行内镜治疗是不妥当的,虽然有些人广泛宣传 FFB 可单独用于气道内治疗,但对于患者及医师都是不舒适的选择。现已证明如果气道内出血需要迅速清理或控制,单独使用 FFB 具有一定的风险,并且若气道分泌物较多时 FFB 可能会阻碍手术的进行,造成类似"水下操作"的现象。出现此类问题原因是因为 FFB 内镜操作通道直径较小,不能对体积大、黏度高的分泌物进行有效的吸引。

对于许多支气管镜下治疗而言,RB 联合 FFB 是一种理想的方法。这种联合应用治疗方法使患者及医师均感觉舒适便捷,可以为白光支气管镜、荧光支气管镜建立不受咳嗽及气道内分泌物影响的通道,从而对气道内病变进行高效可视化并精确定位。并且,还是一种将气道内治疗和日间检查相结合的手段。

支气管镜下治疗

本章将介绍最常用的气管镜下治疗技术,尤其是值得借鉴有重要经验的操作技术。然而,以下技术手段并不都是常用的(表 5.1)。

可用的气管镜治疗技术包括:
- 支气管灌洗治疗
- 取支气管异物
- 支气管镜下冷冻治疗
- 支气管镜下高频电刀
- 氩等离子体凝固
- 射频消融
- 二氧化碳激光
- 钕 - 钇铝石榴石(neodymium-yttrium aluminium garnet,Nd∶YAG)放射
- 支气管腔内放疗 / 近距离放疗
- 光动力治疗(photodynamic therapy,PDT)
- 气道内支架植入

表 5.1　支气管镜下治疗分类

ⅰ	机械性治疗	支气管肺泡灌洗术
		支气管异物取出
ⅱ	能量治疗	冷冻治疗
		高频电刀
		氩等离子体凝固
		射频消融
		二氧化碳激光
		Nd∶YAG 放疗
ⅲ	肿瘤生物学特征治疗	支气管腔内放疗
		光动力治疗
ⅳ		气道内支架

为患者选择治疗方案的依据:
- 支气管腔内病变形态学
- 病变组织病理学
- 治疗目的
- 手术者的经验

治疗技术操作

支气管镜下气道清理

是最简单最基本的支气管镜下临床应用之一,通常用于治疗胸外科医师肺切除术后气道内分泌物潴留。但当存在黏性较大、量较多的顽固分泌物时,FFB 下清理效果通常较差。局部麻醉下利用通过上呼吸道 RB 可使气道内分泌物潴留清理治疗变得简单、方便。若患者在病床上坐位更方便操作。

肺部感染实变之前发现气道内分泌物潴留,予早期气管镜下吸痰、清理治疗,残肺不张甚至全肺不张患者可快速肺复张。

支气管肺泡灌洗术(全肺灌洗术)

经典操作方法是在吸气时,用大量(数升)生理盐水注入支气管树中灌洗。主要用于肺泡蛋白沉积症的鉴别诊断与治疗[5,6]。改良支气管肺泡灌洗术现也用于其他肺部疾病的诊疗,如耐药菌引起的肺部感染或者肺部真菌感染(如肺囊性纤维化和广泛支气管扩张)。操作时,每次使用接近体温的 50ml 生理盐水或者抗生素对病变部位支气管树进行反复灌洗治疗。支气管肺泡灌洗术治疗目标是彻底清除支气管内坏死物及支气管内脓性、黏性分泌物。

支气管异物取出术

支气管异物可发生在各年龄组人群中。全身麻醉下使用 RB 仍是取支气管内异物首选治疗方案。但如果支气管内异物位于叶支气管或段支气管内,RB 无法达到时则需要应用 FFB 行支气管异物取出术。

理论上,胸外科医师应建立患者体型 / 年龄与 RB 型号范围匹配的系统和设备。但在实际操作中,现今的外科医师培训无法接触到足够的病例,至少这些 RB 型号能满足不同性别成人、青年和青少年的使用。

能量治疗技术

冷冻治疗

冷冻治疗是一种利用低温冷冻使病理组织坏死的方法。在数秒内将病理组织迅速冷却

至 $-40℃$ 以下，而后逐渐复温解冻，从而导致病变组织的坏死[7]。

冷冻治疗作用机制为冻结可使细胞内及细胞外间质形成冰晶。

此外，冷冻治疗还有血管效应机制：冷冻时血管收缩，6~10 小时之内局部血管扩张形成血栓。这种冷冻效应是通过支气管镜工作探头传送氧化亚氮（N_2O）的探针来实现的。目前已有多种与 FFB 或者 RB 匹配的软或硬质冷冻探头。

冷冻治疗适应证

• 局部进展的支气管腔内良或恶性肿瘤。后者为缓解气道阻塞引起的呼吸困难或者咯血症状。

• 不适合手术治疗的支气管腔内表浅恶性肿瘤，冷冻治疗有效。

冷冻也可与化疗 / 放疗联合使用[8]。

支气管镜冷冻治疗设备

• 支气管镜：局部麻醉下可应用 FFB 以及软性冷冻探头[8]。但更多术者倾向于全麻下使用 RB 以及硬质冷冻探头[9]。

• 支气管镜下冷冻治疗设备的三个组成部分：

○ 冷冻探头：探头是对病变部位起治疗作用的能量输送装置。硬质冷冻探头具有附带的复温装置，而软性冷冻探头则没有。

○ 气体输送线管：负责将冷冻探头和气瓶、控制装置链接起来。

○ 冷却剂：常用液氮或氧化亚氮。氧化亚氮是最常用的。

冷冻治疗 8~10 天后支气管镜检查目的

• 评估局部组织损伤及破坏的程度。

• 清理局部坏死组织。

• 确定进一步治疗方案。

结果　支气管腔内体积较大阻塞性肿瘤患者中，>70% 患者支气管镜下冷冻后，主观症状及客观病情得到改善。早期肿瘤病变中，有长时间完全缓解的病例报道[9]。

并发症　冷冻后支气管黏膜反应性水肿导致呼吸系统并发症，局部出血和气胸。各类并发症的发生率为 7%~10%[10]。

高频电刀治疗

高频电刀是电流通过电刀探头产生热效应，使组织凝固或者坏死[11]。目前有两种可使用的探头：单极探头和双极探头。双极探头电压较高，需通过硬质支气管镜来实现气化和切割效果；单极探头具有较低的电压，可用于纤维支气管镜达到止血效果。双极探头可以提供同时切割和凝血功能。

高频电刀已用于大咯血的患者，并可达到 70% 抢救成功率[12,13]。同时高频电刀也可进行气道内肿瘤阻塞性病变的消融治疗，但阻塞瘤体体积较大时，手术将耗费更多的时间。

氩等离子凝固

氩等离子凝固（argon plasma coagulation，APC）采用高频电流，通过电离氩气（等离子体）作用到病变部位。其原理为通过高压放电（约 6 千伏），将氩气电离喷射到病变部位，并将高频电流通过气体喷射传导产生热凝。APC 由于没有与病灶的直接物理接触，从而提高了手术的安全性。它的作用深度通常仅只有几毫米[14]。

适应证　APC 最佳适应证是在电探针和导管不能达到的远端组织电凝止血。其次适应证为处理支气管内阻塞气道的浅表肿瘤[12,13]。然而对范围较大的病变，需同时凝血和清除坏死组织。APC 对习惯在局部麻醉和镇静下使用 FFB 的医生特别适用。

设备构成　氩气源、高频电切主机和内镜探头。

APC 治疗效果　APC 治疗止血有效率为 97% 以上[14]。APC 治疗支气管恶性肿瘤是姑息性治疗，复发率很高，且很难长时间维持效果。此外，APC 缓解气道阻塞的效果较差，需持续、多次重复治疗。

并发症　APC 相对安全，并发症少。即便如此，在一些有经验的介入肺脏病学诊疗中心也报告过 APC 出现出血、穿孔、气道着火和气体栓塞等并发症[15]。

射频消融术

射频消融术（radiofrequency ablation，RFA）是一种微创操作治疗手段，运用与外科手术常用电刀频率范围相同的电磁波，通过电流转换成射频的治疗模式，将射频电极插入肿瘤并产生热量，使组织加热后，肿瘤凝固性坏死及细胞死亡。该方法已用于肝肿瘤和 CT 引导下周围型肺癌治疗[16]。但目前支气管镜下射频消融治疗，还没有系统的临床数据支持。

经支气管镜激光消融技术

术语 LASER 是指光通过受激辐射发射光并放大的首字母缩写。本质上,激光是特定波长的光。然而,该术语目前更普遍地用于描述产生激光装置的特征,即:

- 单色,表示发射的光为单个波长输出。
- 相干,指发射光所有分量之间的紧密相位关系。
- 准直,即辐射传播是一个狭窄低散度的光束。

能产生不同激光和发射光的电磁光谱范围很广泛,但只有紫外线、可见光和红外光谱区域内的激光可用于临床。

分类:激光可以多种方式分类

- 依据波长。
- 依据对组织的影响(如热 / 非热)。
- 依据它们的"增益介质",即产生激光的介质。

目前,经支气管镜激光治疗使用较多的激光介质是钕钇铝石榴石(Nd:YAG),而 CO_2 激光多用于耳鼻喉学科领域。

Nd:YAG 激光机主要构造为 1 064nm(红外)发生器的控制台。氦氖激光器发射 630nm 的红外光光束,其发射光是无色的。通过这种方式,YAG 光束可通过相应的光纤精确传输。同时光束发射需与冷却系统结合。

其作用机制为通过激光产生的 30~50W 高功率、10~20 秒的脉冲导致肿瘤组织凝固性坏死和汽化。

支气管镜下激光治疗适应证[17-20]

- 大部分气道良性肿瘤,甚至可达到治愈水平。
- 局部晚期中央型肺癌引起的气道狭窄。
- 一直是需立即 / 急救气道恶性腔内阻塞性病变最重要指征,激光治疗技术可使气道解剖和功能完整性迅速恢复。
- 治疗原发性早期中央型肺癌,激光技术在光动力治疗出现之前并没有得到普遍应用。
- 继发恶性气道病变。

操作方法　Nd:YAG 激光治疗最好是全麻下使用专用的硬性仪器(如可用硬性器械),或者采用前述的标准 RB-FFB 联合。通过支气管镜的活检钳通道,确定病变的位置和范围后,引入激光光导纤维。

气管镜操作时需要注意,光导纤维探头最外端应突出至少 1cm,因为激光操作中产生的高温会损坏支气管镜。被激活的氦氖激光束发射线会显现出一个红色光点。激光设置在 30~50W 功率,每次肿瘤消融时间 4~10 秒。随后使用活检钳取出激光热消融产生的坏死物及结痂。将阻塞的气道经消融治疗通畅后,即可停止治疗,随后需对各级支气管生理盐水灌洗。

结论　激光是治疗良性和恶性浸润性气道肿瘤的最佳热消融方法,且气道通畅程度能维持较长时间。此外,激光手术治疗效率较高,能短时间内通畅气道。不过,对于恶性气道肿瘤患者每 4~6 周需重复一次。经过训练或有经验的气管镜医生,激光操作并发症非常罕见。不过,也有发生率极低的大出血、气道穿孔、气道内着火等并发症报道。

支气管镜下恶性肿瘤的特异性治疗技术

经支气管镜下热消融及物理治疗原则旨在清除阻塞的气道,达到通畅气道目的。针对此类病变的处理,气管镜操作医生座右铭是:"看、准、快"。

CSM　介入性支气管镜检查专门用于精准确定病变位置并准确破坏恶性组织,因此它具有二个主要的作用。首先要充分理解"看、准、快",操作医生要先看准病变位置并在视野中锚定操作的目标。其次,术者要熟练各类治疗方法适应证,并具备选取合适治疗方法的能力。特别是对恶性气道狭窄患者处理,术中气管镜下病变表现可能直接影响到术者后续的操作。

本文探讨两种经支气管镜下治疗肿瘤方法,近距离放疗及光动力治疗。此两种治疗方法术前需要通过完善的体格检查,需对患者本身及可能造成损伤的程度进行预先评估。并在术前完善相应的处理措施,保证手术的治疗效果。

近距离放疗

近距离放疗(brachytherapy, BT)是指将放射性源(铱 -192)放置在被恶性肿瘤累及的支气管内,提供精准的局部放射治疗[23]。

这种治疗需要放射物理技师的积极配合,以便取得辐射剂量次数 / 剂量分隔的合适计划,达到最佳治疗效果。

其机制涉及 DNA 损伤,进而加速细胞凋亡和细胞增殖的减少。

按照惯例,近距离放疗按发射能量级别分三类:低剂量(low dose rate,LDR)、中剂量(medium dose rate,MDR)和高剂量(high dose rate,HDR)。国际辐射管理委员会推荐高剂量的治疗,并定义其应用是 >12Gy/h,分割总剂量高达 1 000cGy。

近距离放疗患者,术前准备至关重要。在气道狭窄或气道病变中,可能需要先进行球囊扩张、高频电刀甚至激光治疗,通畅气道后再行近距离放疗。

近距离放疗可以作为日间手术,予患者表面 / 局麻后,通过纤维支气管镜治疗。

近距离放疗有多种多样的方案,每个治疗中心都有自己一系列包括剂量分割和总放射剂量的应用计划。临床工作中,多数呼吸内科医生会与放疗医生合作共同制订放疗计划,以完成规范的支气管内短距离放射治疗。

适应证及结果 近距离放疗治疗可用于缓解或治疗恶性气道狭窄。不论哪一种适应证,都需要评估肿瘤范围、病变程度,特别需要考虑患者之前采取的治疗措施,特别是曾进行过放疗的患者。

近距离放疗作为一项姑息性治疗方法可达到改善通气、止血和改善呼吸困难的目的[20,23]。近距离放疗对 25% 的恶性气道狭窄患者可达到长期改善通气的效果[20,25]。

并发症 局部麻醉下,一些患者耐受性较差,如气道炎性疾病或一些慢性肺疾病患者可能出现气道分泌物潴留。此外,术后发热和哮喘是较常出现的并发症,一过性胸痛并不少见,很少发生气胸。非常罕见放射性支气管炎、咯血和支气管瘘的并发症。

光动力治疗

光动力治疗(photodynamic therapy,PDT)系统由三部分组成:
- 光敏剂(药物)。
- 合适光源,其波长与光敏剂吸收带相匹配。
- 分子氧。

在氧分子存在情况下,光敏剂与光相互作用,释放出细胞毒性物质,尤其是激发态氧分子,使肿瘤细胞和组织坏死。

PDT 组织破坏机制包括:直接细胞损伤、细胞膜和亚细胞结构损伤以及血管收缩和内皮损伤引起的血管缺血效应。在支气管学科的 PDT 主要用于治疗支气管腔内恶性肿瘤[26]。

经支气管镜下 PDT 需要两个时相阶段[27]:

1. 第一阶段:预敏化,静脉注射光敏剂(photosensitizer,PS)。此时,肿瘤组织吸收和保留 PS。这一"滞留期"长短因 PS 的化学结构不同而异。

2. 第二阶段:支气管镜下照射肿瘤组织(通常是激光)。

目前,用于经支气管镜 PDT 的 PS 是光卟啉(或称卟吩姆钠)。此类药物在世界上包括英国和欧盟的大多数国家都获得许可。它在 630nm 的区域被红光激活。

在临床中,预敏化使用 PS 剂量为 2mg/kg。注射 PS 剂 24~72 小时内支气管镜下照射。临床上常用两种光导纤维:一种于光导纤维头端有一圆柱形扩散器,需要插入到肿瘤组织间隙中照射;另一种类型在光导纤维头端有柔光镜(微透镜),可以向前照射。不论哪种方法,都需要全麻后,经 RB-FFB 联合下的 PDT[27,28]。

PDT 治疗后,硬质支气管镜活检钳清理坏死组织。

适应证 PDT 已广泛应用于各种类型肺癌。
- 晚期腔内生长的支气管肿瘤。用于缓解气道阻塞。
- 早期浅表型支气管肿瘤,可达到治愈效果。PDT 前提是该患者不适合手术,或者因为患者手术存在高危风险,以及心肺功能较差无法耐受手术。
- 多个病灶或异时性病灶,之前做过大范围切除术。
- 化疗无效患者 PDT 的补救性治疗。
- 气道支架植入患者,支架内肿瘤组织过度生长再次阻塞气道。

结论 晚期恶性气道狭窄患者,光动力治疗目的为减轻气道阻塞程度[27,29,30],改善呼吸困难及憋喘症状。从解剖学角度探讨治疗结果,60%以上恶性肿瘤患者,气道阻塞程度明显缓解,肺得到复张。生理学上看,通气和肺活量得到改善。

经支气管镜下 PDT,除了对光敏剂过敏,其他并发症很少。文献报道有 2% 出血、3%~4% 呼吸道并发症和 11% 光敏皮肤反应[29]。有经验的 PDT 中心,皮肤过敏反应通常为 0%~5%[33]。

PDT 在早期疾病中,可达到更好治疗效果,作用肿瘤的时间也长,5年生存率达到近60%[28,31-33],文献报道在小的浅表或隐匿性支气管病变患者5年生存率可超过80%[31]。而早期或隐匿性癌变,通常需要荧光支气管镜检查发现[35,36]。

支架

支架通过支撑气管或支气管腔,达到通畅气道目的。气道内部支撑是支架唯一功能,因此对病变本身没有病理学影响。现有许多不同种类的气道支架,以至于面对一个特定实例时会有选择上的困难。由于支架的可定做和多样性,每一种特定病例还是可以选择到合适可使用的支架。

适应证　支架主要适用于恶性肿瘤导致的外压性气道狭窄,还包括其他一些适应证:

● 良恶性气道狭窄。

● 支架也可用于封堵瘘或者封堵气道撕裂。但在笔者看来,这种情况下,支架只能短期缓解由于恶性气道狭窄引起的气道瘘或损伤。

● 也有报道支架用于治疗肺气肿患者。

在支架植入前制订治疗策略重点需要斟酌病理类型、病变的局部解剖情况,以及支架预期要达到的目标。

设备和方法　大多数气管镜医生认为,硬质支气管镜可用于气管和主支气管支架植入。Gianturco 支架可通过 FFB 植入(译者注:该支架类似于国内目前可以使用的金属覆膜不锈钢支架)。许多支架的置入都采取全身麻醉与硬性气管镜下完成。然而,局部麻醉下经 FFB 可很容易植入支气管支架。

支架类型　主要三种:

1. 塑料支架,硅酮支架最常见。

2. 金属支架。

3. 金属和塑料结合型支架。

从植入位置看,支架分为气管支架、气管支气管支架、支气管支架。支架可以挽救生命,特别是在急性气道梗阻时。但同时支架也有很多缺点,如支架移位、支架再阻塞、坏死形成和挤压。目前来说,没有理想的支架,可以基于以下标准尽可能给患者选择合适的支架:

● 支架移位率较低。

● 足够弹性,并保持良好管腔支撑作用。

● 组织相容性好。

● 用于防止肿瘤和肉芽组织过度生长。

● 分泌物潴留症状少。

● 无坏死形成也无气道穿孔的风险。

● 易于植入及取出。

常用支架

● Montgomery T 形管及其他衍生变异体支架[37,38],可用于气管及支气管,组织相容性好,且不易移位。

● Dumon 硅酮支架,及以此改进的硅酮支架[39,40],在气管段有钉突构造,可防止移位。

● 膨胀式金属支架(如 Gianturco 支架),为一不锈钢丝组成的锯齿形钢丝圈[41,42],可以覆膜也可是裸支架。也可通过 FFB 植入[43]。

● Frietag 支架是在塑料材质上附加一个前外侧金属环的支架,并外覆膜[44]。

术后护理及并发症

所有患者均需定期随访检查,并通过支气管镜检查清理分泌物。支架植入后并发移位、挤压严重、肉芽增生及支架下肿瘤组织生长、出血的风险等报道发生率各异。

(王晓冬　徐　栗　译,王晓平　校)

参考文献

1　Jackson C. Bronchoscopy, past, present, and future. *New Engl J Med* 1928; 199:759–63.

2　Ikeda S, Tsuboi E. ONO R flexible bronchofiberscope JPN. *J Clin Oncol* 1971; 1:55–65.

3　Bryan-Dumon Rigid Bronchoscope; www.Bryancorp.com/therpeutic-endoscopy.cfm.

4　Moghissi K, Jessop T, Dench M. A new bronchoscopic set for laser therapy *Thorax* 1986; 41:485–6.

5　Ramirez-Rivera J, Schultz RB, Dutton RE. Pulmonary alveolar proteinosis: a new technique and rationale for treatment. *Archives of Internal Medicine* 1963; 112:173–85.

6　Lippmann M, Mok MS. Aesthetic management of pulmonary lavage in adults. *Anesth Analg* 1977 Sep-Oct; 56(5):661–8.

7　Homasson JP, Renault P, Angebaut M, et al. Bronchoscopic cryotherapy for airway stricture caused by tumours. *Chest* 1986; 90:159–64.

8　Vergnon JM. Cryotherapie endobronchique technique et indication. *Rev Mal Resp* 1999; 16:619–23.

9　Vergnon JM, Huber RM, Moghissi K. Place of cryotherapy, brachytherapy and photodynamic therapy in therapeutic bronchoscopy of lung cancers. *Eur Respir J* 2006; 28:200–18.

10　Maiwand MO, Homasson JP. Cryotherapy for trachea-bronchial disorders. *Clin Chest Med* 1995; 16:427–43.

11　Hooper RG, Jackson FN. Endobronchial electrocautery. *Chest* 1985; 87:712–14.

12　Sutedja T. Bolliger CT. Endobronchia, elecrocautery and argon plasma coagulation, in Bolligher CT, Mathur PN, Eds., *Interventional Bronchoscopy*, Basel: Karger, 2000, pp 120–32.

13　Bolliger CT, Sutedja TG, Strausz J, Freitag L. Therapeutic bronchoscopy with immediate effect: laser, electrocautery, argan plasma coagulation and stents. *Eur Respir J* 2006; 27:1258–71.

14　Morice RC, Ece T, Ece F, Keus L. Endobronchial argon plasma coagulation for treatment of hemoptysis and neoplastic airway obstruction. *Chest* 2001; 119:781–7.

15　Feddy C, Majid A, Michaud G, et al Gas embolism following bronchoscopic argon plasma coagulation: a case series. *Chest* 2008; 134:1066–9.

16　Carrafiello G, Mangini M, Fontana F, et al. Radiofrequency ablation for single lung tumours not suitable for surgery: seven years experience. *Radiol Med* 2012; 117:1320–32.

17　Shah H, Garbe L, Nussbaum E, et al. Benign tumours of the tracheobronchial tree: endoscopic characteristics and role of laser resection. *Chest* 1995; 107:1744–51.

18　Toty L, Personne C, Colchen A, Vourch G. Bronchoscopic management of tracheal lesions using Nd:YAG laser. *Thorax* 1981; 36(3):175–8.

19　Cavaliere S, Foccoli P, Farina P. Nd:YAG laser bronchoscopy: a 5 years experience with 1,396 applications in 1,000 patients. *Chest* 1988; 94:15–21.

20　Moghissi K, Dixon K. Bronchoscopic Nd:YAG laser treatment in lung cancer, 30 years on: an institutional review. *Lasers Med Sci* 2006; 2:186–91.

21　Personne C, Colchen A, Leroy M, et al. Indications and technique for endoscopic laser resections in bronchology: a critical analysis based upon 2284 resections. *J Thorac Cardiovasc Surg* 1986; 91:710–5.

22　Casey KR, Fairfax WR, Smith SJ, Dixon JA. Intratracheal fire ignited by the Nd:YAG laser during treatment of tracheal stenosis. *Chest* 1983; 84:295–6.

23　Macha HN, Freith GL, The role of brachytherapy in the treatment of central bronchial carcinoma. *Monaldi Arch Chest Dis* 1996; 151:325–8.

24　Macha HN, Wahlers B, Relchele G,von Zwehl D . Endobronchial radiation therapy for obstructing malignancies; ten years experience with irridium-192 high-dose. *Lung* 1995: 173:871–80.

25　Saito M, Yokoyama A, Kurita Y, et al. Treatment of roengenologically occult endobronchial carcinoma with external beam radiotherapy and Intraluminal low dose brachytherapy. *Int J Radiat Oncol Bio Phys* 1996; 34:1029–35.

26　Castano AP, Demidova TN, Hamblin MR. Mechanisms in photodynamic therapy: 2. Cellular signalling, cell metabolism and mode of cell death. *Photodiagn Photodyn Ther* 2005; 2:1–23.

27　Moghissi K, Dixon K, Stringer MR, et al. The place of bronchoscopic photodynamic therapy in advanced unresectable lung cancer: experience with 100 cases. *Eur J Cardiothorac Surg* 1999; 15:1–6.

28　Moghissi K, Dixon K, Thorpe JA, et al. Photodynamic therapy in early central lung cancer: a treatment option for patients ineligible for surgical resection. *Thorax* 2007; 5:391.5.

29　Moghissi K, Dixon K. Is bronchoscopic photodynamic therapy a therapeutic option in lung cancer? *Eur Resp J* 2003; 22:535–41.

30　Moghissi K, Dixon K, Thorpe JAC, et al. Photodynamic therapy (PDT) for lung cancer: the Yorkshire Laser Centre experience. *Photodiagn and Photodyn Ther* 2004; 1:49–55.

31　Hayata Y, Kato H, Furuse K, et al. Photodynamic therapy of 169 early stage cancer of the lung and oesophagus: a Japanese multi-centre study. *Laser Med Sci* 1996; 11:255–9.

32　Cortese DA, Edell ES, Kinsey JH. Photodyanmic therapy for early stage squamous cell carcinoma of the lung. *Mayo Clin Proc* 1997; 72:595–602.

33　Moghissi K, Dixon K. Update on the current indications, practice and results of photodynamic therapy (PDT) in early central lung cancer. *Photodiagn Photodyn Ther* 2008; 5:10–16.

34　Endo C, Myamato A, Sakurada A, et al. Results of long term follow up of photodynamic therapy for roentergenologically occult bronchogenic squamous cell carcinoma. *Chest* 2009; 136:369–75.

35　Lam S, MacAulay C, Huang J, et al. Detection of dysplasia and carcinoma in situ with lung imaging fluorescence endoscopy device. *J Thorac Cardviocasc Surg* 1993; 105:1035–40.

36　Moghissi K, Dixon K, Stringer MR. Current indications and future prospective of fluorescence bronchoscopy: a review study.

Photodiagn Photodyn Ther 2008; 5:238–46.

37　Montgomery WW. T-tube tracheal stent. *Arch Otolaryngol* 1965; 82:320–1.

38　Westaby S, Jackson JW, Pearson FG. A bifurcated silicone rubber stent for relief of tracheobronchial obstruction. *J Thorac Cardiovasc Surg* 1982; 83:414–17.

39　Dumon JF. A dedicated tracheobronchial stent. *Chest* 1990; 97:328–32.

40　Tayama K, Eriguchi N, Futamata Y, et al. Modified Dumon stent for the treatment of a bronchopleural fistula after pneumonectomy. *Ann Thorac Surg* 2003; 75:290–2.

41　Wallace MJ, Charnsasavey C, Osawaka K, et al. Tracheo-bronchial tree: expandable metallic stents used in experimental and clinical application. *Radiology* 1986; 309–12.

42　Ushida BT, Putman JS, Rasch J. Modification of Gianturco expandable wire stent. *Am J Roentergenol* 1988; 150:1185–7.

43　Saad CP, Murthy S, Krizmanich G, Mehta AC. Self-expandable metallic airway stents and flexible bronchoscopy: long-term outcomes analysis. *Chest* 2003; 124:1993–9.

44　Freitag L, Ekolf E, Stamatis G, Greschuchna D. Clinical evaluation of a new bifurcated dynamic airway stent: a five-year experience in 135 patients. *Thorac Cardiovasc Surgeon* 1997; 45:6–12.

Further reading

Bolliger CT, Mathur PN, Beamis JF, et al. ERS/EACTS statement on interventional pulmonary. Eur Resp Society/American Thoracic Society. *Euro Respir J* 2002; 19:356.

British Thoracic Society guideline for advanced diagnostic and therapeutic flexible bronchoscopy in adults. November 2011; Vol 66 Supple 3.

Chhajed PN, Malouf MA, Tamm M, Glanville AR. Ultraflex stents for the management of airway complications in lung transplant recipients. *Respirology* 2003; 8:59–64.

Ibrahim E. Bronchial stents. *Ann Thorac Med* 2006; 1:92–7.

Wood DE, Liiu YH, Vallieres E, et al. Airway stenting for malignant and benign tracheobronchial stenosis. *Ann Thorac Surg* 2003; 76:167–72.

第 6 章

气管狭窄、肿块与气管食管瘘

Timothy M. Millington, Douglas J. Mathisen

同其他未经治疗的空腔脏器病理学改变一样,在某些致病因素作用下,气管可出现渐进性管腔阻塞或形成气管瘘累及周围脏器的病理改变。因此,气管病变可按以上表现大致分类。

气管梗阻性病变(狭窄或肿块)

由于缩窄或肿块导致气管横截面积狭窄超过50%时,患者出现静息性呼吸困难。慢性或亚急性气管梗阻,早期表现为隐匿性喘息或气促,后期演变为喘鸣和呼吸窘迫。胸片上可能看不到气管狭窄的征象。很多患者就诊早期可被误诊为哮喘和慢性阻塞性肺疾病,并给予气管扩张剂和激素治疗,疗效不佳。气管恶性肿瘤患者常有咯血及声音嘶哑,通常起病较急。

气管 CT 轴位扫描已取代气管线性体层摄影,成为首选的影像学检查。CT 三维重建仿真支气管镜可识别和定位气管病变,吸气和呼气像 CT 扫描有助于证实气管软化。肺功能检查提示阻塞可协助诊断,但在手术治疗计划及术前评价中价值有限。中央气道阻塞患者可从治疗中获益,术前肺功能检查(pulmonary function tests,PFT)结果对术后评估价值有限。

支气管镜检查是诊断的依据。全身麻醉下硬质支气管镜检查比纤维支气管镜检查可提供更好的视野和气道操作空间,对喉、气管病变评估精确,并有利于活检。硬质支气管镜亦利于实施气管减瘤术和气管扩张术,在没有硬支气管镜时,纤维支气管镜应谨慎使用,因其可能引起气道狭窄突然病情恶化。

阻塞性病变

气管阻塞性病变可为腔外、壁内的或腔内的。外压性病变包括甲状腺肿块、先天性血管环和纵隔肿块。纵隔炎症性疾病如结核、组织胞浆菌病、结节病和韦格纳肉芽肿可因淋巴结肿大及纤维化,导致外源性气管梗阻。针对外压性气管阻塞病因进行治疗,可缓解症状。

气管壁内病变

创伤后(包括医源性)、炎性、先天性因素等均可导致气管正常结构被瘢痕组织取代。

插管后狭窄

20 世纪 60 年代广泛使用塑料气管插管后,发现气管狭窄是气管插管不少见的晚期并发症。气管插管充分通气患者使用可耐受少量漏气的大容量低压气囊(20~25mmHg),减少了这种并发症的发生率,但并未完全克服其发生。气管内插管最终可在气管上下区域不同平面造成狭窄,包括喉、充气气囊区、管端区域(图 6.1)。

喉狭窄

经口、声门气管插管,若长期留置可刺激黏膜,可能发生水肿、溃疡,肉芽组织形成并最终导致声门下狭窄。气管切开术通常可预防该并发症,但在脊柱后凸患者,仍可能会出现环状软骨前的压迫。气管切开术患者因感染可致喉部狭窄。使用较小尺寸的气管插管可避免喉和声门下压力过大。

气管造口部位阻塞

长时间留置气管套管,在气管切开处会自然形成较大肉芽组织,并在套管取出后可立即出现气道阻塞。后期,放置套管部位的损伤通过瘢痕形成和收缩而愈合。该过程将气管切开部位的气管横截面由 C 型转变为 A 型,并导致气道狭窄。

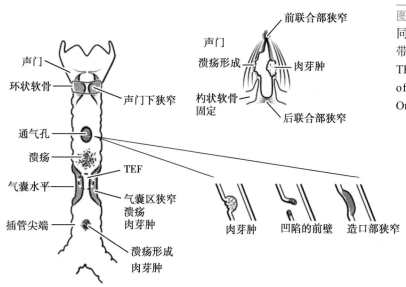

图 6.1 气管插管后狭窄可在气道的不同位置发生,包括从经口气管插管穿过声带的部位到管端与远端气管接触部位。TEF,气管食管瘘(From Grillo H.Surgery of the Trachea and Bronchi.Hamilton,Ontario:BC Decker Inc,2004)

无论是手术技术问题还是插管时的过度牵拉,过大的气管造口可使狭窄病理改变加重。

气管造口以下部位病变

气囊区狭窄是长期插管后最常见的并发症。气管黏膜的压迫性坏死导致溃疡和气管炎症反应,最终导致软骨环侵蚀和气道致密性纤维化。在应用低压气囊之前,长期插管后出现气管狭窄症状的发生率高达20%。持续高气囊压力也可能导致气管食管瘘(tracheoesophageal fistula,TEF)(后面将介绍)或气管无名动脉瘘。

可能由于气管插管末端和气管之间接触部位处的肉芽组织大量增殖,而出现气管狭窄。由于现代的向心性扩张气囊插管的末端和气管壁之间的接触已经减少,这种并发症目前不常见。

管理

由于许多长期插管的存活者往往合并复杂的病情,插管后狭窄通常选择保守治疗。反复气道扩张或激光消融可能对一些患者有效。通过创建新的气管造口并使用T管扩张气道,可长期维持气道通畅。T管的侧臂保持关闭状态,用于清理气管分泌物,并可根据需要定期更换T管。放置T形管时,应在气管受损最严重的部位造口,以保留完好部分气管,以备未来重建。

一部分经仔细筛选的患者可通过气管切除和重建(后面介绍)手术治疗,成功率超过95%。扩张支架在良性狭窄中禁止使用。支架可导致支架近端和远端的肉芽组织积聚,可能将一段较短、可以切除的病变转为一段较长、不可切除的病变。

创伤性气管狭窄

气管、隆嵴或支气管的钝性损伤最初可能不易被发现。患者常有双侧气胸的病史,需行胸腔闭式引流。应在损伤处的下方做气管切开。随着时间的推移,受伤部位的气管变得狭窄,如果已经做了气管造口术,则上端呼吸道可能完全闭塞。伤后几个月,当局部炎症消退时,可通过手术进行修复。

吸入性损伤气管狭窄

上呼吸道的化学性或热损伤治疗困难。损伤通常局限于声门下和气管黏膜,不累及气管软骨环。咽和喉损伤痊愈后通常没有功能缺陷,而声门下气道可能发生纤维化,难与插管造成的狭窄相鉴别。如需下一步的切除和重建,可用硅胶T管保护气道,持续数月直至炎症消退。

治疗后复发狭窄

复发性气管狭窄是气管切除和重建晚期可能出现的并发症。考虑由于血液供应中断,吻合口张力过大,肉芽组织增生或原发疾病复发所致。放疗后的重建应非常谨慎,除非是经过筛选的患者,仔细评估气管结构至关重要。吻合口可被覆肌肉或大网膜等血运良好的组织,以促进愈合。

感染性狭窄

上呼吸道结核可能导致溃疡性气管炎,进而发展为长段的环形纤维化,广泛的病变和持续炎症使手术变得复杂。常规外科治疗包括根除导致感染的微生物及反复扩张的病变气道,组织荚膜胞浆菌感染可导致纵隔结构(包括气管支气管树)纤维化,组织胞浆菌病引起的淋巴结肿大和纤维化可导致外源性气道压迫。

气管狭窄的其他原因

继发性软骨炎是一种全身性疾病,软骨结构常发生炎性和纤维化病变,当气管软骨环受累时,可导致进行性狭窄。韦氏肉芽肿病(Wegener granulomatosis)、结节病和淀粉样变性也可使气管受累。由于这些疾病的弥漫性、全身性特点,手术切除和重建通常是不可行的,可以选择用硅胶 T 管姑息治疗。

特发性气管狭窄

气管狭窄亦可能发生在没有创伤、插管或炎症病史的情况下。多数患者为 30~50 岁的女性。症状可在几个月内迅速进展或潜伏数年。大多数特发性气管狭窄的病变范围较小(1~3cm),呈环状,位于环状软骨与气管交界处。通常声门下位置的病变需行复杂喉气管切除术。高位病变可能需使用膜状气管皮瓣修复环状软骨板。

腔内阻塞(气管肿块)

原发性气管肿瘤很少见,占支气管肿瘤 1%,

上呼吸道肿瘤的 2%。在成人中,恶性肿瘤显著多于良性病变,而在儿童中则相反。

气管恶性肿瘤

气管恶性肿瘤中,鳞状细胞癌和腺样囊性癌发病率大致相近。其他气管原发恶性肿瘤包括类癌、腺癌、恶性纤维组织细胞瘤和各种肉瘤,局部侵袭的外源性肿瘤(甲状腺癌、食管癌、喉癌、肺癌、淋巴瘤)也可能导致气管阻塞。

鳞状细胞癌

老年吸烟男性是气管鳞状细胞癌主要发病患者群,喉或肺来源的同时性多原发癌常见,病变通常为外生型或溃疡型,发生于气管远端 1/3 处,发现时常有局部浸润和颈部淋巴结转移。准备切除与重建前,需要确定区域淋巴结分期和肿瘤侵犯范围。推荐患者接受术后放疗,以控制局部复发。据报道,5 年生存率高达 47%,10 年生存率为 36%(图 6.2)。

腺样囊性癌

腺样囊性癌发病与吸烟和年龄无关,比鳞状细胞癌更常见于气管近端 1/3,且生长缓慢,可能压迫纵隔邻近结构,但真正的侵袭并不常见。虽然淋巴转移很少见,但肺部血行转移常见。推荐完整切除,但由于腺样囊性癌是相对惰性的,在吻合口张力过大情况下,切缘阳性吻合也是可以接受的选择。所有患者均应接受术后放疗。5 年及 10 年生存率分别为 73% 和 57%(图 6.2)。

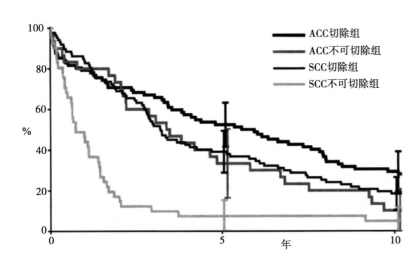

图 6.2　手术与非手术治疗的气管腺样囊性癌(ACC)及鳞状细胞癌(SCC)长期生存率(Gaisssert H, Grillo H, Shadmehr M, et al. Long-term survival after resection of primary adenoid cystic and squamous cell carcinoma of the trachea and carina. Ann Thorac Surg, 2004, 78 : 1889-1997)

良性气管肿瘤

鳞状上皮乳头状瘤

在大多数病例中,鳞状上皮乳头状瘤是最常见的气管良性肿瘤,与黏膜人乳头瘤病毒感染有关,并且可表现为孤立病变或弥漫性病变。10%~30%成年患者恶变为鳞状细胞癌,多见于吸烟和接受放射线照射者。支气管镜检查是首选诊断方法,当怀疑恶变时,优选节段性气管切除。

软骨瘤

软骨瘤是最常见的气管间充质发生的良性肿瘤,可能起源于黏膜下,形成肿块并突入管腔。局部复发和恶变的可能性使节段性气管切除成为首选治疗方法。

其他良性气管肿瘤

一些小样本研究及个案报道描述了其他的良性气管肿瘤,包括多形性腺瘤、平滑肌瘤、脂肪瘤和良性神经鞘瘤。

气管狭窄和肿块的非手术治疗

内镜治疗

硬质支气管镜可缓解急性气管肿块引起的症状:利用活检钳取出肿瘤,控制出血病灶,镜下治疗阻塞肺炎,可在放疗或手术切除之前缓解症状。Nd:YAG激光切除术,冷冻和光动力疗法也被用于治疗一些有症状患者。尽管支架周围有形成肉芽组织的风险,但短期放置支气管内支架可为下一步根治提供条件。如前所述,可用硅胶T管改善气管狭窄症状。

放射治疗

只有无法接受手术治疗患者,放疗才可作为手术切除和重建的替代方案。仅接受放疗的鳞状细胞癌和腺样囊性癌患者,仍有长期存活的个别报道。尽管60Gy以上的剂量似乎没有生存优势,并且易发生剂量依赖毒性,如食管炎、气管炎和气管狭窄,但已有采用50~70Gy的报道。

外科治疗气管狭窄和肿块

最早由Belsey报道气管切除和重建术,将气管切除的安全长度定为2cm或4个气管软骨环。麻省总医院Grillo医生对手术进行改良,他认为可通过充分游离松解,最多可切除气管一半的长度。手术技巧包括屈颈、游离舌骨上肌群和肺门。切除大于4cm的气管节段可能需要游离松解。病变广泛和累及纵隔不可切除脏器,是手术禁忌。在远处转移的情况下,偶尔姑息性切除。

手术前应及时进行支气管镜检查,若气道分泌物过多或存在未经治疗的阻塞肺炎,不应进行气管切除。气管插管前可能需行硬质支气管镜检查和气道扩张。

通常采用颈前弧形切口,有时联合部分胸骨切开术。胸骨切开术或右侧开胸术可能是远端病变首选入路。一旦气管被切断,立即通过无菌气管导管跨入术野通气。利用过度通气间期,可尽快移除该管以建立吻合。用可吸收缝线间断缝合软骨环(前部)及膜部(后部)建立吻合。应达到无张力吻合的要求(图6.3)。

对声门下狭窄的病例,近端切除范围包括前方环状软骨和后面的环状软骨膜,然后用远端带蒂气管膜部作为瓣覆盖缝合。

除非需对气道状态持续关注,否则患者应在手术室内拔管并避免气管切开。将患者下颌与胸前部缝合,使颈部稍屈曲固定,术后第七天常规支气管镜检查,并拆除缝线。

气管食管瘘

气管食管瘘(tracheoesophageal fistula, TEF)的临床表现取决于患者能否自主呼吸、经口进食,是否需机械通气,以及是否通过胃管进食入胃、肠管等。

经口进食患者,症状与难以控制的误吸相似,表现为吞咽后出现强烈咳嗽,反复发作性肺炎和咯血。

机械通气患者,气体可能通过瘘管进入肠道,导致腹部膨胀并触发呼吸机的漏气报警。另外,可能会出现反复性肺炎,并且营养管可能被患者的气管插管所吸附移位。

胸片常会提示弥散性浸润,局灶性肺炎或扩张积气的食管。稀释钡餐检查可发现食管和气管之

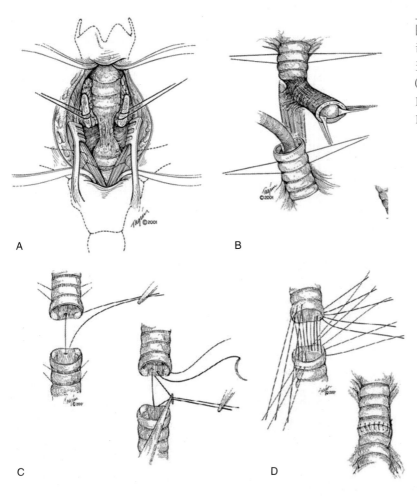

A

B

C

D

图 6.3 气管切除和重建术。仔细解剖受累气管节段（A），气管切开后使用交叉通气（B）。使用间断缝合进行重建（C），保证无张力吻合（D）（From Grillo H.Surgery of the Trachea and Bronchi. Hamilton，Ontario：BC Decker Inc，2004）

间的瘘管。由于可导致肺炎，怀疑 TEF 时应避免使用泛影葡胺。CT 有助于定位 TEF，但不能用于诊断。

在寻找小瘘管时，支气管镜检查比食管镜更可靠。但是，两种检查方法都应该进行，因为有时需要同时行支气管镜和食管镜检查以发现微小瘘管。

气管食管瘘的病因

获得性 TEF，可起源于穿透食管的气管病变或贯穿气管的食管病变或穿透两者的纵隔病变。

气管来源病变

医源性 在高压 - 低容量气囊气管插管时代，气管膜部糜烂侵蚀进入食管是常见并发症，若食管中有硬质鼻胃管会加重病情（图 6.4）。目前，尽管其发病率有所下降，但仍是导致 TEF 最常见的良性病变。

感染性 与肺结核或组织胞浆菌病有关的气管膜部肉芽肿性炎可能发展为 TEF。

恶性肿瘤 气道肿瘤可能侵入食管，但发生率低于食管肿瘤侵入气管（见后文）。

食管来源病变

恶性病变 食管上 1/3 的鳞状细胞癌最易导致恶性 TEF，在 207 例恶性 TEF 中，78% 来源于食管癌，而肺癌占 16%，原发性气管癌占 1.5%。食管癌发生 TEF 的概率接近 5%。

吻合口并发症 食管切除术后，早期吻合口瘘或器械吻合晚期侵蚀，可能导致急性或慢性 TEF 的发生。吻合口狭窄的晚期扩张也会导致晚期瘘发生。

支架相关性 食管中（少见于气管）的球囊扩张、金属支架可能因侵蚀或取出过程中的创伤导致 TEF。

外源性因素

创伤性 创伤性 TEF 可能是外源性（穿透性损伤）或内源性（吸入或吞咽异物）。

医源性 颈椎融合前入路手术可能会因气管和 / 或食管的医源性损伤而导致 TEF。

恶性病变 外源性纵隔或颈部恶性肿瘤包括淋巴瘤、甲状腺癌和乳腺转移癌。

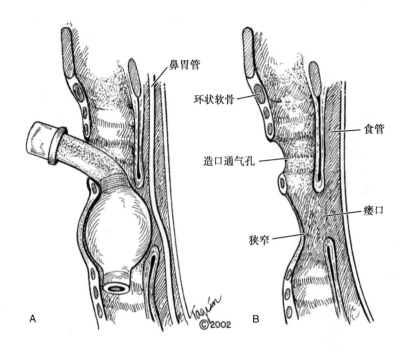

鼻胃管

环状软骨

造口通气孔

食管

瘘口

狭窄

A

B

图6.4 由于硬鼻胃管和气管切开插管气囊之间的压迫性坏死导致的插管后TEF发生机制（From Grillo H. Surgery of the Trachea and Bronchi. Hamilton，Ontario：BC Decker Inc，2004）

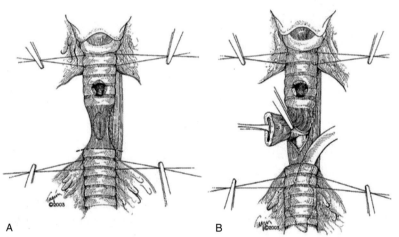

A

B

图6.5 TEF切除和闭合。切除包含缺损（A，B）的气管节段后，仔细闭合两层食管缺损并应用有血管蒂组织覆盖支撑（C）。随后按标准方式进行气管重建（From Grillo H. Surgery of the Trachea and Bronchi. Hamilton，Ontario：BC Decker Inc，2004）

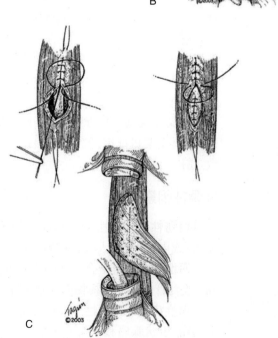

C

气管食管瘘的治疗

外科治疗原则

TEF 患者经常涉及其他复杂病情,在根治性修复之前必须解决。特别是必须最大限度地改善营养状况,并全面治疗肺部感染。通过将气管内插管的气囊放置在瘘管水平之下,保持肺内清洁环境,胃造口进行胃肠减压及空肠造口保证肠内营养,可以在手术之前减轻胃肠分泌物对呼吸道的污染。

通常经颈部切口暴露 TEF,必要时可切开部分胸骨将切口延伸入纵隔。隆凸上 TEF 需右侧开胸来进行暴露和修复。在良性病变的情况下,食管缺损分两层闭合,并将带蒂肌瓣置于气管和食管之间(图 6.5)。通常情况下,需切除含有瘘管的气管节段并进行无张力吻合。恶性肿瘤或广泛纵隔感染情况下,必要时需要食管切除和 / 或改道。

特殊情况

恶性气管食管瘘

导致 TEF 的原发恶性肿瘤,无论是起源于食管还是气管,很少能通过气管和食管联合切除术治愈。在气管或食管植入支架可有助于控制呼吸道感染并改善吞咽。手术治疗包括分离受累食管部分并行颈部食管造口和胃造口术。无论采取何种姑息治疗,生存期仅为 5~10 周。

食管切除术后发生的 TEF,第一步是确定是否存在残留或复发性癌肿。如果 TEF 可归因于吻合口并发症,那么可以切除管状残胃并且创建食管改道,以利于治疗瘘导致的感染,随后可能需结肠或空肠间置重建。在复发或转移患者中,保守性支架置入术可能更合适。

插管后气管食管瘘

尝试直接修复机械通气患者的插管相关性TEF 很难成功。一旦患者的肺部和营养状况得到改善,通常可以进行分阶段修复。据报道,94% 的分期修复患者成功修复了瘘管,其中 71% 的患者脱离了支架或者插管,83% 的患者恢复口服进食。

创伤性气管食管瘘

创伤性 TEF 的成功治疗,取决于准确识别和修复食管损伤。我们更倾向于在健康组织瓣片的支持下,使用间断缝合,对食管双层修复。一旦食管病损得到控制,气管修复将按照重建要求完成。

(矫文捷　译,刘相燕　校)

参考文献

气管解剖学

Minnich D, Mathisen D. Anatomy of the Trachea, Carina and Bronchi. *Thor Surg Clin* 2007; **17**:571–85. *Summary of tracheobronchial anatomy and relationships to adjacent structures and their role in the advancement of airway surgery.*

气管狭窄

Ashiku S, Kuzucu A, Grillo H, et al. Idiopathic laryngotracheal stenosis: effective definitive treatment by laryngotracheal resection. *J Thorac Cardiovasc Surg* 2004; **127**:99–107. *Reports on the outcome of 73 patients treated for undergoing laryngotracheal resection at the Massachusetts General Hospital between 1971 and 2002, with no perioperative mortality and excellent long-term results in 91%.*

Donahue D, Grillo H, Wain J, et al. Reoperative tracheal resection and reconstruction for failed repair of postintubation stenosis. *J Thorac Cardiovasc Surg* 1997; **1114**:934–9. *Discussion of 75 patients operated on at the Massachusetts General Hospital between 1966 and 1997 after initially failed repairs with further resection ranging from 1 to 5.5 cm, with good or satisfactory outcomes in 82%.*

气管肿瘤

Gaissert H, Grillo H, Shadmehr B, et al. Laryngotracheoplastic resection for primary tumors of the proximal airway. *J Thorac Cardiovasc Surg* 2005; **129**:1006–9. *Reports on the results of 25 patients undergoing laryngotracheal resection for primary airway tumours close to the vocal cords with median follow-up of 101 months and overall 5- and 10-year survival of 79% and 64%.*

Gaissert H, Grillo H, Shadmehr B, et al. Uncommon primary tracheal tumors. *Ann Thorac Surg* 2006; **82**:268–73. *Retrospective analysis of treatment and outcomes of 360 benign and malignant tracheal tumours other than squamous cell and adenoid cystic carcinoma over a 40-year period.*

Gaisssert H, Grillo H, Shadmehr M, et al. Long-term survival after resection of primary adenoid cystic and squamous cell carcinoma of the trachea and carina. *Ann Thor Surg* 2004; **78**:1889–997. *Retrospective analysis of 270 patients with adenoid cystic or squamous cell carcinoma treated between 1962 and 2002 comparing 5- and 10-year survival in resected and unresected patients by histology.*

Gaissert H, Honings J, Grillo H, et al. Segmental laryngotracheal and tracheal resection for invasive thyroid Carcinoma. *Ann Thorac Surg* 2007; **83**:1952–9. *Retrospective study of 82 patients demonstrating that thyroid cancer invading the airway can be safely and effective managed by segmental airway resection.*

气管食管瘘

Muniappan A, Wain J, Wright C, et al Surgical treatment of nonmalignant tracheoesophageal fistula: a thirty-five year experience. *Ann Thorac Surg* 2013 Apr; **95**(4):1141–6. doi: 10.1016/j.athoracsur.2012.07.041. Epub 2012 Sep 20. *Retrospective study of 36 patients undergoing various surgical repairs of tracheoesophageal fistula between 1992 and 2010, reporting successful fistula closure in 94%.*

并发症

Wright C, Grillo H, Wain J, et al. Anastomotic complications after tracheal resection: prognostic factors and management. *J Thorac Cardiovasc Surg* 2004; **128**:731–9. *Describes anastomotic complications in 9% of 901 patients with reoperation, diabetes, resection > 4 cm, age < 17 years, and pre-operative tracheostomy as independent risk factors.*

第7章

7 先天性肺发育畸形

Naziha Khen-Dunlop，Guillaume Lezmi，Christophe Delacourt，
Yann Revillon

提要

• 先天性肺发育畸形（congenital and develop-mental lung malformations）主要有三种：囊性型也称为先天性肺气道畸形（congenital pulmonary airway malformation，CPAM），支气管肺隔离症（broncho-pulmonary sequestrations，BPS）与先天性肺叶型气肿又称为先天性肺泡扩张症。其中，先天囊性肺畸形最多见。

• 囊性肺畸形呈局灶性的散在分布，提示是由正常肺发育缺陷造成的，而不是遗传异常。

• 先天性肺囊肿和肺隔离症混合型肺畸形，半数肺外型肺隔离症观察到微囊成分，提示先天性肺发育畸形的复杂性。

• 50% 的先天肺囊肿、20% 羊水过多并发产前纵隔移位，这两种征象都不能解释为并发症，也不会导致肺发育受损或胎儿窘迫。相反，胸腔积液发生率占 10% 左右，但与本病 95% 以上胎儿窘迫症或新生儿死亡有关。

• 末次产前超声检查的肺先天畸形的"消失"经典理论描述和解释为畸形的完全转化消退，但这样特殊的进化只在肺隔离症病例中有报道。无论先天性肺发育畸形的产前转归如何，产后必须持续胸部影像学（MRI 或 CT 扫描）跟踪检查。

• 囊性病变是先天性肺发育畸形最多见的类型。呼吸功能障碍和肺部感染是两个主要表现，个别情况下可以恶变。如果没有手术，无症状囊肿病变必须随访到成年。

• 90%BPS 发生于胸腔，不足 10% 位于腹部。由于呼吸系统症状很少，且没有恶性肿瘤报道，如果没有囊肿成分，可以观察随访。

• 继发于肺叶过度膨胀的渐进性加重的呼吸系统症状，是先天性肺气肿最常见的临床表现。随着临床和通气参数的改善，这些征象可能有一定程度的改观。如果出现呼吸窘迫，有必要手术切除囊肿畸形。

主要参考文献

• Morrisey E, Hogan B. Preparing for the first breath: genetic and cellular mechanisms in lung development. *Dev Cell* 2010; 18:8–23.

• Sekine K, Ohuchi H, Fujiwara M, et al. FGF10 is essential for limb and lung formation. *Nat Genet* 1999; 21:138–41.

• Adzick NS. Open fetal surgery for life-threatening fetal anomalies. *Semin Fetal Neonatal Med* 2010 Feb; 15:1–8.

• Langston C. New concepts in the pathology of congenital lung malformations. *Semin Pediatr Surg* 2003; 12:17–37.

• Stocker JT. Cystic lung disease in infants and children. *Fetal Pediatr Pathol* 2009; 28:155–84.

• Bush A. Prenatal presentation and postnatal management of congenital thoracic malformations. *Early Hum Dev* 2009; 85:679–84.

前言

近 10 年的产前成像研究进展已极大地改变了先天性肺疾病的诊断和治疗，特别是对于最常检测到的两种先天畸形病变：先天性囊性腺瘤样畸形（congenital cystic adenomatoid malformations，CCAM）也称作先天性肺气道畸形（CPAM）和支气管肺隔离症（BPS）。早期手术切除有伴随症状的畸形是必要的，而治疗无症状的病例却仍存在着争议。先天性肺发育畸形的自然病程进展和晚期并发症的后果，仍需与选择性手术切除受益和手术并发

症的风险等进一步比较其利弊。对于肺畸形的完全消退或者先天性肺气肿的形态学和临床征象改善的病例,推荐观察;另一方面,对于囊性畸形,由于其导致急性呼吸窘迫风险增加,以及后期的感染和恶变的可能性,是主张手术切除的。总之,仍然需要通过长期随访和进一步研究先天性肺发育畸形的自然转归史,以利于确定对此类病症选择最佳治疗方式。

肺形态发生和先天性肺发育畸形

当胚胎发育第 28 天时,原始肺芽由腹部前肠内胚层表达 TTF-1 区域部分向外突出分裂发育形成[1]。原始肺芽一旦形成即开始延伸分支,分支形态的分化是发生在肺发育的假腺管期(6~16 周),引导原始肺芽形成气管及分支。上皮和间质交互作用形成分支形态[2]。这种相互作用是由扩散因子,主要是成纤维细胞生长因子(fibroblast growth factor,FGF)家族[1],特别是 FGF10 在肺发育中起着关键的调控作用。FGF10 是由间质中的成纤维细胞分泌的,可通过作用于上皮细胞 FGFR2b 受体诱导分枝形态发生。当 FGF10 或 FGFR2b 表达缺失,即便原始芽存在,也无法分支[3-5]。

囊性肺畸形是局灶性的、散发性的异常发育事件,表明是由正常肺发育缺陷引起的,而不是遗传异常。有研究证实,参与正常肺发育的许多分子在囊性腺瘤样畸形/先天性肺气道异常(CCAM/CPAM)中呈现过表达。与健康组比较发现,早期肺发育标志物如 HOXb-5 和 TTF-1 在畸形胎儿间质和囊肿上皮中呈过表达。与年龄匹配的对照肺相比,血小板衍化生长因子-B 通过过度促进增殖、促进生长机制在重度 CCAM/CPAM 合并积液胎儿中呈现过表达现象[7]。在转基因胎鼠肺上皮内条件性过度表达 NOTCH-Ic,导致肺囊性病变而不是正常的肺泡囊结构[8]。

最近在几种动物模型验证了 FGF10 过表达与 CCAM/CPAM 发生的相关性。体外研究表明,体外培养的小鼠和大鼠胎肺外植体中 FGF10 增量可引起肺芽囊样增大[9-10]。在体内,在转基因胎小鼠近端和远端气道中过度表达 FGF10,可诱导发生腺瘤样畸形[11],而在妊娠期大鼠肺局部注射转基因 rFGF10 可导致胎鼠类似于 CCAM/CPAM 肺囊性病理改变[12]。虽然动物模型支持 FGF10 过度表达可能导致形成 CCAM/CPAM,但这一假说并没有在人类得到证实[10,13]。这些差异提示在了解人

类发育疾病机制方面的困难,并支持发展动物模型的相关研究,从而为探索发病机制提供新的见解。此外,对先天性肺气道异常和肺隔离症混合型畸形特征的描述,以及约半数对叶外型肺隔离症微囊性成分的研究报道,反映了肺畸形的复杂状态[14,15]。

产前诊断

孕妇胎儿肺部畸形发生率约 1/20 000,根据其超声表现特征分为两类:囊性病变和有回声病变。囊性病变绝大多数为 CPAM(先前命名为 CCAM)。高回声病变可能为 CPAM、BPS 或者先天性肺气肿或支气管闭锁。CPAM 是产前超声检查发现频率最高的病变之一[16]。由于病变对纵隔或食管的压迫占位效应,其中约 50% 的患病胎儿出现纵隔移位,20% 的病例出现羊水过多。这两种征象都不能解释为并发症,也不会导致肺发育受损或胎儿窘迫。另一方面,大约有 10% 的病例出现胸腔积液,为心脏耐受性差,静脉回流减少或直接心肌受压导致。超过 95% 本病胎儿或新生儿死亡与胸腔积液有关[17,18]。

BPS 是次常见的先天性肺发育畸形,外观囊泡状改变与 CPAM 和先天性肺气肿可以是相似的,只有发现异常体循环血供才可以确诊肺隔离症。尽管 BPS 的占位效应,胎儿通常可以很好地耐受而不至于导致产前或产后症状。如合并胸腔积液或者水肿的例外[19],如果持续存在积液或者水肿,也会导致胎儿产前或产后死亡。

由于胎儿期间病变体积小,支气管囊肿很少在产前得到诊断,且在胎儿中的压迫效应非常少见[17,20]。肺叶气肿的产前诊断也是罕见和难以确诊的[21,22]。

产前干预的两种指征:导致胎儿死亡严重风险的胸腔积液;持续纵隔压迫效应有肺发育不良的风险。然而,产前检查发现通常在妊娠 30 周后,由于肺畸形体积缩小,胎儿的肺实质外观和耐受性也得到改善[18,20]。

考虑到妊娠晚期畸形可能自然消退的特点,通常在第三十周后和首次检测母体孕激素、皮质激素后进行外科干预。对于囊性病变,由于再次复发积液的风险很高,单纯穿刺抽液是没有意义的。如果囊肿大或者占位效应明显,如引流有效囊肿消退,纵隔移位也得到纠正(图 7.1),羊膜腔引流排除积液可以达到 70% 胎儿成活率。1/3 的

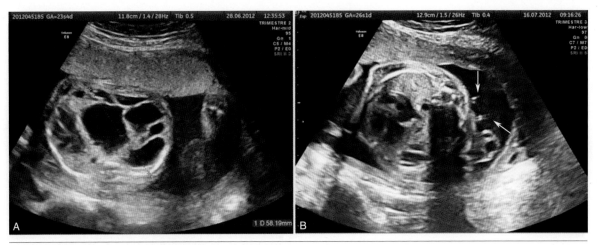

图 7.1 产前超声 CPAM 局部压迫影像（courtesy of Prof.Y.Ville）

　A. 妊娠 23 周超声见左肺 CPAM，心脏被直径 58mm 囊性病变压迫向右移位，继发性羊水过多肺部受到压迫，但没有积液。产前决定行胸腔羊膜腔分流术

　B. 妊娠 26 周产前超声，CPAM 引流后 2 周，两个导管（白色箭头）放置在偏大的囊肿内。囊肿消退良好，纵隔移位得到纠正。引流管一直保持通畅，直到出生

病例需要第二次引流排除积液[23]。肺隔离症也可以放置胸腔引流管排液，但可能会使该畸形临床表现复杂化[24,25]。

　产前高回声病变的治疗仍然是有争议的。有研究认为产前异常血管蒂的硬化或栓塞介入治疗效果不确定[17]。同样，Scott Adzick 等是迄今为止外科干预肺畸形进行胎儿开胸手术完成最多的团队，在 15 年内对 24 例 21~34 周胎龄儿进行宫内胎儿开胸手术，胎儿存活率约为 50%，其中一半死亡发生在手术病变切除过程中。另一半死于术后继发的胎儿心动过缓、激发子宫收缩或无法控制的绒毛膜炎[26]。

　胎儿畸形肺的体积缩小估计在 15%~65% 之间，这是全肺体积减小的原因，约一半的 CPAM 病例会出现这种复原现象[26,27]。末次产前超声检查发现肺部先天性畸形的"消失"，被经典地描述和解释为完整的畸形消退。这种转归虽然不多见，在个别肺隔离症病例被报道过[28]。妊娠晚期由于产前形态特征改变所致的超声检查畸形病变消失，在囊性畸形不会出现。因此，不管产前畸形演变情况如何，出生后需要通过胸部影像学检查（MRI 或 CT 扫描）随访先天性肺发育畸形的形态学变化。

产后诊断

肺囊性畸形

　囊性病变是一种先天性肺发育畸形，其并发

症多见。在新生儿时期，肺实质受压引起的呼吸窘迫是主要症状，大约 20% 的儿童在出生后第一个月就因此进行急诊手术[21]（图 7.2）。另外，支气管囊肿在新生儿期较小，因此在出生后很长时间内仍可无症状。囊内分泌物增加逐渐导致囊性体积和张力增大，加速对相邻结构的压迫，产生症状。多数情况下，气管受压，食管或腔静脉和心肌受影响往往比较小。当囊肿位于腔静脉下方，由于同时压迫支气管，更加危险甚至危及生命[29,30,31]。此外，一些症状也可能继发于气管支气管树、食管或肺组织之间的瘘管导致[32,33]，虽然这并不多见。

　新生儿期后，感染是囊性畸形最常见的并发症。它可以表现为发热，但也可以有反复出现的呼吸道症状，通常被诊断哮喘并治疗[32]。可长期慢性炎症或并发咯血或气胸[34,35]。如果产前未发现，往往产后因诊治继发的并发症，在胸部 CT 扫描检查时，才确定肺畸形诊断（图 7.3）。

　迄今为止，文献共报告儿童囊性畸形恶变 50 例，诊断年龄最小的 1 岁[36,37]。主要包括三种肿瘤：胸膜肺母细胞瘤、细支气管肺泡癌和横纹肌肉瘤。这些肿瘤主要发生在 CPAM 恶变病例，偶尔也有支气管囊肿恶变病例中发现[38,39]。在 CPAM 中，恶变风险似乎取决于囊性畸形的类型：2 型 CPAM 似乎不会恶变，1 型和 4 型 CPAM 明显与恶变关系密切[40,41]。在 1 型 CCAM 中含有 K-ras 突变的黏液内细胞簇，这些异常突变细胞成为支气管肺泡癌的潜在隐患[42]。多组文献数据支持 CPAM（至少 1 型 CCAM）可能容易发生恶性转化。

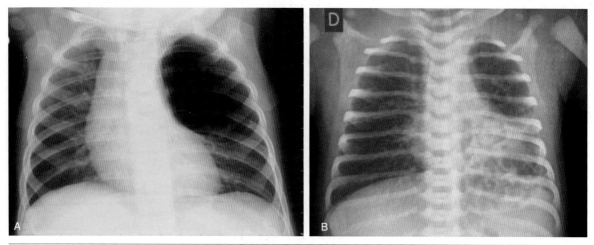

图7.2 新生儿CPAM影像学表现

A.左肺上叶大囊状畸形致出生后呼吸窘迫,胸X线片显示心脏移位纵隔受压气管右移

B.左肺下叶多囊畸形(产前诊断)。胸部X线检查未见纵隔或肺受压效应

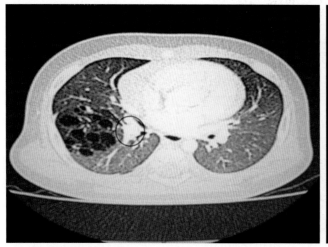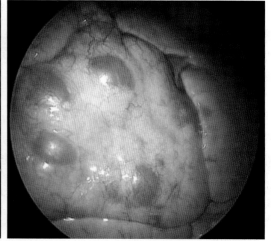

图7.3 多囊肺CPAM:影像学与手术中相关表现

两次肺部感染和胸部X线检查诊断为右肺中叶囊性畸形。CT扫描(左)显示多个分隔厚壁囊肿,可见近端支气管囊肿(○处),影像学提示相应部位的支气管闭锁。胸腔镜下的手术视图(右)见表面囊肿位于中叶,另外两个肺叶无病变

但恶性转化的发生率仍难以估计:在系统组织学分析中,儿童CPAM恶变达4%,成人CPAM则高达20%[43,44],这些差异可能反映了先天性囊性畸形病理状态随时间而演变的复杂性[45,46]。

肺实性畸形

实性畸形主要指BPS。主要包括两种亚型:一是与正常肺有共同内脏胸膜的叶内型,二是有自身胸膜的叶外型。在产前检测到的BPS中,20%为叶外型BPS(图7.4)。90%以上的BPS发生在胸内,不足10%位于腹部(均为叶外型),通常发生于左侧肾上区域。由于这个特殊的位置,需要和神经母细胞瘤、肾上腺血肿、血管瘤和畸胎瘤鉴别诊断[47]。BPS的特点是体循环血供,最常见的起源于胸降主动脉,较少来自上腹主动脉(或腹腔和脾支)和罕见由肋间、锁骨下或冠状动脉血管发出[48]。BPS位于膈肌内位置是罕见的,但具有胚胎学意义。如膈肌包容有异常组织表明隔离症形成于胚胎发育关闭(胸腹腔)之前,即妊娠第8周之前,开始于早期异位肺芽。BPS与重叠胃也有报道[49]。"重叠胃"一词是由于(个别叶外型)BPS和胃之间生长融合一起而提出的,即使病理没有检测到胃肠黏膜的情况下也归属这一概念,因为肺组织与原始消化组织学发育来源重叠,可能是导致这一少见病症的因素[50]。

出生后,感染和呼吸道不适是其他肺畸形病症最多见的临床症状,心血管并发症少见,如内出血或心功能衰竭[51,52]。叶外型BPS多早期得

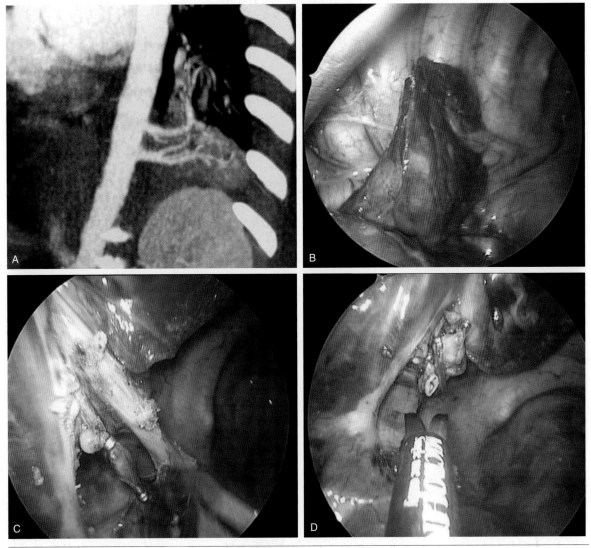

图 7.4　支气管肺隔离症：影像学与手术中相关表现

A. CT 扫描显示左基底段支气管肺隔离症与主动脉发出的两条异常供血动脉。畸形呈致密病变，无囊性成分

B. 术中胸腔镜观察证实有两支供血管的叶外型隔离症

C. 解剖异常血管并胸腔镜血管夹结扎之

D. 离断血管提起隔离肺

到诊断，60% 在出生 6 个月内可确诊。而叶内型 BPS 多在 2 岁后确诊[50]。BPS 在产前和产后可以完全消失，认为可能由于血管蒂的自发血栓形成导致的，尽管目前无法从组织学资料证实这一推测。叶外型 BPS 尤其病变比较小的病例，可以考虑预期治疗[34]。经皮栓塞介入是很好的治疗方案，并发症少，但要求 BPS 为单一异常动脉血供，并且没有相关的囊性结构[53,54]。

肺气肿

　　肺气肿是导致新生儿期呼吸窘迫综合征的最具有代表性诊断，由于肺段或肺叶的萎陷、过度积气导致对肺功能的急性或进行性损害[55]（图 7.5）。尽管仅有半数的病例组织学分析发现支气管畸形，但导致肺气肿的原因是支气管软骨异常而继发肺泡过度膨胀，而非肺实质畸形[56]。

　　无论是否伴随感染，呼吸功能不良症状都是患儿新生儿期后的最常见症状。大多数病例发生在出生后前 6 个月内[57]。年龄较大的儿童，有时很难鉴别先天性肺气肿晚期症状和继发于外源支气管压迫或感染后肺损害的肺气肿病变[58,59]。当病变向康复方向转归，只要没有局部压迫阻塞等机械因素，呼吸困难等症状也可以减轻。临床症状改善与通气参数的变化有关[60]。

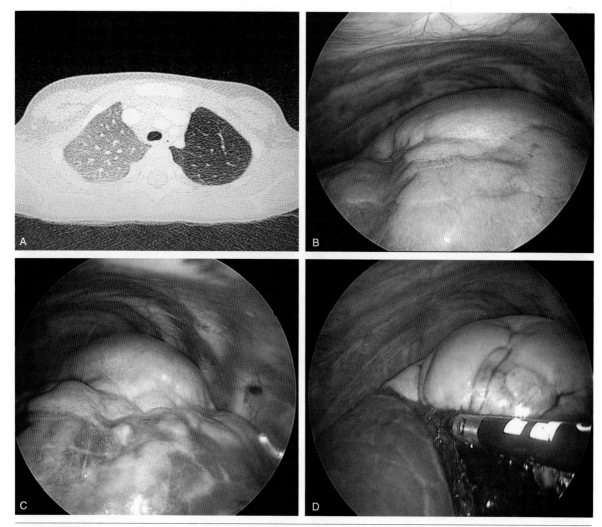

图 7.5 先天性肺气肿：影像学与手术中相关表现

A. CT 见左肺上叶肺实质高透过度改变

B. 胸腔镜术中观察。肺上部非常清晰，可见浅表小气泡。畸形区不断被展现出来

C. 隔离左肺通气后，正常的下半部塌陷，畸形上半部肺表现为持续过度充气

D. 沿气肿边缘以组织热融合系统切除病变

出生后治疗

新生儿手术原则与大龄儿童相同，但胸腔镜手术即使可行，由于这个年龄的胸部空间有限，手术操作也是困难的。由于婴儿在大多数情况下仍无症状，仍可以进行初步随访，避免在出生最初的几个月全身麻醉和手术；目前基本达成共识，6 个月后可以考虑外科手术治疗[16,34]。

出生时，出院前做胸部 X 线检查，初步评估畸形对肺通气的影响。可在 2~3 个月内进行 CT 或 MRI 检查，能精确评价肺畸形的形态特征和局部影响。这种成像的优点就是在没有计划手术的情况下，这个年龄不需要全身麻醉仍然可以完成检查，而 3 个月以上的婴儿做上述检查需全身麻醉。

根据笔者的经验，为控制照射剂量，MRI 可以提供良好的肺、纵隔或血管评估的影像，但对囊性成分的影像学显示是受限的。因此可以采用低剂量 CT 检查。这些评估手段能够准确判定畸形的类型：纯囊性（CPAM）、完全实性畸形（BPS），或囊性和实性成分（即混杂畸形）的产前带蒂畸形；CPAM、BPS、先天肺气肿或支气管闭锁病变均表现为产前高回声性畸形。

当患者出现症状：呼吸困难、呼吸急促、急性呼吸窘迫、进食不适等，外科手术切除肺先天性畸形是无争议的[16,34]。对于（产前诊断的）无症状畸形，主张等待和观察主要论据是随着时间的推移病变可能消失，BPS 也有病变消退的报道[28,61]，但没有明确证据囊性畸形有这种转归；其次论据是对先天性肺发育畸形的自然演化史了解不足，尤其是迟发症状的肺畸形。肺叶型气肿可能仍然是无症状的，几乎没有重大并发症的风险，甚至部分病例显示临床和形态学的改善，提示可以长期随访监测[60]。但对于囊性病变，即使在没有功能性症状的情况下，也有人建议切除。对手术继发感染发生率报道不一（10%~85%），与手术时间较长、术中失血量增加，或胸腔镜下的中转等导致的围术期并发症高发生率有关[62]。术后并发症（肺泡瘘、继发性出血、再手术等）增加和住院时间的延长，病死率也增加[14,63]。

囊性畸形也是推荐早期手术的，因为有恶变的风险[41,43]。与支气管肺癌不同的是，CPAM和肺胸膜母细胞瘤（pulmonary pleuroblastoma，PPB）很可能是两个独立的疾病，两者之间没有自然的演变，在 CPAM 中不存在 PPB 中发现的染色体异常[64,65]。如果不完全切除，低级别囊性PPB（Ⅰ型）很可能在 2~4 年后发展为高级别的实性病变（Ⅲ型）[41]。未及时诊治或未切除的Ⅰ型PPB 预后明显不佳。PPB 的总体存活率从Ⅰ型的80%~85% 到Ⅲ型的 45%~50% 不等[66,67]。由于这两者具有相似的临床和影像学特征，确诊依靠病理检查[68]。虽然与囊性肺病变相关的一些临床特征可能有助于推测Ⅰ型 PPB 的诊断，但由于缺乏特异性，常常被误诊[66,67]。Hill 等人对 51 例Ⅰ型 PPB 患者的回顾性分析中发现，Ⅰ型 PPB 在术前从未被临床诊断出过，尽管出现气胸和 / 或肺部多发病变的发生率很高[67]。因此，只有规范的手术切除先天性囊性肺病变，并结合特殊专业培训团队的病理诊断，才能准确排除对 PPB 的诊断。囊性畸形（CPAM）中具有体循环异常血管或以实性为主的病变（BPS），但包含囊性结构，现定义为混合型畸形，因此可考虑手术切除。

外科治疗

肺切除的最佳时间为 6 个月 ~2 年。无症状的 6 个月前患儿，由于新生儿期麻醉风险的增加，比较其并发症的发生率 / 术后转归后果，手术是不必要的。此外，胸部的生长发育为 1 岁后胸腔镜手术提供了更好的技术条件。如果决定手术，考虑到 3 岁前并发症发生率增加的风险，应在并发症出现前，即 3 岁前手术。

微型化医疗器械设备研发的进步，提供了直径 3mm 或 5mm 的手术器械和直径 5mm 的光学设备，非常适合婴儿的胸部微创手术。在绝大多数情况下无论是胸部腔镜辅助或完全胸腔镜，绝大部分情况下是可完成肺切除手术，并且与开胸手术相比，在减轻术后疼痛和胸廓康复方面优势明显[68]。儿童的体重小，不适合使用双腔插管进行暂时的肺隔离通气，肺手术野暴露比成人更困难。当病变位于左肺时，如可耐受，可行右侧选择性插管。当病变位于右肺时，可采用高频率和低容量的通气，加强与麻醉团队的术中合作，是该手术的关键。

经腋中线进腔镜，光源位于刀柄器械顶端，配置 4~5mmHg 压力充气建立人工气胸的装置。两个 5mm 操作孔定位在体外操作入路三角的另外 2 点，第三个操作入口为改善胸腔术野暴露是必要的。对于实质组织，优先使用热组织熔合（LigaSure）系统，既止血，也可以防止术后漏气。血管处理根据血管蒂的直径大小来决定，可应用血管夹、预制结（EndoLoop）结扎，或仅通过热组织熔合（LigaSure）闭合血管。儿童支气管是柔软的，应用 EndoLoop 结扎足够，不需要气管残端闭合器。在隔离症手术中，体循环动脉从手术开始就被结扎切断，静脉回流可能会变化，但与支气管动脉血供没有关系。

胸腔引流管平均留置 48~72 小时，经预先夹管测试确认没有漏气后，才可拔出引流。由于患儿皮肤缺乏张力，弹性绷带加压包扎 48 小时，引流管拔出后一天经 X 线拍片没有问题，第二天可以出院。

结论

由于先天性肺发育畸形四种传统类型的组织学之间存在重叠，传统分类目前似乎仍有不完善之处。阐述了导致胎儿气道畸形引发气道阻塞以及肺发育不良的发病机制。

在出现症状时切除肺先天性畸形病变已达成共识。先天性囊性畸形的最佳切除时间为出生后 6 个月 ~2 年。如果决定切除，因考虑到较高的并发症发生率，应在并发症发生前采取临床干预。欧洲特别工作组（European Task Force）建议，未经手术治疗的稳定囊性病变应在成年后仍进行随访，但未给出最佳的随访评估频率。由于先天性肺发育畸形的出生后自然转归病史仍是一个谜，因此仍需对患者进行长期观察，以完善认识。

（李　军　译，叶波　校）

参考文献

1　Morrisey E, Hogan B. Preparing for the first breath: genetic and cellular mechanisms in lung development. *Dev Cell* 2010; 18:8–23.

2　Alescio T, Cassigni A. Induction in vitro of tracheal buds by pulmonary mesenchyme grafted on tracheal epithelium. *J Exp Zool* 1962; 150: 83–94.

3　Min H, Danilenko DM, Scully SA, et al. FGF-10 is required for both limb and lung development and exhibits striking functional similarity to *Drosophila* branchless. *Genes Dev* 1998; 12:3156–61.

4　Sekine K, Ohuchi H, Fujiwara M, et al. FGF10 is essential for limb and lung formation. *Nat Genet* 1999; 21:138–41.

5　Peters K, Werner S, Liao X, et al. Targeted expression of a dominant negative FGF receptor blocks branching morphogenesis and epithelial differentiation of the mouse lung. *EMBO J* 1994; 13:3296–301.

6　Jancelewicz T, Nobuhara K, Howgood S. Laser microdissection allows detection of abnormal gene expression in cystic adenomatoid malformation of the lung. *J Pediatr Surg* 2008; 43:1044–51.

7　Liechty KW, Crombleholme TM, et al. Elevated platelet-derived growth factor-B in congenital cystic adenomatoid malformations requiring fetal resection. *J Pediatr Surg* 1999; 34:805–9.

8　Guseh JS, Bores SA, Stanger BZ, et al. Notch signaling promotes airway mucous metaplasia and inhibits alveolar development. *Development* 2009; 136:1751–9.

9　Bellusci S, Grindley J, Emoto H, et al. Fibroblast growth factor 10 (FGF10) and branching morphogenesis in the embryonic mouse lung. *Development* 1997; 124:4867–78.

10　Jesudason EC, Smith NP, Connell MG, et al. *Am J Respir Cell Mol Biol* 2005; 32:118–27.

11　Clark JC, Tichelaar JW, Wert SE, et al. FGF-10 disrupts lung morphogenesis and causes pulmonary adenomas in vivo. *Am J Physiol Lung Cell Mol Physiol* 2001; 280:L705–15.

12　Gonzaga S, Henriques-Coelho T, Davey M, et al. Cystic adenomatoid malformations are induced by localized FGF10 overexpression in fetal rat lung. *Am J Respir Cell Mol Biol* 2008; 39:346–55.

13　Wagner AJ, Stumbaugh A, Tigue Z, et al. Genetic analysis of congenital cystic adenomatoid malformation reveals a novel pulmonary gene: fatty acid binding protein-7 (brain type). *Pediatr Res* 2008; 64:11–6.

14　Langston C. New concepts in the pathology of congenital lung malformations. *Semin Pediatr Surg* 2003; 12:17–37.

15　Carsin A, Mely L, Chrestian MA, et al. Association of three different congenital malformations in a same pulmonary lobe in a 5-year-old girl. *Pediatr Pulmonol* 2010; 45:832–5.

16　Davenport M, Warne SA, Cacciaguerra S, et al. Current outcome of antenally diagnosed cystic lung disease. *J Pediatr Surg* 2004; 39:549–56.

17　Witlox RS, Lopriore E, Oepkes D. Prenatal interventions for fetal lung lesions. *Prenat Diagn* 2011; 31:628–36.

18　Hadchouel A, Benachi A, Delacourt C. Outcome of prenatally diagnosed bronchial atresia. *Ultrasound Obstet Gynecol* 2011; 38:119.

19　Yoshitomi T, Hidaka N, Yumoto Y, et al. Grayscale and Doppler sonographic evaluation of response to in utero treatment of hydrops fetalis caused by extralobar pulmonary sequestration. *J Clin Ultrasound* 2012; 40:51–6.

20　Wilson RD, Hedrick HL, Liechty KW, et al. Cystic adenomatoid malformation of the lung: review of genetics, prenatal diagnosis, and in utero treatment. *Am J Med Genet A* 2006; 140:151–5.

21　Stanton M, Njere I, Ade-Ajayi N, et al. Systematic review and meta-analysis of the postnatal management of congenital cystic lung lesions. *J Pediatr Surg* 2009 May; 44:1027–33.

22　Lecomte B, Hadden H, Coste K, et al. Hyperechoic congenital lung lesions in a non-selected population: from prenatal detection till perinatal management. *Prenat Diagn* 2009; 29:1222–30.

23　Deprest JA, Devlieger R, Srisupundit K, et al. Fetal surgery is a clinical reality. *Semin Fetal Neonatal Med* 2010; 15:58–67.

24　Kitano Y, Sago H, Hayashi S, et al. Aberrant venous flow measurement may predict the clinical behavior of a fetal extralobar pulmonary sequestration. *Fetal Diagn Ther* 2008; 23:299–302.

25　Salomon LJ, Audibert F, Dommergues M, et al. Fetal thoracoamniotic shunting as the only treatment for pulmonary sequestration with hydrops: favorable long-term outcome without postnatal surgery. *Ultrasound Obstet Gynecol* 2003; 21:299–301.

26　Adzick NS. Open fetal surgery for life-threatening fetal anomalies. *Semin Fetal Neonatal Med* 2010 Feb;15:1–8.

27　Sauvat F, Michel JL, Benachi A, et al. Management of asymptomatic neonatal cystic adenomatoid malformations. *J Pediatr Surg* 2003; 38:548–52.

28　Lababidi Z, Dyke PC 2nd. Angiographic demonstration of spontaneous occlusion of systemic arterial supply in pulmonary sequestration. *Pediatr Cardiol* 2003; 24:406–8.

29　De Baets F, Van Daele S, Schelstraete P, Asphyxiating tracheal bronchogenic cyst. *Pediatr Pulmonol* 2004; 38:488–90.

30　Mawatari T, Itoh T, Hachiro Y, et al. Large bronchial cyst causing compression of the left atrium. *Ann Thorac Cardiovasc Surg* 2003; 9:261–3.

31　Turkyilmaz A, Aydin Y, Ogul H, Eroglu A. Total occlusion of the superior vena cava due to bronchogenic cyst. *Acta Chir Belg* 2009; 109:635–8.

32　Sarper A, Ayten A, Golbasi I, et al. Bronchogenic cyst. *Tex Heart Inst J* 2003; 30:105–8.

33　Pages ON, Rubin S, Baehrel B. Intra-esophageal rupture of a bronchogenic cyst.*Interact Cardiovasc Thorac Surg* 2005; 4:287–8.

34　Laberge JM, Puligandla P, Flageole H. Asymptomatic congenital lung malformations. *Semin Pediatr Surg* 2005; 14:16–33.

35　Pelizzo G, Barbi E, Codrich D, et al. Chronic inflammation in congenital cystic adenomatoid malformations; an underestimated risk factor? *J Pediatr Surg* 2009; 44:616–9.

36　Ozcan C, Celik A, Ural Z, et al. Primary pulmonary rhabdomyosarcoma arising within cystic adenomatoid malformation: a case report and review of the literature. *J Pediatr Surg* 2001; 36:1062–5.

37　Adirim TA, King R, Klein BL. Radiological case of the month. Congenital cystic adenomatoid malformation of the lung and pulmonary blastoma. *Arch Pediatr Adolesc Med* 1997; 151:1053–4.

38　Murphy JJ, Blair GK, Fraser GC, et al. Rhabdomyosarcoma arising within congenital pulmonary cysts: report of three cases. *J Pediatr Surg* 1992; 27:1364–7.

39　Jakopovic M, Slobodnjak Z, Krizanac S, Samarzija M. Large cell carcinoma arising in bronchogenic cyst. *J Thorac Cardiovasc Surg* 2005; 130:610–2.

40　Stocker JT. Cystic lung disease in infants and children. *Fetal Pediatr Pathol* 2009; 28:155–84.

41　Priest JR, Williams GM, Hill DA, et al. Pulmonary cysts in early childhood and the risk of malignancy. *Pediatr Pulmonol* 2009; 44:14–30.

42　Lantuejoul S, Nicholson AG, Sartori G, et al. Mucinous cells in type 1 pulmonary congenital cystic adenomatoid malformation as mucinous bronchioloalveolar carcinoma precursors. *Am J Surg Pathol* 2007; 31:961–9.

43　Nasr A, Himidan S, Pastor AC, et al. Is congenital cystic adenomatoid malformation a premalignant lesion for pleuropulmonary blastoma? *J Pediatr Surg* 2010; 45:1086–9.

44　MacSweeney F, Papagiannopoulos K, Goldstraw P, et al. An assessment of the expanded classification of congenital cystic adenomatoid malformations and their relationship to malignant transformation. *Am J Surg Pathol* 2003; 27:1139–46.

45　Ioachimescu OC, Mehta AC. From cystic pulmonary airway malformation, to bronchioloalveolar carcinoma and adenocarcinoma of the lung. *Eur Respir J* 2005; 26:1181–7.

46　Stacher E, Ullmann R, Halbwedl I, et al. Atypical goblet cell hyperplasia in congenital cystic adenomatoid malformation as a possible preneoplasia for pulmonary adenocarcinoma in childhood: a genetic analysis. *Hum Pathol* 2004; 35:565–70.

47　Laje P, Martinez-Ferro M, Grisoni E, Dudgeon D. Intraabdominal pulmonary sequestration: a case series and review of the literature. *J Pediatr Surg* 2006; 41:1309–12.

48　Osaki T, Kodate M, Takagishi T, et al. Unique extralobar sequestration with atypical location and aberrant vessels. *Ann Thorac Surg* 2010; 90:1711–2.

49　Carrasco R, Castañón. M, San Vicente B. Extralobar infradiaphragmatic pulmonary sequestration with a digestive communication. *J Thorac Cardiovasc Surg* 2002; 123:188–9.

50　Corbett HJ, Humphrey GM. Pulmonary sequestration. *Paediatr Respir Rev* 2004; 5(1):59–68.

51　Hofman FN, Pasker HG, Speekenbrink RG. Hemoptysis and massive hemothorax as presentation of intralobar sequestration. *Ann Thorac Surg* 2005; 80:2343–4.

52　Millendez MB, Ridout E, Pole G, Edwards M. Neonatal hyperreninemia and hypertensive heart failure relieved with resection of an intralobar pulmonary sequestration. *J Pediatr Surg* 2007; 42:1276–8.

53　Curros F, Chigot V, Emond S, et al. Role of embolisation in the treatment of bronchopulmonary sequestration. *Pediatr Radiol* 2000; 30:769–73.

54　Tokel K, Boyvat F, Varan B. Coil embolization of pulmonary sequestration in two infants: a safe alternative to surgery. *AJR Am J Roentgenol* 2000; 175:993–5.

55　Olutoye OO, Coleman BG, Hubbard AM, Adzick NS. Prenatal diagnosis and management of congenital lobar emphysema. *J Pediatr Surg* 2000; 35:792–5.

56　Andersen JB, Mortensen J, Damgaard K, et al. Fourteen-year-old girl with endobronchial carcinoid tumour presenting with asthma and lobar emphysema. *Clin Respir J* 2010; 4:120–4.

57　Mani H, Suarez E, Stocker JT. The morphologic spectrum of infantile lobar emphysema: a study of 33 cases. *Paediatr Respir Rev* 2004; 5 (Suppl A):S313–20.

58　Kanamori Y, Iwanaka T, Shibuya K. Congenital lobar emphysema caused by a very rare great vessel anomaly (left aortic arch, right descending aorta and left ligamentum arteriosum). *Pediatr Int* 2008; 50:594–6.

59　Carrol ED, Campbell ME, Shaw BN, Pilling DW. Congenital lobar emphysema in congenital cytomegalovirus infection. *Pediatr Radiol* 1996:900–2.

60 Kennedy CD, Habibi P, Matthew DJ, Gordon I. Lobar emphysema: long-term imaging follow-up. *Radiology* 1991; 180:189–93.

61 Adzick NS, Harrison MR, Crombleholme TM, et al. Fetal lung lesions: management and outcome. *Am J Obstet Gynecol* 1998; 179:884–9.

62 Seong YW, Kang CH, Kim JT, et al. Video-assisted thoracoscopic lobectomy in children: safety, efficacy, and risk factors for conversion to thoracotomy. *Ann Thorac Surg* 2013 Apr; 95:1236–42.

63 Conforti A, Aloi I, Trucchi A, et al. Asymptomatic congenital cystic adenomatoid malformation of the lung: is it time to operate? *J Thorac Cardiovasc Surg* 2009; 138:826–30.

64 de Krijger RR, Claessen SM, van der Ham F, et al. Gain of chromosome 8q is a frequent finding in pleuropulmonary blastoma. *Mod Pathol* 2007; 20:1191–9.

65 Vargas SO, Korpershoek E, Kozakewich HP, et al. Cytogenetic and p53 profiles in congenital cystic adenomatoid malformation: insights into its relationship with pleuropulmonary blastoma. *Pediatr Dev Pathol* 2006; 9(3):190–5.

66 Hill DA, Jarzembowski JA, Priest JR, et al. Type I pleuropulmonary blastoma: pathology and biology study of 51 cases from the international pleuropulmonary blastoma registry. *Am J Surg Pathol* 2008; 32:282–95.

67 Priest JR, Hill DA, Williams GM, et al. Type I pleuropulmonary blastoma: a report from the International Pleuropulmonary Blastoma Registry. *J Clin Oncol* 2006; 24:4492–8.

68 Rothenberg SS. First decade's experience with thoracoscopic lobectomy in infants and children. *J Pediatr Surg* 2008; 43:40–5.

8 肺减容术治疗晚期肺气肿

Nathaniel Marchetti，Gerard J. Criner

序言

慢性阻塞性肺疾病（chronic obstructive pulmonary disease，COPD）是与其他疾病不同的世界范围内共性问题，其发病率和死亡率均在上升。预计到 2020 年在美国 COPD 将成为导致死亡的第三大病因[1]。COPD 的治疗重点包括戒烟、应用支气管扩张剂、氧疗、肺康复、肺减容术（lung volume reduction surgery，LVRS）、移植和并发症的治疗[2]。其中许多干预措施可能会改善呼吸困难和生活质量，仅在静息时低氧血症予补充氧气[3,4]、戒烟[5]及 LVRS[6,7]与降低 COPD 的死亡率相关。本章将回顾 LVRS 在晚期 COPD 患者治疗中的作用，并探讨在国外获准但目前在美国正进行研究的支气管镜介入微创肺减容技术的现状。

肺减容术在 COPD 治疗中的理论基础

COPD 是肺终末小气道慢性炎症渐进性加重导致小气道阻塞，并继发主要以肺小气道为主的病损和肺气肿的疾病。小气道因为慢性炎症、平滑肌过度增生、支气管周围组织纤维化和黏液阻塞而导致管腔狭窄。肺气肿时，肺泡壁的破坏失去了对终末小气道的牵引支撑，出现小气道的呼气相塌陷。大多数 COPD 患者都伴有混合型的小气道阻塞和肺气肿，但有些患者以其中某一种病理特征为主。肺泡充气和排空的速度取决于**肺顺应性**与**气道阻力**的乘积，即呼气时间常数。肺气肿患者的肺顺应性和气道阻力都增加，两者阻碍肺排空并使肺过度膨胀。随着肺气肿的进展，由于肺顺应性、胸壁弹性回缩力的减低分别引起肺过度膨胀和气体潴留，肺总量（total lung capacity，

TLC）和残气量（residual volume，RV）都增加。运动时，呼吸频率增加使肺排空时间减少，呼气末肺容量（end-expiratory lung volume，EELV）进一步增高，导致动态性肺过度充气[8]。图 8.1 显示重度 COPD 在运动期间肺容积的增加，EELV 在运动时上升，限制了运动期间潮气量的正常增加。肺在静息状态和运动状态过度充气是 COPD 呼吸困难的最主要原因，使呼吸做功增加和吸气肌处于机械性不利状态。此外，肺静态时肺极度膨胀和 COPD 患者的死亡率增加有关[9]。显而易见，肺容积的减低将提高呼吸肌的功能和运动能力，弄清楚 LVRS 如何提高第 1 秒用力呼气容积（forced expiratory volume in 1 second，FEV_1）不是那么简单。最初认为 LVRS 主要通过增加肺弹性回缩力来改善肺功能（FEV_1），但是，尽管 LVRS 确实改善了肺回缩力，但不能完全解释肺减容后 FEV_1 增加的原因。因为术前肺弹性回缩力与 LVRS 后 FEV_1 的增加没有显著相关[10]。LVRS 可能通过"调整"肺的大小以更好地匹配胸廓内空间来改善肺功能[11,12]。LVRS 后由于 RV 的下降幅度大于 TLC，因此 LVRS 后肺活量（VC）增加。如果 VC 增加，则 FEV_1 应该增加，因为 FEV_1=FEV_1/FVC×FVC（用力呼气量）[11,12]。假设如果通过 LVRS 只切除肺囊疱，肺顺应性将不会变化，因为这些空出来的空间（囊肿和大疱）对肺的弹性本身没有改善。这种情况下，RV 会随着囊肿和大疱的切除而下降，而 TLC 也会减少。但由于切除后肺相对于胸腔的容积适应度变化，使呼吸肌将处于更理想的收缩前长度，产生更有效的呼吸功并增加 TLC。因此 RV 会比 TLC 下降得更多，并产生更大的 VC。这个理论可解释为什么 LVRS 在异质性疾病（译者注：非均质肺气肿）中更有效[11,12]。

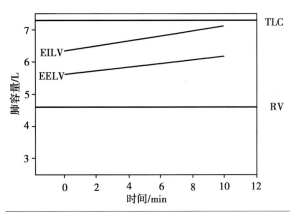

图 8.1　运动期间测量的肺容积显示动态进行性过度充气趋势。EELV 在整个运动过程中上升，直至达到临界点，潮气量不再增加。EILV，吸气末肺容量；EELV，呼气末肺容量；TLC，肺总量；RV，残气量

肺减容术探索历程

Brantigan 首次开创通过切除气肿的肺组织手术，以减少严重过度膨胀肺气肿患者的肺容积[13]。虽然许多存活患者报告病情有所改善，但围术期死亡率为 18%，术后肺功能未进行系统测量。由于手术死亡率高，没有客观结果记录疗效，该手术没有被广泛接受。1995 年，Cooper 报告 20 例双侧 LVRS 的结果，结果显示肺生理和 6 分钟步行距离（6-minute walk distance，6-MWD）有了明显的改善后被重新提出[14]。此后不久，Cooper 发表了 150 例 LVRS 病例成果，报道 90 天内手术死亡率为 4%。比较手术前、后的 FEV_1（0.70L［预计值 25%］到 1.0L［预计值 38%］，$P<0.000\ 1$）、RV（6.0L［预计值 288%］到 4.3L［预计值 205%］，$P<0.001$）、TLC（8.4L［预计值 143%］到 7.2L［预计值 125%］，$P<0.001$），全部显著改善[15]。随后，无对照组系列报告和病例报道表明 LVRS 对选择性肺气肿手术患者是有益处的。1999 年 Criner 等首次报道了随机对照试验评估 LVRS 的有效性[16]。这项研究中，37 名受试者被随机分为 LVRS 组或继续接受优质内科保健的肺康复组，非手术组受试者可以在继续肺恢复时期之后行手术治疗。研究者们发现 LVRS 组和内科治疗组相比可以显著改善 FEV_1、TLC、RV、$PaCO_2$、6-MWD、心肺运动试验中耗氧量（VO_2）及术后 3 个月的生活质量[16]。随后的一项随机对照试验将 48 例 LVRS 患者与最佳内科治疗组比较，结果显示 FEV_1、TLC、RV 和穿梭步行距离试验均有改

善[17]。5 名存活的外科患者手术后没有改善，并且这 5 位受试者肺 CT 图像上均有弥漫性气肿。这两项研究都没有评估 LVRS 的生存率。美国医疗保险和补助服务中心（Centers for Medicare and Medicaid Services，CMS）1995 年 10 月~1996 年 1 月间该程序代码的使用率有所提高，711 例 LVRS 1 年死亡为 26%，远远高于文献中报道的数据[18]。医疗研究和医疗质量机构（Healthcare Research and Quality，AHRQ）和 CMS 两家机构都认为一些患者确实受益于 LVRS，但是他们建议进行一项前瞻性试验研究，以研究 LVRS 对术后全面、长期随访的受试者疗效。

美国国家肺气肿治疗试验计划

关于 LVRS 的大多数数据都来自美国国家肺气肿治疗试验（national emphysema treatment trial，NETT），它是包括肺康复在内的最佳内科治疗与最佳内科治疗加 LVRS 比较的一个多中心前瞻性随机对照试验[19]。该试验旨在检查 LVRS 对生存和运动表现的共同终点（coprimary endpoints）影响。次要结果包括 LVRS 与最佳内科治疗比较两组之间对于肺功能、患者症状和生活质量的影响。NETT 试图招募高分辨 CT（high-resolution CT，HRCT）检查有中度至重度双侧严重肺气肿且没有其他并发症的患者，合并其他疾病将影响数据的收集或受试者完成试验的能力。表 8.1 和表 8.2 分别列出了入选和排除的标准。所有受试者在随机化之前均接受了内科治疗和肺康复治疗；肺康复治疗分三个不同阶段实施，分为随机分组前（16~20 次，持续 6~10 周）、随机分组后（10 次，持续 8~9 周）和维持治疗研究期间。

表 8.1　NETT 的入选标准

病史和体格检查符合肺气肿
CT 扫描证据的双侧肺气肿
使用支气管扩张药康复前 TLC ≥ 100% 预计值
使用支气管扩张药康复前 RV ≥ 150% 预计值
康复前 FEV_1（支气管扩张剂前后的最大值）≤ 预测值的 45%；如果年龄 ≥ 70 岁，康复前 FEV_1（支气管扩张剂之前和之后的最大值）≥ 预测值的 15%
康复前的室内空气，静息 $PaCO_2$ ≤ 60mmHg（高海拔时 ≤ 55mmHg）
康复前的室内空气，静息 PaO_2 ≥ 45mmHg（高海拔时 ≥ 30mmHg）

续表

康复前血浆可替宁 ≤ 13.7ng/ml（如果不使用尼古丁产品）或康复前动脉一氧化碳结合血红蛋白 ≤ 2.5%（如果使用尼古丁产品）
随机分组时 BMI ≤ 31.1（男性）或 ≤ 32.3（女性）
初诊前 4 个月的不吸烟者（烟草制品）
有下列情况中的任何一项均需由心脏病专家批准手术：不稳定型心绞痛，无法从超声心动图估计左心室射血分数，左心室射血分数 <45%，多巴酚丁胺 - 放射性核素心脏扫描表明冠状动脉疾病或心室功能障碍，>5 次期前收缩 / 分钟（静息），静息心电图期间发现窦性心律不齐或房性期前收缩，S3 奔马律
完成所有康复前评估
研究医师判断患者完成康复计划后可能被批准手术
完成所有康复后和随机分配评估

表 8.2　NETT 排除标准

CT 扫描发现弥漫性肺气肿不适合 LVRS 的证据
先前的 LVRS 治疗史（激光或切除术）
胸膜间质疾病
巨型大疱（≥一侧肺总量 1/3）
临床病情显著的支气管扩张
需要手术的肺结节
先前的胸骨切开术或肺叶切除术
6 个月内的心肌梗死和射血分数 <45%
6 个月内充血性心力衰竭病史，射血分数 <45%
不可控制的高血压（收缩压 >200mmHg 或舒张压 >110mmHg）
肺动脉高压：右心导管测定平均肺动脉压 ≥ 35mmHg（在高海拔 ≥ 38mmHg）或右心导管测肺动脉压收缩峰值 ≥ 45mmHg（在高海拔 ≥ 50mmHg）；如果肺动脉压收缩峰值在超声心动图 >45mmHg，需要右心导管排除肺动脉高压
就诊前 90 天内意外的无法解释的体重损失 >10% 的正常体重或在就诊前的 90 天内意外的可以解释的体重损失 >10% 的正常体重
每日痰量有临床意义的反复感染史
每天使用大于 20mg 的泼尼松或其等效药物
与运动有关的晕厥病史
静息性心动过缓（<50 次 / 分钟），频繁的多源室早或复杂的室性心律不齐或持续性 SVT（室上性心动过速）
在运动测试或训练过程发现对患者构成风险的心脏节律不整
静息时需要吸氧或者吸氧时需要 6L/min 才能达到维持 90% 氧饱和度
预期会影响生存的全身性疾病或患肿瘤证据
任何可能干扰测试，治疗或随访完成的疾病或状况
6-MWD（最大步行距离）≤ 140m
无法成功完成任何筛选或入组干预前数据收集程序

手术与麻醉过程

所有 17 个研究中心均进行 LVRS，其中 8 个行正中胸骨切开术（median sternotomy，MS）入路，另外 3 个采用电视辅助胸腔镜手术（video-assisted thoracoscopic surgery，VATS），其余 6 个中心将受试者随机分入 MS 或者 VATS 组。手术医生切除每个病变肺最严重的区域，切除范围为总肺组织的 25%~30%，同时为把术后余肺漏气降至最低，允许术者酌情使用加固缝合材料加固缝合器的切缘。所有 MS 患者均接受胸段硬膜外置管进行围术期疼痛管理，所有患者均需在 2 小时内拔除。除此之外，为提高肺呼吸功能，患者术后第一天都要进行胸式呼吸训练和理疗[19]。

数据分析

研究者使用意向性治疗分析并报告整个队列的结果，NETT 指导委员会事先界定受试者 10 瓦特（watt，W）的运动能力变化和圣乔治呼吸问卷（St George respiratory questionnaire，SGRQ）8 分的改善，是具有高并发症率和死亡率的外科手术显著临床意义的变化界点。因为 NETT 其中一个主要目标先确定哪些受试者将受益于 LVRS，研究者在试验开始前界定出以下预后因素：年龄、FEV_1% 预测值、$PaCO_2$、RV 百分比预测值、放射性核素肺扫描灌注分布，以及均质性或非均质性肺气肿 HRCT 分布状态和胸部 X 线过度充气的表现[19,20]。在数据收集工作完成之前，数据和安全监测委员会（Data and Safety Monitoring Board，DSMB）和指导委员会同时监测以下检测指标：一氧化碳弥散量（diffusion capacity of carbon monoxide，DL_{CO}）、最大运动能力、RV/TLC 比值、1 分钟呼出气量与二氧化碳排量比，以及上叶为主型肺气肿存在与否、呼吸困难程度、生活质量、种族或族裔群体和性别。

美国国家肺气肿治疗试验结果

NETT 初期结果

2003 年，对患者进行平均 29.2 个月的随访后，NETT 公布了第一份初期结果的报告[20]。共筛选 3 777 名受试者，其中 1 218 名受试者随机分配为最佳内科治疗组（610 例）和 LVRS 组（608 例）。几乎所有被随机分到 LVRS 组受试者

(580/608，［95.4%］)都接受了 LVRS 治疗(其中经 MS 入路手术 LVRS 406 例［70%］，VATS 174 例［30%］)，21 例(3.5%)拒绝行 LVRS，随机分组后 7 例(1.2%)不适合行外科 LVRS 治疗。与内科治疗组相比 LVRS 组(7.9%［95% CI:5.9~10.3］vs 1.3%［95% CI:0.6~2.6］;$P<0.001$)90 天死亡率明显偏高。随访期间(平均 29.2 个月)，所有受试者总死亡率在 LVRS 和内科治疗组间无差异(相对危险度［RR］1.01，$P<0.90$)，尽管外科组早期(90 天)死亡率增高[20]。接受 LVRS 受试者中，6、12 和 24 个月的运动能力分别有 28%、22% 和 15% 提高 10 瓦特(W)以上，而单独内科治疗同一时间点分别改善率分别为 4%、5% 和 3%($P<0.001$)。接受 LVRS 患者比单独接受内科治疗的患者更有可能改善 FEV_1、6-MWD、呼吸困难和生活质量[20]。

肺减容术死亡高风险亚组的识别

NETT 指导委员会预先设定 30 天死亡率 >8% 作为每组试验的结束终点。研究人员发现，$FEV_1 \leq 20\%$ 预计值和 $DL_{CO} \leq 20\%$ 预计值或 HRCT 图像表现均质型肺气肿 LVRS 术后患者，30 天死亡率 16%，高于内科组的 0%($P<0.001$)。且 LVRS 术后存活患者在运动能力和生活质量上实现预期显著改善的可能性很低。因此，由于高并发症率和死亡率，$FEV_1 \leq 20\%$ 预计值的患者无论是 $DL_{CO} \leq 20\%$ 或均质型肺气肿，都不应行 LVRS[21]。排除高危人群后，其余 1 078 名受试者中 LVRS 组和内科治疗组 30 天死亡率分别为 2.2% 与 0.2%($P<0.001$)。LVRS 组 90 天死亡率(5.2%)与内科治疗组(1.5%)相比较差异显著($P<0.05$)。非高风险手术受试组和单独内科治疗组相比，LVRS 对 6-MWD、最大运动能力、FEV_1% 预计值和生活质量均有显著改善[21]。

非高危 NETT 患者肺减容术组预后

NETT 主要目标之一是确定哪些晚期肺气肿患者将受益于 LVRS。NETT 证实影响死亡率差异和随机分组前和术后恢复运动能力差异的唯一因素是 CT 图像中肺气肿颅尾侧分布的不同(译者注:上下叶分布)。同时，影响 24 个月最大运动能力改善的唯一因素亦是肺气肿的颅尾侧分布差异。根据运动能力(高与低)和肺气肿分布(上叶为主型气肿与非上叶为主型肺气肿)，将患者分为四个亚组。心肺功能测试的最大运

动负荷被定义为女性 <25W，男性 <40W。与单纯内科治疗组相比，LVRS 治疗的上叶为主型肺气肿和运动能力低组具有显著的死亡率改善获益($P=0.005$)。LVRS 组患者更容易在 24 个月时最大运动能力达到 >10W 的改善(30% vs 0%，$P<0.001$)和 SGRQ 问卷评分 >8 分的改善(48% vs 10%，$P<0.001$)。在上叶为主型肺气肿和表现高运动能力组中，LVRS 无生存优势，尽管 LVRS 能使这一组在 24 个月运动能力超过 10W 的提高(15% vs 3%，$P=0.001$)和 SGRQ>8 分改善(41% vs 11%，$P<0.001$)[20]。肺气肿非上叶为主且运动能力低的 LVRS 组没有生存优势($P=0.49$)或者没有改善 24 个月运动能力优势(12% vs 7%，$P=0.50$)，但是他们更有可能提高 24 个月 SGRQ 评分(37% vs 7%，$P=0.001$)。肺气肿非上叶为主型且高运动能力的 LVRS 组死亡风险增加($P=0.02$)，运动能力改善无差异(均 3%，$P=1.0$);24 个月的 SGRQ(15% vs 12%，$P=0.61$)无差异[20]。

总之，NETT 研究表明平均随访时间至 29.2 个月时，即使排除高风险组，LVRS 组与最佳内科治疗组相比并没有生存优势。然而，LVRS 确实改善了运动能力，减少了呼吸困难，改善了生活质量。NETT 的数据表明，对于那些肺气肿上叶为主型且低运动能力的患者来说，LVRS 确实比单纯最佳内科治疗组更有生存优势。NETT 研究者意识到，平均随访只有 2.4 年或许时间不够，并建议该小组继续随访，以明确 LVRS 对晚期肺气肿的长期效果。

NETT 受试者的长期随访

2004 年 6 月前临床中心持续随访 NETT 登记患者，完成定期随诊、年度测验各项指标和完成生活质量问卷。临床中心和社会保障死亡档案审查更新长期生存资料。共 1 218 例纳入 NETT 受试者，平均随访时间 4.3 年，接受 LVRS 治疗患者较内科治疗组展现出长期生存优势(图 8.2A)。LVRS 人均年死亡率 0.11，内科治疗组为 0.13($RR=0.85$，$P=0.02$)。总而言之，尽管如预期那样 LVRS 后的早期手术死亡率立即上升，但长期生存仍得到改善[6]。数据分析表明，排除高危人群后生存优势相似($RR=0.82$，$P=0.02$，图 8.2B)。运动能力在 LVRS 后 1、2、3 年分别有 23%、15%、9% 提高 >10W，显著高于单纯内科治疗组(5%、3%、

1%，P<0.001）。LVRS 后 1、2、3、4 和 5 年 SGRQ 分别 40%、32%、20%、10% 和 13% 改善 >8 分，单纯内科治疗组分别为 9%、8%、8%、4% 和 7%。4 年内两者 SGRQ 改善差异显著（第 1~3 年，P<0.001；第 4 年，P=0.005）。上叶为主型肺气肿且低运动能力组中，接受 LVRS 死亡率明显降低（RR=0.57，P=0.01，图 8.2C），同时有运动能力表现出 >10W 的显著改善（RR=0.57，P=0.01，图 8.2C），SGRQ 生活质量评价有 8 分以上持续 3 年的改善。上叶为主型肺气肿且高运动能力组无生存优势（RR=0.86，P=0.19，图 8.2D），但在接受 LVRS

的长期随访期间，更多受试者最大运动能力增强了 >10W，SGRQ 改善了 8 分以上[6]。非上叶为主型肺气肿且低运动能力组，LVRS 不能提供生存优势或者改善运动能力。同时和内科治疗相比，LVRS 受试者更有可能 SGRQ>8 分的改善，这一优势在第 3 年就消失了。和单纯内科治疗组相比，非上叶为主型肺气肿且高运动能力组接受 LVRS 治疗的患者不能获得生存优势，既不可能明显提高运动能力（>10W）也不可能改善生存质量（SGRQ 改善 >8 分）[6]。长期随访的 NETT 受试者，不仅再次证实 LVRS 对上叶为主型晚期肺气肿患者是

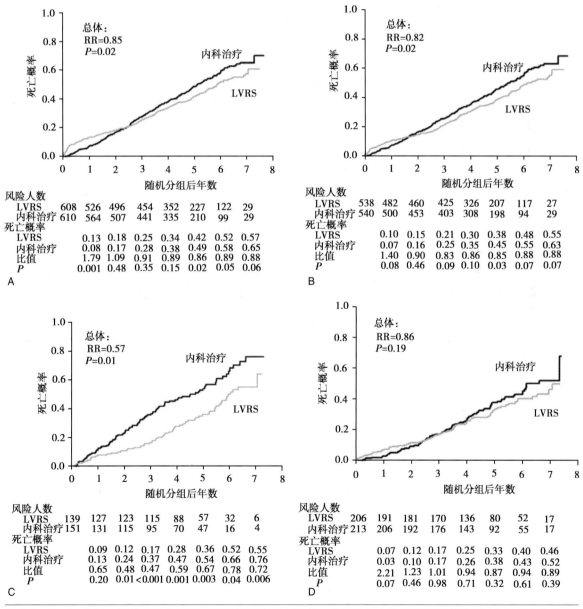

图 8.2 Kaplan-Meier 评估随机化 LVRS 后的年累计死亡概率。总相对危险度（RR）和 P 值代表 4.3 年的中位随访。每图下方显示的是每组患病风险的人数，每组死亡的概率，每年的 RR（LVRS vs 内科治疗）和概率差异的 P 值。A. 所有患者（n=1 218）。B. 非高危患者（n=1 078）。C. 上叶为主和低运动能力型（n=290）。D. 上叶为主和高运动能力型（n=419）。LVRS，肺减容术（Reprinted with permission from Naunheim et al.，Ann Thorac Surg 2006）

有益的,而且也证明这些受益是持久的。益处包括在运动和生活质量、呼吸困难、肺功能方面的临床指标显著改善,以及为那些低运动能力患者,提高了生存优势。非上叶为主型肺气肿在 LVRS 中没有生存优势(不论运动能力基线如何),尽管上叶为主型且低运动能力患者组生活质量有改善,但不持久。大多数专家都认为,这一群体的风险/受益比率是不满意的,且非上叶为主型肺气肿患者不应该行 LVRS。除了作为 NETT 协议部分的主要和次要结果外,还有许多其他分析结论阐述了对肺气肿 LVRS 病理生理学的深入认识。

肺减容术后死亡率及心肺并发症率

研究人员调查 511 名接受 LVRS 的非高危受试者数据,发现 90 天死亡率为 5.5%。手术死亡率的唯一预测因素是存在非上肺为主型肺气肿,相对比(relative odds,RO)为 2.99($P=0.009$)。手术中 91% 受试者无并发症,2.2% 有短暂性低氧血症,1.2% 发生心律失常。且 58.7% LVRS 患者术后 30 天内至少发生一种并发症,其中心律失常最常见(23.5%)。肺炎发生率为 18.2%,其中 21.8% 至少需气管插管一次,11.7% 患者再次进入 ICU,8.2% 患者需要气管切开术。有 5.1% 接受 LVRS 的患者术后 3 天不能拔管[22]。

受试者 30 天的严重肺和心血管并发症发生率分别为 29.8%、20%。多因素 logistic 回归分析显示肺并发症率高的相关因素为老年患者($RO=1.05$,$P=0.02$)、FEV$_1$ 较低($RO=0.97$,$P=0.05$)、DL$_{CO}$ 较低($RO=0.97$,$P=0.01$)。心血管并发症率高的相关因素为随年龄增长($RO=1.07$,$P=0.004$)、术前使用糖皮质激素($RO=1.72$,$P=0.04$)和非上叶型为主型肺气肿($RO=2.67$,$P<0.001$)[22]。

肺减容术后漏气

术后 30 天内,90% LVRS 患者出现漏气,平均持续时间为 7 天,尽管 12% 持续 30 天术后漏气。选择填充支撑物、吻合器或术中辅助手术(胸膜覆盖或胸膜粘连术),并没有改变 LVRS 术后漏气的发生率或持续时间。术后漏气危险因素是较低的 DL$_{CO}$、上叶为主型肺气肿,最重要因素是术前严重的胸膜粘连。白种人、FEV$_1$ 或 DL$_{CO}$ 较低者、上叶为主型肺气肿、应用吸入性糖皮质激素和胸膜粘连患者的漏气时间更长[23]。漏气者更有可能发生其他术后并发症(57% vs 30%,$P=0.000\ 4$)、住院

时间延长((11.8 ± 6.5)d vs(7.6 ± 4.4)d,$P=0.000\ 5$)。术后漏气与死亡率增加无关,只有 4.4% 合并术后漏气的受试者需要再次手术。

肺减容术入路:MS vs VATS

如前所述,LVRS 手术入路 17 个协作中心 8 个采用 MS,3 个中心应用 VATS 技术手术,其余 6 个中心随机采用 MS 或 VATS。两种手术入路 90 天死亡率无差别(MS 5.9% vs VATS 4.6%,$P=0.42$)[24]。两组术中失血量及输血量也无明显差异。MS 组平均手术时间缩短 21.7 分钟。MS 组术中低氧血症发生率低(0.8 vs 5.3%,$P=0.004$),术中并发症总体偏低(93.0 vs 86.2%,$P=0.02$)。MS 或 VATS 入路在术后并发症方面无统计学差异。漏气时间 MS 组与 VATS 组无显著性差异($P=0.01$),但 VATS 组住院时间中位数较短(10 天 vs 9 天,$P=0.01$)。LVRS 后 30 天,70.5% 的 MS 患者和 80.9% 的 VATS 患者恢复到独立日常生活($P=0.02$),但随机分组后 4 个月独立日常生活受试者人数没有差别。两种入路在 12、24 个月 LVRS 后功能预后无明显差异($P>0.05$)。LVRS 后 6 个月 VATS 比 MS 的总住院费用少 10 000 美元,分别为($61\ 481 \pm 3\ 189$)美元 vs($51\ 053 \pm 4\ 502$)美元,$P=0.005$[24]。MS 和 VATS 的总体结果、发病率和死亡率相似,但是 VATS 的恢复时间和相关费用更低。

肺减容术对 NETT 中 α_1- 抗胰蛋白酶缺乏症受试者的作用

NETT 随机分配入组 16 例(1.3%)严重的 α_1- 抗胰蛋白酶(α_1 antitrypsin,AAT)缺乏受试者(血清 AAT<80mg/dl),其中 10 例经 LVRS 治疗。AAT 缺乏症组,LVRS 2 年死亡率高于内科治疗组(20% vs 0%)。AAT 缺乏受试者在 FEV$_1$ 和运动能力方面的改善也较少,而且其益处也保持不持久[25]。基于这些资料和事实,许多 AAT 缺乏患者非上叶为主型疾病,大多数中心不主张 AAT 缺乏症患者行 LVRS。

肺减容术灌注闪烁扫描与患者选择

NETT 中,1 218 例受试者有 1 045 例术前进行灌注闪烁扫描显像,并在 LVRS 后进行回顾分析,以确定灌注闪烁成像是否能预测结果[26]。研究者制订一个事先关注上叶灌注试验计划方案,并将 <20% 全肺灌注总量者定义为低灌注。284

例上肺叶为主型肺气肿且低运动能力的受试者中,202例受试者上肺区域低灌注患者经LVRS治疗和内科治疗组相比死亡率显著减低($RR=0.56$,$P=0.008$);不同的是上肺区域高灌注的82名受试者死亡率没有改善($RR=0.97$,$P=0.62$)。404例上叶为主型肺气肿且运动能力高的受试者中,278例上肺区域低灌注受试者LVRS后,其死亡率和内科治疗组相比减低($RR=0.70$,$P=0.02$)。其余126例上叶为主型肺气肿、高运动能力且上肺区域高灌注受试者死亡率在LVRS和内科治疗组之间无差异($RR=1.05$,$P=1.0$)[26]。非上叶为主型肺气肿患者中,肺上区的灌注并不能预测LVRS效果。这些资料表明肺气肿以上叶为主型肺气肿,上叶区域低灌注受试者LVRS后生存率将提高。这项发现说明除单纯解剖学CT成像外,肺灌注闪烁扫描可以评估区域肺功能。

肺功能与肺减容术效果的预测

NETT随机进行LVRS的115例受试者中,一个亚组在基线期(译者注:baseline,入选临床试验但没有治疗干预之前的期间)测量了肺总量时静态肺弹性回缩力(static lung recoil at total lung capacity,SR_{TLC})和吸气阻力(inspiratory resistance,RI)。NETT对LVRS受试者术后分析以推断在基线期CT测量气肿的范围(肺减少的百分比)和气道壁厚度、上叶与下叶气肿的比率、RV/TLC、SR_{TLC}和RI能否帮助预测LVRS的预后。研究者们发现SR_{TLC}、RI和CT测量气道壁厚度不能预测LVRS术后FEV_1及运动能力的改善。肺气肿RV/TLC和CT测量仅对FEV_1和运动能力的术后改善有较弱预测作用[10]。

NETT中COPD急性加重的减少

为研究LVRS对COPD急性加重(acute exacerbation of COPD,AECOPD)的影响,对1 204例有医疗保险索赔数据的NETT患者进行了随机化前后研究。601例受试者随机分入LVRS组,内科治疗组603例,随机分组后随访3年。接受LVRS受试者COPD比最优内科治疗组急诊就诊率降低30%(0.27人·年 vs 0.37/人·年;$P=0.000\ 5$)。且LVRS推迟了AECOPD首发时间,但直到随机分组治疗150天后这种效果才变得明显。LVRS后6个月FEV_1的变化是预测延长AECOPD首发时间的重要预测指标(HR=3.2；

$P=0.002$)[27]。

肺减容术对氧合的影响

NETT对1 078名受试者动脉血气分析评价LVRS对氧合的影响,受试者在跑步机测试期间需要补充氧气以及在休息、运动和睡眠期间自我报告氧气的使用情况。LVRS受试者和内科治疗相比在6个月时(33% vs 49%,$P<0.001$)、12个月(50% vs 36%,$P<0.001$)、24个月(52% vs 42%,$P=0.02$)接受需氧量差异明显。此外自报氧气使用量在同一时间点和内科治疗相比,LVRS组更低。很显然,术前多因素分析显示基础氧合是术后补氧量预测的最佳指标[28]。

肺减容术对肺血流动力学的影响

一组NETT患者在试验前行右心导管置入术和随机分组治疗6个月后比较,评估LVRS是否改变了肺血流动力学[29]。本组干预前为伴严重肺气肿的肺动脉压升高(平均肺动脉压力(24.8 ± 5.0) mmHg)。与内科治疗组相比,LVRS组随机治疗6个月前后平均肺动脉压无显著变化,但其呼气末肺毛细血管楔压下降(−1.8mmHg vs 3.5mmHg,$P=0.04$)。这些数据表明,参照NETT标准行LVRS患者,术后肺动脉高压不太可能发生[29]。

肺减容术对运动过程中呼吸模式的影响

NETT一项亚组研究包括238例患者,探讨LVRS对最大限度运动测试中呼吸方式、气体交换和呼吸困难的影响。6个月时,LVRS组受试者最大每分通气量(32.8L/min vs 29.6L/min,$P=0.001$)、二氧化碳呼出量(0.923L/min vs 0.820L/min,$P=0.000\ 3$)、潮气量(1.18L vs 1.07L,$P=0.001$)、心率(124次/分 vs 121次/分,$P=0.02$)和工作量(49.3W vs 45.1W,$P=0.04$)均得到改善。与内科治疗组相比,呼吸困难减轻(4.4 vs 5.2,Borg呼吸困难量表,$P=0.000\ 1$),运动时通气功能受限(49.5%vs 71.9%,$P=0.001$)可能性减少。LVRS后,患者6、12个月运动时呼吸更慢、更深,6个月和24个月时的生理无效腔减少。上叶为主型肺气肿患者在静息呼吸和整个运动过程中,二氧化碳分压(PCO_2)与代谢产生的二氧化碳量(VCO_2)相比呈现下降趋势($P=0.001$)。这些数据表明,进行LVRS后,患者在运动过程中呼吸变得更慢、更深,CO_2排出也得到改善、呼吸困难减轻和生理无效腔减小[30]。

肺减容术对体重指数的影响

低体重指数(body mass index,BMI)和 COPD 的死亡率增加有关[31]。为探讨 LVRS 对 BMI 的影响,对 NETT 患者进行回顾性分析。体重过轻(BMI<21)的受试者在 6 个月后 BMI 较单纯内科治疗更有可能升高(37.97% vs 17.65%,$P=0.02$)[32]。正常 BMI 的患者接受 LVRS 治疗,有更高概率在随机分组治疗 6 个月 BMI 增加≥5%(23.67 vs 3.57%,$P<0.001$),但是超重(BMI 25~30)或肥胖的受试者(BMI>30)没有明显的体重增加[32]。接受 LVRS 且 BMI 增加≥5% 的受试者和没有增加≥5% 相比,6 个月的 FEV_1 预计值的百分比(11.53%±9.31% vs 7.55%±14.88%,$P<0.0001$)、6-MWD((38.70±69.57)m vs(57±73.37)m,$P<0.0001$)和 SGRQ(−15.30±14.08 vs 9.15±14.44,$P<0.0001$)变化更显著。此外,V_E/VC_{O_2} 比值(通气当量比,即氧气和二氧化碳通气量之比)是通气效率的标记参数,LVRS 受试者中 BMI 增加≥5% 组中 V_E/VC_{O_2} 比值低于 BMI 没有增加到 5% 组。这些资料表明,术前体重过轻或正常体重 LVRS 受试者可期望在手术后体重增加。另一项研究表明,LVRS 可导致静息能量消耗(resting energy expenditure,REE)减少 8%,这也与 LVRS 后呼吸肌耗氧量减少有关[33]。V_E/VC_{O_2}(即提高通气效率)减少可能与肺容积的减少有关,从而通过降低 REE 导致体重增加。

NETT 中肺减容术的成本效益

NETT 研究人员对 LVRS 进行与内科治疗比较的平行性前瞻性成本分析,该项分析的花费预算涉及医疗用品和服务、运输、接受治疗的受试时间,甚至家庭照顾受试者的时间。LVRS 和内科治疗之间的成本差异除以两组之间的质量调整年限差异而计算出成本效益比率[34]。这项分析排除了 NETT 中确定的高危人群。由于手术和术后护理费用的增加,LVRS 受试者前 12 个月平均总成本和内科治疗组相比更高(71 515 美元 vs 23 371 美元,$P<0.001$)。然而,随机分组后 LVRS 受试者第二年的平均花费较低(13 222 美元 vs 21 319 美元,$P<0.001$)。随机分组后的第三年,LVRS 组的花费更低,但是差异没有统计学意义(14 215 美元 vs 17 870 美元,$P=0.08$)。随机分组

后 LVRS 组 7~36 个月的平均总成本比单纯内科治疗(36 199 美元 vs 49 628 美元,$P<0.001$)低近 1 万美元,主要原因是 LVRS 后的住院天数减少。随机分组后和内科治疗组相比,LVRS 受试者在第一年的住院天数更多(24.9 天 vs 4.9 天,$P<0.001$),但 LVRS 受试者第二年住院天数减少(3.2 天 vs 6.1 天,$P<0.001$)。LVRS 受试者第三年间的住院天数仍然很少,但差异没有统计学意义(4.0 天 vs 5.2 天,$P=−0.08$)[34]。

质量调整生存年(quality adjusted life-years,QALY)均值在随机化后第 1 年 LVRS 受试者显著高于内科治疗组(1.46 vs 1.27,$P<0.001$),而这一差异在随机化治疗第 2、3 年期间仍有显著意义。与内科治疗组相比,LVRS 受试者在随机化后 3 年成本-效益比为 190 000 美元/QALY。预计随机化后 10 年成本-效益比为 53 000 美元/QALY。上叶为主型低运动能力亚群中,LVRS 组与内科治疗组相比,其成本-效益比为 98 000 美元/QALY,而其 10 年预计比为 21 000 美元/QALY[34]。在 NETT 项目后续延伸期间,应用患者数据回顾成本-效果分析,随机化后 5 年成本-效益比减低至 140 000 美元/QALY。预计 10 年成本-效益比约为 54 000 美元/QALY[35]。

肺减容术:一种未充分利用的治疗技术

尽管有随机和对照临床试验的证据表明典型特征的肺气肿患者人群是获益的,但从 2004 年 CMS 批准该程序以来,执行 LVRS 手术例数相对较少。最初在 2004 年有 254 例医疗保险受益人接受了 LVRS 手术,并且最新数据表明接受手术的患者更少了。2009 年、2010 年和 2011 年最新数据表明,在美国的医疗保险受益人中,接受 LVRS 手术分别仅有 104 例、92 例和 93 例[36]。

回顾性分析一组单一研究中心 413 例初步诊断肺气肿患者并有完整肺功能数据、CT 图像的数据库,以确定使用 NETT 标准从 LVRS 中获益的百分比[37]。发现 195 例不符合临床标准,最常见排除原因是预期存活少于 2 年的伴发恶性肿瘤、肺叶切除史、经胸骨切开手术史和肺动脉高压。12 例患者有如胸膜斑块或广泛的肺纤维化 CT 表现。研究人员发现,413 例中的 61 例(15%)CT 图像证实为上叶为主型肺气肿病变,这将使他们成为 LVRS 良好的候选者[37]。这些资料表明,有大量的受试者将受益于经证实的手术干预。尽管

LVRS 业绩不佳的原因尚不清楚,但 NETT 的研究人员提出了一些可能缘由,见表 8.3[38]。

表 8.3　美国关于 LVRS 表现不佳的可能解释

将 LVRS 限制在 NETT 中心、肺移植中心或 JCAHO 批准的限制患者进入一些中心
术前检测过于复杂
门诊肺康复中心的可用性有限
医生仍然不知道 LVRS 的益处
对 NETT 高危人群报告的错误解读,即所有重度肺气肿患者因 LVRS 而死亡的风险都很高。
认为 LVRS 过于昂贵

　　一些医生不愿意推荐患者进行 LVRS,另一个可能原因是,即使在受益于 LVRS 的 NETT 亚组(上叶为主型肺气肿 / 运动能力低)中,临床预后也可能高度多变的。这种可变性可能来源未被识别的小气道疾病所致,而这种小气道疾病无法通过当前的术前检测发现[39,40]。

非手术的肺减容技术研究

　　最近,一直有学者致力于研究无胸部手术相关并发症的技术手段实现肺减容(lung volume reduction,LVR)。支气管镜技术包括在气道内放置单向支气管内瓣膜、气道内置入自动激活线圈、有针对性地破坏和重塑肺气肿组织,以及旁路气道支架置入术。虽然这些技术在美国仍处于研究阶段,但其中一些技术在其他国家已被批准于常规临床应用。另一种技术,是通过胸部小切口入路完成经胸膜通气手术。

单向支气管瓣膜

　　在所有支气管镜技术中,单向支气管瓣膜的研究比其他任何技术都要多。瓣膜被置入在段或叶的气管水平,以阻止吸气,但允许呼气和排出分泌物,并认为是通过促进瓣膜远端区域肺膨胀不全起作用。目前,有两种类型的支气管瓣膜(endobronchial valves,EBV)在评估中。Spiration 支气管内瓣膜(Spiration Incorporated,Red-mond,WA)系统包含一个伞样结构,其中一个闭塞的活瓣罩是伸展在钛线框架以上,允许呼出的空气和分泌物由其周围外缘排出。Zephyr 瓣膜(Pulmonx,Redwood City,CA)镍钛线网环上包含一个鸭嘴兽样单向瓣膜的圆柱形装置,它允许呼出的空气和分泌物通过瓣膜的中心排出。支气管内瓣膜减轻肺气肿试验(endobronchial valve for emphysema palliation trial,VENT)是第一个利用 Zephyr 瓣膜评价支气管镜 LVR 的前瞻性随机化试验[41]。VENT 试验随机给予 220 例受试者置入 EBV 和 101 例最佳内科治疗的受试者比较。研究主要终点是 6 个月的 FEV$_1$ 百分比和 6-MWD 变化。主要安全终点是主要复合并发症(major complication composite,MCC),包括死亡、大咯血、脓胸、瓣膜远端的肺炎及 24 小时呼吸机依赖。研究者置入单侧瓣膜到肺气肿最高百分比肺叶,同侧肺叶之间肺气肿的差异则被定义为高度异质性。研究人员将瓣膜单侧置入在肺气肿百分比最高、气肿不均质程度最高的靶区肺叶,并将非均质肺气肿所占比定义为同侧肺叶之间的肺气肿差异百分比。

　　在 6 个月内,EBV 组 FEV$_1$ 增加 4.3%(34.5ml),但对照组减少 2.5%(−25.4ml),因此与对照组相比 FEV$_1$ 增加 6.8%(60ml)(P=0.005)。EBV 组 6-MWD 增加 2.5%(9.3m),而对照组下降 3.2%(−10.7m),与对照组相比,6-MWD 平均增加 5.8%(19.1 m)(P=0.04)。此外,在生活质量、呼吸困难、周期测量峰值负荷和补充氧气使用呈现出有利于 EVB 组的一定程度差异。对照组的 MCC 率为 1.2%,EVB 组为 6.1%(P=0.08)。7.9% 的 EBV 患者发生了需要住院治疗的 COPD 急性加重,而对照组为 1.2%(P=0.03)。治疗后肺叶间肺气肿非均质性与存在完整肺裂是影响主要终点改善的唯一因素。对于非均质肺气肿组中肺气肿差异 ≥ 15% 的患者在 6 个月时 FEV$_1$ 和 6-MWD 有更大的改善。完整肺裂 EBV 受试者 6 个月时 FEV$_1$ 改善了 16.2%(P<0.001),12 个月时改善 17.9%(P<0.001),而不完全肺裂的 EBV 患者 FEV$_1$ 变化,在 6、12 个月时仅为 2.0% 和 2.8%[41]。

　　23 个欧洲协作单位同时进行了 VENT 研究,111 例受试者随机分到 EBV 组和 60 例随机进入内科治疗组[42]。虽然这项研究与美国的 VENT 研究相比有不足之处,但结果却是相似的。6 个月时,EBV 组 FEV$_1$、生活质量和 6-MWD 都有一定程度的改善,且差异显著或接近显著性。与内科治疗组相比,有完全肺裂的受试者 EBV 治疗组 FEV$_1$ 改善明显(16% vs 2%,P=0.02)。6-MWD 没有达到统计学意义(11% vs 19%,P=0.6)。比较入组治疗前靶叶体积减小(target lobe volume

reduction，TLVR）中位数，完全肺裂组比不完全肺裂组减小显著（-55% vs 13%，$P<0.000\,1$）。在本系列研究中，肺气肿的异质性水平并不排除 TLVR 的减少[42]。

应用 Pulmonx 支气管瓣膜支气管镜肺减容治疗肺气肿改善肺功能的研究（lung function improvement after bronchoscopic lung volume reduction with Pulmonx endobronchial valves used in treatment of emphysema，LIBERATE）现正在招募患者，以评估 Zephyr 瓣膜对有完整肺裂和肺叶间不均质肺气肿 ≥ 15% 的患者疗效。这项研究利用 Chartis 系统（Pulmonx，Inc.）在支气管镜下测量支气管侧方通气，以便招募有完整肺裂受试者。带有流量检测和压力传感器的球囊导管在目标支气管中膨胀，以阻塞气流，如果没有侧支气流（即肺裂分化完整），则呼气流量会逐渐下降[43]。

与 Zephyr 瓣膜相比，Spiration 支气管内瓣膜的经验有限，但一项涉及 91 例受试者进行双侧置入瓣膜的试验研究已报道[44]。这项研究是一个多中心病例前瞻性开放招募研究试验，旨在检验瓣膜设备的安全性和有效性。研究的主要宗旨是阐述瓣膜迁移和糜烂或感染发生率的安全性。受试者被纳入条件为上叶为主肺气肿，且符合 NETT 标准。肺容量与 SGRQ 比干预治疗前下降，在 FEV$_1$、TLC 或 RV 或运动能力、6-MWD 或踏车功率检测等方面没有改善。所有患者没有瓣膜移位或糜烂情况，瓣膜手术前 3 个月内发生 2 次感染，发病率占 2.4%。最常见的并发症是气胸，12 个月研究期间 12.1% 受试者发生气胸，总共 19 名受试者（20.8%）退出了研究。研究人员得出结论认为，该瓣膜具有可接受的安全配置，可提高生活质量，但需进一步的对照研究[44]。

肺减容的自动激活线圈

最近研究的问题是不用支气管内瓣膜，而将镍钛线圈放入亚段气道内以避免旁路分流。支气管镜直视下线圈置入在靶区位置，然后再释放恢复到预定的形状。在一项试验性研究中，支气管镜下肺减容线圈（lung volume reduction coils，LVRC）（PneumRx，Inc.，Mountain View，CA）置入在 11 例严重肺气肿患者（8 例均质，3 例异质）最严重的病变区域[45]。安全为主要终点，疗效结果为次要终点。11 例患者接受 21 次治疗，共放置 101 个 LVRC。报告了 33 起不良事件，可能归因

于治疗过程或应用设备的事件包括呼吸困难（10 起事件），咳嗽（5 起事件），COPD 急性加重（3 起事件），和胸痛（1 起事件）。对 16 例重度非均质肺气肿患者进行 FEV$_1$、RV、TLC、SGRQ 和 6-MWD 的前瞻性队列试验研究，28 次治疗使用 260 个 LVRC（每次治疗平均 10 个），主要疗效端点以 SGRQ 评价生活质量[46]。28 次治疗中，不良事件包括气胸（1 例）、短暂性胸痛（4 例）、自限性轻度咯血（12 例），无生命危险事件。术后 6 个月，次要终点包括 SGRQ（-14.9，$P<0.005$）、FEV$_1$（14.9%，$P=0.004$）、FVC（13.4%，$P=0.002$）、RV（11.4%，$P<0.001$）、6 分钟步行距离（84.4m，$P<0.001$）均较术前改善。另外，在 50% 以上的受试者达到了 FEV$_1$、6-MWD 和 SGRQ 最小临床显著差异（minimal clinically important difference，MCID）。

RESET 试验是一项前瞻性、随机多中心试验，将 47 例异质性或同质性肺气肿患者的 LVRC 与最佳药物治疗进行比较[47]。目的是在两个不同的支气管镜检查间隔 1 个月过程中，在随机分入 LVRC 组的每个受试者肺患病最多的肺叶中置入 10 个线圈。主要结果是以 SGRQ 衡量的 90 天的生活质量。次要终点包括 FEV$_1$、TLC、RV、6-MWD 和呼吸困难的改善，以及 90 天内任何与操作过程或应用设备有关的不良事件。研究结果发现，与最佳内科治疗相比随机放置 LVRC 组受试者的 SGRQ 下降（0.25，95% CI：5.58~6.07，$P=0.04$）。此外，与最佳内科治疗组进行比较，LVRC 组的 RV（-0.51L vs 0.20L，$P=0.03$）、FEV$_1$% 变化（14.19% vs 3.57%，$P=0.03$）和 6-MWD（51.15m vs 12.39m，$P<0.001$）均分别有显著改善。2 例患者在 LVRC 术后 2 小时内发生气胸。治疗后 30 天内与最佳内科治疗组（2 例 AECOPDS，$P=0.02$）相比 LVRC 组（2 例气胸、2 例 AECOPD 和 2 例下呼吸道感染）有更多的不良事件。两组第 31 天到第 90 天之间的不良事件无明显差异（$P>0.99$）[47]。而 LVRC 的应用前景好，且避免了旁路通气的问题，其他的前瞻性对照试验正在进行。

肺减容的生物学疗法

这种治疗方法应用一种可生物降解的硬化剂凝胶（BioLVR，Aeiris Therapeutics）使小气道和肺泡间隙黏聚，经几周时间形成靶肺区的瘢痕重塑来减少肺容积。在一项开放多中心 Ⅱ 期剂量范围研究试验中，予上叶为主型肺气肿患者上肺四个

亚段分别注入低剂量(10ml/次)和高剂量(20ml/次) BioLVR 凝胶[48]。6个月时低剂量组(−6.4%, $P=0.002$)和高剂量方案组(−5.5%,$P=0.028$) RV/TLC 均显著降低。在6个月时高剂量(15.6%,$P=0.002$)比低剂量方案(6.7%,$P=0.021$) FEV₁ 改善更为显著,而低剂量和高剂量方案都达到健康相关的生活质量评分改善[48]。另一项研究给予25例上叶为主型均质肺气肿患者使用相同的 BioLVR 方案[49]。与干预治疗前比,高剂量组6个月时 FEV₁、FVC、RV/TLC 和 SGRQ 的改善较好,但高剂量治疗组仅 FEV₁(13.8,$P=0.007$)、呼吸困难(mMRC−0.8分,$P=0.001$)和 SGRQ(−12.2,$P=0.000\ 1$)改善有统计学意义。

Aeris 治疗公司暂停了使用 BioLVR 更大的研究计划,而致力于研发一种新的聚合物密封剂,即 AeriSeal。为测试 AeriSeal 肺气肿-肺部密封剂系统(emphysematous lung sealant system,ELS)的安全性和有效性,在六个欧洲中心开展了初步的试验研究[50]。研究人员治疗25例高选择的每例肺不超过6个亚段重度上叶为主型肺气肿患者,主要监测 RV/TLC 比值和不良事件的发生率。所有受试者手术后8~24小时都出现类似流感的反应。最常见的不良反应是呼吸困难(25例)、发热(22例)和白细胞增多(21例)。此外,所有受试者的红细胞沉降率和/或 C-反应蛋白等炎症指标均有升高,且有8例与治疗相关的 COPD 急性加重。FEV₁、FVC、RV/TLC、6-MWD、SGRQ、呼吸困难评分均有改善,只有 FVC 有统计学意义。6个月时 RV/TLC 的变化与 FEV₁($r=−0.759$,$P<0.001$)、FVC($r=−0.703$,$P<0.001$)和 SGRQ($r=0.481$,$P=0.759$)有显著相关性[50]。另一项试验性研究治疗20例分别位于每个上叶的两个亚段患者(10例为均质性病变,10例为上叶为主型病变)[51]。主要结论为经 CT 图像测量肺容积的减少,较治疗前下降895ml($P<0.001$)。治疗后6个月,FEV₁(31.2%,$P=0.02$)和 RV/TLC(−7.2%,$P=0.027$)有显著改善。术后1例受试者发生张力性气胸,随后9天死于脓毒症。其余与手术有关事件包括 AECOPD(3例)、肺炎(2例)和上呼吸道感染(1例)。

气道旁路支架置入术

气道旁路术是为均质型肺气肿而设计的支气管镜治疗技术,使用紫杉醇洗脱支架(Broncus Technologies,Mountain View,CA)以释放滞留的空气,保持旁路区通畅。呼气式气道支架治疗肺气肿(exhale airway stents for emphysema,EASE)的随机非对照研究试验,旨在研究这些支架安全性和有效性[52]。EASE 试验纳入315例(支架组208例)严重的均质肺气肿和严重气体滞留的受试者。每个患者最多可放置6个支架,每个叶不超过2个且没有一个放在右中叶。研究复合终点(coprimary endpoint)是 FVC 增加12%和改良医学研究委员会(modified Medical Research Council,mMRC)呼吸困难问卷降低1分。非手术对照和气道旁路支架术组复合终点没有显著差异。与干预治疗前的 mMRC 基础问卷结果比,气道旁路支架组治疗呼吸困难缓解程度比非手术组更有效(−0.47点 vs 0.22点,$P=0.045$),但在12个月时失去效果差异。6或12个月时肺功能或肺容积无差异变化。对这些结果的可能解释包括因祛痰或组织碎片阻塞而失去支架作用。气道旁路支架术组(14.4%)或非手术对照组(11.2%)达到预定安全终点的受试者人数没有差别[52]。

肺减容的支气管镜热蒸汽消融术

LVR 支气管镜热蒸汽消融术(bronchoscopic thermal vapor ablation,BTVA)使用加热的水蒸气在气道产生热损伤,引起炎症反应,然后发生纤维和肺膨胀不全改变,以减少气肿肺体积。44例上叶型肺气肿患者(FEV₁ 占31.4%)分别在左上叶或右上叶接受10cal/g 组织内 BTVA 治疗[53]。治疗后肺叶体积较治疗前降低715.9ml($P<0.001$),FEV₁ 较治疗前提高17%($P<0.001$)。SGRQ 问卷下降分点($P<0.001$),73%的受试者术后6个月达到4分的最小临床显著差异。6个月时 6-MWD 增加了46.5m($P<0.001$)。术后共29例出现严重不良反应,其中最常见的是 COPD 急性加重(9例)、肺炎(6例)、呼吸道感染(5例)和咯血(3例)[53]。虽然 BTVA 风险与受益比是有利的,但是需要合适的对照组大规模临床试验进一步评价。

结论

LVRS 是少数肺气肿患者(上叶为主型和低运动能力型)的干预措施之一,可以提高患者病态和致命性疾病的存活率。以上叶为主型重度肺气肿患者(高或低运动能力)有希望在 LVRS 后改善呼吸困难、运动耐受性和生活质量。LVRS 仍然是一种被广泛利用的干预措施,其在治疗严重肺气肿患者中的作用似乎被低估了。目前正在研究的肺减容的微创方法尽管结果是可期的,但这些方法似乎不太可能有类似外科 LVRS 的效果。未来研究需要确定哪些应该行 LVRS,哪些适合支气管镜的 LVR。

(谢宏宇 巩少军 译,刘相燕 校)

参考文献

1 Kochanek KD, Xu J, Murphy SL, et al. Deaths: Preliminary data for 2009. *National Vital Statistics Reports* 2011; 59(4): 1–51.

2 Vestbo J, Hurd SS, Agusti AG, et al. Global strategy for the diagnosis, management and prevention of chronic obstructive pulmonary disease, GOLD executive summary. *Am J Respir Crit Care Med* 2012.

3 Continuous or nocturnal oxygen therapy in hypoxemic chronic obstructive lung disease: a clinical trial. nocturnal oxygen therapy trial group. *Ann Intern Med* 1980; 93(3):391–8.

4 Long term domiciliary oxygen therapy in chronic hypoxic cor pulmonale complicating chronic bronchitis and emphysema. Report of the Medical Research Council Working Party. *Lancet* 1981; 1(8222):681–6.

5 Anthonisen NR, Skeans MA, Wise RA, et al. The effects of a smoking cessation intervention on 14.5-year mortality: A randomized clinical trial. *Ann Intern Med* 2005; 142(4):233–9.

6 Naunheim KS, Wood DE, Mohsenifar Z, et al. Long-term follow-up of patients receiving lung-volume-reduction surgery versus medical therapy for severe emphysema by the national emphysema treatment trial research group. *Ann Thorac Surg* 2006; 82(2):431–43.

7 Fishman A, Martinez F, Naunheim K, et al. A randomized trial comparing lung-volume-reduction surgery with medical therapy for severe emphysema. *N Engl J Med* 2003; 348(21): 2059–73.

8 O'Donnell DE, Revill SM, Webb KA. Dynamic hyperinflation and exercise intolerance in chronic obstructive pulmonary disease. *Am J Respir Crit Care Med* 2001; 164(5):770–7.

9 Casanova C, Cote C, de Torres JP, et al. Inspiratory-to-total lung capacity ratio predicts mortality in patients with chronic obstructive pulmonary disease. *Am J Respir Crit Care Med* 2005; 171(6):591–7.

10 Washko GR, Martinez FJ, Hoffman EA, et al. Physiological and computed tomographic predictors of outcome from lung volume reduction surgery. *Am J Respir Crit Care Med* 2010; 181(5):494–500.

11 Fessler HE, Scharf SM, Ingenito EP, et al. Physiologic basis for improved pulmonary function after lung volume reduction. *Proc Am Thorac Soc* 2008; 5(4):416–20.

12 Fessler HE, Permutt S. Lung volume reduction surgery and airflow limitation. *Am J Respir Crit Care Med* 1998; 157(3 Pt 1):715–722.

13 Brantigan OC, Mueller E, Kress MB. A surgical approach to pulmonary emphysema. *Am Rev Respir Dis* 1959; 80(1, Part 2): 194–206.

14 Cooper JD, Trulock EP, Triantafillou AN, et al. Bilateral pneumectomy (volume reduction) for chronic obstructive pulmonary disease. *J Thorac Cardiovasc Surg* 1995; 109(1):106–16; discussion 116–9.

15 Cooper JD, Patterson GA, Sundaresan RS, et al. Results of 150 consecutive bilateral lung volume reduction procedures in patients with severe emphysema. *J Thorac Cardiovasc Surg* 1996; 112(5):1319–29; discussion 1329–30.

16 Criner GJ, Cordova FC, Furukawa S, et al. Prospective randomized trial comparing bilateral lung volume reduction surgery to pulmonary rehabilitation in severe chronic obstructive pulmonary disease. *Am J Respir Crit Care Med* 1999; 160(6):2018–27.

17 Geddes D, Davies M, Koyama H, et al. Effect of lung-volume-reduction surgery in patients with severe emphysema. *N Engl J Med* 2000; 343(4):239–45.

18 Weinmann GG, Chiang YP, Sheingold S. The National Emphysema Treatment Trial (NETT): a study in agency collaboration. *Proc Am Thorac Soc* 2008; 5(4):381–4.

19 Rationale and design of the national emphysema treatment trial: A prospective randomized trial of lung volume reduction surgery. the national emphysema treatment trial research group. *Chest* 1999; 116(6):1750–61.

20 Fishman A, Martinez F, Naunheim K, et al. A randomized trial comparing lung-volume-reduction surgery with medical therapy for severe emphysema. *N Engl J Med* 2003; 348(21): 2059–73.

21 National Emphysema Treatment Trial Research Group. Patients at high risk of death after lung-volume-reduction surgery. *N Engl J Med* 2001; 345(15):1075–83.

22 Naunheim KS, Wood DE, Krasna MJ, et al. Predictors of operative mortality and cardiopulmonary morbidity in the national emphysema treatment trial. *J Thorac Cardiovasc Surg* 2006; 131(1):43–53.

23 DeCamp MM, Blackstone EH, Naunheim KS, et al. Patient and surgical factors influencing air leak after lung volume reduction surgery: lessons learned from the national emphysema treatment trial. *Ann Thorac Surg* 2006; 82(1):197–206; discussion 206–7.

24 McKenna RJ,Jr, Benditt JO, DeCamp M, et al. Safety and efficacy of median sternotomy versus video-assisted thoracic surgery for lung volume reduction surgery. *J Thorac Cardiovasc Surg* 2004; 127(5):1350–60.

25 Stoller JK, Gildea TR, Ries AL, et al. National Emphysema Treatment Trial Research Group. Lung volume reduction surgery in patients with emphysema and alpha-1 antitrypsin deficiency. *Ann Thorac Surg* 2007; 83 (1):241–51.

26 Chandra D, Lipson DA, Hoffman EA, et al. Perfusion scintigraphy and patient selection for lung volume reduction surgery. *Am J Respir Crit Care Med* 2010; 182(7):937–46.

27 Washko GR, Fan VS, Ramsey SD, et al. The effect of lung volume reduction surgery on chronic obstructive pulmonary disease exacerbations. *Am J Respir Crit Care Med* 2008; 177(2):164–9.

28 Snyder ML, Goss CH, Neradilek B, et al. Changes in arterial oxygenation and self-reported oxygen use after lung volume reduction surgery. *Am J Respir Crit Care Med* 2008; 178(4): 339–45.

29 Criner GJ, Scharf SM, Falk JA, et al. Effect of lung volume reduction surgery on resting pulmonary hemodynamics in severe emphysema. *Am J Respir Crit Care Med* 2007; 176(3): 253–60.

30 Criner GJ, Belt P, Sternberg AL, et al. Effects of lung volume reduction surgery on gas exchange and breathing pattern during maximum exercise. *Chest* 2009; 135(5):1268–79.

31 Vestbo J, Prescott E, Almdal T, et al. Body mass, fat-free body mass, and prognosis in patients with chronic obstructive pulmonary disease from a random population sample: findings from the Copenhagen City Heart study. *Am J Respir Crit Care Med* 2006; 173(1):79–83.

32 Kim V, Kretschman DM, Sternberg AL, et al. National Emphysema Treatment Trial Research Group. Weight gain after lung reduction surgery is related to improved lung function and ventilatory efficiency. *Am J Respir Crit Care Med* 2012; 186 (11):1109–16.

33 Mineo TC, Pompeo E, Mineo D, et al. Resting energy expenditure and metabolic changes after lung volume reduction surgery for emphysema. *Ann Thorac Surg* 2006; 82(4):1205–11.

34 Ramsey SD, Berry K, Etzioni R, et al. Cost effectiveness of lung-volume-reduction surgery for patients with severe emphysema. *N Engl J Med* 2003; 348(21): 2092–102.

35 Ramsey SD, Shroyer AL, Sullivan SD, Wood DE. Updated evaluation of the cost-effectiveness of lung volume reduction surgery. *Chest* 2007; 131 (3):823–32.

36 Anonymous, Centers for Medicaid and Medicare Services. Part B National summary data file (previously known as BESS): Centers for Medicaid and Medicare Services. Part B National summary data file (previously known as BESS): Centers for Medicaid and Medicare Services website: www.cms.gov/Research-Statistics-Data-and-Systems/Files-for-Order/NonIdentifiableData Files/PartBNationalSummary DataFile.html. Updated 2012. Accessed 20 September 2013.

37 Akuthota P, Litmanovich D, Zutler M, et al. An evidence-based estimate on the size of the potential patient pool for lung volume reduction surgery. *Ann Thorac Surg* 2012; 94(1):205–11.

38 Criner GJ, Sternberg AL. National Emphysema Treatment Trial Research Group. A clinician's guide to the use of lung volume reduction surgery. *Proc Am Thorac Soc* 2008; 5(4):461–7.

39 Kim V, Criner GJ, Abdallah HY, et al. Small airway morphometry and improvement in pulmonary function after lung volume reduction surgery. *Am J Respir Crit Care Med* 2005;171(1):40–7.

40 Hogg JC, Chu FS, Tan WC, et al. Survival after lung reduction in chronic obstructive pulmonary disease: Insights from small airway pathology. *Am J Respir Crit Care Med* 2007; 176(5):454–9.

41 Sciurba FC, Ernst A, Herth FJ, et al. A randomized study of endobronchial valves for advanced emphysema. *N Engl J Med* 2010; 363(13):1233–44.

42 Herth FJ, Noppen M, Valipour A, et al. Efficacy predictors of lung volume reduction with zephyr valves in a European cohort. *Eur Respir J* 2012; 39(6):1334–42.

43 Shah PL, Herth FJ. Current status of bronchoscopic lung volume reduction with endobronchial valves. *Thorax* 2013.

44 Sterman DH, Mehta AC, Wood DE, et al. A multicenter pilot study of a bronchial valve for the treatment of severe emphysema. *Respiration* 2010; 79(3):222–33.

45 Herth FJ, Eberhard R, Gompelmann D, et al. Bronchoscopic lung volume

reduction with a dedicated coil: a clinical pilot study. *Ther Adv Respir Dis* 2010; 4(4): 225–31.

46　Slebos DJ, Klooster K, Ernst A, et al. Bronchoscopic lung volume reduction coil treatment of patients with severe heterogeneous emphysema. *Chest* 2012; 142(3):574–82.

47　Shah PL, Zoumot Z, Singh S, et al. Endobronchial coils for the treatment of severe emphysema with hyperinflation (RESET): a randomised controlled trial. *Lancet Respiratory Medicine* 2013; 1(3):233–40.

48　Criner GJ, Pinto-Plata V, Strange C, et al. Biologic lung volume reduction in advanced upper lobe emphysema: Phase 2 results. *Am J Respir Crit Care Med* 2009; 179 (9):791–8.

49　Refaely Y, Dransfield M, Kramer MR, et al. Biologic lung volume reduction therapy for advanced homogeneous emphysema. *Eur Respir J* 2010; 36(1): 20–7.

50　Herth FJ, Gompelmann D, Stanzel F, et al. Treatment of advanced emphysema with emphysematous lung sealant (AeriSeal(R)). *Respiration* 2011; 82(1):36–45.

51　Kramer MR, Refaely Y, Maimon N, et al. Bilateral endoscopic sealant lung volume reduction therapy for advanced emphysema. *Chest* 2012; 142(5):1111–17.

52　Shah PL, Slebos DJ, Cardoso PF, et al. Bronchoscopic lung-volume reduction with exhale airway stents for emphysema (EASE trial): randomised, sham-controlled, multicentre trial. *Lancet* 2011; 378(9795):997–1005.

53　Snell G, Herth FJ, Hopkins P, et al. Bronchoscopic thermal vapour ablation therapy in the management of heterogeneous emphysema. *Eur Respir J* 2012; 39(6):1326–33.

第9章

肺部感染外科学概论

Elaine Teh，Elizabeth Belcher

脓胸

背景

脓胸是指胸膜腔感染性炎症所产生的脓性渗出液在胸膜腔内聚集。公元前 3 000 年前,脓胸这一概念首次由埃及医生提出,而 Hippocrates 则对其描述更趋于完善。早期治疗策略主要为开放引流为主,但死亡率较高。1917~1919 年全世界流感大流行期间,美国陆军脓胸委员会(US Army Empyema Commission)推荐闭式引流、避免早期开放引流、胸膜腔闭合和营养支持等治疗方案,这些指导意见至今仍然是脓胸治疗的基石。

至今,脓胸仍然是一种常见的疾病,在英国和美国年发病患者数约 8 万人[1]。仍具有较高的发病率和致死率[2]。

病因学

脓胸是由于邻近器官感染,通过外伤直接接种至胸膜或血行播散至胸膜腔引起的。邻近器官播散是最为常见的形式,占据超过半数患者。常见来源有肺、纵隔、颈部深筋膜下器官、胸壁、脊柱或膈肌以下器官等。其次,可继发于胸部侵入性操作,如胸腔穿刺术、胸部或食管术后或继发于外伤。较少见于远处感染的血行播散。

慢性肺部疾病、糖尿病、恶性肿瘤、免疫抑制、胃 - 食管反流性疾病和吸毒等,可显著增加脓胸的风险。

社区获得性肺炎需要住院患者并发肺炎旁积液或脓胸的发生率为 7% 以上。而低蛋白血症、低钠血症、血小板减少症、C 反应蛋白(C-reactive protein,CRP)升高和乙醇和注射毒品依赖等是其危险因素。值得注意的是,慢性阻塞性肺疾病(COPD)是抑制脓胸进展的保护因素[2]。

超过半数的社区获得性肺炎会发展胸腔积液。然而,绝大多数是可自行缓解的无菌积液。仍有 30% 的患者,会进展成复杂的肺炎旁积液(complicated parapneumonic effusion,CPPE)和脓胸[3]。

创伤性血胸后脓胸发生率超过 25%,其危险因素包括肋骨骨折、创伤危重评分(injury severity score,ISS)>25 和需要清除的胸腔残留血肿[4]。胸部创伤患者预防性应用抗生素,可显著降低外伤后脓胸和肺炎的发生率[5]。

病理生理学及微生物学

脓胸依据胸水和胸膜腔不同的病理生理特征,可分为三期(图 9.1)。

正常健康者,胸水量常小于 1ml。早期单纯性渗出期(Ⅰ期)为发生脓胸的前 2 周。胸腔积液量增加,但其 pH 值正常,葡萄糖测定值与血清水平相当,白细胞数低,检测不到微生物。如患者得到恰当抗生素治疗,渗出液通常会自行吸收,且保持既有胸廓形态。如感染持续,在 1~6 周,会进一步发展至纤维素期(Ⅱ)。该期的主要特点是:中性粒细胞吞噬,纤维蛋白溶酶原激活受到抑制,组织型纤维蛋白溶酶原激活剂降低导致纤维素沉积,

图 9.1 脓胸的时相分期(Adapted from Molnar 2007)

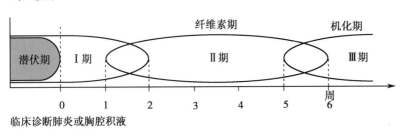

临床诊断肺炎或胸腔积液

低 pH 值,低葡萄糖(<2.2mmol/L)和高乳酸脱氢酶(>1 000U/L)。典型改变为稠厚、脓性的分泌物形成分隔造成包裹积液。机化期(Ⅲ期),为脓胸后期,典型表现为形成限制肺扩张的纤维板。

伴随抗生素的出现,脓胸的细菌学特征也在发生变化。在抗生素前时代,链球菌为引起脓胸的常见病原微生物。当前,在社区获得性肺炎中,绝大多数感染仍然由革兰氏阳性需氧或兼性细菌引起。约 65% 的分离株为链球菌属和金黄色葡萄球菌,其中,链球菌属包括肺炎链球菌、A 型 β-溶血性链球菌和米勒链球菌。常见的革兰氏阴性分离菌包括大肠埃希杆菌、肺炎克雷伯菌、流感嗜血杆菌和铜绿假单胞菌。50% 的脓胸住院患者由金黄色葡萄球菌引起,13% 的患者为厌氧菌。厌氧菌,如梭菌属和拟杆菌属,在社区获得性肺炎中呈上升趋势。这些微生物被认为与吸入性肺炎和肺、口腔和咽部脓肿有关。需氧菌和厌氧菌的混合感染则占 23%[6]。某些患者中,仍然得不到确切的细菌学证据,这可能与抗生素使用有关。

诊断学

急性呼吸系统疾病患者伴有胸腔积液的应怀疑为脓胸。症状与体征包括:呼吸困难、咳嗽、胸膜炎性胸痛、发热、心动过速、乏力、厌食和体重减轻。胸腔感染溢出胸腔至邻近的胸壁和软组织中,可造成自溃性脓胸。常见于症状迟发者或特定微生物感染(如结核分枝杆菌和放线菌属),自溃性脓胸患者结核分枝杆菌占比 70%[7],其余则为放线菌属引起。

实验室检查包括血常规、生化、血培养和需氧菌和厌氧菌痰培养。目前,七个临床指标被认为可预测胸腔感染:血清白蛋白 <30g/L,CRP>100mg/L,血小板 >400 × 10⁹/L,钠 <130mmol/L;注射毒品和酗酒;新的生物标志物,如肿瘤坏死因子α(tumour necrosis factor alpha,TNF-α)、髓过氧化物酶、基质金属蛋白酶-2、白细胞介素8和CRP可能有成为未来诊断和治疗脓胸新的潜力性标志物[3]。

影像学

影像学检查,可介导穿刺性诊断、辅助胸膜腔插管引流定位,以及评估积液包裹情况以选择引流还是手术干预。胸片是影像学检查首选手段。侧位胸片有助于区分胸腔积液在胸膜腔内,是自由流动还是包裹状态。CT 不仅有助于脓胸的诊

断和分期,还可区分胸腔积液、肺脓肿和粘连。通常,脓胸位于胸部后外侧,且多累及至膈肌。另外 CT 可更好的查看包裹积液分隔、胸膜厚度,是否有受压肺萎陷及相关潜在异常情况。

超声可用于区分粘连和胸水,进而有利于介导诊断性穿刺获得胸液标本,这要优于 CT 在评估包裹方面的价值。超声介导穿刺技术,与非介导穿刺技术相比,具有很高的穿刺成功率和低风险器官穿伤优势。尽管超声和 CT 已经在肺炎旁积液中得到应用,然而这些技术在脓胸分期和评估置管失败后是否需要外科手术,仍然不完全可靠[8]。

胸腔积液引流

对于 >10mm 厚度的积液,尤其是伴有肺部感染、进行性脓毒血症或近期胸部外伤或胸部术后,推荐超声介导下胸腔穿刺引流。明确的脓液可以直接引流。厌氧菌脓液常常是恶臭的,而需氧菌脓液常常略带或无气味。生化检查(pH 值、葡萄糖和蛋白浓度)、微生物培养和脱落细胞学等属于必不可少的检查项目。胸腔积液 pH 值 <7.2 为置管引流的最有力指征。胸腔积液葡萄糖 <2.22mmol/L、乳酸脱氢酶 >1 000IU/ml、蛋白浓度 >30g/L,且白细胞 >15 × 10⁶/L 提示胸膜腔感染[3]。通常脓胸微生物学证据较少。在多中心胸腔脓毒症临床试验(multicenter intrapleural sepsis trial,MIST)-1 中发现,仅有 15% 的患者胸水微生物培养呈阳性。而 PCR 和免疫分析技术可能有助于识别病原微生物。

应积极寻找脓胸的原发病因。在厌氧菌脓胸患者中,应检查口咽,以排除牙周和口咽脓肿。支气管镜检查以排除异物或支气管内肿瘤,同时支气管镜有助于进行肺泡灌洗液微生物镜检和培养,提高胸腔积液微生物镜检和培养率。

治疗原则

脓胸管理的主要原则是引流、抗菌、消除脓胸空洞、肺膨胀和营养支持。然而,治疗方案需依据具体情况,如病因、临床分期、并发症、肺组织本身状态、有无支气管胸膜瘘和患者临床与营养状态等,因人而异。

胸腔积液引流

早期脓胸患者可保守治疗无需引流。闭式引流的适应证包括:明确脓胸或者浑浊积液、革兰氏

染色发现细菌、积液 pH 值 <7.2、抗生素治疗后仍可能进展为脓毒血症和包裹性积液者。胸腔置管应在影像介导之下进行。目前,在脓胸引流和引流管理方面,如常规冲洗,并无相关指南,亦无引流管规格大小推荐的明确依据。曾经一度使用大口径的引流管。而近年来,经皮插入的肋间小引流管得以广泛应用。小口径管(10~14F)方便置入,但仍然缺乏引流管最佳口径应用的证据[1]。

抗生素治疗

英国胸科学会指南推荐所有患者,应依据血培养和胸腔积液培养结果及当地微生物耐药情况,接受足量且适当的抗生素治疗[1]。抗生素治疗应涵盖厌氧菌感染,但培养证实的伴有链球菌感染除外。青霉素类、青霉素类联合 β- 内酰胺酶抑制剂、甲硝唑和头孢菌素类等药物,可轻松进入胸膜腔。氨基糖苷类应避免使用,因为其胸膜穿透性较差。在缺乏微生物培养证据时,可依据医生经验和当地耐药情况直接实施抗生素治疗。通常抗生素治疗可能需要 2~3 周。然而,最终治疗周期需依据病情进展确定。治疗初期,推荐静脉给药,患者症状改善后可改为口服。

纤溶剂应用

为改善脓液的引流情况,纤溶剂常常被用以降解纤维蛋白造成的包裹。一些病例报道或者小型临床试验表明,这些纤溶剂有可能改善患者预后。然而,一项在英国开展的 MIST-1 临床试验中,发现链激酶的胸膜腔应用并无益处。这项随机双盲研究,纳入 454 例患者接受 3 天胸膜腔注射链激酶(2 次 / 天)或安慰剂。结果显示,在治疗 3 个月或 12 个月后,患者死亡率或需要手术干预的指征方面,胸膜腔注射链激酶并不能使患者受益(链激酶组 31% vs 安慰剂组 27%)。除此之外,接受链激酶的患者更容易出现严重的副作用,如胸痛、发烧、皮疹和过敏(7% vs 3%,RR=2.49,95% CI:0.98~6.36,P=0.08)[9]。该研究说明,单独应用链激酶对成人脓胸治疗并无益处。最近,在该临床试验的 2 期研究(MIST-2)中,探讨了四种治疗方案:安慰剂、组织纤维蛋白溶酶原激活剂(tissue plasminogen activator,t-PA)、脱氧核糖核酸酶或两者联合,胸片显示两者联合可改善引流效果。其次,手术干预率和住院时长,均得到改善。然而两种药物的单独应用是无效的[10]。

预后

在年轻患者或其他早期得到及时治疗者,预后通常很好。即使影像学显示部分胸膜增厚,很少会出现功能后遗症,很少有患者会发展成胸膜纤维化伴呼吸功能受损。总的来说,脓胸患者的死亡率和并发症率仍然较高,如不接受有效治疗,死亡率接近 20%,因为这些患者大部分为伴有其他基础疾病的老年人。

手术指征

患者经充分的治疗后,仍伴有脓毒血症和胸腔积液,是脓胸的手术适应证。手术方案将在下一章节中予以讨论。如果患者情况不适宜手术,则应考虑进一步行影像学检查以选择合适的置管引流,或应用纤溶剂。

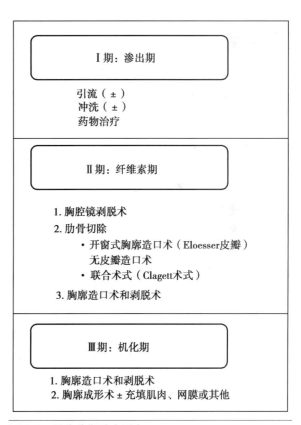

图 9.2　脓胸分期治疗要点

外科治疗(图9.2)

I 期:引流

脓胸 I 期渗出期,抗生素治疗和穿刺抽液或肋间置管引流胸液,非常有效。此疗法治疗初次脓胸,成功率可在 67%~74%[11~13]。由于呼吸科医生的恰当管理,胸外科医生很少会遇到渗出期的患者。

Ⅱ期:清创术

当脓胸发展至Ⅱ期,单纯引流已经不能控制病情,此时,必须积极清创,以达到局部控制的目的。手术清创胸膜病灶可采用开胸或胸腔镜(VATS)。20世纪90年代起,VATS由于微创,相比开胸而言,具有术后疼痛轻、镇痛需求低、漏气减少、置管周期缩短和术后住院周期短等特点,因而得到了广泛应用。在Ⅱ期早期,两项小样本随机对照研究比较了早期或者混合期脓胸患者VATS清创与引流的成功率,发现VATS清创治疗成功率为83%~93%[14,15]。在另外一些小样本的报道中,VATS清创开胸中转率:早期3%~28%、混合期15%~21%、后期7%~44%[16-26]。脓胸出现后的第2~16天,VATS清创开胸中转率从22%升至86%。近期,一项研究比较了VATS清创与开胸清创在成年Ⅱ期初发脓胸患者中的应用效果,结果显示VATS在治疗脓胸方面较佳,具有降低手术损伤、如疼痛、漏气等并发症发生率低,住院周期缩短等特点[27]。

影响VATS清创成功率的主要因素是肺实质的基础条件。继发于外伤的脓胸,正常的肺实质均有助于VATS术后胸腔引流和肺复张,因而可避免气胸和胸膜腔感染。

Ⅲ期:剥脱术

当脓胸进展至机化期,肺组织膨胀被限制,胸膜剥脱为必需的治疗方案。胸膜剥脱是指移除肺表面纤维板。适应证为:脓胸病程超过6周,经过评估脓胸进展至Ⅲ期且伴有症状。此类患者病肺血流灌注量会降低20%~25%,胸膜剥脱可使肺活量改善从62%升至80%,且促使第1秒用力呼气容积(FEV₁)从50%升至69%[28]。然而,胸膜剥脱的最佳时机仍然存在争议。支持早期手术治疗的专家认为,早期手术创伤较小,因为纤维组织增生不太明显。然而,3个月后胸膜剥脱,可使呼吸功能能得到最大恢复。完整的脏层胸膜,肺膨胀良好和消灭胸膜残腔被认为是治疗成功的标志。

胸膜剥脱的死亡率较高,在1.3%~6.6%之间。并发症发生率显著提高,如持续漏气、出血、长时间插管通气、持续感染,长期滞留与重症监护病房(intensive therapy unit,ITU)或住院时间延长[11,29]。

大多数外科医师建议在胸膜剥脱时使用VATS,即使进展期患者。很多文献表明,VATS在治疗Ⅲ期脓胸中,非常安全和有效,且术后疼痛小、肺功能恢复佳、在高危人群中更安全和住院周期短等特点。如感兴趣,可阅读相关VATS与开胸术式比较的文献[16,17,19,30-32]。VATS剥脱患者中转开胸剥脱的占比为3.5%~41%,这主要是为充分剥脱以便肺膨胀完全。适宜的患者应首先尝试VATS手术,如该方法不能得到满意的手术效果,则需行开胸剥脱术。

脓腔远期治疗

胸廓成形术

最早在19世纪末,胸廓成形或胸壁塌陷治疗被首次应用,但由于其致残性和耐受性差,很快失去了一种作为治疗选择方案的地位。然而,伴随胸部麻醉、输血和重症医学等外科辅助技术的进步,胸廓成形术能够成为治疗高选择持续胸腔闭合不全患者的有效外科手段。胸廓成形术的重要目的是缩短肺实质和胸壁之间距离,以胸壁塌陷和活组织(如网膜和活肌瓣)填充,进而达到消灭残腔目的。如Botianu教授所指,现认为胸廓成形术的适应证包括:剥脱失败或无法实施剥脱(无适宜胸膜剥脱的解剖层面)、胸膜剥脱后肺无法完全复张、需安全闭合和肌瓣缝合加强的支气管胸膜瘘(bronchopleural fistula,BPF)、肺实质存在无法切除的病变等。

由于外科技术在转移肌瓣和缩小胸壁创伤范围(肋骨切除范围变小)方面的进步,现代外科治疗已经取得了较好的效果。精细化评价和治疗计划在术前和术后都至关重要。在这种精细化管理的情况下,近年手术死亡率大约稳定在5%左右[33-37],住院周期和术后并发症发生率各研究报道差异较大。在适宜患者中,手术成功率在90%以上。

开窗式胸廓造口术/开窗术

如前所述,不能忍受胸外科手术的虚弱患者,开窗式胸腔造口引流是一种实用的选择。肋骨切除和开胸引流可导致创口袋化。长期治疗方案为多次就诊以便于敷料更换和冲洗创口。创口最终会随时间而愈合,并由肉芽肿组织修复或手术闭合。

Eloesser教授描述了一种造口术:沿着皮肤、皮下组织和肌肉到达肋骨的U型切口,形成软组织皮瓣[38]。切除邻近切口的2~3根肋骨5cm左右,形成大5~7cm的开口,从而防止缩进和自然闭合。脓胸引流之后,最上面的皮瓣折叠近胸壁下面,将两者再与壁层胸膜、脓胸创面囊壁缝合。

Theron Claggett 教授在 1963 年描述了类似的两步造口术：最上层的浅筋膜与肋骨骨膜缝合，形成一较大的窗口，利于每日冲洗和延迟闭合。

简单的肋骨切除有助于脓胸的引流，为高危患者不适宜外科手术的替代方案，是全麻下进行的较小手术。首先切除脓胸上方一段肋骨，形成空腔，再插入大口径引流管或多孔引流管引流，以保证引流充分。在一些小病例组回顾性研究中报道，脓胸患者肋骨切除的死亡率为 5%~14%，失败率较低（<10%），住院中位时间为 11~21 天[11,39,40]。然而，在后续到胸外科就诊的慢性脓胸患者中，Cham 等发现高达 83% 的患者初次肋骨切除术失败，仍需胸膜剥脱术[41]。

全肺切除术后脓胸

全肺切除术后脓胸（post-pneumonectomy empyema，PPE）是一种全肺切除术的严重并发症，发病率和死亡率超过 10%（BPF，参见第 20 章）[42]。PPE 需及时治疗。不过，PPE 有多种治疗方案，这依赖于患者是否存在支气管胸膜瘘和患者状态。采用置管引流的保守治疗通常成功率较低[43,44]。外科清创术，常采用 VATS 或开胸手术方式，具有较低的死亡率[45~48]。即使应用很复杂的胸廓成形术，尤其伴有支气管胸膜瘘患者，预后仍然是理想的，手术成功率可达到 81%~100%[49~53]。最近，Zahid 等指出，在脓胸复发率、死亡率和二次干预率方面，开胸优于微创治疗（置管或伴药物冲洗和VATS 清创术）的清创术[54]。

Colice 教授的研究表明，死亡率与脓胸形成史和无法侵入性干预有关（图 9.3）[55]，减少外科干预会导致死亡率上升。这在一定角度上反映了患者是否适宜采用侵入性外科干预，说明当患者状态无法进行外科干预将提示其高死亡风险。

图 9.3 不同引流方案的死亡率（Colice et al.，2000[55]）

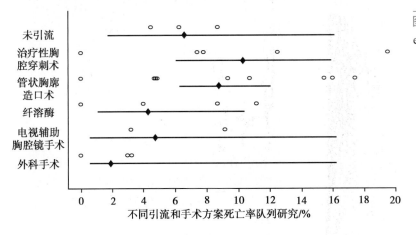

不同引流和手术方案死亡率队列研究/%

儿童脓胸

儿童脓胸常为呼吸道感染的严重并发症。儿童脓胸的治疗原则与成人类似，即消除脓液、复张肺、重构胸壁和膈肌的运动、恢复肺功能、消除并发症和缩短住院周期。两项随机对照研究表明VATS 和置管 + 纤溶剂相比，在住院周期和成功率方面，无统计学差异[56,57]。不过，Kurt 等发现在纤溶剂可用前提下，患者随机分配接受 VATS或置管处理，VATS 组具有较短住院周期[58]。近期一项纳入 54 例研究、3 418 例患者的系统综述表明，VATS 可显著改善死亡率（0% vs 3.3%）、二次干预率（2.5% vs 23.5%）、置管时长（4.4 天 vs 10.6 天）和住院周期（10.8 天 vs 20 天）[59]。典型病例见图 9.4~9.6。

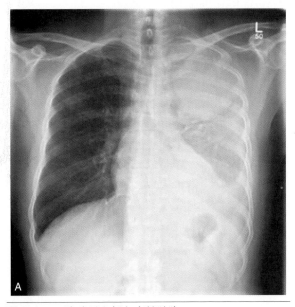

图 9.4 A. 胸片示左侧包裹性脓胸

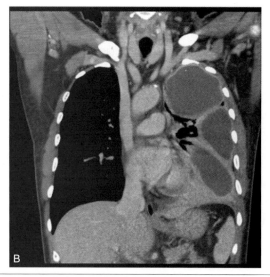

图 9.4　B. 胸部 CT 示包裹性脓胸(VATS 术前),胸腔积液细菌学培养(−)

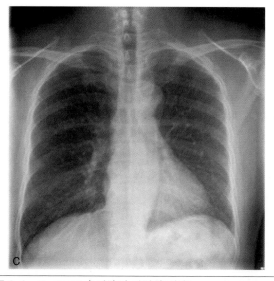

图 9.4　C. VATS 术后胸片示脓胸引流

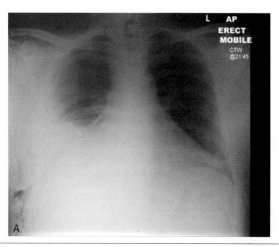

图 9.5　A. 胸片示右下胸腔阴影(引流后)。患者为甲状腺癌切除术后产生葡萄球菌性脓胸

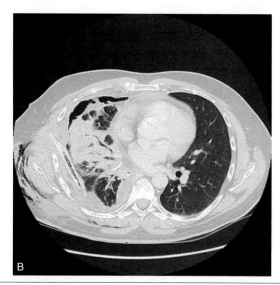

图 9.5　B. 胸部 CT 示肋间引流不充分、肺实变和引流术后气胸。患者再次接受开胸手术和脓胸引流

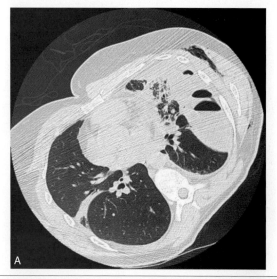

图 9.6　A. 误吸 6 周后肺炎旁积液(肺炎链球菌)患者,胸部 CT 示包裹性脓胸且伴有液气胸

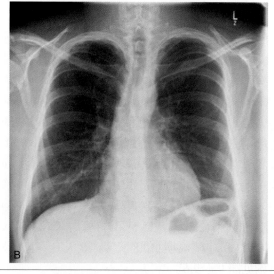

图 9.6　B. 胸片示同一患者脓胸引流和胸腔镜术后情况

主要参考文献

Maskell NA, Davies CW, Nunn AJ, et al. First Multicenter Intrapleural Sepsis Trial (MIST1) Group. UK controlled trial of intrapleural streptokinase for pleural infection. *N Engl J Med* 2005 Mar 3; 352(9):865-74.

Rahman NM, Maskell NA, West A, et al. Intrapleural use of tissue plasminogen activator and DNase in pleural infection. *N Engl J Med.* 2011 Aug 11; 365(6):518-26.

Molnar TF. Current surgical treatment of thoracic empyema in adults. *Eur J Cardiothorac Surg* 2007 Sep; 32(3):422-30.

肺脓肿

病因学

肺脓肿是指肺内形成的局限性脓腔,可形成于初次坏死性感染或者继发于原有空洞、异物或肿瘤、脓毒性栓子所致支气管堵塞等。伴有肺空洞的疾病,如肺梗死、结节病和韦氏肉芽肿病(Wegener granulomatosis)等,均易出现肺脓肿。在免疫缺陷患者和误吸高风险患者(精神疾病,如酗酒;声带麻痹;不良口腔卫生;食管憩室或肿瘤等)中,坏死性感染风险增大。在无齿患者中,不良口腔卫生者较为常见,怀疑肺脓肿需慎重诊断且要排除肿瘤。在大量肺脓肿患者中,这些易感因素已被认识。在 259 例肺脓肿患者中,健康不佳者占比 97%,口腔疾病者 82.5%,至少一次丧失知觉者 78.6%,酗酒者 70.2%[60]。

病理生理学及微生物学

依据患病时间(6 周为界),肺脓肿被主观分为急性期和慢性期。可在实际工作中,疾病起始是隐蔽的,因而这种分期在疾病诊断和管理中并不实用。

关于肺脓肿的经典研究,由杜克大学的 David Smith 教授发表于 20 世纪 20 年代[61]。他注意到从口腔和尸解肺脓肿壁上获得的细菌之间的相似性,这种相似性使他猜测出吸入性感染是肺脓肿的主要发病机制,而这种猜测在肺脓肿接种模型中得以验证。

之后,Brock 勋爵发现肺脓肿的肺段定位与卧位碘化油吸入过程类似。当仰卧位时,碘化油倾向于吸入至右肺上叶后段和肺下叶背段[62]。

由厌氧菌所致的肺脓肿占比为 60%~80%,其优势菌群常伴有混合肠球菌属、梭菌属、普氏菌属和拟杆菌属等的混合感染[60,63]。在坏死性肺炎中,金黄色葡萄球菌、肺炎链球菌和革兰氏阴性菌尤其是克雷伯菌属,常为优势菌群且不伴有混合感染[64]。另外,常见的病原菌还有流感嗜血杆菌、放线菌属、曲霉菌属、隐球菌、组织胞浆菌、芽生菌属和粗球孢子菌等。

溶组织内阿米巴经血液传播后,可导致肺脓肿,同时伴有脓胸。引发于肝脓肿的经典相关肺脓肿,由于咳出物可伴有阿米巴和肝组织,其痰呈褐色脓样。甲硝唑是其治疗首选。

诊断

临床特点

起病初期临床症状隐匿。典型症状包括咳嗽伴有臭味痰(67%)、发热、乏力、体重减轻(97%)、胸痛(64%)、咯血(15%)、并发脓胸(10%)、杵状指(30%)、不良口腔卫生(82%)、空洞呼吸音和恶病质等[60]。

检查

常规检查包括血常规、生化、需氧和厌氧菌培养。

影像学检查有助于脓肿的诊断、病因学检查(如气管近端梗阻、肺部基础病变和排除肿瘤的影像学介入活检)。胸片影像学是首选,可用于识别空洞液气平面。

CT 为诊断肺脓肿最敏感和特异的影像学手段。通过对比,可识别脓肿边缘。脓腔通常是圆形的,通常伴有不规则腔面。典型图像包括液气平面伴有实变。然而,应警惕癌症也是出现空洞最常见的原因。96% 患者为单侧肺脓肿,且多位于右侧[60]。组织学上,好发于肺下叶背段和上叶后段(85%)。对一系列肺脓肿患者分析发现,病变位于右上叶占比 28.4%,右中叶 7.1%、右下叶 29%、左上叶占 14.2% 和左下叶 21.3%[64]。

治疗

抗生素治疗、营养支持和病因治疗是肺脓肿治疗基本原则。绝大数患者静脉滴注克林霉素 2 周是有效的,治疗应持续 8 周。研究表明,此方案优于青霉素,主要因为多种厌氧菌可产生 β- 内酰胺酶,而对青霉素耐药[65]。而甲硝唑有效率仅有

50%,这是由于多数患者存在混合感染[66]。

对于药物治疗失败的肺脓肿,CT 介导的经皮引流,已证实是一种有效和安全的治疗方案。在一项 3 年期的肺脓肿研究中,抗生素治疗失败者经 CT 介导经皮引流治疗,脓肿治愈率达 83%(33/44)。5 例(13%)患者进展为气胸,7 例(17.5%)患者留有残腔并接受手术[67]。5%~10% 患者保守治疗失败,需进一步外科手术[64,68]。

肺脓肿并发症及手术适应证

由于抗生素治疗效果逐渐改善,外科手术率逐年下降。然而,外科干预仍然在部分患者中起重要作用。外科手术适应证为药物治疗失败、伴有进行性脓毒血症和并发症的肺脓肿患者。并发症包括大咯血、支气管胸膜瘘以及高度可疑肿瘤。另外,手术也应注意患者可能有合并脓胸的可能(见后续章节)。

患者应首先行纤支镜检查以排除气管近端梗阻。侧卧位前,应及时构建单肺通气,以保护对侧肺免受污染。如怀疑支气管被严重污染,可最后考虑重复应用支气管镜冲洗支气管腔。

解剖切除术,如肺叶切除术,是早期保护支气管免受脓胸引流污染和消除胸膜死腔的手术方式。对于切除脓肿高危的患者,推荐脓肿腔的外科引流[69]。对于已采用外科方式干预患者,在保守管理期进行的营养支持、抗生素治疗和致病因素治疗等仍然需要维持应用。Moreira 等总结肺脓肿患者治疗方式,52 例患者接受了外科干预(占 20.6%),其中脓胸引流 24 例(占 9.5%)、肺切除 22 例(占 8.7%)、脓肿引流 6 例(占 2.3%)[60]。见图 9.7。

预后

从 19 世纪上半叶至今,随着时间的推移,肺脓肿所致死亡率已经由 34% 显著下降至 5%~6%[60,70],归功于抗生素治疗进步和卫生健康水平的提高。

部分肺脓肿患者预后不良的危险因素已阐明。大约 8% 肺脓肿患者与脓胸有关。在一组 259 例脓胸患者分析中,发现 22 例(8%)与肺脓肿相关,这种并发症导致更高的监护室收治率(64% vs 40%,P=0.032)和手术死亡率(23% vs 5.9%,OR= 4.69,95% CI:1.057~14.56)[71]。因而,肺脓肿合并脓胸患者可考虑早期手术干预。

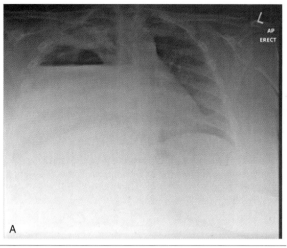

图 9.7 A.胸片示继发于肺脓肿破裂的液气胸(右侧)。患者出现脓毒血症和多器官衰竭

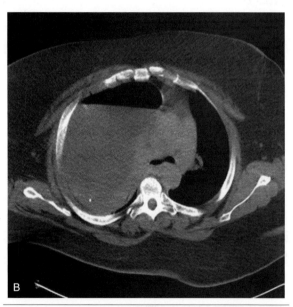

图 9.7 B.胸部 CT 示右侧液气胸,伴有对侧纵隔移位。患者行引流(2.5L 脓)和空洞造口术

术前需机械肺通气的患者,预后较差。在 35 例需外科治疗肺脓肿患者中,术前机械辅助肺通气者,3 例死亡和 4 例仍需长期肺通气。术前未辅助通气者,无 1 例死亡[72]。见图 9.8A、B 及图 9.9A、B。

Harding 和 Hagan 教授在一项包括 252 例患者的研究中指出,空洞 >6cm 的患者症状持续时间超 8 周以上、坏死性肺炎、高龄、免疫抑制、支气管梗阻和有氧细菌感染等因素与预后不良相关。肺脓肿患者手术死亡率曾经被报道介于 11%~28%[64,73]。

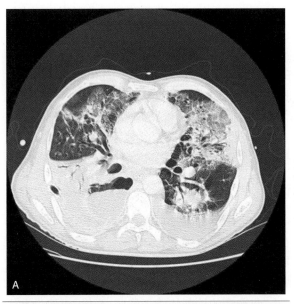

图 9.8　A. 胸部 CT 示右肺脓肿并发症。脓肿导致支气管胸膜瘘、脓胸和双肺感染。患者进一步变成呼吸窘迫综合征,需延长插管通气时间

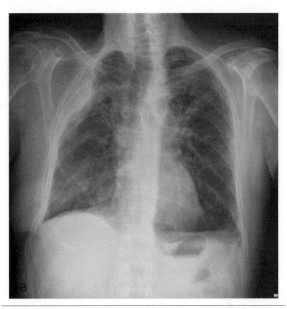

图 9.8　B. 随访患者,胸片示病情缓解和肌间皮瓣右上野区透光不良

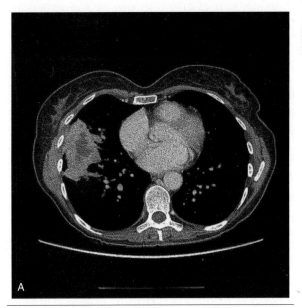

图 9.9　A. 胸部 CT 示右侧肺脓肿。患者伴有不良口腔卫生

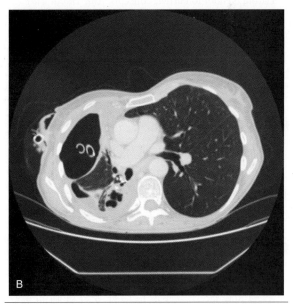

图 9.9　B. 胸部 CT 示肺脓肿和脓胸。胸水引流物中分离到克雷伯菌属

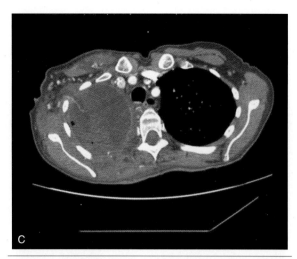

图 9.9　C.胸部 CT 示同一患者引流和开胸手术后应用胸肌瓣消除胸膜残腔

主要参考文献

Moreira Jda S, Camargo Jde J, Felicetti JC, et al. Lung abscess: analysis of 252 consecutive cases diagnosed between 1968 and 2004. *J Bras Pneumol* 2006 Mar-Apr; 32(2):136–43.

Smith DT. Experimental aspiration abscess. *Surgery* 1927; 14:231–9.

Bartlett JG. Anaerobic bacterial infections of the lung. *Chest* 1987; 91:901–9.

Schweigert M, Dubecz A, Stadlhuber RJ, Stein HJ. Modern history of surgical management of lung abscess: from Harold Neuhof to current concepts. *Ann Thorac Surg* 2011 Dec; 92(6):2293–7.

曲霉病

病因学

曲霉菌属是一种真菌,常通过吸入途径进入人体,可从土壤、腐败植物或室内分离得到。尽管其他曲霉也可遇到,但最常见的曲霉为烟曲霉。烟曲霉依据宿主生理状态,可造成多种肺部病变。

病理生理学及微生物学

根据宿主易感性,曲霉菌感染可造成三种不同类型的疾病[74]。变态反应性支气管肺曲霉病(allergic bronchopulmonary aspergillosis,ABPA)是一种免疫球蛋白 E 介导的反应,常与哮喘、囊肿性纤维化和支气管扩张等合并。

曲霉菌球由真菌菌丝、炎症细胞、纤维蛋白、黏液和组织碎片组成。曲霉菌球病理改变可简单、

可复杂。单纯性曲霉菌球(simple aspergilloma)由纤毛上皮内衬的薄壁囊肿构成,而复杂性曲霉菌球(complex aspergilloma)则伴有外周影像学病变的厚壁空洞构成。曲霉菌球通常起病于原有肺空洞,空洞多为结核引起。结核患病人数的下降,显著降低曲霉病患者数,同时改善了合并结核病的曲霉病患者治疗预后[75,76]。其他与曲霉菌球发病及进展有关的疾病包括结节病、支气管扩张、支气管囊肿、肺大疱、肿瘤和肺部感染等。

侵袭性肺曲霉病常发生于免疫抑制患者,包括器官移植、骨髓移植、放疗患者和 HIV 感染者。

诊断

曲霉菌球患者常无症状。当疾病进一步发展,在支气管动脉侵袭、内毒素释放和机械刺激下,可导致常见症状咯血。其他症状包括呼吸困难、咳嗽和发热。

曲霉病的诊断依赖于临床、影像、血清学和微生物证据等。胸片和 CT 可发现 1 至多个空洞性病变。病变常见于肺上叶。Monad 征表现为真菌球周围的空气影,呈现新月征。

然而,Monad 征并非曲霉菌球特异性表现,其他疾病也存在,包括肿瘤和脓肿。除多见于免疫抑制治疗(包括类固醇)患者外,通常患者血清曲霉菌 IgG 抗体呈阳性。约 50% 患者曲霉菌痰培养呈阳性。

变态反应性支气管肺曲霉病的诊断依据:支气管痉挛、嗜酸性粒细胞增多,曲霉抗原皮试、曲霉沉淀素抗体(IgG)、总 IgE 升高,曲霉特异性 IgE 升高,肺中央型支气管扩张和胸片提示肺浸润等。出现以上八个临床特点,则可确诊变态反应性支气管肺曲霉病。半乳甘露聚糖抗原是曲霉菌特异性抗原,由侵袭性曲霉菌在生长期分泌。半乳甘露聚糖抗原检测(GM 试验),在诊断侵袭性曲霉病方面,敏感性为 81%,特异性为 89%。晕环征是指肺结节周围环绕低密度影,常见于侵袭性曲霉病,也可见于出血性结节、肿瘤和炎症。如需确诊,可行肺活检。空气新月征(Monad 征)是指空气环绕结节,可提示真菌感染有一定程度改善。

治疗原则

变态反应性支气管肺曲霉病的治疗依赖于药物。类固醇激素和抗真菌药物是其首选治疗方案。

尚无关于无症状曲霉菌球的治疗共识。抗真菌治疗仍是主要治疗方案。一些小样本研究倡导各种给药途径的好处,包括经皮和吸入。口服伊曲康唑非常有效,这是由于具有对靶组织的高度选择性和渗透性。但对于危及生命的咯血治疗中作为一线药物的作用,非常有限,因为从服药至起效时间较长。

除曲霉菌球,胸部手术在控制曲霉菌患者临床症状方面作用有限。而且手术在无症状患者中的应用仍然存在争议,部分患者可受益。咯血患者可考虑氨甲环酸治疗和影像学介导栓塞术。只有当上述方案无效和无法实施时,是手术指征。

手术适应证

曲霉菌球手术治疗,由于多粘连、胸膜腔毁损、肺门硬化和残肺术后复张不良等特点,技术难度较大。手术方式通常为肺叶切除术。

手术切除的适应证为:危及生命的大咯血、反复发作的胸部感染或感染消耗导致的体重下降。在复杂型曲霉病患者中,外科干预是治疗的最后选择;对于单纯型患者,手术利于阻止病情的进展。胸膜曲霉病偶发,通常发生于术后。由于术后肺实质的损失,部分患者可能需要胸廓成形术。

在侵袭性曲霉病中,应尽量避免使用外科干预。手术仅适于大咯血患者,以预防抗真菌治疗中咯血复发[77]。

典型病例图示见图 9.10A、B 及图 9.11。

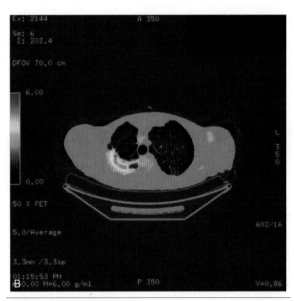

图 9.10　B. 合并肺气肿患者,术前 PET-CT 显示胸膜曲霉球 ^{18}F- 脱氧葡萄糖高摄取

手术方案

开胸解剖性肺切除是低风险患者的手术选择。手术首选肺叶切除术,肺段切除术和楔形切除术为次选方案。术后并发症值得注意,包括出血、胸膜残腔、长期漏气、脓胸、支气管胸膜瘘、呼吸衰竭和复发等。

肺空洞造口术,在老年患者或手术高风险患者中,是一种替代方案。它可作为单项手术,或联合局部胸廓成形术和背阔肌成形术[79]。

在不能手术患者中,纤支镜下切除较大腔内肺曲霉菌球,也可得到满意的效果[80]。

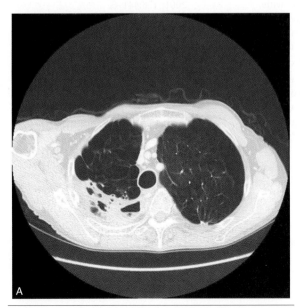

图 9.10　A. 胸部 CT 示胸膜曲菌球合并肺气肿

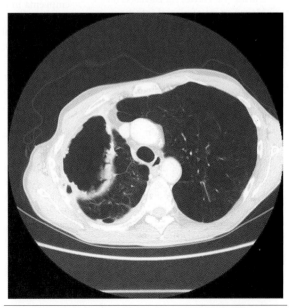

图 9.11　发生于肺减容术后早期的肺曲菌球空洞

胸廓成形术通常是不完全侵袭性曲霉病和胸膜疾病的唯一手术方式。在一项涉及 16 例胸膜曲霉菌患者的临床治疗总结中，患者均接受手术，并发症包括胸膜腔出血、呼吸衰竭和肺叶切除后脓胸。与胸廓成形术相关的患者死亡率为 15%（未接受胸廓成形术的所有类型曲霉病患者死亡率为 6%）。作者因此得出结论，仅有症状的胸膜曲菌球方可手术，应避免胸膜肺叶切除术[81]。

最近，VATS 被提倡用于单纯曲霉菌球和复杂性曲霉菌球的手术切除。在一项包括 20 例患者的临床病例总结中，发现 VATS 微创手术患者，早期死亡率为 5%，5 年生存率为 89%[82]。

预后及并发症

曲霉菌球通常会经历一个慢性期，此时 10% 的患者会自愈。但 30% 的患者会发展至大咯血，死亡率介于 2%~14%[83]。

在一项 64 例曲霉菌球治疗的研究中，患者均接受外科干预，单纯性曲霉菌球和复杂性曲霉菌球患者 10 年累积生存率分别为 88.3% 和 70.6%（P=0.042）。预后不良与明确的患者因素有关，如高龄、肺部并发症、多发病变、免疫抑制、曲霉菌特异性 IgG 抗体滴度升高、大咯血复发、肿瘤和 HIV

感染等[84]，女性、FEV_1>75% 和单纯性曲霉菌球等为其预后保护因素。不过，对这些患者辅以常规剂量抗真菌药治疗，对患者副反应率和生存期并无影响[85]。

与曲霉病相关的手术死亡率较高，文献报道其介于 7%~23%[81,86~88]。过去几年，患者预后得以改善，主要与结核病减少致复杂性曲霉菌球患者减少有关。在近期一项队列研究中，仅有 17% 的患者有结核病史，相反以往为 57%。为控制曲霉菌球进展，具有较低风险的现代曲霉菌球手术方式得以开展，进而手术副反应（如出血、胸膜残腔和住院周期等）发生率降低[75,76]。

侵袭性肺曲霉病，仍然具有较高的死亡率（可达 80%）。其中，骨髓移植患者或脑部受累患者，风险尤高[89]。

主要参考文献

The Aspergillus website: www.aspergillus.org.uk

Belcher JR, Plummer NS. Surgery in bronchopulmonary aspergillosis. *Br J Dis Chest* 2011; 54:335–41.

Lejay A, Falcoz PE, Santelmo N, et al. Surgery for aspergilloma: time trend towards improved results? *Interact Cardiovasc Thorac Surg* 2011 Oct; 13(4):392–5.

（金　锋　译，李军校）

参考文献

1　Davies HE, Davies RJ, Davies CW. Management of pleural infection in adults: British Thoracic Society Pleural Disease Guideline 2010. *Thorax* 2010; 65(Suppl 2): ii41–53.

2　Chalmers JD, Singanayagam A, Murray MP, et al. Risk factors for complicated parapneumonic effusion and empyema on presentation to hospital with community-acquired pneumonia. *Thorax* 2009; 64:592–7.

3　Porcel JM. Pleural fluid tests to identify complicated parapneumonic effusions. *Curr Opin Pulm Med* 2010; 16:357–61.

4　DuBose J, Inaba K, Okoye O, et al. Development of posttraumatic empyema in patients with retained hemothorax: results of a prospective, observational AAST study. *J Trauma Acute Care Surg* 2012; 73:752–7.

5　Sanabria A, Valdivieso E, Gomez G, Echeverry G. Prophylactic antibiotics in chest trauma: a meta-analysis of high-quality studies. *World J Surg* 2006; 30:1843–7.

6　Park DR. The microbiology of ventilator-associated pneumonia. *Respir Care* 2005; 50:742–63; discussion 63–5.

7　Choi JA, Hong KT, Oh YW, et al. CT manifestations of late sequelae in patients with tuberculous pleuritis. *AJR Am J Roentgenol* 2001; 176:441–5.

8　Kearney SE, Davies CW, Davies RJ, Gleeson FV. Computed tomography and ultrasound in parapneumonic effusions and empyema. *Clin Radiol* 2000; 55:542–7.

9　Maskell NA, Davies CW, Nunn AJ, et al. UK controlled trial of intrapleural streptokinase for pleural infection. *N Engl J Med* 2005; 352:865–74.

10　Rahman NM, Maskell NA, West A, et al. Intrapleural use of tissue plasminogen activator and DNase in pleural infection. *N Engl J Med* 2011; 365:518–26.

11　Thourani VH, Brady KM, Mansour KA, et al. Evaluation of treatment modalities for thoracic empyema: a cost-effectiveness analysis. *Ann Thorac Surg* 1998; 66:1121–7.

12　Athanassiadi K, Gerazounis M, Kalantzi N. Treatment of post-pneumonic empyema thoracis. *Thorac Cardiovasc Surg* 2003; 51:338–41.

13　Suchar AM, Zureikat AH, Glynn L, et al. Ready for the frontline: is early thoracoscopic decortication the new standard of care for advanced pneumonia with empyema? *Am Surg* 2006; 72:688–92; discussion 92–3.

14　Wait MA, Sharma S, Hohn J, Dal Nogare A. A randomized trial of empyema therapy. *Chest* 1997; 111:1548–51.

15　Bilgin M, Akcali Y, Oguzkaya F. Benefits of early aggressive management of empyema thoracis. *ANZ J Surg* 2006; 76:120–2.

16　Landreneau RJ, Keenan RJ, Hazelrigg SR, et al. Thoracoscopy for empyema and hemothorax. *Chest* 1996; 109:18–24.

17　Kim BY, Oh BS, Jang WC, et al. Video-assisted thoracoscopic decortication for management of postpneumonic pleural empyema. *Am J Surg* 2004; 188:321–4.

18　Solaini L, Prusciano F, Bagioni P, et al. Video-assisted thoracic surgery (VATS) of the lung: analysis of intraoperative and postoperative complications over 15 years and review of the literature. *Surg Endosc* 2008; 22:298–310.

19　Luh SP, Chou MC, Wang LS, et al. Video-assisted thoracoscopic surgery in the treatment of complicated parapneumonic effusions or empyemas: outcome of 234 patients. *Chest* 2005; 127:1427–32.

20　Angelillo-Mackinlay T, Lyons GA, Piedras MB, Angelillo-Mackinlay D. Surgical treatment of postpneumonic empyema. *World J Surg* 1999; 23:1110–3.

21　Striffeler H, Gugger M, Im Hof V, et al. Video-assisted thoracoscopic surgery for fibrinopurulent pleural empyema in 67 patients. *Ann Thorac Surg* 1998; 65:319–23.

22　Lardinois D, Gock M, Pezzetta E, et al. Delayed referral and gram-negative organisms increase the conversion thoracotomy rate in patients undergoing video-assisted thoracoscopic surgery for empyema. *Ann Thorac Surg* 2005; 79:1851–6.

23　Cassina PC, Hauser M, Hillejan L, et al. Video-assisted thoracoscopy in the treatment of pleural empyema: stage-based management and outcome. *J Thorac Cardiovasc Surg* 1999; 117:234–8.

24　Waller DA, Rengarajan A. Thoracoscopic decortication: a role for video-assisted surgery in chronic postpneumonic pleural empyema. *Ann Thorac Surg* 2001; 71:1813–6.

25　Petrakis I, Katsamouris A, Drossitis I, et al. Usefulness of thoracoscopic surgery in the diagnosis and management of thoracic diseases. *J Cardiovasc Surg (Torino)* 2000; 41:767–71.

26　Wurnig PN, Wittmer V, Pridun NS, Hollaus PH. Video-assisted thoracic surgery for pleural empyema. *Ann Thorac Surg* 2006; 81:309–13.

27　Chambers A, Routledge T, Dunning J, Scarci M. Is video-assisted thoracoscopic surgical decortication superior to open surgery in the management of adults with primary empyema? *Interact Cardiovasc Thorac Surg* 2010; 11:171–7.

28　Rzyman W, Skokowski J, Romanowicz G, et al. Decortication in chronic pleural empyema – effect on lung function. *Eur J Cardiothorac Surg* 2002; 21:502–7.

29　Mandal AK, Thadepalli H, Chettipally U. Outcome of primary empyema thoracis: therapeutic and microbiologic aspects. *Ann Thorac Surg* 1998; 66:1782–6.

30　Shahin Y, Duffy J, Beggs D, et al. Surgical management of primary empyema of the pleural cavity: outcome of 81 patients. *Interact Cardiovasc Thorac Surg* 2010; 10:565–7.

31　Solaini L, Prusciano F, Bagioni P. Video-assisted thoracic surgery in the treatment of pleural empyema. *Surg Endosc* 2007; 21:280–4.

32　Tong BC, Hanna J, Toloza EM, et al. Outcomes of video-assisted thoracoscopic decortication. *Ann Thorac Surg* 2010; 89:220–5.

33　Botianu PV, Dobrica AC, Butiurca A, Botianu AM. Complex space-filling procedures for intrathoracic infections - personal experience with 76 consecutive cases. *Eur J Cardiothorac Surg* 2010; 37:478–81.

34　Garcia-Yuste M, Ramos G, Duque JL, et al. Open-window thoracostomy and thoracomyoplasty to manage chronic pleural empyema. *Ann Thorac Surg* 1998; 65:818–22.

35　Icard P, Le Rochais JP, Rabut B, et al. Andrews thoracoplasty as a treatment of post-pneumonectomy empyema: experience in 23 cases. *Ann Thorac Surg* 1999; 68:1159–63; discussion 64.

36　Okumura Y, Takeda S, Asada H, et al. Surgical results for chronic empyema using omental pedicled flap: long-term follow-up study. *Ann Thorac Surg* 2005; 79:1857–61.

37　Regnard JF, Alifano M, Puyo P, et al. Open window thoracostomy followed by intrathoracic flap transposition in the treatment of empyema complicating pulmonary resection. *J Thorac Cardiovasc Surg* 2000; 120:270–5.

38　Eloesser L. An operation for tuberculous empyema. *Chest* 1935; 1:8–23.

39　Ferguson AD, Prescott RJ, Selkon JB, et al. The clinical course and management of thoracic empyema. *QJM* 1996; 89:285–9.

40　Galea JL, De Souza A, Beggs D, Spyt T. The surgical management of empyema thoracis. *J R Coll Surg Edinb* 1997; 42:15–8.

41　Cham CW, Haq SM, Rahamim J. Empyema thoracis: a problem with late referral? *Thorax* 1993; 48:925–7.

42　Deschamps C, Pairolero PC, Allen MS, Trastek VF. Management of postpneumonectomy empyema and bronchopleural fistula. *Chest Surg Clin N Am* 1996; 6:519–27.

43　Kacprzak G, Marciniak M, Addae-Boateng E, et al. Causes and management of postpneumonectomy empyemas: our experience. *Eur J Cardiothorac Surg* 2004; 26:498–502.

44　Massera F, Robustellini M, Pona CD, et al. Predictors of successful closure of open window thoracostomy for postpneumonectomy empyema. *Ann Thorac Surg* 2006; 82:288–92.

45　Gossot D, Stern JB, Galetta D, et al. Thoracoscopic management of postpneumonectomy empyema. *Ann Thorac Surg* 2004; 78:273–6.

46　Ng T, Ryder BA, Maziak DE, Shamji FM. Treatment of postpneumonectomy empyema with debridement followed by continuous antibiotic irrigation. *J Am Coll Surg* 2008; 206:1178–83.

47　Schneiter D, Grodzki T, Lardinois D, et al. Accelerated treatment of postpneumonectomy empyema: a binational long-term study. *J Thorac Cardiovasc Surg* 2008; 136:179–85.

48　Goldstraw P. Treatment of postpneumonectomy empyema: the case for fenestration. *Thorax* 1979; 34:740–5.

49　Jadczuk E. Postpneumonectomy empyema. *Eur J Cardiothorac Surg* 1998; 8:123–6.

50　Wong PS, Goldstraw P. Post-pneumonectomy empyema. *Eur J Cardiothorac Surg* 1994; 8:345–9; discussion 9–50.

51　Gharagozloo F, Trachiotis G, Wolfe A, et al. Pleural space irrigation and modified Clagett procedure for the treatment of early postpneumonectomy empyema. *J Thorac Cardiovasc Surg* 1998; 116:943–8.

52　Zaheer S, Allen MS, Cassivi SD, et al. Postpneumonectomy empyema: results after the Clagett procedure. *Ann Thorac Surg* 2006; 82:279–86; discussion 86–7.

53　Seify H, Mansour K, Miller J, et al. Single-stage muscle flap reconstruction of the postpneumonectomy empyema space: the Emory experience. *Plast Reconstr Surg* 2007; 120:1886–91.

54　Zahid I, Routledge T, Bille A, Scarci M. What is the best treatment of postpneumonectomy empyema? *Interact Cardiovasc Thorac Surg* 2011; 12:260–4.

55　Colice GL, Curtis A, Deslauriers J, et al. Medical and surgical treatment of parapneumonic effusions : an evidence-based guideline. *Chest* 2000; 118:1158–71.

56　Sonnappa S, Cohen G, Owens CM, et al. Comparison of urokinase and video-assisted thoracoscopic surgery for treatment of childhood empyema. *Am J Respir Crit Care Med* 2006; 174:221–7.

57　St Peter SD, Tsao K, Spilde TL, et al. Thoracoscopic decortication vs tube thoracostomy with fibrinolysis for empyema in children: a prospective, randomized trial. *J Pediatr Surg* 2009; 44:106–11; discussion 11.

58　Kurt BA, Winterhalter KM, Connors RH, et al. Therapy of parapneumonic effusions in children: video-assisted thoracoscopic surgery versus conventional thoracostomy drainage. *Pediatrics* 2006; 118: e547–53.

59　Avansino JR, Goldman B, Sawin RS, Flum DR. Primary operative versus nonoperative therapy for pediatric empyema: a meta-analysis. *Pediatrics* 2005; 115:1652–9.

60　Moreira Jda S, Camargo Jde J, Felicetti JC, et al. Lung abscess: analysis of 252 consecutive cases diagnosed between 1968 and 2004. *J Bras Pneumol* 2006; 32:136–43.

61　Smith DT. Experimental aspiration abscess. *Surgery* 1927; 14:231–9.

62　Brock RC. *The Anatomy of the Bronchial Tree.* Oxford University Press; 1946.

63　Bartlett JG. Anaerobic bacterial infections of the lung. *Chest* 1987; 91:901–9.

64　Hagan JL, Hardy JD. Lung abscess revisited: a survey of 184 cases. *Ann Surg* 1983; 197:755–62.

65　Appelbaum PC, Spangler SK, Jacobs MR. Beta-lactamase production and susceptibilities to amoxicillin, amoxicillin-clavulanate, ticarcillin, ticarcillin-clavulanate, cefoxitin, imipenem, and metronidazole of 320 *non-Bacteroides fragilis Bacteroides* isolates and 129 fusobacteria from 28 US centers. *Antimicrob Agents Chemother* 1990; 34:1546–50.

66　Perlino CA. Metronidazole vs clindamycin treatment of anaerobic pulmonary infection. Failure of metronidazole therapy. *Arch Intern Med* 1981; 141:1424–7.

67　Kelogrigoris M, Tsagouli P, Stathopoulos K, et al. CT-guided percutaneous drainage of lung abscesses: review of 40 cases. *JBR-BTR* 2011; 94:191–5.

68　Erasmus JJ, McAdams HP, Rossi S, Kelley MJ. Percutaneous management of intrapulmonary air and fluid collections. *Radiol Clin North Am* 2000; 38:385–93.

69　Schweigert M, Dubecz A, Stadlhuber RJ, Stein HJ. Modern history of surgical management of lung abscess: from Harold Neuhof to current concepts. *Ann Thorac Surg* 2011; 92:2293–7.

70　Allen CI, Blackman JR. Treatment of lung abscess: with report of 100 consecutive cases. *Thorac Surg* 1936; 6:156

71　Huang HC, Chen HC, Fang HY, et al. Lung abscess predicts the surgical outcome in patients with pleural empyema. *J Cardiothorac Surg* 2010; 5:88.

72　Reimel BA, Krishnadasen B, Cuschieri J, et al. Surgical management of acute necrotizing lung infections. *Can Respir J* 2006; 13:369–73.

73　Delarue NC, Pearson FG, Nelems JM, Cooper JD. Lung abscess: surgical implications. *Can J Surg* 1980; 23:297–302.

74　Belcher JR, Plummer NS. Surgery in bronchopulmonary aspergillosis. *Bri J Dis Chest* 1960; 54:335–41.

75　Chatzimichalis A, Massard G, Kessler R, et al. Bronchopulmonary aspergilloma: a reappraisal. *Ann Thorac Surg* 1998; 65:927–9.

76　Lejay A, Falcoz PE, Santelmo N, et al. Surgery for aspergilloma: time trend towards improved results? *Interact Cardiovasc Thorac Surg* 2011; 13:392–5.

77　Shah R, Vaideeswar P, Pandit SP. Pathology of pulmonary aspergillomas. *Indian J Pathol Microbiol* 2008; 51: 342–5.

78　Cesar JM, Resende JS, Amaral NF, et al. Cavernostomy x resection for pulmonary aspergilloma: a 32-year history. *J Cardiothorac Surg* 2011; 6:129.

79　Igai H, Kamiyoshihara M, Nagashima T, Ohtaki Y. Pulmonary aspergilloma treated by limited thoracoplasty with simultaneous cavernostomy and muscle transposition flap. *Ann Thorac Cardiovasc Surg* 2012; 18:472–4.

80　Stather DR, Tremblay A, MacEachern P, et al. Bronchoscopic removal of a large intracavitary pulmonary aspergilloma. *Chest* 2013; 143:238–41.

81　Massard G, Roeslin N, Wihlm JM, et al. Pleuropulmonary aspergilloma: clinical spectrum and results of surgical treatment. *Ann Thorac Surg* 1992; 54:1159–64.

82　Ichinose J, Kohno T, Fujimori S. Video-assisted thoracic surgery for pulmonary aspergilloma. *Interact Cardiovasc Thorac Surg* 2010; 10:927–30.

83　Zmeili OS, Soubani AO. Pulmonary aspergillosis: a clinical update. *QJM* 2007; 100:317–34.

84　Sagan D, Gozdziuk K, Korobowicz E. Predictive and prognostic value of preoperative symptoms in the surgical treatment of pulmonary aspergilloma. *J Surg Res* 2010; 163:e35–43.

85　Sagan D, Gozdziuk K. Surgery for pulmonary aspergilloma in immunocompetent patients: no benefit from adjuvant antifungal pharmacotherapy. *Ann Thorac Surg* 2010; 89:1603–10.

86　Aslam PA, Eastridge CE, Hughes FA Jr. Aspergillosis of the lung – an eighteen-year experience. *Chest* 1971; 59:28–32.

87　Daly RC, Pairolero PC, Piehler JM, et al. Pulmonary aspergilloma. Results of surgical treatment. *J Thorac Cardiovasc Surg* 1986; 92:981–8.

88　Kilman JW, Ahn C, Andrews NC, Klassen K. Surgery for pulmonary aspergillosis. *J Thorac Cardiovasc Surg* 1969; 57:642–7.

89　Doffman SR, Agrawal SG, Brown JS. Invasive pulmonary aspergillosis. *Expert Rev Anti Infect Ther* 2005; 3:613–27.

第 10 章

咯血治疗学

Odiri Eneje，Katharine Hurt

前言

咯血是临床上比较常见的症状[1]，指血液自呼吸道咳出或痰中带血。咯血表现可小到痰中带血、大到危及生命的大量出血。大部分患者因高度紧张不能准确描述出血量，咯血量多由患者主观回忆确定。

临床病情严重程度，取决于患者基础疾病、健康状态和并发症。大咯血在数量上尚无绝对定义，一般定义为 24 小时出血量 100~1 000ml[2]。通常，24 小时内咯血 200~600ml 视为大量咯血[3]。该定义利于评估咯血的生理影响[4,5]。

大量咯血罕见，但为严重威胁患者生命的急症，死亡率高达 38%[6]。据统计在肺泡腔内 400ml 血液已明显影响肺换气功能[7]。大咯血病例通常死于窒息而非大量失血[8]。患者健康现状可预测咯血严重程度、发生率和死亡率。确证的死亡率独立预测因素包括慢性乙醇依赖、恶性肿瘤、曲霉病、肺动脉受累、入院时放射学检查累及 50% 或以上浸润病变及需要机械通气[9]。多种疾病均可导致咯血，尽管有时病因不明，但需要及时排查原因。这种所谓的特发性或隐源性咯血约占 3%~42%，且预后较好[10]。病史关键细节常可提示病因，围绕关键细节进行排查，力求针对病因治疗。大咯血是急症，首要关注的生命体征的维持，特别是气道保护。在本章将讨论咯血的常见原因，探讨病史及关键处理流程，并综述当前内科、放射学及外科治疗方案。

病因

多种疾病都可引起咯血，如表 10.1。因地域、种族、社会经济地位和年龄不同而最常见病因不同。大致可分为感染、肿瘤、气道疾病、全身性疾病、心血管疾病和凝血功能障碍等。在英国，最常见原因是支气管扩张、肺癌、肺栓塞、肺结核和肺炎。世界范围内，结核病是导致咯血的最主要原因[11,12]。如前所述，3%~42% 的咯血病例未发现根本病因[12,13]。罕见病因包括支气管内毛细血管瘤和 Hughes-Stovin 综合征，目前已报道病例不足 40 例[14]，临床表现主要为血栓性静脉炎和多发性肺动脉瘤和 / 或支气管动脉瘤[15]。

表 10.1 咯血病因

肿瘤	全身性疾病
支气管癌	肺出血 - 肾炎综合征
肺转移癌	韦格纳肉芽肿性炎
卡波西肉瘤	显微镜下多发血管炎
感染	白塞综合征
细菌性肺炎	系统性红斑狼疮
肺结核	特发性肺含铁血黄素沉着症
霉球菌病	凝血功能障碍
呼吸道病毒感染	抗凝剂或溶栓药物的使用
肺脓肿	遗传性假血友病
寄生虫病	血友病
气道疾病	血小板减少症
支气管扩张	弥散性血管内凝血
支气管炎	其他
囊性纤维化	创伤
原发性血管疾病	异物
肺动静脉畸形	医源性
肺动脉高压	肺隔离症
肺栓塞	子宫内膜异位症 / 月经病
充血性心力衰竭	淋巴管平滑肌瘤病
	隐源性或特发性或原因不明

From Hurt K，Bilton D.Haemoptysis：diagnosis and treatment. Acute Medicine，2012，11（1）：39-45

病史

咯血需要与呕血、口咽或鼻出血鉴别。有时候很难区分是否为咯血,需要检测出血的成分。同时需估算咯血量,但很难准确定量。当患者恐惧时,少量出血也可能认为较多量。如果患者在院内,就需要时刻记录咯血量。在智能手机时代,患者经常拍摄到咯血初次发作的情况,此时需要仔细询问发病及咯血量等细节。女性患者中,注意咯血与月经的关系(月经性咯血)。患者描述咯血时的咳嗽声音特点,常可提示出血的部位。一份清晰、详细的病史将有助于明确病因或鉴别诊断。

伴随症状同样重要,可能会提示某个特定的病因。如发热伴随夜间盗汗提示感染,体重减轻需要鉴别排除与肿瘤和结核是否有关,急性呼吸困难和胸痛可能提示感染或肺栓塞,急性剧烈的咳嗽咳痰要考虑到支气管炎或肺炎,长期咳痰提示支气管扩张。

要注意全面系统回顾,如关节疼痛伴发皮疹有助于血管炎的诊断。需要彻底了解既往病史,特别关注儿童呼吸道疾病(支气管扩张和肺结核活动期)。心血管疾病可导致咯血,因此,要询问以前有无心血管疾病、阵发性夜间呼吸困难、端坐呼吸和周围肢体水肿病史。

要了解有无使用药物史,尤其是抗凝和抗血小板治疗的药物史。吸烟和旅行史有助于评估肺癌、肺结核和肺栓塞的可能。病史要点总结,如表 10.2。

表 10.2　病史要点总结

现病史	
咯血明确	发作时间(急或慢性)
咯血	进展
频率	咯血量
体重减轻	发热
脓痰	夜间盗汗
皮疹	哮鸣音
胸闷气急	近期疾病史或疾病接触史
近期旅游史	近期创伤史
腓肠肌疼痛	外周水肿
端坐呼吸	阵发性夜间呼吸困难
	气急

续表

既往史	
既往结核病 / 结核病暴露	既往肺部疾病史
近期手术史	既往肺栓塞 / 深静脉血栓病史
近期支气管镜检查	心血管疾病
既往乳腺癌、结肠癌、肾癌艾滋病毒	儿童期疾病进展或发育停滞
药物史	
过敏史	使用抗凝 / 抗血小板药物
个人史	
吸烟史	饮酒史
家族史	
遗传病史	

临床检查

采集病史后,评估患者身体状况至关重要(大咯血时要同时进行)。每一步都作好记录,并应用生理评分进行评估。包括医院早期预警评分。

检查可以是无阳性体征的,一般检查的重点是否存在精神委靡、皮肤苍白、发绀、杵状指、淋巴结肿大、皮疹、毛细血管扩张或出血瘀斑。

必须进行呼吸系统查体,包括胸部、肺脏和心脏。临床检查应及时排除深静脉血栓(deep vein thrombosis,DVT)形成。此外,心血管检查应确定是否存在心力衰竭、肺动脉高压或瓣膜病的体征。

腹部体格检查可甄别有无肝衰竭、充血、腹腔肿块或瘢痕等体征。

辅助检查

大多数患者是少量咯血,这些患者多为门诊就诊[16]。英国国立临床规范研究院(Institute for Clinical Excellence,NICE)肺癌指南建议 40 岁及以上吸烟或已戒烟可疑肺癌持续咯血 2 周以上的患者,需及时请呼吸内科会诊。全科医生要安排患者行急诊影像学检查[17]。根据病史和体检情况进行辅助检查。

胸片为常规检查,可迅速发现肿瘤和肺实变影像,亦可提示出血部位。但高达 46% 的病例胸片无异常发现[18]。

血液检验包括血常规、尿素、电解质、肝功能、凝血功能。如考虑血管炎或自身免疫疾病,需进一步检查包括抗中性粒细胞胞质抗体或抗核抗体等。如果可疑为血管炎,需行尿液分析(蛋白和潜血)和显微镜(细胞管型)检查。痰检查和培养结果有助诊断和排除细菌感染和结核病[19]。

胸部 CT 检查有助于提高诊断率,尤其利于远端支气管和肺实质异常疾病的鉴别与诊断。怀疑为恶性肿瘤时,CT 检查应在支气管镜检查前,可有助于异常病灶定位,提高诊断率[17,20]。依据可能病因选择扫描方案,如恶性肿瘤时要进行 CT 分期,以及考虑间质性疾病或支气管扩张时行高分辨率 CT。CT 可能无法鉴别较小的支气管内损害、早期黏膜异常、支气管炎、鳞状上皮化生与良性乳头状瘤[21]。CT 血管造影也可用以评估支气管动脉和潜在出血灶,对疑为支气管扩张或囊性纤维化导致咯血,保守治疗失败患者,应选择支气管动脉栓塞治疗。

如胸部 X 线和 CT 扫描正常,且未发现因感染等引起咯血的高危患者,应考虑行纤维支气管镜检查。高危人群包括持续咯血、吸烟者及 40 岁以上患者[22]。纤支镜可视化动态观察气管、支气管,或经支气管活检有助明确诊断,纤支镜下可实施冷盐水、肾上腺素或球囊填塞等治疗措施[23]。

进一步的检查包括肺部 CT 血管造影(CT pulmonary angiogram,CTPA)可以明确和排除肺动脉栓塞,超声心动图评价肺动脉高压,鼻咽镜检查排除耳、鼻和喉部位是否异常。

咯血的治疗

咯血治疗时机和程序取决于患者是否为大咯血或非大咯血。如图 10.1。

轻度至中度咯血患者的死亡率较低(分别为 2.5% 和 6%)[13]。治疗时机和程序类似于大咯血,但轻中度咯血更多选择保守治疗,需要手术干预的较少。

大咯血治疗

根据复苏理事会(英国)指南进行复苏,依据 ABCDE 方法进行评估和处理[24]。应立即呼叫重症监护和呼吸内科上级医生。这些患者最好在重症监护室治疗(如果诊断明确)[19]。并尽早通知胸外科和介入放射学科。

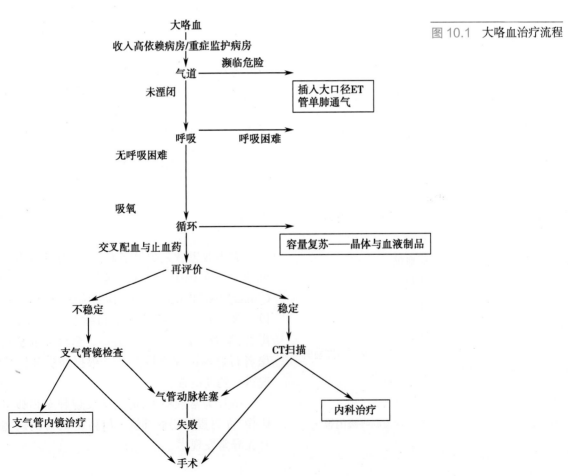

图 10.1　大咯血治疗流程

保护气道通畅预防窒息是当务之急,并确保足够的氧合。必要时需要气管插管,应插入大口径单腔 ET 管。为便于吸痰和纤维支气管镜进入,气管导管应足够大,选用 8 号或以上插管[25]。一旦气道畅通,如咯血一侧明确,则可进行单侧插管,允许另侧肺保护性通气,并防止患侧肺的主动吸入血液。可用双腔管进行插管,但需要专业团队和专业设备来预防可能出现的并发症[26]。纤支镜引导下左主支气管插管,是另一种保护左肺的方法。尽量避免右侧插管,因可能误遮挡右上叶支气管,影响气体交换。这种情况下,支气管镜下插入 ET 管,型号为 14F/100cm 的 Fogarty 导管经支气管镜引导、过声带后至左主支气管充气堵塞左主支气管,这样右侧肺可正常呼吸。

应该留置两个大口径静脉套管针,利于取血检验和经静脉治疗。抽血取样送检全血计数、尿素和电解质、肝功能、交叉配型、凝血和炎性标志物。交叉匹配至少 6 单位血液。应纠正凝血功能,包括拮抗抗凝剂治疗[7]。动脉血气检查监测乳酸、pH 值和碱剩余,关注即刻血红蛋白浓度。晶体和血液制品扩容非常有效。亦可应用氨甲环酸止血,但几乎无共识证据其必须性。其他药物治疗包括抗生素抗感染、结核病的抗结核治疗和全身抗真菌药治疗曲霉菌性肺疾病。

出血灶定位

一旦病情稳定,随即重点是寻找出血区。如果患者在无介入放射学科或胸外科的医院接受治疗,可能需要转运到专科中心,但转运医学团队应对患者进行评估。关于大咯血的最佳诊断流程尚无共识,不过,总体上需要对病情稳定性进行评估。在血流动力学不稳定(行 CT 扫描所需时间可能危及生命)时,患者应立即行支气管镜检查。然而,对于支气管扩张症或囊性纤维化者,则无论出血有多严重,均不应在大出血时接受支气管镜检查。

支气管镜检查

如果可能,则行紧急硬质镜检查,此时硬质镜优于纤支镜,因其可保持气道通畅,保持通气、便于吸引,从而更直观地检查气道,也能进行治疗操作。硬质镜的主要局限是不能发现外周病变或不易看到上叶,但是可以通过硬质镜导入纤支镜。因此,硬质镜可能更适合于大量活动性出血且需

支气管内治疗者,或双侧肺部受累者,此时放射学诊治干预受限[23]。大出血时行支气管镜检查可明确 73%~93% 的出血部位[27,28]。

治疗包括肾上腺素(1∶20 000)注射至出血部位,但在危及生命的大咯血中这种手段的疗效并不确定[25]。使用冰盐水、纤维蛋白原化合物和氨甲环酸等用于止血的证据有限[29-31]。亦可进行支气管内球囊填塞。需要识别出血部位,可在该部位进入支气管镜,经支气管镜置入 4~7F 导管并充气扩张。然后退出支气管镜,留置导管 24 小时。球囊填塞的并发症包括黏膜坏死和阻塞性肺炎。

钕∶钇铝石榴石(Nd∶YAG)激光光凝治疗有文献报道成功病例[32]。

稳定期

无呼吸窘迫、血流动力学稳定者应进行 CT 扫描,CT 扫描较支气管镜检查更有效定位出血灶,并确定出血原因(60%~77% vs 2.5%~8%)[23]。与常规血管造影相比,新多排 CT 扫描更准确地识别支气管和非支气管系统动脉,诊断的成功率为 62%~100%[33]。便于为行支气管动脉栓塞术治疗拟定计划。

支气管动脉栓塞

支气管动脉栓塞(bronchial artery embolization,BAE)(图 10.2)是一种微创治疗模式,在大咯血的治疗中已得到较好应用。成功与否取决于咯血病因,肺结核的栓塞效果更好,而对于肺癌的疗效则较差。咯血的即刻控制率为 73%~99%,但总的远期复发率无改善[34]。

手术从胸降主动脉造影开始,以确定支气管动脉解剖、所有侧支及出血部位,然后选择性动脉插管。最常用 Cobra 导管,替代的微导管可用于出血的动脉小而迂曲时,此时需行超选择性导管介入术,以便成功地进入出血的动脉并避免损伤周围血管。对于右支气管动脉而言,要避免延髓前动脉与脊髓动脉的误封堵[10]。

增强后常可显示出增粗和扭曲的支气管动脉、密集的血管和新生血管的改变以及动脉瘤。很少看到造影剂外渗,文献报告有 3.6%~10.7% 的病例可发现造影剂外渗[35,36]。最常用的栓塞材料是聚乙烯醇微粒,也可使用异丁基 -2- 氰基丙烯酸酯、Gianturco 钢丝圈和可吸收明胶片[19]。

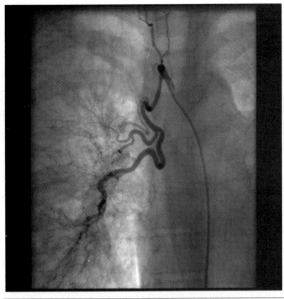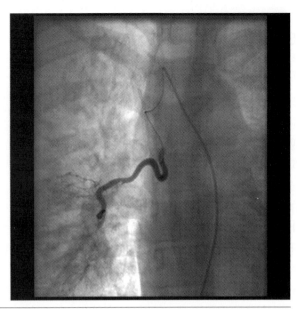

图 10.2　支气管动脉栓塞前后影像(From Hurt K,Bilton D,Haemoptysis:diagnosis and treatment [J].Acute Medicine,2012,11(1):39-45)

仔细检查正在出血的血管,特别是来自侧支血管供血者。早期再出血可能是由于栓塞不完全所致。或如上所述,出血可能来自肺动脉或非支气管动脉。迟发再出血通常是侧支动脉血运重建的结果。再出血率取决于基础疾病。支气管动脉栓塞术的并发症包括胸痛(24%~91%)、吞咽困难(1%~18%)和脊髓缺血(1.4%~6.5%)。体循环栓塞可导致缺血性结肠炎或皮质盲[34]。

在支气管动脉栓塞术后或检查发现支气管动脉正常时,早期复发咯血者推荐采用肺动脉造影。

在某些疾病,如肺结核,出血来自肺循环。肺循环出血最常见的原因是 Rasmussen 动脉瘤,这是由于外周肺动脉被肺结核等慢性炎症长期侵蚀引起,可见于结核性空腔的内壁结节,报告的发病率在 4%~11% 之间[10]。

外科手术

直到 20 年前,外科手术才被视为治疗大咯血的首选方案。外科手术目前已经基本被更安全的首选血管内介入技术取代。然而,在下列临床情况下,它仍然是需选择的治疗方案:

1. 动静脉畸形
2. 创伤
3. 肺动脉破裂
4. 治疗失败的足分支菌瘤(真菌球)
5. 治疗失败的 BAE
6. 危及生命的咯血,评估采取临时保守措施

风险大者

患者是否有手术适应证,应在入院时进行早期评估,并与胸外科团队讨论。手术切除不适用于一般情况较差和呼吸储备功能差的患者。因扩散而被认为是"不可手术"的肺癌也是禁忌证。

手术后的并发症率和死亡率高,死亡率在 20%~30%[37~40]。最近研究表明,专科治疗中心在大咯血患者(BAE 术后)的手术率为 10%~15%,这些死亡率低于以前一些较早的研究结论,约13%[41,42]。

咯血特殊病例的治疗

囊性纤维化

咯血是囊性纤维化(cystic fibrosis,CF)的常见并发症,发生率9.1%。大咯血与老年患者更严重的合并疾病有关,死亡率很高。目前囊性纤维化基金会(Cystic Fibrosis Foundation,CFF)的治疗指南基于专家共识[44],支持当前治疗方案的临床证据有限。患者应接受专科中心治疗,并接受呼吸系统感染的控制。支持常规使用氨甲环酸和特利加压素的临床数据有限,而这些药物通常仍都在应用[45,46]。

BAE 是本病其他治疗方式无效时的治疗选择。不应常规进行支气管镜检查,因其可能会延迟支气管动脉栓塞治疗时机。在大多数情况下BAE 可立即控制出血,但支持长期效果临床数据很

少。外科手术是囊性纤维化患者的最后治疗手段。对于空洞症患者应该放宽手术适应证。对支气管动脉栓塞仍持续出血的或支气管动脉栓塞复发的严重咯血,肺叶切除术是最常见的手术治疗方式。

对于复发性危及生命的咯血患者,肺移植是可选择的治疗方案。需要与囊性纤维化治疗团队、移植团队一起对患者病情进行全面的风险与获益评估及讨论。

血管炎与肺泡出血

此类患者应综合治疗(与肾病医师联合;译者注:指对肺肾综合征的治疗)。治疗包括免疫抑制和血浆置换。如果高度怀疑有感染,应行支气管镜检查[47]。

总结

咯血是需要积极治疗的严重症状,通常由呼吸内科医师诊治。大咯血死亡率很高,但尚无治疗指南。大咯血患者一般应在重症监护室救治。初始治疗包括气道保护、可能应用单肺通气、容量复苏、出血部位的确定和对症治疗。

某些支气管内镜治疗技术可用以控制出血,但证据有限,新的治疗方式需要进一步探索。目前 BAE 是一种有效治疗大咯血的手段,且减少了需手术的患者比率。外科手术在非手术治疗无效的病例中仍有重要地位。

(李海林 王桂芳 译,巩少军 校)

参考文献

1 Haponik EF, Fein A, Chin R. Managing life-threatening hemoptysis: has anything really changed? Chest 2000; 118(5): 1431–5.

2 Amirana M, Frater R, Tirschwell P, et al. An aggressive surgical approach to significant hemoptysis in patients with pulmonary tuberculosis. Am Rev Respir Dise 1968; 97(2): 187–92.

3 Hurt K, Bilton D. Haemoptysis: diagnosis and treatment. Acute Medi 2012; 11(1):39–45.

4 Hankanson E, Konstantinov IE, Fransson SG, Svedjeholm R. Management of life threatening haemoptysis. Br J Anaesth 2002; 88(2):291–5.

5 Ibrahim WH. Massive haemoptysis: the definition should be revised. Eur Respir J 2008; 32(4):1131–2.

6 Hirshberg B, Biran I, Glazer M, Kramer MR. Hemoptysis: etiology, evaluation, and outcome in a tertiary referral hospital. Chest 1997; 112(2):440–4.

7 Jean-Baptiste E. Clinical assessment and management of massive hemoptysis. Crit Care Med 2000; 28(5):1642–7.

8 Crocco JA, Rooney JJ, Fankushen DS, et al. Massive hemoptysis. Arch Intern Med 1968; 121(6): 495–8.

9 Fartoukh M, Khoshnood B, Parrot A, et al. Early prediction of in-hospital mortality of patients with hemoptysis: an approach to defining severe hemoptysis. Respir Int Rev Thorac Dis 2012; 83(2): 106–14.

10 Chun JY, Morgan R, Belli AM. Radiological management of hemoptysis: a comprehensive review of diagnostic imaging and bronchial arterial embolization. Cardiovasc Intervent Radiol 2010; 33(2):240–50.

11 Santiago S, Tobias J, Williams AJ. A reappraisal of the causes of hemoptysis. Arch Intern Med 1991; 151(12):2449–51.

12 Reisz G, Stevens D, Boutwell C, Nair V. The causes of hemoptysis revisited. A review of the etiologies of hemoptysis between 1986 and 1995. Mo Med 1997; 94:633–5.

13 Hirshberg B, Biran I, Glazer M, Kramer MR. Hemoptysis: etiology, evaluation, and outcome in a tertiary referral hospital. Chest 1997; 112(2):440–4.

14 Ozyilmaz E, Yunsel D, Hanta I, et al. Endobronchial capillary hemangioma: a very rare cause of massive hemoptysis. Tuberkuloz ve toraks 2012; 60(1):78–80. Epub 5 May 2012. Masif hemoptizinin nadir bir nedeni: Endobronsiyal kapiller hemanjiyom.

15 Khalid U, Saleem T. Hughes-Stovin syndrome. Orphanet J Rare Dis 2011; 6:15.

16 Bidwell JL, Pachner RW. Hemoptysis: diagnosis and management. Am Fam Phys 2005; 72(7):1253–60.

17 National Institute for Health and Clinical Excellence. The Diagnosis and Treatment of Lung Cancer CG24. London: National Institute for Health and Clinical Excellence 2005.

18 Marshall TJ, Flower CDR, Jackson JE. The role of radiology in the investigation and management of patients with haemoptysis. Clin Radiol 1996; 51(6):391–400.

19 Lordan JL, Gascoigne A, Corris PA. The pulmonary physician in critical care. Illustrative case 7: Assessment and management of massive haemoptysis. Thorax 2003; 58(9):814–9.

20 Thirumaran M, Sundar R, Sutcliffe IM, Currie DC. Is investigation of patients with haemoptysis and normal chest radiograph justified? Thorax 2009; 64(10):854–6.

21 Set PA, Flower CD, Smith IE, et al. Hemoptysis: comparative study of the role of CT and fiberoptic bronchoscopy. Radiology 1993; 189(3):677–80.

22 Poe RH, Israel RH, Marin MG, et al. Utility of fiberoptic bronchoscopy in patients with

hemoptysis and a nonlocalizing chest roentgenogram. *Chest* 1988; 93(1):70–5.

23　Sakr L, Dutau H. Massive hemoptysis: an update on the role of bronchoscopy in diagnosis and management. *Respir Int Rev Thorac Dis* 2010; 80(1):38–58.

24　The Resuscitation Guidelines 2010. The Resuscitation Council (UK), 2010.

25　Dweik RA, Stoller JK. Role of bronchoscopy in massive hemoptysis. *Clin Chest Med* 1999; 20(1):89–105.

26　Klein U, Karzai W, Bloos F, et al. Role of fiberoptic bronchoscopy in conjunction with the use of double-lumen tubes for thoracic anesthesia: a prospective study. *Anesthesiology* 1998; 88(2): 346–50.

27　Revel MP, Fournier LS, Hennebicque AS, et al. Can CT replace bronchoscopy in the detection of the site and cause of bleeding in patients with large or massive hemoptysis? *Am J Roentgenol* 2002; 179(5): 1217–24.

28　Khalil A, Soussan M, Mangiapan G, et al. Utility of high-resolution chest CT scan in the emergency management. *Bri J Radiol* 2007; 80(949):21–5.

29　Conlan AA, Hurwitz SS. Management of massive haemoptysis with the rigid bronchoscope and cold saline lavage. *Thorax* 1980; 35(12): 901–4.

30　Tsukamoto T, Sasaki H, Nakamura H. Treatment of hemoptysis patients by thrombin and fibrinogen-thrombin infusion therapy using a fiberoptic

bronchoscope. *Chest* 1989; 96(3): 473–6.

31　Solomonov A, Fruchter O, Zuckerman T, et al. Pulmonary hemorrhage: a novel mode of therapy. *Respir Med* 2009; 103(8):1196–200.

32　Edmondstone WM, Nanson EM, Woodcock AA, et al. Life-threatening haemoptysis controlled by laser photocoagulation. *Thorax* 1983; 38(10):788–9.

33　Yoon YC, Lee KS, Jeong YJ, et al. Hemoptysis: bronchial and nonbronchial systemic arteries at 16-detector row CT. *Radiology* 2005; 234(1):292–8.

34　Chun JY, Belli AM. Immediate and long-term outcomes of bronchial and non-bronchial systemic artery embolisation for the management of haemoptysis. *Eur Radiol* 2010; 20(3):558–65.

35　Hsiao EI, Kirsch CM, Kagawa FT, et al. Utility of fiberoptic bronchoscopy before bronchial artery embolization for massive hemoptysis. *Am J Roentgenol* 2001; 177(4):861–7.

36　Ramakantan R, Bandekar VG, Gandhi MS, et al. Massive hemoptysis due to pulmonary tuberculosis: control with bronchial artery embolization. *Radiology* 1996; 200(3):691–4.

37　Garzon AA, Cerruti M, Gourin A, et al. Pulmonary resection for massive hemoptysis. *Surgery* 1970; 67:633–8.

38　Gourin A, Garzon A. Control of hemorrhage in emergency pulmonary resection for massive hemoptysis. *Chest* 1975; 68:120–1.

39　Sehhat S, Oreizie M, Moinedine K. Massive pulmonary

hemorrhage: surgical approach as choice of treatment. *Ann Thorac Surg* 1978; 25:12–15.

40　Corey R, Hla KM. Major and massive hemoptysis: reassessment of conservative management. *Am J Med Sci.* 1987; 294:301–9.

41　Ong TH, Eng P: Massive hemoptysis requiring intensive care. *Intensive Care Med.* 2003; 29:317–20.

42　Fartoukh M, Khalil A, Louis L, et al. An integrated approach to diagnosis and management of severe haemoptysis in patients admitted to the intensive care unit: a case series from a referral centre. *Respir Res* 2007; 8:11–20.

43　Flume PA, Yankaskas JR, Ebeling M, et al. Massive hemoptysis in cystic fibrosis. *Chest* 2005; 128(2):729–38.

44　Flume PA, Mogayzel PJ Jr, Robinson KA, et al. Cystic fibrosis pulmonary guidelines: pulmonary complications: hemoptysis and pneumothorax. *Am J Respir Crit Care Med* 2010; 182(3): 298–306.

45　Hurley M, Bhatt J, Smyth A. Treatment massive haemoptysis in cystic fibrosis with tranexamic acid. *J R Soc Med* 2011; 104 (Suppl 1):S49–S52.

46　Bilton D, Webb AK, Foster H, et al. Life threatening haemoptysis in cystic fibrosis: an alternative therapeutic approach. *Thorax* 1990; 45(12):975–6.

47　West S, Arulkumaran, Ind PW, Pusey CD. Diffuse alveolar haemorrhage in ANCA-associated vasculitis. *Intern Med* 2013; 52(1): 5–13.

第 11 章

11

孤立性肺结节的评价

Dustin M. Walters，David R. Jones

引言

　　孤立性肺结节（solitary pulmonary nodule，SPN）在影像学上越来越多见，是临床医生经常面临的挑战，也是一个常常引起患者严重焦虑的疾病。SPN 发病率的增高，主要是因为胸部影像学检查尤其是 CT 的广泛应用。胸部 X 线平片的检出率仅为 0.09%~0.2%[1,2]，且具有一定的偶然性，而 CT 检出率为 1.3%[3]。约一半 50 岁以上吸烟人群可以通过 CT 检出 SPN，尽管其中大部分为直径小于 7mm 的结节[4]。美国肺癌筛查实验的数据表明，对高危人群进行 CT 筛查可以减少肺癌相关死亡率[5]。显然，未来几年 SPN 的发病率还会持续增高。因此，胸外科医生有必要深刻理解这些病变的细微差别，以利于更精准对患者病情评估并提供最佳的治疗方案。

　　SPN 定义为单一的、直径小于 3cm、完全被周围肺实质包裹的结节，并且没有肺不张、淋巴结肿大或者胸腔积液等其他相关特征[6,7]。此类结节的病因学具有多样性特点，包括一系列的良恶性疾病（表 11.1）。评估这些结节的恶性风险是临床医生的重要职责，关乎着进一步的治疗策略。不通过侵入性操作而得出确切的诊断结果常常不可能的，但侵入性操作对所有的 SPN 患者又不是必需的。

表 11.1　孤立性肺结节鉴别诊断

恶性
非小细胞肺癌
小细胞肺癌
类癌
其他肺原发恶性肿瘤
转移瘤（结直肠、乳腺、肉瘤、黑色素瘤、肾癌等）

续表

良性
感染性
细菌性肺炎 / 脓肿 / 脓毒性栓子
真菌性感染
肺结核
寄生虫感染

炎症性
结节病
韦氏肉芽肿病
类风湿结节
错构瘤
动静脉畸形

初始评价

　　最初就诊需要详细询问病史，仔细体格检查，完整回顾患者既往的影像学检查结果，尤其是以前胸片或 CT。大部分的 SPN 初诊是没有症状的，询问病史应重点关注吸烟史和职业暴露（如石棉、氡等），也需详细问诊有无咳嗽、咯血、胸痛、体重减轻等症状。还应询问患者既往有无其他实体肿瘤病史，有助于提示 SPN 恶性的可能，且可能为转移瘤。既往恶性肿瘤病史很多情况下可以提供一些线索，如在肺转移瘤中肉瘤和黑色素瘤比结直肠腺癌和头颈部鳞癌更常见。

　　进一步需要详细回顾所有的图像资料，尤其重点关注结节的影像特征及与以往影像资料对比。除了少数例外，两年已经稳定或更长时间的病变可被认为是良性的，不需要再进一步随访。然而，"两年"标准并不是建立在大规模数据研究基础上的,如存在肺癌高危风险因素,仍有必要更长的随访期限。如没有前期影像资料可用来对比,评估肺癌的风险主要依靠结节病变影像特征。如果初始资料只是胸部 X 线平片或者低剂量螺旋 CT,为了更好地显示结节的细微特征,复查高分辨率 CT 检查并三维成像是很有必要的。

回顾研究影像资料,注意结节的增长速度和大小尤为重要。间隔一定时间后观察到增长的结节恶性可能性大,而缓慢增长或者保持不变的结节可能是良性的。磨玻璃结节(ground-glass opacities,GGO)则是例外,病理类型可能是微浸润腺癌或者原位腺癌(以前称为细支气管肺泡癌[8]),并可能有更长的倍增时间。目前没有达成明确的共识,但本文作者强烈建议 GGO 至少要随访两年以上。一组 CT 检查的筛选研究中,发现 61 例小肺癌,其中纯 GGO 的肿瘤倍增时间为 813 天,部分实性 GGO 的肿瘤倍增时间 457 天,而纯实性结节的则为 149 天[9]。也许从影像学研究中获得的最重要信息是结节本身大小,但与恶性肿瘤的风险密切相关。一项源于几个大样本研究分析表明,直径 0.5cm 以下的结节为恶性可能性是 0%~1%,0.5~1cm 的结节恶性可能性为 6%~28%,2cm 以上结节恶性的可能性则 64%~82%[10]。

结节的影像学表现,包括形状、边界、密度和部位等可能进一步为判断结节是否恶性提供线索。结节边缘表现为针刺状、分叶状或其他不规则形状一般是恶性表现,而光滑、圆形的一般为良性表现。恶性结节内很少出现钙化和空洞,但钙化点的存在也不能除外恶性可能,且钙化点的形态也能提供一些线索。良性钙化常表现为弥漫的、居中的、爆米花样的或者同心圆形,而恶性钙化多表现为点状的或偏心状[11]。实性结节和半实性结节比纯 GGO 恶性风险更大,结节内存在脂肪成分常常提示结节是良性的,最常见的就是错构瘤。最后,结节在肺内的定位也可以提供一些线索,恶性结节更常见于上叶肺和中叶肺组织内。

肺结节的进一步诊治

根据临床病史和影像学检查结果,进一步将孤立性肺结节的恶性风险分层,将之分为低危、中危和高危风险结节(表 11.2)[12]。低危风险结节:直径 <8mm、边界光滑的、年轻非吸烟者、既往没有癌症病史或其他危险因素的结节;中危风险

结节:直径 8~20mm、分叶状的、轻度吸烟人群或患者具有一定危险因素的结节;高危风险结节:直径 >20mm、边缘有毛刺的、老年人或重度吸烟者或者具有更多危险因素的结节。通常认为,对低危结节可以连续影像学随访,或者不再进一步深入检查分析;中危结节需要进一步完善检查;而高危结节则需在明确手术指征排除手术禁忌后,积极手术切除。

表 11.2 孤立性肺结节风险分层

风险因素	低危风险	中危风险	高危风险
结节直径 / mm	<8	8~20	>20
结节外形	光滑	分叶	毛刺
年龄 / 岁	<45	45~60	>60
癌症个人史	无		有
吸烟史	无	目前 < 1 包 / 天	目前 > 1 包 / 天
戒烟	戒烟 7 年以上	戒烟不足 7 年	未戒
COPD	无	有	
石棉暴露史	无		有

(Adapted from:Ost DE,Gould MK.J Respir Crit Care Med,2012,185(4):363-72)

低危结节(恶性风险 <10%)

总之,认定一个结节为低危性需要经过一系列影像学随访。如果有既往的影像学资料能够证明结节长期保持稳定状态,则意味着不需要进一步跟踪随访。而大部分的低危结节需要经过 CT 随访才能确定,每隔 3~12 个月一次,随访两年。大量研究表明,低危结节尤其是直径小于 5mm 结节恶变可能性很低[13-15]。Fleischner 学会颁布的小结节随访治疗指南如下(表 11.3):

中危结节(恶性风险 10%~60%)

中危结节应通过 CT 引导下细针吸取(CT-guided fine-needle aspiration,CT-FNA)或穿刺活检,或经正电子发射断层扫描(PET)-CT(必要时经 CT-FNA)进一步检查。其他可采用的诊断技术包括支气管镜、超声支气管镜(endobronchial ultrasound,EBUS)和电磁导航支气管镜检(electromagnetic navigation bronchoscopy,ENB),虽然这

些技术在此类患者诊断中起的作用有限。

表 11.3　Fleischner 学会关于 CT 偶然发现小结节的随访指南

结节大小 (mm)	低危人群*	高危人群#
≤ 4	不需随访	12 个月后复查,如稳定,不需随访
>4~6	12 个月后复查,如稳定,不需随访	6~12 个月后复查,18~24 个月后复查
>6~8	6~12 个月后复查,如稳定,18~24 个月后复查	3~6 个月后复查,9~12 个月后,2 年后复查
>8	3、9、24 个月后复查 CT,CT-FNA 或者 PET-CT	3、9、24 个月后复查 CT,CT-FNA 或者 PET-CT

* 少量或不吸烟史,没有其他风险因素;# 显著吸烟史或有其他风险因素

Adapted from:MacMahon,et al.Radiology.2005,237(2):395-400

CT-FNA 在很多肺结节诊断中已成为一种常规,其敏感度和特异度分别为 90% 和 65%~94%[10]。CT-FNA 结果和放射介入医师的经验关系很大,该结果在较小的结节中可靠性略差,在大样本研究中,不能明确诊断的活检总体比率为 6%~27%[17-19]。CT-FNA 存在一定的风险,总的并发症发生率 40% 左右。医源性气胸是最常见的并发症,大量研究报道气胸的发生率高达 25%~43%,大部分气胸并不需要胸腔置管[10],同期文献显示 CT-FNA 后需要置入胸管的比率为 3%~7%[20,21]。PET-CT 已经在很大程度上代替经典的 PET 扫描,对中危结节是相对合适的选择,用于判断结节是否为恶性时其敏感度和特异度分别为 87% 和 83%。诊断相对较小的结节时,假阴性率和假阳性率是 PET-CT 检查的主要局限性。另外,一些肿瘤亚型如原位腺癌(以前称为支气管肺泡细胞癌)和类癌的氟脱氧葡萄糖(FDG)摄取是减少的,导致 PET-CT 诊断准确率下降。虽然这方面的研究数据很少,但有强烈的迹象表明,小结节(<1.0cm)的敏感性较差,使用 PET-CT 对较小的病变扫描,有时不能提供足够可靠的预期信息[25,26]。假阳性则常见于炎症和感染患者。

其他常用的辅助诊断方法包括支气管镜活检、EBUS-FNA 和 ENB。总体来说,这些方法的敏感度和诊断率均低于 PET-CT 和 CT-FNA。当肿瘤位于较为中心部位、位于支气管内、伴有充气支气管征或结节较大时,这些方法诊断准确性将明显提高[27,28]。有一些证据表明,ENB 联合 EBUS 可以提高确诊率[29]。也有相当有限的数据显示,对于较大的结节,ENB 的诊断准确率较高[30-33](表 11.4)。目前,在绝大多数需要取组织活检的病例中,CT-FNA 是首选的诊断技术。

表 11.4　电磁导航支气管镜检的肺结节诊断率

研究报道	检查方法	结节大/mm	例数,人	诊断率	P 值
Gildea TR 等,2006[30]	ENB	0~20	31	74.1%	0.422
		>20~40	18	66.6%	0.378
		>40	5	100%	
		0~30	43	72.1%	
		>30	11	81.8%	
Makris D 等,2007[31]	ENB	0~10	4	75%	未报
		>10~20	16	43.7%	
		>20~30	7	71.4%	
		>30	13	76.9%	
Lamprecht B 等,2012[32]	FDG-PET、ENB 和 ROSE	0~20	45		0.066
		>20	67		
Pearlstein DP 等,2012[33]	ENB 和 ROSE	<15	16	88%	0.331
		15~20	14	71%	
		>20	71	87%	

ENB,电磁导航支气管镜检;FDG-PET,氟脱氧葡萄糖正电子发射成像术;ROSE,现场快速细胞学检查

高危结节（恶性风险 >60%）

根据影像特点判断为高危性结节的患者，如果能耐受手术治疗则应首选手术。术前准备应仔细评估患者是否有手术适应证，包括肺功能检查（pulmonary function tests，PFT）和评估患者的基础功能状态。如果条件允许，可通过 VATS 或者机器人进行手术，本文作者很少推荐开胸手术。如果术前诊断不明，应先行切缘足够的楔形切除（R_0 切除），继而行冰冻病理检查。如果病理证实为良性结节、典型的类癌或者转移瘤（如肉瘤、肾癌等），则手术结束。目前非小细胞肺癌的标准手术方式是解剖性肺叶切除加淋巴结采样或清扫。值得注意的是，术中很难通过手触诊来定位肺小结节，尤其是纯 GGO 和半实性结节，特别是在 VATS 手术

中。本文作者发现锝 -99m 标记的微量白蛋白聚集法能够起到很好的示踪作用，该方法最为经济有效[34-36]。

总结

孤立性肺结节在临床工作中越来越常见，胸外科医生应熟知其评估和治疗方法（图 11.1）。在详细分析病史和影像资料的基础上可将患者分层为低风险、中风险、高风险结节三组，高分辨率 CT 在初始治疗中具有重要的作用。总体而言，低风险组应进行一系列的影像学随访，中危组应该在恰当的时候采用 CT 引导下细针吸取和 / 或 PET-CT，高危组如果能承受手术风险，则应手术切除。

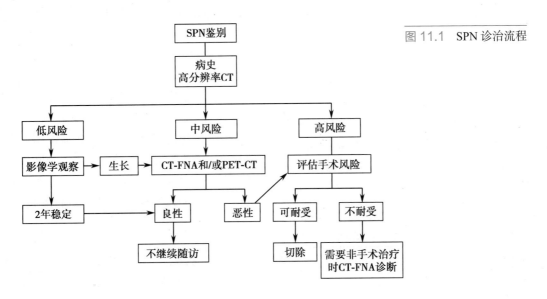

图 11.1　SPN 诊治流程

（王纪文　译，吴　军　校）

参考文献

1　Holin SM, Dwork RE, Glaser S, et al. Solitary pulmonary nodules found in a community-wide chest roentgenographic survey; a five-year follow-up study. *Am Rev Tuberc* 1959; 79(4):427–39.

2　Swensen SJ, Silverstein MD, Edell ES, et al. Solitary pulmonary nodules: clinical prediction model versus physicians. *Mayo Clin Proc* 1999; 74(4):319–29.

3　Alzahouri K, Velten M, Arveux P, et al. Management of SPN in France: pathways for definitive diagnosis of solitary pulmonary nodule: a multicentre study in 18 French districts. *BMC Cancer* 2008; 8:93.

4　Swensen SJ, Silverstein MD, Ilstrup DM, et al. The probability of malignancy in solitary pulmonary nodules: application to small radiologically indeterminate nodules. *Arch Intern Med* 1997; 157(8):849–55.

5　Aberle DR, Adams AM, Berg CD, et al. Reduced lung-cancer mortality with low-dose computed tomographic screening. *N Engl J Med* 2011; 365(5):395–409.

6　Tuddenham WJ. Glossary of terms for thoracic radiology: recommendations of the Nomenclature Committee of the Fleischner Society. *AJR Am J Roentgenol* 1984; 143(3):509–17.

7　Ost D, Fein AM, Feinsilver SH. Clinical practice: the solitary pulmonary nodule. *N Engl J Med* 2003; 348(25):2535–42.

8　Kruger S, Buck AK, Blumstein NM, et al. Use of integrated FDG PET/CT imaging in pulmonary carcinoid tumours. *J Intern Med* 2006; 260(6):545–50.

9　Hasegawa M, Sone S, Takashima

S, et al. Growth rate of small lung cancers detected on mass CT screening. *Br J Radiol* 2000, 73(876):1252–9.

10　Wahidi MM, Govert JA, Goudar RK, et al. Evidence for the treatment of patients with pulmonary nodules: when is it lung cancer?: ACCP evidence-based clinical practice guidelines (2nd edition). *Chest* 2007; 132(3 Suppl): 94S–107S.

11　Webb WR: Radiologic evaluation of the solitary pulmonary nodule. *AJR Am J Roentgenol* 1990; 154(4):701–8.

12　Ost DE, Gould MK: Decision making in patients with pulmonary nodules. *Am J Respir Crit Care Med* 2012; 185(4):363–72.

13　Henschke CI, Yankelevitz DF, Naidich DP, et al. CT screening for lung cancer: suspiciousness of nodules according to size on baseline scans. *Radiology* 2004; 231(1):164–8.

14　Swensen SJ, Jett JR, Hartman TE, et al. Lung cancer screening with CT: Mayo Clinic experience. *Radiology* 2003; 226(3):756–61.

15　Henschke CI, McCauley DI, Yankelevitz DF, et al. Early Lung Cancer Action Project: overall design and findings from baseline screening. *Lancet* 1999; 354(9173):99–105.

16　MacMahon H, Austin JH, Gamsu G, et al. Guidelines for management of small pulmonary nodules detected on CT scans: a statement from the Fleischner Society. *Radiology* 2005; 237(2):395–400.

17　vanSonnenberg E, Casola G, Ho M, et al. Difficult thoracic lesions: CT-guided biopsy experience in 150 cases. *Radiology* 1988; 167(2):457–61.

18　Yankelevitz DF, Henschke CI, Koizumi JH, et al. CT-guided transthoracic needle biopsy of small solitary pulmonary nodules. *Clin Imaging* 1997; 21(2):107–10.

19　Yamagami T, Iida S, Kato T, et al. Usefulness of new automated cutting needle for tissue-core biopsy of lung nodules under CT fluoroscopic guidance. *Chest* 2003; 124(1):147–54.

20　Poulou LS, Tsagouli P, Ziakas PD, et al. Computed tomography-guided needle aspiration and biopsy of pulmonary lesions: a single-center experience in 1000 patients. *Acta Radiol* 2013.

21　Khan KA, Zaidi S, Swan N, et al. The use of computerised tomography guided percutaneous fine needle aspiration in the evaluation of solitary pulmonary nodules. *Ir Med J* 2012; 105(2):50–2.

22　Cao JQ, Rodrigues GB, Louie AV, Zaric GS: Systematic review of the cost-effectiveness of positron-emission tomography in staging of non–small-cell lung cancer and management of solitary pulmonary nodules. *Clin Lung Cancer* 2012; 13(3):161–70.

23　Gould MK, Fletcher J, Iannettoni MD, et al. Evaluation of patients with pulmonary nodules: when is it lung cancer?: ACCP evidence-based clinical practice guidelines (2nd edition). *Chest* 2007; 132(3 Suppl):108S–30S.

24　Yap CS, Schiepers C, Fishbein MC, et al. FDG-PET imaging in lung cancer: how sensitive is it for bronchioloalveolar carcinoma? *Eur J Nucl Med Mol Imaging* 2002; 29(9):1166–73.

25　Kernstine KH, Grannis FW Jr, Rotter AJ: Is there a role for PET in the evaluation of subcentimeter pulmonary nodules? *Semin Thorac Cardiovasc Surg* 2005; 17(2):110–14.

26　Kozower BD, Meyers BF, Reed CE, et al. Does positron emission tomography prevent nontherapeutic pulmonary resections for clinical stage IA lung cancer? *Ann Thorac Surg* 2008; 85(4):1166–9; discussion 1169–70.

27　Seijo LM, de Torres JP, Lozano MD, et al. Diagnostic yield of electromagnetic navigation bronchoscopy is highly dependent on the presence of a bronchus sign on CT imaging: results from a prospective study. *Chest* 2010; 138(6):1316–21.

28　Steinfort DP, Khor YH, Manser RL, Irving LB. Radial probe endobronchial ultrasound for the diagnosis of peripheral lung cancer: systematic review and meta-analysis. *Eur Respir J* 2011, 37(4):902–10.

29　Eberhardt R, Morgan RK, Ernst A, et al. Comparison of suction catheter versus forceps biopsy for sampling of solitary pulmonary nodules guided by electromagnetic navigational bronchoscopy. *Respiration* 2010; 79(1):54–60.

30　Gildea TR, Mazzone PJ, Karnak D, et al. Electromagnetic navigation diagnostic bronchoscopy: a prospective study. *Am J Respir Crit Care Med* 2006; 174(9):982–9.

31　Makris D, Scherpereel A, Leroy S, et al. Electromagnetic navigation diagnostic bronchoscopy for small peripheral lung lesions. *Eur Respir J* 2007; 29(6):1187–92.

32　Lamprecht B, Porsch P, Wegleitner B, et al. Electromagnetic navigation bronchoscopy (ENB): increasing diagnostic yield. *Respir Med* 2012; 106(5):710–15.

33　Pearlstein DP, Quinn CC, Burtis CC, et al. Electromagnetic navigation bronchoscopy performed by thoracic surgeons: one center's early success. *Ann Thorac Surg* 2012; 93(3):944–9; discussion 949–50.

34　Grogan EL, Stukenborg GJ, Nagji AS, et al. Radiotracer-guided thoracoscopic resection is a cost-effective technique for the evaluation of subcentimeter pulmonary nodules. *Ann Thorac Surg* 2008; 86(3):934–40; discussion 934–40.

35　Grogan EL, Jones DR, Kozower BD, et al. Identification of small lung nodules: technique of radiotracer-guided thoracoscopic biopsy. *Ann Thorac Surg* 2008; 85(2):S772–7.

36　Stiles BM, Altes TA, Jones DR, et al. Clinical experience with radiotracer-guided thoracoscopic biopsy of small, indeterminate lung nodules. *Ann Thorac Surg* 2006; 82(4):1191–6; discussion 1196–7.

第 12 章

肺癌分期

Bilal H.Kirmani，Aman S.Coonar

肺癌是英国发生率第二位的恶性肿瘤,也是全球癌症相关死亡主要病因。患者预后和治疗方案取决于肿瘤病理类型和浸润范围。晚期肺癌过度治疗和局限期肺癌治疗不足,均可降低肺癌患者生活质量和生存期。因此,及时准确的分期对选择合适的治疗方案至关重要。

临床表现

大部分原发性肺癌无明显临床症状[1],一般人群对肺癌症状和体征的认识不足[2],导致多数患者就医时肺癌已发展到晚期。详细询问病史和体格检查即可直接相关检查。近年来,胸部 CT 扫描越来越普及,越来越多的肺癌早期被发现和治愈,提高了肺癌患者的生存率[3]。或许,这仅仅是领先时间偏倚(Lead-Time Bias)所致。

分期系统

肺癌分期有助于分析预后、拟定治疗方案及进行数据比较。分期系统分两部分,TNM(肿瘤大小、淋巴结、转移)和分期组合。

TNM 和分期组合是以符合治疗原则标准入组的临床治疗后病例,以及随访其预后为依据,根据不同预后将不同 TNM 组合进行分期。应用时应该注意,不同版本可能有细微差异。

TNM 状态

TNM 状态从肿瘤的大小、部位和局部浸润、淋巴结受累和远处转移方面描述肿瘤的解剖浸润状态。淋巴结受累组的界定依据 Mountain 和 Dresler 划定的淋巴结分组标准[4]。见图 12.1。

2010 年开始使用肺癌第七版和最新修订 TNM 分期系统,见表 12.1。这次修订是基于多个中心超过 80 000 例患者的数据[5]。临床分期(cTNM)和病理分期(pTNM)预后不同[6],因此在诊疗过程的不同医学发展阶段,需要对 TNM 分期进行定期更新。需要指出的是,第七版 TNM 分期使用的数据,早于正电子发射断层扫描(PET)检查普及之前,而 PET 检查目前在英国和很多其他国家已经很普及了,所以,目前的分期并不能充分体现 PET 检查价值。

肺癌分期

根据预后不同,TNM 分期为 0、Ⅰ、Ⅱ、Ⅲ 和 Ⅳ 期,每一期再进一步分为 a 期和 b 期,详见表 12.2。从分期表上可看出,不同肿瘤大小和淋巴结受累的患者可能具有相似预后。IASLC 的数据显示,Ⅰa 和 Ⅱb 期生存率从 73% 降到 36%[5]。Ⅲa 期肺癌治疗仍有争议,尚未达成一致意见[7]。对于 N_2 肿瘤,有些学术团体建议手术治疗,手术前有些推荐诱导(放化)治疗,有些不建议诱导治疗。Ⅲb 期或Ⅳ期肺癌患者通常认为不能手术治愈。但是,作为多学科治疗的一部分,常常对部分Ⅳ期肺癌患者辅以手术治疗[8]。

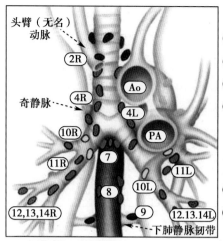

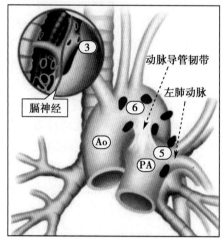

头臂（无名）动脉
奇静脉
膈神经
动脉导管韧带
左肺动脉
下肺静脉韧带

上纵隔淋巴结
- ● 1 最上纵隔淋巴结
- ● 2 上气管旁淋巴结
- ◑ 3 血管前和气管后淋巴结
- ◔ 4 气管旁淋巴结
  （包括奇静脉淋巴结）

N₂ = 单侧，同侧纵隔淋巴结
N₃ = 单侧，对侧纵隔或锁骨上淋巴结

主动脉淋巴结
- ● 5 主动脉弓下淋巴结（主-肺动脉窗）
- ● 6 主动脉旁淋巴结（升主动脉或膈神经旁）

下纵隔淋巴结
- ◑ 7 隆嵴下淋巴结
- ● 8 食管旁淋巴结（隆嵴下）
- ● 9 肺韧带淋巴结

N₁淋巴结
- ○ 10 肺门淋巴结
- ◑ 11 叶间淋巴结
- ◔ 12 叶淋巴结
- ● 13 段淋巴结
- ◑ 14 亚段淋巴结

图 12.1 Mountain and Dresler 淋巴结图[4]。Ao，主动脉；PA，肺动脉（已获授权转载）

表 12.1 TNM 分期系统（第七版）

分期	直径	气道	肺不张	浸润	肺转移性结节
			肿瘤范围		
T_1	<2cm	无肺叶支气管浸润			
T_{2a}	2~3cm	主支气管浸润，但距隆嵴 >2cm	肺叶	脏层胸膜	
T_{2b}	3~5cm	主支气管浸润，但距隆嵴 >2cm	肺叶	脏层胸膜	
T_{3a}	5~7cm	距隆嵴 <2cm	全肺不张	胸壁，膈肌，膈神经，纵隔胸膜，壁层心包	结节在同一个肺叶
T_{3b}	>7cm	距隆嵴 <2cm	全肺不张	胸壁，膈肌，膈神经，纵隔胸膜，壁层心包	结节在同一个肺叶
T_4		隆嵴肿瘤		心脏，大血管，气管，食管，脊柱	结节在同侧肺不同肺叶

淋巴结受累
N_1	同侧支气管周围淋巴结和／或同侧肺门淋巴结和肺内淋巴结
N_2	同侧纵隔和／或隆嵴下淋巴结
N_3	对侧纵隔,对侧肺门,同侧或对侧三角肌或锁骨上淋巴结

远处转移
M_0	没有远处转移
M_{1a}	对侧肺叶的转移性结节,恶性胸腔积液,或心包积液
M_{1b}	胸腔外转移

表 12.2　肺癌分期 Ⅰ ~ Ⅳ期

分期	肿瘤	淋巴结	远处转移
Ⅰ$_A$	T_{1a} 或 T_{1b}	N_0	M_0
Ⅰ$_B$	T_{2a}	N_0	M_0
Ⅱ$_A$	T_{1a} 或 T_{1b} 或 T_{2a}	N_1	M_0
	T_{2b}	N_0	M_0
Ⅱ$_B$	T_{2b}	N_1	M_0
	T_3	N_0	M_0
Ⅲ$_A$	任何 T_{1a}-T_{2b}	N_2	M_0
	T_3	N_1 或 N_2	M_0
	T_4	N_0 或 N_1	M_0
Ⅲ$_B$	T_4	N_2	M_0
	任何 T_{1a}-T_4	N_3	M_0
Ⅳ	任何 T	任何 N	M_{1a} 或 M_{1b}

多学科治疗

初诊通常是经过临床快捷通道,直接到包括呼吸内科医生、肿瘤科医生或外科医生的多学科小组就诊。采集病史和胸片检查后,检查胸部及上腹部增强 CT,某些医疗机构同时要求行盆腔 CT 扫描,多学科治疗小组对上述检查进行分析,目的是确保患者接受最适合的治疗[9]。通过相关检查明确患者健康状况、诊断和分期。临床实践中,不同医院对术前组织学诊断观点不一。有的医院更多依赖临床 - 放射学诊断,实现术中病理检查明确诊断。假设活检标本可以代表整个病变

组织,有些医生倾向于术前组织学诊断。如果适合外科手术治疗(所有 Ⅰ、Ⅱ,部分 Ⅲa 和部分更高分期的患者,取决于其健康状况和意愿),所有患者均需行 PET-CT 扫描,如果仍然适合手术治疗,还需进一步脑 CT 或 MRI 检查。由于 PET-CT 检查的优势以及检查变得越来越方便,更多的患者在就诊初期接受了此项检查。有助于进一步的针对性检查和更早发现晚期患者。

通常遵循“疑犯从宽”的原则,即没有依据确定其分期偏晚则假定患者处于最低分期,因此允许选择最积极的治疗原则。若怀疑更高分期肿瘤,必要时应行活检以明确。

检查

通常需要行多种检查以明确诊断,除非一项检查即可明确肿瘤分期(如皮肤破损处活检,如果证明为肺癌转移,那么不论肿瘤的大小、局部浸润和淋巴结受累情况怎样,即可诊断为 M_{1b} 和Ⅳ期)。

非侵入性检查

CT

所有患者常规行 CT 检查,通常需要静脉注入造影剂增强 CT 检查,范围应包括整个胸部和上腹部包括肝脏及肾上腺,有些医院要求 CT 扫描至盆腔。CT 可以明确肿瘤的大小,范围和浸润情况,明显的淋巴结肿大(短轴 >10mm),发现远处转移灶。单独 CT 检查敏感性为 77%,特异性为 55%[10]。

靠近胸壁或纵隔的肿瘤,CT 不能很好区分正常软组织的位置关系与肿瘤浸润影像改变。同样,不确定的肝脏强化缺损区影像可能需要超声或 MRI 进行鉴别。

MRI

MRI 在评价脑转移和肝转移方面有优势,对脑转移的敏感性较 CT 更高[11]。MRI 可以很好地鉴别软组织之间的接触位置关系,与胸部 CT 结合,可清楚地鉴别肿瘤浸润范围[12]。

PET

PET 扫描需要静脉输入放射物标记葡萄糖(氟代脱氧葡萄糖或 [18]FDG),扫描前患者禁食,然后在暗光房间休息 30 分钟,以确保标记葡萄糖被代谢活跃的细胞摄取。有丝分裂指数高的快速分裂细胞如肿瘤细胞,在 PET 扫描上表现为放射性浓集的"热点区域",它们代表在 [18]FDG 放射性衰变期间发射的正电子。其他代谢活跃细胞摄取 [18]FDG 后也表现为放射性增加,如心肌细胞、脑和棕色脂肪组织。放射性同位元素通过肾脏排泄,表现为从肾盏到膀胱的放射性浓集。

目标区域的放射水平与腔静脉血池中测量背景放射性水平的比值,称为标准化摄取值(standardized uptake value,SUV)。SUV 可辅助诊断,需考虑到潜在的假阳性和假阴性情况,如高 SUV 的肿块可代表恶性肿瘤、炎症或感染,而低糖摄取的肿瘤表现为低 SUV,如低度恶性腺癌、类癌或其他低糖摄取肿瘤。

SUV>2 通常被认为有意义,考虑为肿瘤,除非有其他可以解释的原因。由于浓集区 <1cm 不能产生足够高的 SUV,故此种情况可产生假阴性结果。

当前版肺癌 TNM 分期数据采集的后期对全身 [18]FDG PET 扫描的价值给予赞誉,同时也提示本组数据集的一些局限性[13]。PET 如果与 CT 结合,图像同步为 PET-CT 图像,则价值更大,可以将功能和解剖检查相关联。现在 PET-CT 扫描已经成为评估肺癌的常规检查。PET-CT 也是公认的明显优于单纯 PET 和 CT 检查,敏感性和特异性均为 90%[14]。PET-CT 可以帮助指导侵入性分期(译者注:指导选择活检部位),降低单纯剖胸探查率。

放射性核素骨扫描

肺癌患者由于年龄和并发症,常存在假阳性骨扫描,应该有选择性的使用放射性骨扫描检查,而非所有患者均行此项检查。当无法行 PET 检查时,可选择放射性骨扫描检查。

侵入性分期检查

当需要证实原发性肿瘤诊断或检查淋巴结受累或肿瘤远处转移时,需行侵入性检查。穿刺活组织切片检查,常用的有细针吸取(fine-needle aspirate,FNA)(穿刺活检)和空心针活检两种方法。空心针活检可获取更多的组织,更好地保存组织结构,比 FNA 获取更多的信息。

经胸穿刺活组织检查

常在 CT 引导下进行,如果病灶表浅,也可超声引导下细针吸取,获取病变组织进行病理学检查[16]。

超声支气管镜 / 内镜超声检查

若 CT 检查怀疑纵隔淋巴结病变,侵入性活组织检查技术如超声支气管镜(endobronchial ultrasound,EBUS)(2 区,3 区,4 区,7 区,10 区和部分 11 区淋巴结)和内镜超声检查(endoscopic ultrasound,EUS)(7 区,8 区,9 区,左侧肾上腺,其他腹腔区域以及部分主动脉弓下淋巴结和邻近食管区域淋巴结)表现出良好的预测诊断价值,与常规外科手术纵隔淋巴结活检相比,并发症更低。这些技术利用超声引导细针吸取,结合放射影像,敏感性可达 94%,阴性预测值为 93%[17]。

如果患者病变部位有手术、放射治疗和炎症病史,超声引导下活组织检查安全性更高。

颈部纵隔镜 / 左前外侧纵隔切开术

相比于 EBUS,本入路手术方法可以到达与 EBUS 同样纵隔淋巴结区域(通过纵隔镜活检 2 区、3 区、4 区、7 区),还可以获得 EBUS 活检不到的淋巴结(通过纵隔切开或左侧胸腔镜活检 5 区、6 区)。

颈部纵隔镜经颈部入路,在颈静脉切迹上方一横指处[18],沿皮肤褶皱做一 3cm 左右切口,分离至气管前层面,钝性分离气管周围组织,分离范围足够进行淋巴结活检。严重风险包括损伤左喉返神经(罕见),以及少见并发症,气胸或严重出血。开胸止血也是罕见并发症。

左前外侧纵隔切开术于左侧第二肋间隙处,5cm 左右切口,有时为了更好暴露术野,需行肋骨切除[19],可探及主动脉弓下淋巴结,或主肺动脉窗处淋巴结。有时也可选择右侧胸廓切开入路,进行淋巴结活检。

曾经诱导治疗史、手术史及某些疾病史如纵隔结核的患者,纵隔镜和纵隔切开术后并发症更常见。

斜角肌／锁骨上淋巴结活检

在超声引导下、FNA 或表浅淋巴结直视下实施淋巴结活检。

胸腔镜检查／胸廓切开

当其他方法不能确定是否有淋巴结受累,可采用电视辅助胸腔镜手术(video-assisted thoracoscopic surgery,VATS)或胸廓切开术进行淋巴结或其他部位组织活检。根据临床疑诊程度,并联合限定的规范标准,以决定患者是否适合肺叶切除术。冰冻切片组织学检查有助于明确手术中决定切除范围。

分期迁移

分期迁移是指患者治疗期间,病情从一个分期重新划分到另一个分期。可以用"上调分期"和"下调分期"来描述患者的分期是高于还是低于先前的评估。由于新的发现(如 PET 发现阳性淋巴结而 CT 怀疑阴性)或如诱导化疗等其他治疗效果,可能会相应的上调或下调之前的肺癌分期,也就是可能比最初分期更晚或更早。术前有计划的行化疗或放疗下调肺癌分期,可以提高生存率[20,21]。

近年来,技术取得了巨大进步,但仍有高达25% 的患者的临床分期(cTNM)与最终病理分期(pTNM)不符。尽管术前严格合理的诊断检查,依然有将近 10% 的患者[6],术后发现 N_2 淋巴结受累,而上调分期。这种微小的、PET 阴性的微转移对预后的影响还是未知数,尽管这种情况下预后看起来相对较好[22,23]。

诱导治疗后的再分期,可能需要进行再次影像学和组织活检检查,经常用术语 yTNM 来代表此分期。

提要

- 肺癌分期对于选择治疗方案和阐述预后至关重要。
- 在判断预后方面,pTNM 分期优于 cTNM 分期。
- 肺癌分期通常有多种方式并且涉及多个学科汇总评价。
- 相比于纵隔镜和纵隔切开术,EBUS 和 EUS 创伤更小。
- 从诊断到完成手术的任何阶段,都有可能发现远处转移。

(李运涛　译,王　瑜　校)

参考文献

1　Rostad H, Vale JR, Nesthus I. Lung cancer: symptoms, signs and diagnostic criteria. *Scand J Respir Dis* 1979; 60:184–90.

2　Simon AE, Juszczyk D, Smyth N, et al. Knowledge of lung cancer symptoms and risk factors in the UK: development of a measure and results from a population-based survey. *Thorax* 2012; 67:426–32. doi:10.1136/thoraxjnl-2011-200898.

3　International Early Lung Cancer Action Program Investigators, Henschke CI, Yankelevitz DF, et al. Survival of patients with stage I lung cancer detected on CT screening. *N Engl J Med* 2006; 355:1763–71. doi:10.1056/NEJMoa060476.

4　Mountain CF, Dresler CM. Regional lymph node classification for lung cancer staging. *Chest J* 1997; 111:1718–23. doi:10.1378/chest.111.6.1718.

5　Goldstraw P, Crowley J, Chansky K, et al. The IASLC Lung Cancer

Staging Project: proposals for the revision of the TNM stage groupings in the forthcoming (seventh) edition of the TNM classification of malignant tumours. *J Thorac Oncol Off Publ Int Assoc Study Lung Cancer* 2007; 2:706–14. doi:10.1097/JTO.0b013e31812f3c1a.

6　Kirmani BH, Rintoul RC, Win T, et al. Stage migration: results of lymph node dissection in the era of modern imaging and invasive staging for lung cancer. *Eur J Cardio-Thorac Surg Off J Eur Assoc Cardio-Thorac Surg* 2013; 43:104–9; discussion 109–110. doi:10.1093/ejcts/ezs184.

7　Robinson LA, Ruckdeschel JC, Wagner H, et al. Treatment of Non-small Cell Lung Cancer-Stage IIIA. *Chest* 2007; 132:243S–65S. doi:10.1378/chest.07-1379.

8　Sastry P, Tocock A, Coonar AS. Adrenalectomy for isolated metastasis from operable non-small-cell lung cancer. *Interact Cardiovasc Thorac Surg* 2014; 18:495–7. doi:10.1093/icvts/ivt526.

9　Coory M, Gkolia P, Yang IA, et al. Systematic review of multidisciplinary teams in the management of lung cancer. *Lung Cancer* 2008; 60:14–21. doi:10.1016/j.lungcan.2008.01.008.

10　Yasufuku K, Nakajima T, Motoori K, et al. Comparison of endobronchial ultrasound, positron emission tomography, and CT for lymph node staging of lung cancer. *Chest* 2006; 130:710–18. doi:10.1378/chest.130.3.710.

11　Yi CA, Shin KM, Lee KS, et al. Non-small cell lung cancer staging: efficacy comparison of integrated PET/CT versus 3.0-T whole-body MR imaging. *Radiology* 2008; 248:632–42. doi:10.1148/radiol.2482071822.

12　Quint LE. Staging non-small cell lung cancer. *Cancer Imaging* 2007; 7:148–59. doi:10.1102/1470-7330.2007.0026.

13　Marom EM, McAdams HP, Erasmus JJ, et al. Staging non-small cell lung cancer with whole-body PET. *Radiology* 1999; 212:803–9. doi:10.1148/radiology.212.3.r99se21803.

14　He Y-Q, Gong H-L, Deng Y-F, et al. Diagnostic efficacy of PET and PET/CT for recurrent lung cancer: a meta-analysis. *Acta Radiol Stockh Swed 1987* Published online first: 30 September 2013. doi:10.1177/0284185113498536.

15　Fischer B, Lassen U, Mortensen J, et al. Preoperative staging of lung cancer with combined PET–CT. *N Engl J Med* 2009; 361:32–9. doi:10.1056/NEJMoa0900043.

16　Coonar AS, Hughes JA, Walker S, et al. Implementation of real-time ultrasound in a thoracic surgery practice. *Ann Thorac Surg* 2009; 87:1577–81. doi:10.1016/j.athoracsur.2008.12.024.

17　Sharples LD, Jackson C, Wheaton E, et al. Clinical effectiveness and cost-effectiveness of endobronchial and endoscopic ultrasound relative to surgical staging in potentially resectable lung cancer: results from the ASTER randomised controlled trial.

Health Technol Assess Winch Engl 2012; 16:1–75, iii–iv. doi:10.3310/hta16180.

18　Leyn PD, Lerut T. Conventional mediastinoscopy. *Multimed Man Cardio-Thorac Surg* 2005; doi:10.1510/mmcts.2004.000158.

19　Hunt I, Alwahab Y, Treasure T. Using video-assisted thorascoscopy (VATS) to aid the anterior mediastinotomy approach to mediastinal masses. *Ann R Coll Surg Engl* 2007; 89:435–6. doi:10.1308/003588407X183517d.

20　Meerbeeck JP van, Kramer GWPM, Schil PEYV, et al. Randomized controlled trial of resection versus radiotherapy after induction chemotherapy in Stage IIIA-N2 non–small-cell lung cancer. *J Natl Cancer Inst* 2007; 99:442–50. doi:10.1093/jnci/djk093.

21　DeCamp MM, Ashiku S, Thurer R. The role of surgery in N2 non-small cell lung cancer. *Clin Cancer Res* 2005; 11:5033s–7s. doi:10.1158/1078-0432.CCR-05-9013.

22　Goldstraw P, Mannam GC, Kaplan DK, et al. Surgical management of non-small-cell lung cancer with ipsilateral mediastinal node metastasis (N2 disease). *J Thorac Cardiovasc Surg* 1994; 107:19–28. doi:.

23　Andre F, Grunenwald D, Pignon JP, et al. Survival of patients with resected N2 non-small-cell lung cancer: evidence for a subclassification and implications. *J Clin Oncol Off J Am Soc Clin Oncol* 2000; 18:2981–9.

13 肺恶性肿瘤病理学概论

Doris M. Rassl

前言

原发肺恶性肿瘤主要为起源于支气管、细支气管和肺泡上皮的癌肿。根据组织病理学特征，原发肺癌分四种类型：小细胞癌、鳞状细胞癌、腺癌和大细胞癌；后三种组织学分型合称为非小细胞肺癌[1]。近年来，鉴于整体治疗的进步和靶向治疗的发展，甚至在活检标本中非小细胞肺癌的亚型分类都显得很重要，如在原发肺腺癌中更多检测到针对酪氨酸酶抑制剂相关的 *EGFR* 突变或 *EML4-ALK* 易位。培美曲塞等化疗药物也主要对肺腺癌有效。小细胞肺癌是侵袭性神经内分泌肿瘤，常常在临床发现时已是晚期。肺神经内分泌肿瘤是一类具有形态学、超微结构和免疫组织化学典型特征的病理亚型[2]。除小细胞癌外，其他形态学归属的肺神经内分泌肿瘤还包括大细胞神经内分泌癌和典型、非典型类癌。

值得注意的是，肺癌可由多种细胞类型混合而成。肉瘤样癌约占肺癌的 0.3%，其低分化组织学特点可包含多形性、肉瘤样和肉瘤成分[3]。

恶性涎腺型肿瘤是少见的，主要病理类型为腺样囊性癌或黏液表皮样肿瘤，由于气管和支气管混合浆液腺体类似于小唾液腺，因此在气道的这些腺体上可以发生唾液腺同样类型的肿瘤。

原发性恶性神经源性、血管源性和间叶性肿瘤也可发生在肺内，这类肿瘤形态学可表现为与肺外病变的形态学特征相似。

虽然各种类型的播散性淋巴瘤经常累及肺，但原发性肺淋巴瘤相对较少，占所有原发性肺肿瘤不到 0.5%[4]。

值得关注的是，肺部是转移性病变多发部位，最常见途径是肺外肿瘤的血行或淋巴扩散。肺淋巴管内的癌细胞扩散可以是广泛的，出现所谓的癌性淋巴管炎。

原发肺癌

发病率和危险因素

肺癌是目前全世界癌症死亡的首位病因，占所有癌症死亡人数的 26%~29%[5]。在发达国家，肺癌发病率地理分布反映了过去烟草暴露区域特征[2]，这是主要的致病危险因素。香烟烟雾含有 60 多种已被确认为致癌物质的化学物质，其中最强致癌物包括多环芳烃，如苯并芘和尼古丁衍生亚硝胺酮（nicotinederive nitrosaminoketone, NNK）[6]。对于吸烟者，相对风险高达 20%~30%，这取决于吸烟相关的多方面因素：平均吸烟数量、开始年龄、吸烟时间、戒烟时间、烟草产品类型和吸入方式习惯[2]。除吸烟外，其他危险因素还包括环境和职业因素，特别是接触石棉和氡，较少见的因素是接触多环芳烃、铬酸盐、晶态二氧化硅、镍、砷和氯甲基甲醚。EB 病毒（Epstein-Barr virus, EBV）和人乳头瘤病毒（human papilloma virus, HPV）等病毒也可能参与肺癌的发生[4,7]，患有特发性肺纤维化可导致肺癌发病风险增加 14 倍。致癌物的酶促激活或清除以及抑癌基因或癌基因表达的遗传学差异，也是肺癌发生的危险因素[4]。

临床表现

大多数肺癌患者是因为有症状而就诊被诊断的，这些症状包括进行性加重的气短、咳嗽、胸痛、咯血、声音嘶哑或失声及副肿瘤综合征，或经血液传播到肝脏、肾上腺、大脑、肾脏和骨骼的胸外扩散的表现。只有不到 15% 的肿瘤是偶然发现的，通常由于其他原因在放射检查过程中体检发现[4]。

副肿瘤综合征出现在 10%~20% 的肺癌患者中，是远处器官的非转移性功能紊乱表现。神经肌肉副肿瘤综合征包括脑病、外周神经病、髓鞘病和肌病,如皮肌炎和多发性肌炎。肌细胞或神经元抗原的自身抗体是导致许多癌性神经肌病的病因,最为典型的是小细胞肺癌导致的类重症肌无力,即兰伯特 - 伊顿综合征(Lambert-Eaton syndrome)[4]。

其他副肿瘤性综合征是由于异常或异位的激素分泌,包括抗利尿激素或促肾上腺皮质素分泌,在小细胞癌患者中更为常见。

肿瘤相关高钙血症通常是由骨转移引起的,但在类甲状旁腺激素介导下可能发生无转移性血钙增高,这种情况多见于肺鳞状细胞癌[4]。

预后

非小细胞肺癌(non-small cell lung cancer, NSCLC)占所有确诊肺癌的 80%,其中大多数(60%~80%)发现偏晚期,多数无法切除,因此非小细胞肺癌的预后仍然不佳,5 年生存率约为 15%[5]。

肺癌 2%~5% 可以为重复癌(同时或异时),重复癌中约 20% 的病例为合并头颈部其他恶性肿瘤[8]。

小细胞肺癌常容易播散,只有少部分局限期肿瘤可成功切除。

浸润前病变

与其他上皮发生恶性肿瘤一样,正常上皮细胞发展成肺癌伴随组织学上从正常上皮开始的分子水平系列演进,直至形态学变化的渐进性潜伏期的演变[9]。肺癌早期发现非常重要,浸润侵袭前病变的病理学越来越被关注,可通过荧光支气管镜和螺旋 CT 对高危患者进行筛查[3]。新的 2011 版 IASLC/ATS/ERS 分类除不典型腺瘤样增生、鳞状异型增生和原位癌(carcinoma in situ, CIS)和弥漫性特发性神经内分泌细胞增生(diffuse idiopathic neuroendocrine cell hyperplasia, DIPNECH)外,还包括原位腺癌。

鳞状上皮异型增生和原位癌

支气管癌变是一个多步骤演变过程,正常支气管上皮通过一系列病理转化,包括基底细胞增生、鳞状化生、异型增生和 CIS。根据支气管上皮内细胞学异型性程度和异常增生厚度,鳞状异型增生可分为轻度、中度或重度,全层细胞学异型增生时为 CIS。同时形态学的改变伴随着一系列分子水平变化,并随着分子病理演变积累而显现病变的进展[3]。

然而,支气管癌前病变的自然演变史是缺乏数据支持的,病变的病理进程是可变的,约 50% 的不典型病变可自发消退[9]。

白光支气管镜对癌前病变的检测相对不敏感,而荧光支气管镜在鉴别这些病变更有优势。

不典型腺瘤样增生

不典型腺瘤样增生(atypical adenomatous hyperplasia, AAH)是 Ⅱ 型肺泡上皮细胞的轻度至中度不典型增生,伴有肺泡间隔轻度纤维增厚,常在肺癌切除标本中偶然发现。在放射学上,这些病变表现为小毛玻璃阴影,通常为多发,多数病变直径小于 5mm。

分子病理学研究支持 AAH 为非黏液性贴壁性腺癌发生之前的癌前病变概念。

肺切除标本 AAH 的发病率在 5.7%~21.4% 之间,其差异与取样和诊断标准有关[3]。

原位腺癌

最近在 IASLC/ATS/ERS 腺癌分类中,原位腺癌(adenocarcinoma in situ, AIS)被定义为局部的、小的腺癌(≤ 3cm),肿瘤细胞沿着正常肺泡贴壁生长,没有间质、血管或胸膜的浸润。AIS 分为黏液性和非黏液性两种,但大多数病例是非黏液性的,由 Ⅱ 型肺泡上皮细胞和 / 或 Clara 细胞组成[10]。

CT 检查显示,这些病变包括非黏液性的磨玻璃结节和由于黏液素充填肺泡腔内形成黏液素实性结节。如病变完整切除,据报道除有弥漫性播散和 / 或小叶实变的病例特别是黏液性 AIS,患者 5 年无病生存率可达到 100%。

弥漫性特发性神经内分泌细胞增生

这是一种罕见的疾病,其中弥漫性特发性神经内分泌细胞增生(DIPNECH)累及周围气道,约一半的患者中可能表现为伴发细支气管纤维化所致的气道阻塞[3]。其他患者呈现为肺结节。DIPNECH 被认为是类癌侵袭前病变,如类癌一样,患者可表现为多发性。

DIPNECH 并不是小细胞肺癌的癌前病变,目前还没有明确发现肺小细胞癌的前期病变。

致瘤因素场效应

接触致瘤物,尤其是烟草烟雾,会对整个呼吸上皮造成广泛损伤,并出现多种分子学改变,往往是大量的分子异常事件积累,分子病理学改变出现在组织学异常病灶之前。在不吸烟人群肺部,上皮损伤的范围通常是有限的,主要出现在肿瘤周围的区域。这种致瘤因素场效应可能导致多个同时或异时相肿瘤的发生[9]。

鳞状细胞癌

20%~30% 肺癌是鳞状细胞癌,其特征为存在角化和细胞间桥,并以此界定分化程度。肿瘤的分级从高、中到低分化是有预后价值的,由于瘤体内部可能有很大的差异,肿瘤分级仅限于切除标本。以往认为,大多数鳞状细胞癌为中央型肺癌,然而近年来越来越多的鳞状细胞癌呈现为周围型。

目前鳞状细胞癌亚型包括乳头型、透明细胞型、小细胞型和基底细胞变异型。乳头型分化良好,大多数病变位于支气管内,无间质浸润或局限性间质浸润,5 年生存率 >60%。小细胞型和基底细胞变异型预后差,类似低分化鳞状细胞癌。

鳞状细胞癌最常见于肺段支气管[3]。在所有的支气管肺癌中,鳞状细胞癌是累及局限于肺和区域淋巴结最常见的肺癌类型,因此最适合成功手术治疗的[11]。肿瘤可能沿气道扩散或形成一个孤立的肿块,由于所涉及的气道被阻塞,有时还伴有相关的远端阻塞炎症改变。周围型肿瘤常侵犯胸膜和胸壁。体积大的鳞状细胞癌可出现坏死和中央空洞。

肿瘤附近可见原位性病理改变,从鳞状化生到异型增生,再到原位癌。

腺癌

腺癌是最常见的肺癌类型,与鳞状细胞癌相比,其发病率有所增加。其中一个因素可能是过滤烟嘴香烟的消费越来越多,这使得较小的微粒致癌物能更深入渗入肺部。然而,在年轻患者和不吸烟者中,腺癌的比例也较高[4]。大多数腺癌是外周型的,起源于终末呼吸单位,包括终末细支气管、呼吸细支气管、肺泡和肺泡导管。鉴于组织学的异质性和预后的不同,以及分子生物学研究显示不同的突变,将腺癌分为中央型和周围型,如周围型腺癌中 EGFR 突变更为频繁,从而支持将腺癌分为支气管型(中央型)和周围型[4,12]。部分周围腺癌类似间皮瘤样弥漫性累及胸膜。

腺癌表现出多种病理生长模式,包括贴壁型、腺泡型、乳头状型、微乳头型和实体型。混合亚型的肿瘤约占所有病例的 90%,通常中央型由腺泡型和实体型组成,周围型由乳头型和贴壁型构成。众所周知,肺腺癌在病理、分子、临床、放射和外科学多个领域的研究都呈现出异质性,并且病理学和放射学研究已证实肺腺癌的预后亚型。鉴于此,针对 2004 版 WHO 肺腺癌分类,最近 2011 版 IASLC/ATS/ETS 较前进行以下更新[10,13]:

(1)"细支气管肺泡癌"(BAC)一词不再使用,BAC 生长模式称为贴壁型。

(2)对于 ≤ 3cm、孤立的、单纯贴壁生长和缺乏浸润的腺癌,推荐使用"原位腺癌"(AIS)概念,大多数 AIS 是非黏液性的,很少是黏液性的。

(3)微浸润性腺癌(minimally invasive adenocarcinoma,MIA)是肿瘤细胞明显沿肺泡壁生长的孤立性、直径 ≤ 3cm、侵犯范围小于 0.5cm 的单发腺癌。大多数 MIA 都是非黏液性的。

(4)浸润性腺癌经综合组织学分型后按主要亚型分类,并以 5% 的增量对各亚型进行诊断描述。多发肺腺癌的综合组织学分型有助于判断肿瘤是转移性的,还是独立的同时或异时的原发灶。

(5)对于以贴壁生长非黏液性腺癌(>3cm),推荐命名为"贴壁型为主的腺癌"。

(6)前期黏液性 BACs(>3cm)现在被归类为浸润性黏液腺癌,因为这些肿瘤大多具有浸润性成分,预后比非黏液性贴壁生长为主的腺癌差。

(7)增加微乳头型腺癌为主要亚型,因其预后不良。

(8)透明细胞和印戒特征被认为是细胞学的改变,可以在各种组织学亚型中看到,而不是代表单独的组织学亚型。

研究显示,归类为 AIS 肿瘤的 5 年无病生存率为 100%。临床数据表明,MIA 在切除时也有 100% 或接近 100% 的无病生存率[3]。切除 Ⅰ 期肿瘤的临床病例研究中已证实划分各亚型腺癌的预后意义[13,14],根据无病生存率,确定划分为低、中和高级别临床预后行为的三个组。低级别组包括 AIS 和 MIA(5 年无病生存率 100%),中级别组包括非黏液性贴壁型腺癌、腺泡型腺癌和乳头为主型腺癌(5 年无病生存率 83%~90%),高级别肿瘤包括实体型为主的腺癌、微乳头型为主的腺癌、浸润性黏液性腺癌和混合型黏液性肿瘤(5 年无病生存 67%~76%)[13]。T_{1a} 型肿瘤患者的无病生存率明显优于 T_{1b} 型肿瘤,且考虑侵袭性成分所占比因素,预后差异更明显。

　　肺癌病理学分型主要依据切除肿瘤标本,而不是小的活组织检查或细胞学检查。然而,由于大约 70% 肺癌患者为晚期患者,大多数情况下诊断是根据小活检标本或细胞学检查[15]。近年临床治疗进展,包括酪氨酸激酶抑制剂治疗在腺癌中检测到 EGFR 突变的肿瘤有效,认识到培美曲塞对 NSCLC 尤其腺癌更有效,以及贝伐单抗在晚期鳞状细胞癌患者中出血的风险增加,这些都强调了划分 NSCLC 亚型的重要性,这些研究提示即使在小病理样本中也同样体现出肺癌亚型划分的重要意义。为此,需用光学显微镜对 HE 染色切片和免疫组织切片相结合判读,2011 版 IASLC/ATS/ERS 分类系统包括该标准适用于小活检及细胞学标本的病理分型诊断。

腺鳞癌

　　光镜下腺鳞癌出现鳞癌和腺癌分化,其中少者成分至少占肿瘤的 10%。这种诊断不适用于小标本,只有在切除标本中作出诊断。

大细胞癌

　　大细胞癌约占所有肺癌的 3%[3],为侵袭性肿瘤,在光镜下缺乏分化。大细胞癌的诊断只有在切除标本中作出诊断,因为在活检或细胞学标本上出现鳞状或腺癌分化区域时不能除外大细胞癌。大细胞癌瘤体较大时,常伴有地图状坏死。肿瘤细胞体积较大,胞质数量适中、泡状核、核染色质粗块状,细胞核仁明显。

　　电镜通常显示鳞状或腺样分化的特征,因此大细胞癌并不代表一个独特的组织学类型,而是一组低分化的上皮性肿瘤。其中一些肿瘤可根据其免疫组织化学特征进行分类(表 13.1),在靶向药物治疗时代,这一点越来越显示其重要性,因为组织学类型与癌基因突变之间存在某种相关性。

　　2004 版 WHO 分类中确认出五种大细胞癌变体:基底细胞型、透明细胞型、淋巴上皮瘤样型、横纹肌样型和神经内分泌型。

表 13.1　肺癌的免疫表型特征

细胞类型	常见免疫表型
鳞状细胞癌	CK5/6,p63,p40 均 +,TTF-1,CD56 均 −,CK7±
腺癌、大细胞癌	TTF-1(约 70%),CK7+,CK5/6,p40,CD56 均 −
小细胞癌、大细胞神经内分泌癌	CD56,synaptophysin,CK7 均 +,TTF-1+(70%~80%)

CK,细胞角蛋白;TTF-1,甲状腺转录因子 -1
注意:黏液性肿瘤 TTF-1 表达不一

肉瘤样癌

　　一些低分化的非小细胞肺癌表现为肉瘤或肉瘤样(梭形和 / 或巨细胞)分化区域。这些肿瘤发生了不同的结缔组织分化,是罕见的,约占所有肺恶性肿瘤的 1%。从组织学上看,有形态学相关的五个亚组,即多形性癌、梭形细胞癌、巨细胞癌、癌肉瘤和肺母细胞瘤(表 13.2)[2],尽管"肉瘤样癌"是合适的术语,然而有证据表明,肿瘤似乎为混合上皮和结缔组织表型,甚至是纯粹的肉瘤,是来源于上皮细胞的同一克隆[2,4]。

表 13.2　肺癌组织学分类(根据 2004WHO 和 2011IASLC/ATS/ERS 修订分类,依据切除标本)

浸润前病变
鳞状上皮异型增生 / 原位癌(CIS)
非典型腺瘤性增生(AAH)
原位腺癌(AIS)(≤ 3cm,原为 BAC)
非黏液腺癌
黏液腺癌
混合型非黏液 / 黏液腺癌
弥漫性特发性肺神经内分泌细胞增生(DIPNECH)
鳞状细胞癌
变异型
乳头型
透明细胞型
小细胞型(可能不再应用)
基底细胞样型

续表

小细胞癌

　　复合型小细胞癌

腺癌

　　微浸润性腺癌（MIA）（≤3cm，伴≤5mm浸润的贴壁生长为主的肿瘤）

　　　　非黏液腺癌

　　　　黏液腺癌

　　　　混合型非黏液/黏液腺癌

　　浸润性腺癌

　　　　贴壁型（原为非黏液性BAC伴>5mm浸润）

　　　　腺泡型

　　　　乳头型

　　　　微乳头型

　　　　伴黏液分泌的实体型

　　　　浸润性腺癌变异型

　　　　浸润性黏液腺癌（原为黏液性BAC，>3cm）

　　　　胶样型

　　　　胎儿型

　　　　肠型

大细胞癌

　　大细胞神经内分泌癌

　　　　复合性大细胞神经内分泌癌

　　伴横纹肌样表型的大细胞癌

　　基底样癌

　　淋巴瘤样上皮癌

腺鳞癌

肉瘤样癌

　　多形性癌

　　梭形细胞癌

　　巨细胞癌

　　癌肉瘤

　　肺母细胞瘤

　　其他

类癌

　　典型类癌

　　非典型类癌

涎腺型癌

　　黏液表皮样癌

　　腺样囊性癌

　　上皮肌上皮癌

确诊平均年龄为60岁，男女比例约为4∶1，与其他肺癌的组织学类型一样，吸烟是主要的病因。

多形性癌往往是瘤体大的、周围型肿瘤，有侵犯胸壁的倾向和不良的预后。因为这些肿瘤有组织学的异质性，对切除标本进行足够的取材非常重要，而且多形性的癌应该至少有10%的梭形细胞或巨细胞成分。鉴于此，不能对小活检或细胞学样本进行诊断。如果肿瘤只有单一的梭形细胞或巨大细胞形态，应诊断为"梭形细胞"或"巨细胞癌"[3]。

癌肉瘤是由NSCLC（鳞状细胞癌、腺癌或大细胞癌）和肉瘤分化成分组成，如恶性骨、软骨或骨骼肌肿瘤。癌肉瘤的转移包括癌或肉瘤或两者兼有。

肺母细胞瘤也是一种双相肿瘤，具有类似高分化胎儿腺癌、类似的腺体成分，由分支上皮小管或细索和未分化间质组成。两种成分都是恶性的，且其中一种或两者均可在其转移瘤中看到。这些肿瘤通常是外周型生长和形成大的、边界清楚的肿块，伴灶性出血和囊性变。肺母细胞瘤是一种罕见的肿瘤，它可以发生在任何年龄，平均年龄早于癌肉瘤，约40岁。男性发病更为常见，是女性的3倍[4]。

临床预后与分期有关，但这些肿瘤比常见的NSCLC的预后差，尽管有一半的患者为Ⅰ期肿瘤，其5年生存率也只有大约20%[2]。

分子病理学在NSCLC中的作用

基因突变或重排可以改变位于细胞表面生长因子受体或参与下游细胞内分子通路的功能或表达，导致细胞生长失控。近年来，对这些突变和重排的深入研究，使其可用于提供预后判断和指导患者靶向治疗的选择[16]。

迄今为止，适合分子靶向治疗的腺癌人群与鳞状细胞癌相比疗效存在明显差别，与重度吸烟者相比，从不吸烟或轻度吸烟人群效果相对更好。而下一代测序技术可更全面描绘多种癌症基因组特征，进一步开发鳞状肿瘤和吸烟者靶标，将对整个NSCLC靶向治疗发挥更大的作用。

肺癌具有较高的蛋白分子突变率，反映出肺癌基因组的复杂性和有效治疗肺肿瘤困难的根源[17]。为有效地与靶向药物疗法相匹配，识别与肿瘤发生、发展有重要因果关系的"驱动突变"非常重要,而"过客"突变在生物学上是无作用的中性突变[17]。

以下为目前与开发靶向治疗有关的基因组改变:

EGFR

表皮生长因子受体(epidermal growth factor receptor,EGFR)通过包括过度表达、突变和产生自分泌配体产物的方式而激活,从而在肿瘤发生和进展中起重要作用。EGFR 基因紊乱与肿瘤细胞增殖,细胞生长、侵袭、转移扩散、凋亡和血管生成有关,它们是通过激活 Ras/Raf/Mek/MAPK 和 PI3K/Akt/mTOR 通路而发挥作用。

与其他类型的 NSCLC 相比,腺癌在东亚区域人群(30% vs 8% 非亚裔)、女性、从不吸烟者(66% vs 22% 吸烟者)EGFR 突变的发生率更高[16]。

吉非替尼和厄洛替尼是第一代 EGFR 酪氨酸激酶抑制剂,选择性靶向作用于 EGFR 的胞内酪氨酸激酶结构域,阻断下游信号转导。然而,对此治疗有效的患者最终会产生耐药性,主要是由于出现继发性 T790M 突变或间质上皮转化因子(c-Met)的扩增[16]。

虽然 EGFR 激活突变在腺癌中发现,但高 EGFR 拷贝数和蛋白过表达在鳞状细胞肺癌中更多见(82% 鳞 vs 44% 腺癌中)[17]。一些研究认为,EGFR 过表达与预后较差有关,但与临床使用的 EGFR 酪氨酸激酶抑制剂的反应无关。一项Ⅲ期研究表明,EGFR 过表达时,一线化疗方案联合西妥昔单抗治疗组可能疗效更好[18]。

KRAS

Kirsten 大鼠肉瘤病毒癌基因同源基因(KRAS)是 ras 基因家族的一员,是 EGFR 的重要下游信号转导靶点,与包括胰腺、结肠和肺腺癌在内的多种癌症的发生和预后有关。导致 KRAS GTP 酶活性缺失的突变使蛋白 GTP 结合功能丧失,引起下游组分持续活化和持续增殖。

在 NSCLC 患者中,KRAS 的突变为 15%~30%[16]。KRAS 突变主要见于肺腺癌中。而 KRAS 突变的肿瘤最常见于白种人(20%~30% vs 5% 东亚地区患者)及目前吸烟或以前吸烟者[16]。

一些研究表明,KRAS 突变与 NSCLC 患者不良预后相关。已经在 AAH 病变中发现了 KRAS 和 EGFR 突变,并且在浸润性周围型腺癌附近的

非肿瘤性外周气道中发现了 EGFR 突变,表明两种基因的突变是在肿瘤启动中的早期事件。

ALK 基因重排

EML4-ALK 融合基因源自染色体 2p 内的转位。EML4-ALK 的发生率在不同研究中有所不同,约为 4%,最常见于具有实体或印戒形态的腺癌。这种基因重排的患者往往更年轻,通常发生于不吸烟者或轻度吸烟者。研究表明,通过荧光原位杂交(FISH)检测 ALK 阳性的患者,克唑替尼靶向治疗有效。

BRAF

BRAF 编码非受体丝氨酸 / 苏氨酸激酶,是 Ras 蛋白下游 RAS/MAPK 信号转导通路的成员[16]。在约 3% 的非小细胞肺癌中发生 BRAF 突变,主要见于腺癌(97%),其中一半以上是 V600E 突变(57%),其余是非 V600E。V600E 突变似乎在女性、从不吸烟者和具有微乳头特征、具侵袭性的肿瘤亚型中发生更普遍,并且与较差的预后相关。非 V600E 突变见于吸烟者[21]。

FGFR1

FGFR1 是受体酪氨酸激酶 FGFR 家族的成员,通过 PI3K/AKT 和 RAS/MAPK 途径激活下游信号转导,在许多肿瘤的生长、迁移、存活和血管生成中发挥重要作用[17]。FGFR1 突变很少见,但 FGFR1 扩增在鳞癌(约 20%)中比腺癌中更常见,通过 FGFR1 扩增肿瘤的小鼠模型研究发现,抑制 FGFR1 作用后肿瘤的生长抑制并发生凋亡[22]。正在研发 FGFR 抑制剂,其中一些为多靶点酪氨酸激酶抑制剂。

PIK3CA

PIK3CA-AKT 通路对于许多恶性肿瘤存活和增殖至关重要,大约 20% 的肺癌中发现了 PIK3CA 拷贝数增加,在鳞状细胞癌中发现频率更高[23]。有研究表明,PKI3CA 突变在鳞状细胞癌中检出率也高于腺癌(6.5% vs 1.5%)[24]。

临床前研究数据表明,具有 PIK3CA 活化突变的恶性肿瘤对 PIK3 通路抑制剂敏感,联合 PIK3 与其他癌症相关途径抑制剂的疗法正在研发中[17]。

PTEN

PTEN 是一种肿瘤抑制基因,其缺失导致持续性的致癌 *PI3K-AKT* 信号通路传导。在多种癌中可见 *PTEN* 表观遗传机制导致 *PTEN* 缺失和突变以及 *PTEN* 的失活。在多达 70%NSCLC(鳞状细胞癌和腺癌)中发现 *PTEN* 减少或缺失。*PTEN* 突变在鳞状细胞癌中更常见(10.2% vs 1.7% 腺癌)[25]。*PTEN* 缺失的癌肿可能对 *PI3K* 通路抑制剂更为敏感[17]。

EphA2

Eph 受体家族是一组酪氨酸激酶,在胚胎发育中具有重要作用。例如血管发育、细胞迁移和组织边界形成。*EphA2* 的过度表达在包括非小细胞肺癌在内的多种肿瘤中被观察到,并被认为促进细胞运动性、侵袭、转移和血管生成。*EphA2* 表达与吸烟有关,表达组生存率低,据报道与原发灶相比 *EphA2* 在转移性病变中的表达更高。*EphA2* 的突变也被报道过,虽然发生率低,但它们在鳞状细胞癌中似乎相对更常见[17]。

P53/MDM2

与其他肿瘤一样,*P53* 突变在肺癌中频繁发生,并且在一半以上的非小细胞肺癌和大约 65% 鳞状细胞癌中见到[26]。突变谱受吸烟的影响,其频繁的 G → T 易位与多环芳烃加合物有关[17]。

许多肿瘤中,野生型 *P53* 通过 *MDM2* 过表达或扩增而失活。*MDM2* 和 *P53* 在负反馈环中被调控,其中 MDM2 蛋白表达标志着 P53 的降解。据报道 6%~7% 的 NSCLC(鳞状细胞癌和腺癌)中存在 *MDM2* 的扩增,并且似乎是独立于 *P53* 突变的事件。一种潜在的治疗策略是尝试研发中和 MDM2 的小分子,从而增加 P53 活性。针对突变型 *P53* 的靶向小分子药物也正在研发中[27]。

DDR2

DDR2 也是编码一种参与细胞迁移、增殖和存活的受体酪氨酸激酶。肺癌中 *DDR2* 的突变频率在不同研究报道各异,其中一项研究中鳞状细胞癌突变率为 3.8%[28]。

支气管肺神经内分泌肿瘤

支气管肺神经内分泌肿瘤约占所有侵袭性肺恶性肿瘤的 20%~25%,为起源于支气管肺上皮神经内分泌细胞的一组肿瘤。尽管这些肿瘤具有相同的形态学、免疫组织化学和超微结构特征,但它们仍然分为四种亚型:低级别典型类癌,中级别非典型类癌,大细胞神经内分泌癌和小细胞癌两种高级别恶性肿瘤[29,30]。不同的生物学特征与组织学和分子学研究的数据表明,类癌不同于更恶性的大细胞神经内分泌和小细胞癌。大细胞神经内分泌和小细胞癌与烟草使用密切相关,而类癌和吸烟之间的联系尚不确定[29]。

类癌

典型和非典型类癌是分化良好的神经内分泌肿瘤,约占所有原发性肺癌的 1%~2%。这些肿瘤没有性别差异,但和其他肿瘤相比,发病更倾向年轻化,诊断时平均年龄为 45~55 岁。并且有大约 50% 的患者发病时没有症状。临床症状有呼吸困难,咯血,咳嗽和阻塞性肺炎。最常见的副瘤综合征包括类癌综合征和库欣综合征(Cushing syndrome)[30]。伴有潮红和腹泻的典型类癌综合征很少见,通常与转移性疾病有关[32]。大约 5% 的支气管肺类癌可能是多发性神经内分泌瘤Ⅰ型综合征的一个组成部分。

中央型类癌常表现为支气管内息肉样生长,在支气管镜检查中通常为具有光滑表面的红褐色团块。通常血管组织丰富,在活检时可能引起明显的出血。外周类癌通常约 40% 病例是发生在胸膜下肺实质内。

典型和非典型类癌肿瘤的组织学特征是细胞器生长特点,具有中等量嗜酸性胞质和细颗粒细胞核的细胞学特征。在非典型类癌中可以见到点状核仁,但在典型的类癌肿瘤中核仁不明显。界定类癌诊断:在 2mm² 的活肿瘤或坏死组织中,含有 2~10 个有丝分裂像。由于坏死和有丝分裂可能仅发生在局灶,小活检可能并不具有代表性,在这种情况下,应将病变初步归类为类癌,直到有足够的组织可供检测时再做准确分类[29]。类癌以嗜铬粒蛋白、突触素和 *CD56* 神经内分泌标志物标记鉴别。

由于 5%~20% 典型类癌和 30%~70% 非典型

类癌转移,因此应对所有病例评估淋巴结状态以确保完整的分期[29]。对肺类癌推荐进行 TNM 分期。

肺类癌很少远处转移至肾上腺、肝脏、骨骼和脑等其他器官,在转移性病例中,非典型类癌占大多数,大约25%的患者在初始诊断后很长时间发生远处转移[32]。

治疗肺类癌肿瘤的主要方法是手术切除,因为这些肿瘤通常对放射治疗有抵抗性,对各种化疗药物治疗收效甚微,或即便有效也很快耐药[29]。手术方法有保肺(病变)切除术和根治性切除术,但是所有手术都应该包括淋巴结清扫或取样,因为淋巴结是否累及是确定预后的主要因素[32]。

典型类癌患者预后良好,5 年生存率87%~100%,10 年生存率87%~93%[32]。不应将发现转移灶作为区分典型类癌与非典型类癌的依据,因为 5%~20% 的典型类癌可出现淋巴结受累。与典型类癌相比,非典型类癌倾向于瘤体更大、转移频率更高,生存率显著降低,5 年和 10 年生存率分别为 40%~59% 和 31%~59%,尽管转移病例生存率更差(约 25%)[3,32],由于这些肿瘤对放疗和化疗相对敏感性差,因此如果没有禁忌,手术治疗转移性病变仍是首选[30]。

大细胞神经内分泌癌

一些大细胞癌表现出神经内分泌特征,包括具有细胞器、小梁状、栅栏样的或玫瑰花状生长的神经内分泌形态,至少有一种特定的神经内分泌标记物呈阳性。这类肿瘤被称为"大细胞神经内分泌癌",约占切除肺癌的 3%,好发于中老年重度吸烟者,且预后差,5 年和 10 年生存率分别为 27% 和 11%[3]。如果无手术禁忌,应手术切除。关于其化疗敏感性的报道结论不一致,大细胞神经内分泌癌和具有神经内分泌分化的 NSCLC 病理分型临床意义尚未完全定论,但对这些肿瘤的认识具有潜在的治疗意义[4]。

小细胞癌

小细胞癌占全部肺癌约 15%,这些肿瘤大多数表现为肺门周围肿块,多发生在主支气管或叶支气管,通常位于支气管周围并伴有黏膜下层和支气管周围组织的浸润。这些肿瘤生长迅速,早期转移,副肿瘤综合征相对较常见。淋巴结转移频繁,且大多数小细胞癌在发现时已无法切除。但这些肿瘤至少初期对铂类为基础的化疗是敏感

的。在多达 5% 的病例中,小细胞癌可能表现为孤立性病变[3]。病变通常是广泛的坏死,并且由于外部压迫可发生支气管阻塞。

近年来,小细胞癌被分期为"局限"或"广泛"疾病,但手术治疗的一些早期病例,特别是低发病率的周围型小细胞癌外科治疗已取得良好效果,现在推荐使用与其他肺肿瘤相同的 TNM 分期方法。对于"局限"性疾病,联合化疗和胸部放疗中位生存期为 15 个月,5 年生存率约为 10%[3]。

"燕麦细胞型"和"中间细胞型"亚型的术语不再使用,因为镜下表现的差异是不确切的,是由组织的保存状态造成的。2004 版 WHO 分类只包括小细胞癌和混合小细胞癌,后者占总量的 3%~28%[4],所占百分比取决于采样的范围,其特征是除了小细胞癌外,还存在其他任何类型非小细胞肺癌成分。

组织学上,小细胞癌具有独特的外观,细胞相对较小,胞质少,胞核为圆形或梭形,核染色质呈细颗粒状染,无核仁或核仁不明显。由人为挤压造成的核变形和核染色质涂抹状常常很明显。通常是广泛的坏死,并且此类型肿瘤有丝分裂快,因此发病时表现为生长迅速,已处于进展期。

化疗后,在 15%~45% 切除病例的残留肿瘤组织内,可能见到大细胞、鳞状细胞或腺癌[3]。

唾液腺型肿瘤

气管和支气管混合的浆液腺与小唾液腺相似,可引起原位区域的肿瘤。因此,肺部唾液腺型肿瘤最常见于近端主气道,通常表现为腔内病变的形式,很少出现在周围肺实质中。与支气管树无关的唾液腺型肿瘤可能来自具有多种分化潜能的原始干细胞[33]。临床鉴别排除来自唾液腺原发灶的转移至关重要,特别在肺部肿瘤是周围型或有多处病变存在情况下。

此类肿瘤临床表现取决于它们的位置,但由于大多数是中心病变并突入气道管腔,所以最常见症状包括由于近端气道阻塞引起的咳嗽,呼吸困难和咯血或肺不张以及肺炎。两种最常见肺唾液腺型肺肿瘤为腺样囊性癌和黏液表皮样癌。

腺样囊性癌

肺腺样囊性癌约占所有肺癌 0.2%~0.3%,90% 以上的腺样囊性癌发生于中央而不是段支气管[34,35]。这些肿瘤主要见于中年人,尽管一些研

究提示女性的发病率较高,但目前仍认为该类肿瘤没有性别差异[35]。这类肿瘤生长缓慢的浸润性肿瘤,其临床过程较长,因此被认为是低度恶性肿瘤。腺样囊性癌形成边界不清的、无蒂的结节状生长,可发生中心性溃烂,并有黏膜下和嗜神经蔓延的倾向。

在组织学上,肿瘤细胞聚集形成界线清楚的团簇,其中的小囊结构呈管状或筛状外观。由小而暗染的肌上皮细胞构成主要的细胞群,在细胞群中间是分泌黏蛋白稍大的细胞排列导管。这些独特的组织学特征足以用于诊断,但在小活检组织中可能难以区分腺样囊性癌与腺癌、基底样癌和小细胞癌[4]。

腺样囊性癌首选手术切除,由于这些肿瘤常常出现在中央气道,因此常采用气管支气管成形手术方式[34]。无法完全切除的肿瘤替代治疗选择包括支架置入、局部消融和放疗。由于它们倾向于在黏膜下和嗜神经扩散,所以术中冰冻切片检查切缘是极其重要的。

尽管可以预期长期存活,但通常在数年之后常见局部复发。建议仔细随访。不常见转移,但可能发生淋巴结、骨、肝、肾、脑和肺的转移。

据报道,腺样囊性癌的5年和10年生存率分别为55%和39%。

黏液表皮样癌

黏液表皮样癌占原发性肺肿瘤0.1%~0.2%[37],好发于年轻人,约30%的肿瘤在30岁之前发病,更倾向于女性[4]。黏液表皮样癌最常出现在中央支气管区域,临床上可伴有咳嗽、喘息、咯血和阻塞性肺炎。偶尔病变也可以为周围型。

根据其恶性程度表现临床上划分为低级别和高级别肿瘤。约80%的低级别肿瘤形成腔内光滑、部分囊性的息肉样肿块,压迫周围组织。侵袭性强的肿瘤界线不清,表现为实体瘤并浸润周围肺[4]。

黏液表皮样癌的特点是黏液分泌细胞、腺上皮细胞和鳞状上皮细胞及具有不同比例如囊性、乳头状和实体生长模式的中间细胞混合物[37]。

治疗首选手术切除,低级别病变可行支气管成形术。低级别肿瘤患者预后良好,5年生存率为95%,尽管偶有报道淋巴结受累及转移。大约25%的高级肿瘤患者发生转移,主要发生在淋巴结、骨骼或皮肤[4]。高级别黏液表皮样癌尚无有效治疗手段,但据报道EGFR基因突变患者对酪

氨酸激酶抑制剂有效[37]。

原发性肺淋巴瘤

原发性肺淋巴瘤定义:累及一个或两个肺部的克隆性淋巴样增殖,伴有或不伴有纵隔受累,在诊断时或随后的3个月内未检测到肺外累及的患者[38,39]。

尽管恶性淋巴瘤对肺部的继发性累及相对多见,发生率为25%~40%,而原发性肺非霍奇金淋巴瘤非常罕见,仅占全部淋巴瘤的0.4%[40]和淋巴结外淋巴瘤的3.6%[38]。大多数原发性肺淋巴瘤来自气道的黏膜相关淋巴组织(mucosa-associated lymphoid tissue,MALT),并且MALT可能不是呼吸树的正常成分,而是多种抗原性刺激如吸烟、感染或自身免疫性疾病刺激的反应后产生[40]。

患者年龄50~70岁之间,许多患者诊断时无症状,有症状表现为咳嗽、呼吸困难、胸痛和咯血[2]。肺淋巴瘤的放射学表现是非特异性的,包括伴有空气支气管造影的斑片状混浊,单个或多个类似团块的实变影。

70%~90%的原发性肺淋巴瘤是MALT型边缘区B细胞淋巴瘤,大多数是低级别的,但在少数病例可转化为高级别[38]。目前尚未明确具体的触发因素,但MALT淋巴瘤与自身免疫性疾病有关,如干燥综合征(Sjogren syndrome)、系统性红斑狼疮和慢性淋巴细胞性甲状腺炎[39]。高级别弥漫性大B细胞淋巴瘤占5%~20%[2],其中大多数发生在具有潜在疾病如免疫缺陷的个体中。高级别恶性淋巴瘤患者常有症状。支气管镜检查可诊断30%~40%的病例,但通常更多的病例需要电视辅助胸腔镜手术(VATS)或开放式肺活检进行诊断,尤其是一些非肿瘤的反应性病症可以类似淋巴瘤[40]。如果可通过流式细胞术证实克隆B细胞群,则支气管肺泡灌洗和细针吸取标本可能有诊断意义,但是通过这些技术很少能够确定淋巴瘤的特定亚型[2]。

MALT型低度边缘区B细胞淋巴瘤临床进展缓慢,长时间局限于肺部,预后良好,5年生存率>80%,中位生存期>10年[39]。影响生存的预后因素尚不清楚,疾病分期、切除范围(完全与不完全),以及纵隔淋巴结累及与预后不佳有关[41]。治疗方案包括观察、根治性切除、化疗或放射治疗[38]。其局部复发率高达50%[40]。高级别原发

性肺弥漫性大 B 细胞淋巴瘤预后较差,进展和复发早且多见。通常采用联合化疗,总 5 年生存率为 0%~60%[2]。

致谢:感谢 Stephen Preston 博士协助对类癌篇章的文献支持。

(程显魁　邹学森　译,李　军　校)

参考文献

1　Churgh AM, Myers JL, Tazelaar HD, Wright JL. *Thurlbeck's Pathology of the Lung* (Third Edition). New York: Thieme Medical Publishers, 2005.

2　Travis WD, Brambilla E, Muller-Hermelink HK, Harris CC. *Tumours of the Lung, Pleura, Thymus and Heart*. Lyon: IARC Press, 2004.

3　Travis WD. Pathology of lung cancer. *Clin Chest Med* 32:669–92, 2011.

4　Corrin B, Nicholson AG. *Pathology of the Lungs* (Third Edition). Churchill Livingstone, Elsevier, 2011.

5　Son JW. Year-in-review of lung cancer. *Tuberc Respir Dis (Seoul)* 73:137–142, 2012.

6　Wen J, Fu JH, Zhang W, et al. Lung carcinoma signaling pathways activated by smoking. *Chin J Cancer* 30:551–8, 2011.

7　Petersen I. The morphological and molecular diagnosis of lung cancer. *Dtsch Arztebl Int* 108:525–31, 2011.

8　Rosai J. *Rosai and Ackerman's Surgical Pathology*, Vol 1 (Tenth Edition). Elsevier, 2011.

9　Gazdar AF, Brambilla E. Preneoplasia of lung cancer. *Cancer Biomark* 9:385–96, 2010.

10　Travis WD, Brambilla E, Noguchi M, et al. International Association for the Study of Lung Cancer/American Thoracic Society/European Respiratory Society. International multidisciplinary classification of lung adenocarcinoma: executive summary. *Proc Am Thorac Soc* 8:381–5, 2011.

11　*Modern Surgical Pathology* (First Edition), 2003.

12　Yatabe Y, Kosaka T, Takahashi T, et al. EGFR mutation is specific for terminal respiratory unit type adenocarcinoma. *Am J Surg Pathol* 29:633–9, 2005.

13　Yoshizawa A, Motoi N, Riely GJ, et al. Impact of proposed IASLC/ATS/ERS classification of lung adenocarcinoma: prognostic subgroups and implications for further revision of staging based on analysis of 514 stage I cases. *Mod Pathol* 24:653–64, 2011.

14　Kadota K, Suzuki K, Colovos C, et al. A nuclear grading system is a strong predictor of survival in epithelioid diffuse malignant pleural mesothelioma. *Mod Pathol* 25:260–71, 2012.

15　Travis WD, Rekhtman N. Pathological diagnosis and classification of lung cancer in small biopsies and cytology: strategic management of tissue for molecular testing. *Semin Respir Crit Care Med* 32:22–31, 2011.

16　Brandao GD, Brega EF, Spatz A. The role of molecular pathology in non-small-cell lung carcinoma–now and in the future. *Curr Oncol* 19:S24-32, 2012.

17　Heist RS, Sequist LV, Engelman JA. Genetic changes in squamous cell lung cancer: a review. *J Thorac Oncol* 7:924–33, 2012.

18　Pirker R, Pereira JR, von Pawel J, et al. EGFR expression as a predictor of survival for first-line chemotherapy plus cetuximab in patients with advanced non-small-cell lung cancer: analysis of data from the phase 3 FLEX study. *Lancet Oncol* 13:33–42, 2012.

19　Soh J, Toyooka S, Ichihara S, et al. Sequential molecular changes during multistage pathogenesis of small peripheral adenocarcinomas of the lung. *J Thorac Oncol* 3:340–7, 2008.

20　Rodig SJ, Mino-Kenudson M, Dacic S, et al. Unique clinicopathologic features characterize ALK-rearranged lung adenocarcinoma in the western population. *Clin Cancer Res* 15:5216–23, 2009.

21　Marchetti A, Felicioni L, Malatesta S, et al. Clinical features and outcome of patients with non-small-cell lung cancer harboring BRAF mutations. *J Clin Oncol* 29:3574–9, 2011.

22　Weiss J, Sos ML, Seidel D, et al. Frequent and focal FGFR1 amplification associates with therapeutically tractable FGFR1 dependency in squamous cell lung cancer. *Sci Transl Med* 2:62–93, 2010.

23　Yamamoto H, Shigematsu H, Nomura M, et al. PIK3CA mutations and copy number gains in human lung cancers. *Cancer Res* 68:6913–21, 2008.

24　Kawano O, Sasaki H, Endo K, et al. PIK3CA mutation status in Japanese lung cancer patients. *Lung Cancer* 54:209–15, 2006.

25　GJ, MJ K, Jeon HS, et al. PTEN mutations and relationship to EGFR, ERBB2, KRAS and TP53 mutations in non-small cell lung cancers. *Lung Cancer* 69:279–83, 2010.

26　Kishimoto Y, Murakami Y, Shiraishi M, et al. Aberrations of the p53 tumor suppressor gene in human non-small cell carcinomas of the lung. *Cancer Res* 52:4799–4804, 1992.

27　Mandinova A, Lee SW. The p53 pathway as a target in cancer therapeutics: obstacles and promise. *Sci Transl Med* 3:64–61, 2011.

28　Hammerman PS, Sos ML, Ramos AH, et al. Mutations in the DDR2 kinase gene identify a novel therapeutic target in squamous cell lung cancer. *Cancer Discov* 1:78–89, 2011.

29　Gustafsson BI, Kidd M, Chan A, et al. Bronchopulmonary neuroendocrine tumors. *Cancer* 113:5–21, 2008.

30　Travis WD. Advances in neuroendocrine lung tumors. *Ann*

Oncol 21 (Suppl 7): vii, 65–71, 2010.

31　Tsuta K, Raso MG, Kalhor N, et al. Histologic features of low- and intermediate-grade neuroendocrine carcinoma (typical and atypical carcinoid tumors) of the lung. *Lung Cancer* 71:34–41, 2011.

32　Bertino EM, Confer PD, Colonna JE, et al. Pulmonary neuroendocrine/carcinoid tumors: a review article. *Cancer* 115:4434–41, 2009.

33　Carretta A, Libretti L, Taccagni G, et al. Salivary gland-type mixed tumor (pleomorphic adenoma) of the lung. *Interact Cardiovasc Thorac Surg* 3:663–5, 2004.

34　Kitada M, Ozawa K, Sato K, et al. Adenoid cystic carcinoma of the peripheral lung: a case report. *World J Surg Oncol* 8:74, 2010.

35　Cortés-Télles A, Mendoza-Posada D. Primary adenoid cystic carcinoma of the tracheobronchial tree: a decade-long experience at a health centre in Mexico. *Lung India* 29:325–8, 2012.

36　Macarenco RS, Uphoff TS, Gilmer HF, et al. Salivary gland-type lung carcinomas: an EGFR immunohistochemical, molecular genetic, and mutational analysis study. *Mod Pathol* 21:1168–75, 2008.

37　Kitada M, Matsuda Y, Sato K, et al. Mucoepidermoid carcinoma of the lung: a case report. *J Cardiothorac Surg* 6:132, 2011.

38　Graham BB, Mathisen DJ, Mark EJ, et al. Primary pulmonary lymphoma. *Ann Thorac Surg* 80:1248–53, 2005.

39　Cadranel J, Wislez M, Antoine M. Primary pulmonary lymphoma. *Eur Respir J* 20:750–62, 2002.

40　Ferraro P, Trastek VF, Adlakha H, et al. Primary non-Hodgkin's lymphoma of the lung. *Ann Thorac Surg* 69:993–7, 2000.

41　Parissis H. Forty years literature review of primary lung lymphoma. *J Cardiothorac Surg* 6:23, 2011.

肺癌内科治疗（新辅助和辅助化放疗）

Athanasios G. Pallis, Mary E. R. O'Brien

术后辅助化疗

外科手术仍是 I ~ III_A 期非小细胞肺癌（non-small cell lung cancer，NSCLC）患者唯一的治愈疗法。然而即使完全切除后，复发风险仍是很大。5 年总生存率（overall survival，OS）I_B 期约为70%，II 期40%~50%，而III_A 期只有不到30%[1]。近些年为提高可手术 NSCLC 患者生存率，已在术后化疗（chemotherapy，CMT）和 / 或放射治疗（radiotherapy，RT）进行了大量临床工作和研究。

1995 年，NSCLC 协作组报告针对八项临床试验的荟萃分析，共 1 394 名患者，均接受顺铂为基础的辅助化疗[2]。结果显示，术后化疗使死亡风险降低 13%（危险比［hazard ratio，HR］0.87；95% 置信区间［confidence interval，CI］：0.74~1.02），2 年绝对生存获益 3%（95% CI 为 0.5% 受损 ~7% 获益），5 年绝对生存获益 5%（95% CI 为 1% 受损 ~10% 获益）。尽管缺乏统计学意义（$P=0.08$），但这些发现促进了研究铂类为基础的辅助化疗在完全切除 I、II、III_A 期 NSCLC 患者中作用几项随机试验的开展（表 14.1）。

表 14.1　NSCLC 辅助化疗 III 期随机试验

试验	病例数	分期	化疗方案 / 对照组	化疗依从 /%	中位随访 / 月	5 年绝对生存获益 /%	死亡危险比	P 值
INT0115-ECOG 3590[3]	488	II - III_A	E-Cis/ 仅放疗（均接受剂量 50.4Gy 放疗）	69	44	–6*	0.93	0.56
ALPI 试验[4]	1 209	I ~ III_A	Mit-VND-Cis, 3 周期 / 观察	69	64.5	1	0.96	0.589
IALT 试验[10]	1 867	I ~ III_A	Cis+ 长春碱或 E/ 观察	74	56	4.1	0.86	<0.03
BIG 试验[5]	381	I ~ III_A	Cis-VND,Cis-mit-If,Cis-mit-Vin 或 Cis-VNB/ 观察	64	34.6	–2**	1.02	0.90
UFT 试验[13]	999	I	UFT, 2 年 / 观察	74（第 12 个月）61（第 24 个月）	72	3	–	0.047
UFT 荟萃分析[14]	2 003	I ~ III	UFT/ 观察	80	6.44（年）	4.6	0.77	0.011
NCIC-JBR10 试验[6,7]	482	I_B- II	Cis-VNB/ 观察	65	60	15	0.69	0.011
CALGB 9633[12]	344	I_B	PCL- 卡铂 / 观察	85	48	3	0.80	0.32
ANITA 试验[9]	840	I_B- II_A	Cis-VNB/ 观察	56##	>70	8.6	0.79	0.013

* 单纯 RT 组 5 年生存率 39%，CT-RT 组 33%。

** 观察组 2 年生存率 60%，CT 组 58%。

长春瑞滨的剂量密度。

E= 依托泊苷；Cis= 顺铂；Mit= 丝裂霉素；PCL= 紫杉醇，VND= 长春新碱；VIN 长春碱；If= 异环磷酰胺；UFT= 尿嘧啶 / 替加氟；VNB= 长春瑞滨。

北美组间试验ITE0115是唯一将化疗联合胸部放疗与单纯放疗相对比的临床试验，入组对象是完全切除II期或III期NSCLC患者，但未能证明化疗的益处[3]。意大利肺癌辅助治疗项目（adjuvant lung project Italy，ALPI）[4]和英国大型肺癌治疗试验（big lung trial，BIG）[5]两项研究都得出了阴性结果，进一步影响辅助化疗在NSCLC治疗中的地位。

加拿大国立癌症研究所JBR10试验

加拿大国立癌症研究所（National Cancer Institute of Canada，NCIC）JBR10试验纳入482例NSCLC患者，手术完全切除，病理分期为I_B期和II期（T_3N_0除外），随机分为化疗组和对照组，化疗方案为顺铂联合长春瑞滨[6]。

经5年随访，化疗组5年生存率为69%，而对照组54%（HR 0.69；95% CI：0.52~0.92；P=0.011），接受化疗患者的绝对生存获益15%[6]。中位随访9.3年发现，新数据的分析仍有利于支持辅助化疗疗效（HR 0.78；95% CI：0.61~0.99；P=0.04）[7]。II期患者5年OS显著获益（59% vs对照组44%），但在I期患者中，是否获益取决于肿瘤的大小。I期患者总体没有从化疗中获益（5年OS化疗组76% vs对照组69%；HR 1.03；P=0.79）。在肿瘤<4cm组患者中，化疗与负面影响相关（5年OS化疗组73% vs对照组79%；HR 1.73）；而在肿瘤>4cm的患者中，辅助化疗延长了OS（5年OS化疗组79% vs对照组59%；HR 0.68）。化疗依从性相对较低，只有65%患者接受3~4个周期。中性粒细胞减少是最常见的血液学毒性，73%患者经历了III-IV度中性粒细胞减少，而疲乏（15%）、食欲降低（10%）和呕吐（10%）是最常见的III~IV度非血液学毒性。化疗与第二原发癌的增加无关，但导致的生活质量短暂恶化是有统计学意义的[8]。

诺维本辅助国际试验协会试验

诺维本辅助国际试验协会（Adjuvant Navelbine International Trial Association，ANITA）试验纳入840例I_B期到III_A期的NSCLC患者，随机分为术后化疗组（顺铂100mg/m²每4周重复，共4周期，联合每周30mg/m²长春瑞滨，共16周）和对照组（仅观察）[9]。中位随访76个月后，化疗组OS明显延长（化疗组65.7个月 vs对照组43.7个月；HR 0.80；95% CI：0.66~0.96；P=0.017）。化疗组5年OS提高8.6%，7年OS提高8.4%。与JBR10实验类似，化疗并不能改善I_B期患者的生存率（HR 1.10；95% CI：0.76~1.57）。化疗相关毒性显著，III-IV度中性粒细胞减少发生率为84.6%，12.5%出现发热性中性粒细胞减少症。应该注意的是，只有50%患者能够完成计划4个周期的化疗。

国际肺癌辅助试验和CALGB9633试验

国际肺癌辅助试验（international adjuvant lung cancer trial，IALT）是规模最大的辅助试验（n=1 867），包括I~III_A期患者。患者被随机分为顺铂为基础的化疗组或观察组[10]。中位随访56个月后，化疗组5年OS显著延长（化疗组44.5% vs对照组40.4%；HR 0.06；P=0.03）；但在中位随访90个月后，这种显著性影响不复存在（HR 0.91；P=0.10）[11]。只有CALGB9633试验使用卡铂为基础的方案，并仅研究I_B期患者。这一研究中，长期随访并无获益（HR 0.83；P=0.12）[12]。然而，探索性分析显示，肿瘤≥4cm患者组，辅助化疗组有显著生存获益（HR 0.69；95% CI：0.48~0.99；P=0.043）。

尿嘧啶/替加氟

一项大样本III期临床试验（n=999）测试了尿嘧啶/替加氟（UFT）在日本I期腺癌患者中作用，结果显示，T_2患者5年OS显著提高（UFT组85% vs观察组74%；HR 0.48；95% CI：0.29~0.81；P=0.005），但在T_1期患者中无显著性差异[13]。随后，一项针对2 000名病例的荟萃分析进一步证实了UFT在辅助治疗中的作用[14]。应该注意的是，UFT作为辅助用药并未在白种人中进行过测试，并且该药物没有在欧盟注册。

靶向药物

Goss等评价了吉非替尼在I_B~III_A期NSCLC中的作用，入组503例，未行EGFR状态筛选。病例被随机分为2组，2年内分别给予吉非替尼250mg或安慰剂，每日1次。中位随访4.7年后发现，中位无病生存期（median disease-free survival，DFS）为，吉非替尼4.2年，安慰剂组尚未达到（not yet reached，NYR）（HR 1.22；95% CI：0.93~1.61，

P=0.15);中位 OS 分别为 5.1 年和 NYR(HR 1.24；95% CI:0.94~1.64,P=0.14)。多因素分析显示,肿瘤 >4cm 可预测不良 DFS(P<0.001),吉非替尼组从不吸烟者有更好的 OS(P=0.02)。$EGFR$ 低复制/高多倍体性或扩增与否,与预后无关(P=0.77),也不能预测吉非替尼的生存获益[15]。目前正在进行的一项试验(NCT00373425),针对表皮生长因子受体(epidermal growth factor receptor,$EGFR$)阳性肿瘤(RADIANT)患者术后厄洛替尼(加或不辅助化疗)治疗。在一项正进行的 ECOG(E1505)试验(NCT000324805)中,针对完全切除的 I_B($\geq$ 4cm)~III_A 期 NSCLC 患者,正在测试辅助化疗加或不加贝伐单抗的疗效。黑色素瘤相关抗原(melanoma associated antigen,MAGE)-A3 是一种肿瘤特异性抗原,在包括 NSCLC 的多种癌症中表达。II 期临床试验中,早期 NSCLC 患者接种携带 MAGE-A3 抗原的疫苗显示出令人鼓舞的效果[16]。该疫苗降低了术后复发的风险,并已经进入了 III 期临床试验(MGRITTE 试验;NCT00480025)。

荟萃分析

辅助化疗生存获益在一项针对 5 组随机试验数据[4-6,9,10]的荟萃分析中得到证实,共纳入了 4 584 个登记在肺顺铂辅助评价(lung adjuvant cisplatin evaluation,LACE)数据库中的病例[17]。该项荟萃分析显示,辅助化疗组 5 年 OS 较观察组有 5.4 个百分点的增高(HR 0.89；95% CI:0.82~0.96)。生存获益因分期而不同,II 期和 III_A 期患者获益最为明显。I_B 期患者生存获益没有统计学意义,I_A 期患者的辅助化疗似乎带来了更差的结果。LACE 荟萃分析所纳入的所有 5 项试验都使用顺铂为基础的化疗方案,除 JBR10 以外其他试验都允许经治医生酌情使用术后放疗。最近 Arriagada 等报告的一项荟萃分析显示出相似的获益(HR 0.86,95% CI:0.81~0.92,P<0.000 1),5 年 OS 增高了 4 个百分点(从 60% 到 64%)(95% CI:3~6)[18]。这一荟萃分析并未显示出含铂方案在不同分期中有差异显著的效果。此外,没有哪一种铂类为基础的方案被认为是金标准。许多其他的荟萃分析报告了相同范围的 HR[19-22](表 14.2)。

是否辅助化疗有最佳的方案?

所有上述试验均采用顺铂为基础的辅助治疗方案,而 CALGB9633 试验中使用卡铂/紫杉醇二联方案[12]。LACE 荟萃分析中,顺铂加长春瑞滨的效果略优于其他药物组合[17]。然而应该注意的是,这些试验使用相对较老的药物(依托泊苷、异环磷酰胺、长春碱)与顺铂联合,并没有试验用第三代药物(多西他赛、吉西他滨、培美曲塞)。该荟萃分析结果表明,接受顺铂总剂量 >300mg/m^2 的患者与接受 $\leq$ 300mg/m^2 的相比,有趋势会获得更好的 OS 和 DFS。顺铂总剂量因方案中另一种药物的不同而异。在顺铂/长春瑞滨组中,

表 14.2 评价辅助化疗荟萃分析

研究	干预	研究组/病例	HR(95%CI)	P
Hotta 等[19]	辅助 CMT	13/5 360	0.87(0.80~0.94)	0.001
	辅助 C	8/3 786	0.89(0.81~0.98)	0.012
Sedrakyan 等[20]	辅助 CMT	19/7 200	0.87(0.81~0.93)	<0.000 1
	辅助 C	12/4 912	0.89(0.82~0.96)	0.004
Berghmans 等[21]	辅助 CMT	17/7 644	0.84(0.78~0.89)	NR
	辅助 C	16/NR	0.86(0.80~0.92)	NR
Bria 等[22]	辅助 P	12/7 334		
LACE[17]	辅助 C	5/4 584	0.89(0.82~0.96)	0.005
NSCLC CG[18]	辅助 C	30/8 147	0.86(0.81~0.93)	<0.001
	辅助 C+PORT	12/2 763	0.90(0.82~0.98)	0.02

CMT,化疗;P,铂类为基础;C,顺铂为基础;NR,未报道;CG,协作组;PORT,术后放疗。

86% 患者能接受 >300mg/m², 而顺铂 / 其他药物组为 54%。因此, 顺铂 / 长春瑞滨方案所观察到的益处, 是来自这种组合效果还是更高剂量的顺铂, 值得质疑[17]。最后, 与接受二联方案治疗的患者相比, 接受三联方案治疗患者所接受的顺铂剂量明显较低(P<0.001)[17]。根据上述试验评价结论, 目前多推荐顺铂为基础的其他二联方案[23~25]。

Ⅰ 期肺癌治疗

除 IALT 研究[4]之外, 前述研究都没有包括 Ⅰ_A 期患者。此外, 在 LACE 荟萃分析中, 虽然因入组人数过少无法得出有效结论, 但 Ⅰ_A 期(n=347)患者接受辅助化疗后似乎结果更差[17]。因此, 对于 Ⅰ_A 期患者不推荐辅助化疗[23~25]。

Ⅰ_B 期患者治疗更具争议性。CALGB9633[12]是唯一只针对 Ⅰ_B 期的试验, 但没有显示出益处。同样, IALT[10]、JBR10 和 ANITA[9]研究对这些患者的亚组分析也没有显示任何获益。最后, 在 LACE 荟萃分析中, 只是显示出对于 Ⅰ_B 期患者辅助化疗利于 OS 获益的趋势(HR 0.93 ; 95%CI : 0.78~1.10)[17]。

与此相反, 来自 NSCLC 协作组的最近荟萃分析显示, 在 Ⅰ_B 期、Ⅱ 期和 Ⅲ 期患者中, 有相同的 5 年 OS 获益(在所有组中都为 5%)[18]。此外, CALGB9633[12]和 JBR10 试验在肿瘤大于 4cm 的患者中显示出益处。然而, 这些分析不是前瞻性的或数据充分的, 因此, 他们的结果不能被认为是结论性的。

目前, 辅助化疗并不被认为是 Ⅰ_B 期疾病的标准治疗[23~25]。此外, 还需要进行前瞻性试验, 以便明确解决这一问题。然而, 前瞻性 Ⅲ 期试验, 尤其是对于 Ⅲ 期手术肺癌患者需要大量病例完成临床试验是困难的。

老年肺癌治疗

尽管 NSCLC 在老年人群中的发病率不断增加, 但在临床试验中, 该组病例往往不足, 因此, 很难为该人群提供循证推荐[26]。遗憾的是, 在辅助治疗方面, 针对老年患者只有回顾性数据。

LACE 荟萃分析[17]中患者被分为三个年龄组(<65 [n=3 269, 71%], 65~69 [n=901, 20%]及 ≥ 70 [n=414, 9%])。分析表明, 尽管 ≥ 70 岁患者接受顺铂总剂量较低(P<0.000 1), 化疗周期较少(P<0.000 1), 但各年龄组间 OS 无差异, 老年

患者辅助化疗生存获益与年轻患者相近[27]。此外, 所有年龄组毒副作用发生率相近。正如预期的那样, 老年患者死于非癌症相关病因的病例更多(P<0.000 1)[27]。NSCLC 协作组最近的荟萃分析也没有观察到关于年龄的化疗效果差异[18]。

在 JBR10 研究回顾性年龄亚组分析中, 对老年患者(年龄 ≥ 65)和年轻患者(年龄 <65)进行配对比较[6]。尽管老年患者接受了较小的剂量和较低平均剂量强度, OS 仍因化疗而显著延长(HR 0.61 ; 95% CI : 0.38~0.98 ; P=0.04)[28]。老年组生存获益与年轻患者相似, 在毒性、住院时间或与治疗相关死亡等因素均无显著差异。最近发表的一项基于监测、流行病学和最终结果(surveillance, epidemiology, and end results, SEER)登记数据的观察性研究也表明, 予老年患者铂类为基础辅助化疗有显著的 OS 获益, 尽管具有较高的毒性[29]。

根据这些结果, 可以认为, 不应仅仅因为年龄而拒绝对老年患者进行辅助化疗, 治疗决策时应考虑到预估的绝对获益、预期寿命、治疗耐受性、并发症和患者个体差异[30]。然而, 还应该注意的是, 这些结果是基于回顾性分析, 很可能会受到选择偏倚而有利于辅助化疗, 所以将这些结果预测推断老年人群总体时应该慎重。

分子预后和预测标志物

"高危"病例更易受益于辅助化疗, 而"低危"患者却需要承受不必要的毒性损害, 为了把这两类病例区分开来, 与上述研究相结合, 相关的转化研究已经被启动。

切除修复交叉互补基因组 1(excision repair cross-complementation group 1, ERCC1)是参与核苷酸切除修复(nucleotide excision repair, NER)DNA 修复途径的关键酶[31]。为了研究 ERCC1 表达状态, 利用 IALT 试验中病例手术标本, 进行了一项免疫组化(IHC)分析。共检测 761 个肿瘤, ERCC1 表达阳性 335 例(44%), 阴性 426 例(56%)。ERCC1 表达缺失与顺铂为基础的辅助化疗获益显著相关(HR 0.65 ; 95% CI : 0.50~0.86 ; P=0.002 ; 交互作用检验, P=0.009)。ERCC1 阳性肿瘤患者无辅助化疗获益(HR 1.14 ; 95% CI : 0.84~1.55 ; P=0.40)。ERCC1 表达也具有预后价值。观察组患者中, ERCC1 表达与较长 OS 相关(HR 0.66 ; 95% CI : 0.49~0.90 ; P=0.009)[32]。类似地, DNA 错配修复途径另一个关键酶 MutS 同源物

2(*MSH2*)的低表达,具有临界阳性预测作用(*MSH2*低表达 HR 0.76;*P*=0.3 vs *MSH2* 高表达 HR 1.12;*P*=0.48;交互作用检验 *P*=0.06)[33]。在未化疗组中,高表达患者预后较好(HR 0.66;*P*=0.01)。

JBR10 试验患者肿瘤样本被用来开发出一组 15 个基因的 mRNA 标志谱[34]。该基因标志可将观察组患者分为高危亚组和低危亚组,二亚组 OS 明显不同(HR 15.02,95% CI:5.12~44.04;*P*<0.001)。通过使用反转录聚合酶链反应(reverse transcription polymerase chain reaction,RT-PCR),其预后价值在 4 个独立数据集和原始数据集中被进一步验证。这一标志谱也有积极的预测价值。高危组患者受益于辅助治疗(HR 0.33;95% CI:0.17~0.63;*P*=0.000 5),但低危患者并不受益甚至会受损害(HR 3.67;95% CI:1.22~1.06;*P*=0.021)。

术后辅助放疗

针对术后放疗(post-operative radiotherapy,PORT)研究很少,且质量不高。在 20 世纪 90 年代后期对此有相关的荟萃分析研究[35],最近该荟萃分析更新纳入了 11 项试验和 2 128 例患者[36]。更新的分析结果继续表明,PORT 与 OS 受损(负面疗效)有关,死亡风险相对增加 18%,对淋巴结分期较早的患者尤其明显。局部无复发生存率、远处无复发生存率和总体无复发生存率也有相似的受损。被观察到的还有分期和淋巴结状态的显著交互作用。Ⅲ 期和 N_2 期患者无受损(但也无受益),而在早期患者中,PORT 与较短的生存期有关。然而,相关 PORT 荟萃分析已受到了批评,它的入组时期过长,使用了不同类型的机器、技术和剂量,并且这些已被代现代放射治疗学所废弃。对于 N_2 阳性的患者,一项回顾性分析显示接受 PORT 患者的存活率较高[9]。LUNGART 研究(NCT004410683)正在对 N_2 期患者 PORT 的作用进行评估。本试验将病理证实纵隔淋巴结阳性的 NSCLC 患者随机分为术后适形 RT(45Gy)组或观察组进行研究。该项试验是由英国癌症研究中心(Cancer Research UK,CRUK)、欧洲癌症研究与治疗组织(European Organisation for Research and Treatment of Cancer,EORTC)、Gustave Roussy 癌症研究所(Institut de Cancerologie Gustave Roussy,IGR)、美国健康研究癌症研究网络(National Institute for Health Research Cancer Research Network,

NCRN)和 Christie NHS 基金会合作进行。

在这些研究结果基础上,对于完全切除的 Ⅰ~Ⅲ_A 期 NSCLC 患者不推荐常规 PORT[23,24,37]。

新辅助治疗

术前诱导(新辅助)化疗

近年来,术前化疗被作为辅助化疗的替代方案进行反复评价论证。理论上术前化疗具有几个优势,包括肿瘤体积缩小,可增加根治性切除的效果和局部控制率,可评价化疗反应、早期消除微转移灶及比术后化疗更高的患者依从性。

20 世纪 90 年代早期,两个小样本随机 Ⅲ 期临床试验评估了新辅助化疗对 Ⅲ_A 期患者的作用(主要是 N_2 病例)[38,39]。这两项研究都因中期分析显示出有利于新辅助组的显著益处而提前终止。

法国胸科协作组的多中心 Ⅲ 期研究中,355 例临床 Ⅰ_B~Ⅲ_A 期病例被随机分为两组,一组诱导化疗(顺铂/异环磷酰胺/丝裂霉素三联方案)2 周期,随后进行手术,再行 2 周期术后化疗;另一组单纯进行手术[40]。pT_3 或 pN_2 患者接受术后放疗。化疗组的中位生存期具有优势,但差异无统计学意义(化疗组 37 个月 vs 单纯手术组 26 个月,*P*=0.15)。随访 14 年后的更新分析中,化疗组 10 年无复发生存率显著较高(55% vs 38%;HR 0.78;95% CI:0.62~0.98)。新辅助组 10 年 OS 率较高,但差异无统计学意义(29% vs 21%;*P*=0.12)[41,42]。

欧洲多中心 LU22 试验将 519 个临床 Ⅰ~Ⅲ 期的病例随机分为两组,术前 3 周期铂类为基础的化疗或单纯直接手术。结果 75% 的患者按计划完成了 3 周期化疗,但没有证据显示 OS 获益(HR 1.02;95% CI:0.80~1.31;*P*=0.86)。该试验的结果受到了质疑,因为 Ⅰ 期病例比例过高[43]。

西南肿瘤学组(southwest oncology group,SWOG)9900 试验评价了卡铂/紫杉醇二联方案作为新辅助治疗在 Ⅰ_B~Ⅲ 期 NSCLC 中的作用。共纳入 354 例患者,因有其他大样本 Ⅲ 期辅助试验[44]得出了阳性结果,这个试验被提前终止。单纯手术组中位 OS 为 41 个月,而术前化疗组为 62 个月(*HR* 0.79;95% CI:0.60~1.06;*P*=0.11)。中位无进展生存期(progression-free survival,PFS)在单纯手术组为 20 个月,术前化疗组为 33 个月

（HR 0.80；95% CI：0.61~1.04；P=0.10）。

Felip 等在 NATCH 试验中，新辅助化疗和辅助化疗与单纯手术进行了对比[45]。在该试验中，将 624 例 I_A（肿瘤 >2cm）、I_B、Ⅱ 或 T_3N_1 期患者随机分为单纯手术组、术前 3 周期紫杉醇 / 卡铂组和术后 3 周期同方案化疗组。虽然新辅助化疗组的患者依从性更好（90% vs 61% 病例完成 3 个周期），但 5 年无病生存率（单纯手术、新辅助和辅助组分别为 34%、38% 和 37%）或 5 年 OS 率（三组分别为 44%、47% 和 46%）没有显著差异。

最后，最近 Scagliotti 等在欧洲Ⅲ期试验中对另一个二联方案（顺铂 / 吉西他滨）在 I_B~$Ⅲ_A$ 期患者中的作用进行了评价。这项试验也因辅助化疗临床试验的阳性结果而被提前终止，原计划入组 712 例，而在仅入组 270 例时被终止[42]。

这些试验的结果（表 14.3）不支持进行新辅助化疗，而是更支持立即手术，然后辅助化疗[46]。还需要进一步研究确定易于获益的亚组患者和 / 或受益的预测相关因素，以选择安全有效并对个体受益的化疗方案。

表 14.3　NSCLC 新辅助化疗随机Ⅲ期试验

研究	病例数	分期	方案	OS	P 值
IFCT[40]	355	I_B- $Ⅲ_A$	3 周期 CIM →手术 vs 手术	10 年 OS：29 vs 21%	0.12
MRC LU22[43]	519	Ⅰ~Ⅲ	3 周期铂类为基础方案→手术 vs 手术	55 vs 54 个月	NS
SWOG 9900[44]	354	I_B- $Ⅲ_A$	3 周期卡铂 /PCL →手术 vs 手术	62 vs 41 个月	0.11
NATCH[45]	624	I_A- $Ⅲ_A$(T_3N_1)	3 周期卡铂 /PCL →手术 vs 手术	5 年 OS：47 vs 44%	NS
Scagliotti 等[42]	270	I_B- $Ⅲ_A$	3 周期 Cis/GMB →手术 vs 手术	7.8 vs 4.8 年	0.04

C，环磷酰胺；Cis，顺铂；I，异环磷酰胺；M，丝裂霉素；PCL= 紫杉醇；GMB，吉西他滨；NS，无显著性；HR，危险比。

诱导化放疗

为了提高切除率、局部控制和病理缓解率，多项Ⅱ期临床试验评价了化疗与放疗联合的诱导治疗[47~49]。德国的一项Ⅲ期试验评估了新辅助化放疗的作用，受试对象为纵隔被侵及的 $Ⅲ_A$~$Ⅲ_B$ 期 NSCLC[50]。患者随机分为两组，一组先接受 3 周期顺铂 / 依托泊苷二联方案化疗，随后进行每天两次放疗，同步进行卡铂和长春新碱化疗，然后手术切除；另一组先接受 3 周期顺铂 / 依托泊苷化疗，随即手术，然后再放疗。主要终点是中位 PFS，共纳入了 558 例患者。病例治疗组间 PFS 无差异（中位 PFS 为 9.5 个月 vs 10.0 个月；5 年 PFS 16% vs 14%；HR 0.99；95% CI:0.81~1.19；P=0.87）。接受肺切除术的患者中，与对照组相比，

实验组的治疗相关死亡率增加（7/50 ［14%］vs 3/54 ［6%］）。

结论

几个大型Ⅲ期临床试验的结果表明，顺铂为基础的二联方案辅助化疗使 OS 显著延长。这些结果已在荟萃分析中得到进一步证实。Ⅱ~$Ⅲ_A$ 期患者获益最为明显，而对于 I_B 期患者的结果则是有争议的。没有明确的金标准二联方案。对老年患者进行辅助化疗时应该慎重选择合适病例。还没有强有力的数据来支持常规使用新辅助化疗而不是立即手术。术后放疗与较差的预后相关，其作用仍存在争议，不推荐使用，除非临床试验。

（郑爱民　译，李　军　刘相燕　校）

参考文献

1　Groome PA, Bolejack V, Crowley JJ, et al. The IASLC Lung Cancer Staging Project: validation of the proposals for revision of the T, N, and M descriptors and consequent stage groupings in the forthcoming (seventh) edition of the TNM classification of malignant tumours. *J Thorac Oncol* 2007; 2:694–705.

2　Chemotherapy in non-small cell lung cancer: a meta-analysis using updated data on individual patients from 52 randomised clinical trials. Non-small Cell Lung Cancer Collaborative Group. *BMJ* 1995; 311:899–909.

3　Keller SM, Adak S, Wagner H, et al. A randomized trial of postoperative adjuvant therapy in patients with completely resected stage II or IIIA non-small-cell lung cancer. *Eastern Cooperative Oncology Group. N Engl J Med* 2000; 343:1217–22.

4　Scagliotti GV, Fossati R, Torri V, et al. Randomized study of adjuvant chemotherapy for completely resected stage I, II, or IIIA non-small-cell Lung cancer. *J Natl Cancer Inst* 2003; 95:1453–61.

5　Waller D, Peake MD, Stephens RJ, et al. Chemotherapy for patients with non-small cell lung cancer: the surgical setting of the Big Lung Trial. *Eur J Cardiothorac Surg* 2004; 26:173–82.

6　Winton T, Livingston R, Johnson D, et al. Vinorelbine plus cisplatin vs. observation in resected non-small-cell lung cancer. *N Engl J Med* 2005; 352:2589–97.

7　Butts CA, Ding K, Seymour L, et al. Randomized phase III trial of vinorelbine plus cisplatin compared with observation in completely resected stage IB and II non-small-cell lung cancer: updated survival analysis of JBR-10. *J Clin Oncol* 2010; 28:29–34.

8　Bezjak A, Lee CW, Ding K, et al. Quality-of-life outcomes for adjuvant chemotherapy in early-stage non-small-cell lung cancer: results from a randomized trial, JBR.10. *J Clin Oncol* 2008; 26:5052–9.

9　Douillard JY, Rosell R, De LM, et al. Adjuvant vinorelbine plus cisplatin versus observation in patients with completely resected stage IB-IIIA non-small-cell lung cancer (Adjuvant Navelbine International Trialist Association [ANITA]): a randomised controlled trial. *Lancet Oncol* 2006; 7:719–27.

10　Arriagada R, Bergman B, Dunant A, et al. Cisplatin-based adjuvant chemotherapy in patients with completely resected non-small-cell lung cancer. *N Engl J Med* 2004; 350:351–60.

11　Arriagada R, Dunant A, Pignon JP, et al. Long-term results of the international adjuvant lung cancer trial evaluating adjuvant cisplatin-based chemotherapy in resected lung cancer. *J Clin Oncol* 2010; 28:35–42.

12　Strauss GM, Herndon JE, Maddaus MA, et al. Adjuvant paclitaxel plus carboplatin compared with observation in stage IB non-small-cell lung cancer: CALGB 9633 with the Cancer and Leukemia Group B, Radiation Therapy Oncology Group and North Central Cancer Treatment Group Study Groups. *J Clin Oncol* 2008; 26:5043–51.

13　Kato H, Ichinose Y, Ohta M, et al. A randomized trial of adjuvant chemotherapy with uracil-tegafur for adenocarcinoma of the lung. *N Engl J Med* 2004; 350: 1713–21.

14　Hamada C, Tanaka F, Ohta M, et al. Meta-analysis of postoperative adjuvant chemotherapy with tegafur-uracil in non-small-cell lung cancer. *J Clin Oncol* 2005; 23:4999–5006.

15　Goss G, Lorimer I, Tsao MS, et al. A phase III randomized, double-blind, placebo-controlled trial of the epidermal growth factor receptor inhibitor gefitinb in completely resected stage IB-IIIA non-small cell lung cancer (NSCLC): NCIC CTG BR.19. *J Clin Oncol* 2010; 28:abstr LBA7005.

16　Sienel W, Varwerk C, Linder A, et al. Melanoma associated antigen (MAGE)–A3 expression in stages I and II non-small cell lung cancer: results of a multi-center study. *Eur J Cardiothorac Surg* 2004; 25:131–4.

17　Pignon JP, Tribodet H, Scagliotti GV, et al. Lung Adjuvant Cisplatin Evaluation: a pooled Analysis by the LACE Collaborative Group. *J Clin Oncol* 2008; 26:3552–9.

18　Arriagada R, Auperin A, Burdett S, et al. Adjuvant chemotherapy, with or without postoperative radiotherapy, in operable non-small-cell lung cancer: two meta-analyses of individual patient data. *Lancet* 2010; 375:1267–77.

19　Hotta K, Matsuo K, Ueoka H, et al. Role of adjuvant chemotherapy in patients with resected non-small-cell lung cancer: reappraisal with a meta-analysis of randomized controlled trials. *J Clin Oncol* 2004; 22:3860–7.

20　Sedrakyan A, Van Der Meulen J, O'Byrne K, et al. Postoperative chemotherapy for non-small cell lung cancer: a systematic review and meta-analysis. *J Thorac Cardiovasc Surg* 2004; 128:414–9.

21　Berghmans T, Paesmans M, Meert AP, et al. Survival improvement in resectable non-small cell lung cancer with (neo)adjuvant chemotherapy: results of a meta-analysis of the literature. *Lung Cancer* 2005; 49:13–23.

22　Bria E, Gralla RJ, Raftopoulos H, et al. Magnitude of benefit of adjuvant chemotherapy for non-small cell lung cancer: meta-analysis of randomized clinical trials. *Lung Cancer* 2009; 63:50–7.

23　Scott WJ, Howington J, Feigenberg S, et al. Treatment of non-small cell lung cancer stage I and stage II: ACCP evidence-based clinical practice guidelines (2nd edition). *Chest* 2007; 132:234S–42S.

24　Pisters KM, Evans WK, Azzoli CG, et al. Cancer Care Ontario and American Society of Clinical Oncology adjuvant chemotherapy and adjuvant radiation therapy for stages I–IIIA resectable non small-cell lung cancer guideline. *J Clin Oncol* 2007; 25:5506–18.

25　Crino L, Weder W, VanMeerbeeck JP, et al. Early stage and locally advanced (non-metastatic) non-small-cell lung cancer: ESMO clinical practice guidelines for diagnosis, treatment and follow-up. *Ann Oncol* 2010; 21:103–15.

26　Pallis AG, Scarci M. Are we treating enough elderly patients with early stage non-small cell lung cancer? *Lung Cancer* 2011; 74:149–54.

27　Fruh M, Rolland E, Pignon JP, et al. Pooled analysis of the effect of age on adjuvant cisplatin-based chemotherapy for completely resected non-small-cell lung cancer. *J Clin Oncol* 2008; 26:3573–81.

28　Pepe C, Hasan B, Winton TL, et al. Adjuvant vinorelbine and cisplatin in elderly patients: National Cancer Institute of Canada and Intergroup Study JBR.10. *J Clin Oncol* 2007; 25:1553–61.

29　Wisnivesky JP, Smith CB, Packer

S, et al. Survival and risk of adverse events in older patients receiving postoperative adjuvant chemotherapy for resected stages II–IIIA lung cancer: observational cohort study. *BMJ* 2011; 343: d4013.

30 Pallis AG, Gridelli C, van Meerbeeck JP, et al. EORTC Elderly Task Force and Lung Cancer Group and International Society for Geriatric Oncology (SIOG) experts' opinion for the treatment of non-small-cell lung cancer in an elderly population. *Ann Oncol* 2010; 21:692–706.

31 Pallis AG, Karamouzis MV. DNA repair pathways and their implication in cancer treatment. *Cancer Metastasis Rev* 2010; 29:677–85.

32 Olaussen KA, Dunant A, Fouret P, et al. DNA repair by ERCC1 in non-small-cell lung cancer and cisplatin-based adjuvant chemotherapy. *N Engl J Med* 2006; 355:983–91.

33 Kamal NS, Soria JC, Mendiboure J, et al. MutS homologue 2 and the long-term benefit of adjuvant chemotherapy in lung cancer. *Clin Cancer Rese* 2010; 16:1206–15.

34 Zhu CQ, Ding K, Strumpf D, et al. Prognostic and predictive gene signature for adjuvant chemotherapy in resected non-small-cell lung cancer. *J Clin Oncol* 2010; 28:4417–24.

35 Postoperative radiotherapy in non-small-cell lung cancer: systematic review and meta-analysis of individual patient data from nine randomised controlled trials. PORT Meta-analysis Trialists Group. *Lancet* 1998; 352:257–63.

36 Burdett S, Stewart L. Postoperative radiotherapy in non-small-cell lung cancer: update of an individual patient data meta-analysis. *Lung Cancer* 2005; 47:81–3.

37 Okawara G, Ung YC, Markman BR, et al. Postoperative radiotherapy in stage II or IIIA completely resected non-small cell lung cancer: a systematic review and practice guideline. *Lung Cancer* 2004; 44:1–11.

38 Rosell R, Gomez-Codina J, Camps C, et al. A randomized trial comparing preoperative chemotherapy plus surgery with surgery alone in patients with non-small-cell lung cancer. *N Engl J Med* 1994; 330:153–8.

39 Roth JA, Fossella F, Komaki R, et al. A randomized trial comparing perioperative chemotherapy and surgery with surgery alone in resectable stage IIIA non-small-cell lung cancer. *J Natl Cancer Inst* 1994; 86:673–80.

40 Depierre A, Milleron B, Moro-Sibilot D, et al. Preoperative chemotherapy followed by surgery compared with primary surgery in resectable stage I (except T1N0), II, and IIIa non-small-cell lung cancer. *J Clin Oncol* 2002; 20:247–53.

41 Westeel V, Milleron B, Quoix E, et al. Long-term results of the French randomized trial comparing neoadjuvant chemotherapy followed by surgery versus surgery alone in resectable non-small cell lung cancer. *J Clin Oncol* 2010; 28:abstr 7003.

42 Scagliotti GV, Pastorino U, Vansteenkiste JF, et al. Randomized phase III study of surgery alone or surgery plus preoperative cisplatin and gemcitabine in stages IB to IIIA non-small-cell lung cancer. *J Clin Oncol* 2012; 30:172–8.

43 Gilligan D, Nicolson M, Smith I, et al. Preoperative chemotherapy in patients with resectable non-small cell lung cancer: results of the MRC LU22/NVALT 2/EORTC 08012 multicentre randomised trial and update of systematic review. *Lancet* 2007; 369:1929–37.

44 Pisters KM, Vallieres E, Crowley JJ, et al. Surgery with or without preoperative paclitaxel and carboplatin in early-stage non-small-cell lung cancer: Southwest Oncology Group Trial S9900, an intergroup, randomized, phase III trial. *J Clin Oncol* 2010; 28:1843–9.

45 Felip E, Rosell R, Maestre JA, et al. Preoperative chemotherapy plus surgery versus surgery plus adjuvant chemotherapy versus surgery alone in early-stage non-small-cell lung cancer. *J Clin Oncol* 2010; 28:3138–45.

46 Bradbury PA, Shepherd FA. Chemotherapy and surgery for operable NSCLC. *Lancet* 2007; 369:1903–4.

47 Albain KS, Rusch VW, Crowley JJ, et al. Concurrent cisplatin/etoposide plus chest radiotherapy followed by surgery for stages IIIA (N2) and IIIB non-small-cell lung cancer: mature results of Southwest Oncology Group phase II study 8805. *J Clin Oncol* 1995; 13:1880–92.

48 Choi NC, Carey RW, Daly W, et al. Potential impact on survival of improved tumor downstaging and resection rate by preoperative twice-daily radiation and concurrent chemotherapy in stage IIIA non-small-cell lung cancer. *J Clin Oncol* 1997; 15:712–22.

49 Eberhardt W, Wilke H, Stamatis G, et al. Preoperative chemotherapy followed by concurrent chemoradiation therapy based on hyperfractionated accelerated radiotherapy and definitive surgery in locally advanced non-small-cell lung cancer: mature results of a phase II trial. *J Clin Oncol* 1998; 16:622–34.

50 Thomas M, Rube C, Hoffknecht P, et al. Effect of preoperative chemoradiation in addition to preoperative chemotherapy: a randomised trial in stage III non-small-cell lung cancer. *Lancet Oncol* 2008; 9:636–48.

上腔静脉梗阻：病因学、临床表现与治疗

Federico Venuta，Marco Anile，Miriam Patella，Erino A. Rendina

上腔静脉综合征概念

从左、右无名静脉到右心房、上腔静脉（superior vena cava，SVC）任何水平 SVC 系统的受压或阻塞所引起的一系列证候群。

医学史回顾

上腔静脉综合征由 William Hunter 1757 年在 1 例升主动脉夹层瘤尸体解剖的分析中首次描述的，尸检时 SVC 和无名静脉均被扩张动脉压迫很严重，管腔几乎完全被压扁，没有一点充盈，甚至看不出是静脉系统[1]。随后的大约二百年中有个别相关的报道，1837 年斯托克斯报道了由右肺恶性肿瘤导致的上腔静脉综合征，观察到上腔静脉系统被肿瘤压迫与逐渐侧支循环建立的临床表现[2]；20 世纪 60 年代初 Rosenblatt 回顾 19 世纪肺癌报告，其中报道了数例继发于支气管原发癌的上腔静脉综合征[3]。

在 20 世纪中叶之前，只有大约 1/3 的上腔静脉综合征与恶性肿瘤有关，事实上大多数上腔静脉综合征是由于感染如梅毒性主动脉瘤或结核、纤维化性纵隔炎导致[4]。这种病因分布在 30~40 年前一直保持稳定，当时 40% 的病例仍与这些疾病有关。之后，随着肉芽肿性炎和传染性疾病治疗和预防的进展改变了病因学构成[5]。而当前，恶性肿瘤尤其是肺癌已经远远超出良性疾病成为上腔静脉综合征的主要病因。

从良性到恶性病因学的改变，也使治疗策略发生了变化。切除瘤体累及血管并重建成为可行的治疗措施，1951 年 Klassen 报道了第一例自体股浅静脉 SVC 旁路移植术[6]。然而，在人工螺旋静脉血管移植重建术报道前，上腔静脉完全袖式切除重建术一直是不理想的，多以失败告

终[7]。尽管外科专家很长一段时间去努力改善这种上腔静脉袖状切除重建后的畅通性，复杂的手术技术仍然限制了这一术式的全面推广和应用[8]。1987 年 Dartevelle 报道了应用聚四氟乙烯（polytetrafluoroethylene，PTFE）人工血管来重建肿瘤侵犯并梗阻的 SVC。当前自体和异体心包与人工合成材料，都可达到外科治疗 SVC 梗阻手术效果的要求。

对于不能手术的 SVC 梗阻，支架可以立即缓解症状。但其长期效果多数情况下难以保证[9]。

病因学

在美国每年约 15 000 例 SVC 梗阻患者发病[10]，73%~97% 病例继发性于恶性肿瘤[11~16]，支气管肺癌是最常见的病因，占 65%~80%。大约 3% 的肺癌病例发生 SVC 受累[16~20]，其中右侧肺癌占 10%。主要由肺肿瘤或肿大的气管旁淋巴结浸润、压迫导致。肿瘤由静脉外浸润生长入管腔或者压迫导致血栓形成，最终逐渐使腔静脉和主要属支闭塞。这种情况多发生于小细胞肺癌[5]。可能是因为此病理类型肿瘤（虽然只占所有肺癌病例的 25%）经常表现为中央型肺癌或发生在肺门周围，并在同侧（N_2）或对侧（N_3）纵隔早期出现淋巴结转移。20% 上腔静脉梗阻与纵隔恶性肿瘤侵犯有关，尤其是 III 期胸腺瘤与胸腺癌、生殖细胞肿瘤和淋巴瘤（主要是非霍杰金）；在儿童，T 细胞白血病和淋巴瘤是 SVC 恶性梗阻最常见的病因。转移性病灶（特别是乳腺癌）占 SVC 恶性梗阻 5%；极个别有报道为原发性血管瘤导致[21]。中心静脉置管、心脏起搏器和除颤器导线等植入因素是导致良性 SVC 梗阻的主要因素，另外放射损伤后血管纤维化也有报道为导致上腔静脉梗阻的原因[22]。

在感染性病因中,最常见的结核、梅毒引起的纵隔炎症,以及组织胞浆菌病、放线菌病、曲霉病、芽生菌病丝虫病和诺卡菌病形成的纤维性纵隔炎也是导致良性 SVC 梗阻的病因。其他罕见 SVC 阻塞原因还包括结节病、甲状腺肿、主动脉瘤以及纤维性纵隔炎,Hughes-Stovin 或白塞综合征与特发性纤维化纵隔炎。

解剖学

左、右无名静脉在右侧第 1 肋骨软骨部水平汇合成 SVC(图 15.1)。其中左侧无名静脉比右侧长得多,从左横穿胸腺或其胸腺残留组织至前纵隔右后方。上腔静脉直径为 2cm,平均长度 7cm;它向右下降汇入右心房,与升主动脉和右纵隔胸膜和右肺上叶纵隔面毗邻。外侧与右侧气管旁淋巴链相邻,与膈神经和胸腺其胸腺退化后脂肪组织等毗邻。SVC 进入围绕血管前外侧表面的心包内约 2cm 处汇入右心房,在汇入水平前外侧心房心内膜下为窦房结所在部位。

上腔静脉属支的解剖

1. 奇静脉系统:在 SVC 与心包相接处右肺动脉后外方垂直汇入 SVC。

2. 胸廓内静脉系统:胸廓内静脉通过腹壁上静脉与髂外静脉及髂总静脉的交通支汇入下腔静脉(inferior vena cava,IVC)。

3. 椎静脉系统:血液通过头臂静脉和肋间、腰升静脉和骶静脉流入 IVC。

4. 胸壁外静脉系统:经胸外侧静脉、胸腹静脉和上腹部浅静脉将锁骨下静脉和腋静脉与股静脉形成交通的侧支静脉系统。

临床表现

SVC 由于外部压迫、肿瘤侵及、炎症瘢痕或者血栓形成等导致梗阻,耐受性和压迫梗阻程度不同,可出现不同程度的临床表现。SVC 回流头部、颈部、上肢和躯干上半部的血液。如果 SVC 阻塞进展缓慢,逐渐形成充分的侧支引流,患者症状轻微,或者没有症状。相反,如果血管阻塞进展迅速,由于侧支循环未来得及建立,患者症状进行性加重。

在这种情况下,症状和体征可能非常明显,通常患者双眼先受到影响,患者主诉眼睑撕裂疼痛和肿胀感。还会有头痛、头晕、耳鸣,头部爆裂样剧痛在弯曲时加剧。脸部、颈部和上肢呈现红肿,如果胸壁浅静脉已建立侧支循环,相应静脉侧支可能呈现扩张表现。当奇静脉同时梗阻时,这些症状和体征会加重。体位变化可能改善症状,一些患者直立位置时,症状可能缓解。因此,他们可能半卧位睡在椅子上以避免呼吸困难。静脉高压可能导致危及生命的并发症,如脑水肿、血栓、出血或喉部和 / 或舌水肿。

由于大多数上腔静脉综合征是由支气管肺癌或纵隔肿瘤等引起,患者也可能表现出与肿瘤有关副肿瘤综合征的证候群。

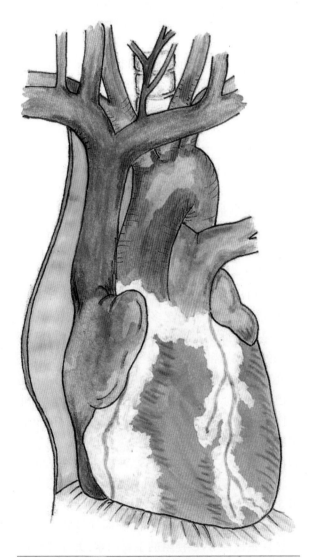

图 15.1 上腔静脉和无名静脉解剖

病理生理学

SVC 由于解剖关系，处于可扩张潜能有限的纵隔区域内。因其薄壁和静脉内低张力，压迫、肿瘤侵及、炎症瘢痕等因素，以及高凝、内膜损伤和／或血流不畅导致血栓形成最后形成 SVC 梗阻。但血管内压力急剧性增加到 400~500cmH$_2$O 时，将导致严重的 SVC 梗阻。如前所述，急剧的上腔静脉压力增加，侧支循环不能及时适应骤然的血流变化，则不能有效缓解梗阻，而相反缓慢进展的 SVC 梗阻侧支循环往往建立得很好。影响侧支循环建立程度最重要因素是梗阻部位，当梗阻不累及奇静脉口及主干时最利于侧支循环建立，因为奇静脉系统最容易适应血液的分流。相反，由于肿瘤的位置，以及侧支静脉的口径小、侧支静脉主干的长度等因素导致的侧支静脉循环建立不佳，患者会出现严重的症状和体征。

诊断学

上腔静脉综合征是一个临床诊断，虽然影像学对诊断有帮助，但不是完全必需的。但对于诊断上腔静脉综合征病因至关重要，需要通过影像学等检查确定病因制订治疗方案。对该病常规放射学检查包括胸部 X 线、CT 与 MRI、超声[23]，数字减影血管造影也常被采用[24]。由于上腔静脉综合征很少是真正的急症[25]，因此具体治疗方案都应依据获得准确病理学诊断来制订。然而，特别是在不能手术的肿瘤，如果认为有必要进行紧急对症治疗，病理诊断可以延迟到至少血管梗阻症状经介入等治疗缓解后。获取组织学诊断方法取决于肿瘤的位置、病情状态和医疗人员具有的可用专业技能。依据以上要点选择支气管镜检查、针吸活检、内镜超声检查（endoscopic ultrasound，EUS）或超声支气管镜（endobronchial ultrasound，EBUS）[26]、纵隔镜检查[27]，前纵隔切开术，胸骨正中切开术，电视辅助胸腔镜手术（video-assisted thoracoscopic surgery，VATS），甚至剖胸手术以明确病理诊断。

治疗

治疗方案的选择要依据病因和症状严重程度，还应该考虑到几个关键点，在获得病理诊断之前，采取头部抬高、限制液体及利尿剂的应用和吸氧等措施是必要的，直到得到病理确诊制订出具体治疗方案。根据临床表现和组织学诊断，选择合适的治疗方案：如药物治疗，放射治疗（或放化疗），介入性操作包括血管内支架植入与手术切除血管重建等。

导管相关性 SVC 血栓形成患者应采用抗凝治疗，并可能需要拔除导管。肝素作为外源替代溶栓剂有助于血凝块溶解，可以通过导管直接注入，特别是对于以导管为中心形成的血栓，这种疗法极其有效。发病后 48 小时内血栓完全形成后，肝素溶栓疗效显著下降。对于血栓发生时间长的，通常应用尿激酶，其疗效优于链激酶[28]。对于晚期恶性肿瘤患者，以上治疗需谨慎采取。

对于不能手术治疗的上腔静脉综合征患者，放疗是一种有效的治疗方法，一旦确诊，放射治疗通常是首选的治疗方法。诸多小剂量方案已被提出，然而，尽管报道了各种剂量方案，大多数患者接受的剂量 20~30Gy[29,30]。经皮金属支架置入术成为治疗不适合手术切除 SVC 梗阻患者一种可行的选择。应用的血管内支架基本都属于自膨胀和可膨胀型 2 种模式[31,32]，最常用的是网状支架（Boston Scientific，Natick，MA）[33]。支架通常与辅助治疗相结合：放置前后静脉注射肝素；如果血栓堵塞血管腔，则行溶栓治疗[34]。

外科手术在没有远处淋巴结转移和远处扩散的肺癌和纵隔肿瘤治疗中作用是明确的，SVC 梗阻的手术指征相对少。尽管如此，切除梗阻的 SVC 并血管重建操作技术和麻醉学方面是有挑战性的议题，据报道合适的手术病例选择、手术方式的设计和并发症预防，都是益于手术成功的要点[35~37]。

正中胸骨切开对于前纵隔肿瘤压迫导致 SVC 梗阻是最合适的手术切口，而治疗右肺上叶癌侵犯 SVC 经右胸 4~5 肋间隙进胸。经胸骨正中切口可以清晰暴露肺、SVC 和奇静脉、气管及左、右心房等解剖结构。左无名静脉经胸骨正中切口显露清楚。体外循环(cardiopulmonary bypass,CPBP)通过上述手术入路都可以建立。

术中操作的方案以及细节非常重要,应该术前有充分的准备。部分腔静脉切向位钳夹或者夹闭,对于长时间闭塞史的和有可行侧支循环血管患者通常是耐受性很好的。以上情况病例,术中钳夹的持续时间不是问题。而完全钳闭无阻塞腔静脉会引起严重的血流动力学影响,伴随静脉压的增高及动脉压的降低,导致脑动静脉压梯度降低。进而可能导致脑水肿,出血或暂时性功能障碍。术中推荐应用经股静脉通路输入大分子液体、全血和血浆来对抗这种手术导致的血流动力学的不平衡,应用利尿剂减少脑水肿,手术后必须抗凝。血管内或血管外分流装置能够有效延长术中完全夹闭时间。通常不需要建立CPBP。

SVC病变累及的血管不超过30%周径,可以部分切除,并行累及侧壁切除,直接应用心包或静脉等自体材料直接修补重建血管(图15.2)。当腔静脉被瘤体累及范围大时,完整切除原发肿瘤同时,需应用人工血管重建。如果头臂静脉交汇处没有被瘤体累及,可以进行腔静脉置换(图15.3)。

为避免人造血管扭曲,无论采用何种材料重建血管,都应该保持适度的张力状态,应用正中劈胸骨入路手术,由于胸骨切缘临近人工血管,容易压迫导致血管的扭折。如果肿瘤累及无名静脉交汇处,血管重建通常将2支无名静脉中1支通过人工血管吻合与SVC近心端或者右心房,闭合对侧无名静脉(图15.4)。由于出现血栓的风险,通常不采用两支无名静脉分别重建连接于右心房的手术方案,除非颈部侧支循环是完全缺如的(以前颈部手术或放射治疗过)。有报道SVC和双侧无名静脉完全切除,应用Y型人工血管重建SVC系统[38]。

目前应用的血管重建材料包括生物来源(自体或异种)和人工合成材料。血管重建生物材料包括自体或牛心包、奇静脉和大隐静脉,具有良好的组织相容性,感染发生率低,不容易形成血栓,低成本。自体心包特别适合用于血管侧壁的补片重建。其优点为:具有足够的厚度和韧性;免费

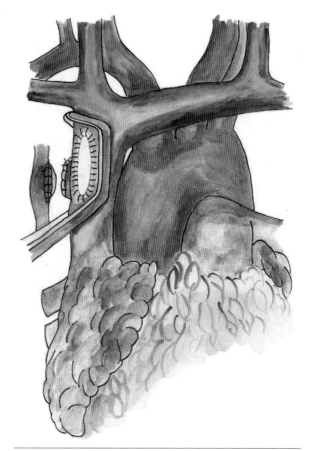

图 15.2　上腔静脉补片重建

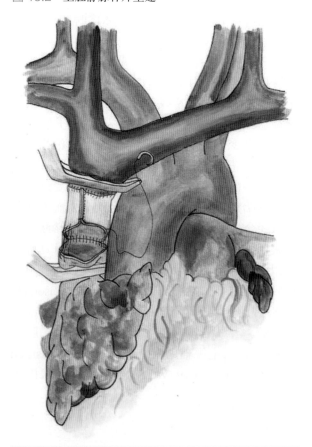

图 15.3　牛心包(缝制)导管重建上腔静脉

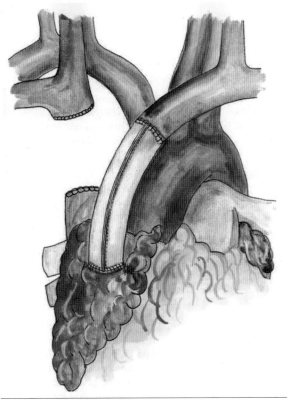

图 15.4 牛心包(缝制)导管重建左无名静脉与右心房之间上腔静脉

获取的自身材料,而且在胸腔两侧的心包都可以利用;心包比自身静脉重建物提供的可利用面积更大。有报道自体心包经戊二醛处理可提高其性能[39],心包经固定后硬度增加,减少其收缩和卷曲性,更利于裁剪与缝合。

牛心包是最常用的异种生物材料,其优点是边缘较坚韧,不易收缩。常应用它完成腔静脉置换,因为自体心包不足以制成长管结构。根据我们的经验,使用牛心包不需要长期抗凝。应用牛心包制作心包导管被报道为最适合重建上腔静脉的技术[40]。应用 GIA75 缝合器将心包片闭合制作成管状结构。该技术简单、快捷,精准度高,可以把移植物制作成外形更规则,便于与血管桩吻合。

强化 PTFE 与其他合成移植管道比较,长期通畅率最高。而且手术后不久就可形成人造血管内膜的自体再上皮化。

术后并发症包括移植物吻合口问题、移植物血栓形成和感染。

结果

未治疗的 SVC 恶性梗阻通常预后很差,其中非小细胞肺癌 1 年中位总生存率 35%,小细胞肺癌为 18%[47]。可手术 SVC 梗阻的非小细胞肺癌患者 5 年生存率为 15%~30%[42-46],原发肿瘤比纵隔淋巴结肿大囊外浸润的 SVC 梗阻患者预后好。1998 年,巴黎 Marie Lonnelongue 医院报道了 17 年间 89 例原发纵隔肿瘤整块切除邻近结构患者(其中 47 胸腺肿瘤)[41]。该组 40% 的患者进行血管重建手术,其中 SVC 21 例,无名静脉 13 例。79% 病例达到切缘阴性。总体 5 年生存率为 63%,其中胸腺瘤患者占 69%,胸腺癌患者为 42%,生殖细胞肿瘤为 48%,淋巴瘤 5 年生存率最高,为 83%。而胸腺癌复发率最高。

结论

对于恶性病因的 SVC 梗阻,外科干预作用是有限的,只有少数非 N_{2-3} 非小细胞肺癌侵及上腔静脉或某些纵隔肿瘤,尤其胸腺瘤外科治疗相对疗效好。PTFE 与自体或牛心包是最常用替代材料。目前可用的可膨胀支架利于合适病例及时地缓解症状,支架植入之后需要放化疗。在良性病因 SVC 梗阻的病因,最常见的是纵隔纤维化,手术重建仅适合于不能充分建立侧支循环的病例。

(李 军 译,刘相燕 校)

参考文献

1 Hunter W. History of aneurysms of the aorta with some remarks on aneurysms in general. *Medical Observations and Inquiries (London)* 1757; 1:323.

2 Stokes W. *Treatise on the Diagnosis and Treatment of Diseases of the Chest.* Dublin: Hodges and Smith, 1837: 370.

3 Rosenblatt MB. Lung cancer in the 19th century. *Bull His Med* 1964; 38:395–425.

4　Mcintyre FT, Sykes EM. Obstruction of the superior vena cava: review of the literature and report of two personal cases. *Ann Intern Med* 1949; 30:925–60.

5　Markman M. Diagnosis and management of superior vena cava syndrome. *Cleve Clin J Med* 1999; 66:59–61.

6　Klassen KP; Andrews NC, Curtis GH. Diagnosis and treatment of superior vena cava obstruction. *Arch Surg* 1951; 63:311–25.

7　Doty DB. Bypass of superior vena cava: six years experience with spiral vein graft for obstruction of superior vena cava due to benign and malignant disease. *J Thorac Cardiovasc Surg* 1982; 83:326–38.

8　Dartevelle P, Chapelier A, Navajos M, et al. Replacement of the superior vena cava with polytetrafluoroethylene grafts combined with resection of mediastinal-pulmonary malignant tumors: report of thirteen cases. *J Thorac Cardiovasc Surg* 1987; 93:361–3.

9　Sheikh MA, Fernandez BB Jr, Gray BM, et al. Endovascular stenting of nonmalignant superior vena cava syndrome. *Cathet Cardiovasc Interv* 2005; 65:405–11.

10　Wudel LJ Jr, Nesbitt JC. Superior vena cava syndrome. *Curr Treat Opt Oncol* 2001; 2:77–91.

11　Fincher RM. Superior vena cava syndrome: experience in a teaching hospital. *South Med J* 1987; 80:1243–5.

12　Parish JM, Marschke RF, Diners DE, et al. Etiologic considerations in superior vena cava syndrome. *Mayo Clin Proc* 1981; 56:407–13.

13　Banker VP, Maddison FE. Superior vena cava syndrome secondary to aortic disease: report of two cases and review of the literature. *Dis Chest* 1967; 51:656–62.

14　Kamyia K, Nahata Y, Naiki K, et al. Superior vena cava syndrome. *Vasc Dis* 1967; 4:59–65.

15　Ahmann FR. A reassessment of the clinical implications of the superior vena cava syndrome. *J Clin Oncol* 1984; 2:961–9.

16　Lockridge SK, Knobbe WP, Doty DB. Obstruction of the superior vena cava. *Surgery*; 1979; 85:14–24.

17　Perez CA, Presant CA, Van Amburg AL. Management of superior vena cava syndrome. *Semin Oncol* 1978; 5:123–34.

18　Salsali M, Clifton EE. Superior vena cava obstruction with carcinoma of the lung. *Surg Gynecol Obstet* 1965; 121:783–6.

19　Escalante CP. Causes and management of superior vena cava syndrome. *Oncology* 1993; 7:61–xx.

20　Nogeire C, Mincer F, Botsetin C. Long survival in patients with bronchogenic carcinoma complicated by superior vena cava obstruction. *Chest* 1979; 75:325–9.

21　Tuncer ON, Erbesan O, Golbasi I. Primary intravascular synovial sarcoma: case report. *Heart Surg Forum* 2012; 15:E297–9.

22　Castongue M, Rodrigues G, Vincent M, et al. Chemoradiation induced superior vena cava syndrome: a case report. *Can Respir J* 2008; 15:444–6.

23　Gooding GA, Hightower DR, Moore EH, Burke MW. Obstruction of the superior vena cava or subclavian veins: sonographic diagnosis. *Radiology* 1986; 159:663–5.

24　Sharma RP, Keller CE, Shetty PC, Burke MW. Superior vena cava obstruction evaluation with digital subtraction angiography. *Radiology* 1986; 160:845.

25　Samphao S, Eremin JM, Eremin O. Oncological emergencies: clinical importance and principles of management. *Eur J Cancer Care (Engl)* 2010; 19:707–13.

26　Wong MK, Tam TC, Lam DC, et al. EBUS–TBNA in patients presented with superior vena cava syndrome. *Lung Cancer* 2012; 77:277– 80.

27　Pop D, Venissac N, Nadeemy AS, et al. Video assisted mediastinoscopy in superior vena cava obstruction: to fear or not to fear? *J Thorac Oncol* 2012; 7:386–9.

28　Gray B, Olin JW, Graor RA, et al. Safety and efficacy of thrombolytic therapy for superior vana cava syndrome. *Chest* 1991; 99:54–9.

29　Armstrong BA, Perez CA, Simpson JR, Hederman MA. Role of irradiation in the management of superior vena cava syndrome. *Int J Radiat Oncol Biol Phys* 1987; 13:531–9.

30　Rodrigues CI, Njo KH, Karim AB. Hyperfractionated radiation therapy in the treatment of superior vena cava syndrome. *Lung Cancer* 1993; 10:221–8.

31　Crowe MTI, Davies CH, Gaines PA. Percutaneous management of superior vena cava occlusions. *Cardiovasc Intervent Radiol* 1995; 18:367–72.

32　Rosenblum J, Leef J, Messersmith R, et al. Intravascular stents in the management of acute superior vena cava obstruction of benign etiology. *J Parenteral Enteral Nutr* 1994; 18:362–6.

33　Lanciego C, Pangue C, Chacon JI, et al. Endovascular stenting as the first step in the overall management of malignant superior vena cava syndrome. *Am J Roetgenol* 2009; 193:549–58.

34　Hochrein J, Bashore TM, O'Laughlin MP, Harrison JK. Percutaneous stenting of the superior vena cava syndrome: a case report and review of the literature. *Am J Med* 1998; 104:78–84.

35　D'Andrilli A, Venuta F, Rendina EA. Surgical approaches for invasive tumors of the anterior mediastinum. *Thorac Surg Clin* 2010; 20:265–84.

36　Grunenwald DH. Resection of lung carcinomas invading the mediastinum, including the superior vena cava. *Thorac Surg Clin* 2004; 14:255–63.

37　Macchiarini P. Superior vena cava obstruction. In: Patterson JA et al. *Pearson's Thoracic & Esophageal Surgery*. Churchill Livingstone, 2008: 1684–6.

38　Chen KN, Xu SF, Gu ZD, et al. Surgical treatment of complex malignant anterior mediastinal tumors invading the superior vena cava. *World J Surg* 2006; 30:162–70.

39　D'Andrilli A, Ibrahim M, Venuta F, et al. Glutaraldeyde preserved autologous pericardium for patch reconstruction of the pulmonary artery and superior vena cava. *Ann Thorac Surg* 2005; 80:357–8.

40　D'Andrilli A, Ciccone AM, Ibrahim M, et al. A new technique for prosthetic reconstruction of the superior vena cava. *J Thorac Cardiovasc Surg* 2006; 132:192–4.

41　Engelmeers A, Goor C, Meerbeck J, et al. Palliative effectiveness of radiation therapy in the treatment of superior vena cava syndrome. *Bull Cancer Radiother* 1996; 83:153–7.

42　Spaggiari L, Thomas P, Magdelenait P. Superior vena cava resection with prosthetic replacement for non small cell lung cancer: long term results of a multicentric study. *Eur J Cardiothorac Surg* 2002; 21:1080–6.

43　Suzuki K, Asamura H, Watanabe S, Tsuchiya R. Combined resection of superior vena cava for lung carcinoma: prognostic significance of patterns of superior vena cava invasion. *Ann Thorac Surg* 2004; 78:1184–9.

44　Thomas P, Magnan PE, Moulin G, et al. Extended operation for lung cancer invading the superior vena cava. *Eur J Cardiothorac Surg* 1994; 8:177–82.

45　Spaggiari L, Pastorino U, Combined sleeve and superior vena cava resections for non small cell lung cancer. *Ann Thorac Surg* 2000; 70:1172–5.

46　Lanuti M, De Delva PE, Gaissert HA, et al. Review of superior vena cava resection in the management of benign disease and pulmonary or mediastinal malignancies. *Ann Thorac Surg* 2009; 88:392–7.

47　Bacha EA, Chapelier AR, Macchiarini P, et al. Surgery for invasive mediastinal tumors. *Ann Thorac Surg* 1998; 66:234–9.

第 16 章

机器人胸外科手术

16

Marlies Keijzers, Peyman Sardari Nia, Jos G. Maessen

生活很简单:做一些事情,其中失败居多。有些工作,你付出很多,但收获不多。如果成绩非同凡响,很快被他人模仿,那你再去做点别的吧,诀窍就是做点别的。

——莱昂纳多·达·芬奇

前言

微创胸外科手术,在过去几十年中一直是一个热门话题。随着机器人手术的发展,胸外科医生进入崭新的、令人振奋的时代。微创手术取得了长足进步,机器人手术被认为是胸部疾病未来最有发展潜力的诊断和治疗方式。本章将全面回顾机器人胸部手术的历史和现状。

微创胸外科史

100 多年前第一次描述了胸腔镜手术,1910年 Jacobeaus 用膀胱镜检查胸膜腔,首次进行胸腔镜技术操作[1]。直至 20 世纪 80 年代末,微创外科技术得到发展,并在腹腔镜手术成功后,20 世纪 90 年代创立电视辅助胸腔镜手术(video-assisted thoracic surgery, VATS)。早期的比较VATS 与开胸手术前瞻性随机对照研究,结果无明显优势,未达到预期目标效果[2,3]。然而近年的研究表明,VATS 可减少失血、缓解疼痛,减轻炎症反应以及帮助患者尽快重返工作岗位。如今,VATS在肺或邻近器官良恶性肿瘤的诊断和治疗中发挥着重要作用[4,5]。尽管一些研究提示疗效满意,但仍然有明显的局限性,三维视觉、腕部活动度缺失和手眼协调的不足可降低手术精确度[6]。

为克服这些限制,开发了医疗行业中的机器人手术系统。用于外科手术的第一代机器人系统是 Puma 560,Kwoh 等于 1985 年使用机器人进行神经外科活检,1988 年 Davies 等用 Puma 560 完成经尿道前列腺切除术[7]。之后开发的手术机器人源于为美国国家航空航天局(National Aeronautics and Space Administration, NASA)的远程遥控系统。

机器人系统是为战争地区的美国军队而研发,即外科医生可通过远程操控对受伤士兵实施手术。当时在动物模型中成功进行了测试,但在美国军队尚未用于治疗战场上的受伤士兵。美国陆军研究人员和外科医生组建了用于商业目的的研究小组,将机器人手术引入社会医疗机构[8]。

由斯坦福研究所开发的达芬奇手术系统在2000 年被 FDA 批准用于普通腹腔镜手术,并在第二年被批准用于胸腔手术。机器人手术现在应用于胸腺、肺叶和食管切除术。达芬奇手术系统是使用最广泛的机器人手术系统。

达芬奇手术系统

1995 年 由 Frederic Moll、Robert Younge 和John Freud 创建了 Intuitive Surgical 公司,达芬奇手术系统是斯坦福研究所技术授权 Intuitive Surgical 公司开发的。达芬奇手术系统包括:符合人体工程学设计的外科医生主控台,三到五个交互式机器人手臂机械系统,高性能成像系统和模拟腕关节活动的器械(图 16.1)。控制台高清三维显示器和脚踏板用于控制仪器。外科医生可以将手指放在显示器下方的主控装置上,手和腕处于人体工程学位置。

这些仪器由电缆驱动控制 7 个自由度和仪器尖端的 360° 旋转(图 16.2)。在外科医生手上方呈现三维图像,给术者手术野的直观感觉。

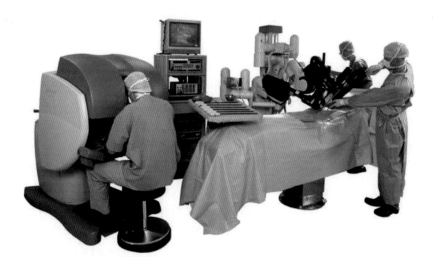

图 16.1　达芬奇手术系统

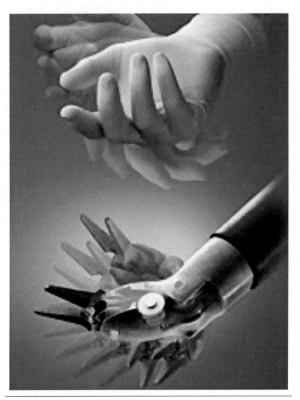

图 16.2　仪器卓越可控性

优势

与传统 VATS 手术相比,达芬奇手术系统有优势(表 16.1)。相比胸腔镜手术,提供逼真的三维视觉和空间感知是最显著的优点。三维图像显示在外科医生手的上方,从而提供更好的手眼协调性并可消除支点效应,使仪器的操作更便捷。该仪器还具有卓越的可控性,有 7 个自由度,器械尖端可 360° 旋转并可消除生理性震颤。

缺陷

相比 VATS 和传统手术,机器人手术有许多优点,但也存在一些缺陷。

VATS 触觉感知减少,而机器人手术没有触觉。机器人手术也非常昂贵,启动成本和培训员工成本很高。另一个缺点是达芬奇手术系统的仪器出现故障可能性。对 MAUDE 数据库的调查显示,尽管一些失败可能未被报告,但很多机器人仪器可在短时间内意外故障[9]。

表 16.1　机器人手术优势与缺陷

优势	缺陷
三维视野	价格昂贵
卓越的可控性	启动成本高
无生理性震颤	仪器意外故障
无支点效应	无触觉

机器人手术在胸外科中应用

肺癌

无论从发病率还是死亡率来看,肺癌都是世界范围内最常见的恶性肿瘤。死于肺癌的人数比死于乳腺癌、结肠癌和前列腺癌总人数都多[10]。只有较早期的肺癌才可手术切除。随着低剂量计算机断层扫描(low-dose computed tomography,LDCT)等新筛查工具的发展,未来可能会及时发现更多适合手术切除的早期肺癌。

自 20 世纪 90 年代 VATS 肺叶切除术被报道以来,目前已有多组研究发表。然而,其中只有三项是比较 VATS 肺叶切除术与开胸手术的随机对照试验。与目前描述的手术方法也存在明显差异，这些差异体现在肺叶切除的手术方式、开胸切口大小、切口数量和肋骨牵拉情况。尽管如此，目前研究表明 VATS 肺叶切除术是安全和有效的，对于早期肺癌是一项可行的技术，并达到满意的肿瘤学预后。此外，VATS 肺叶切除术可减少术后并发症及缩短住院时间。

尽管有这些优势，VATS 肺叶切除术并没有被胸外科医生广泛使用。根据胸外科医师协会（Society for Thoracic Surgeons，STS）数据库（自愿性数据库），2006 年 VATS 完成约 32% 的肺叶切除术[11]。据报道，在 STS 数据库中 VATS 肺叶切除术所占的比例在增加：2004 年为 21.6%，2005 年为 28.6%。然而，在全国住院样本数据库（美国的非自愿数据库）中，VATS 手术应用率低至 6%[12]，表明 VATS 肺叶切除术在非学术性基层医院中的总体应用率可能会更低。VATS 的局限性可能导致其应用较少：二维视觉，手眼协调困难，机动性受限，学习曲线陡峭。机器人手术可能会克服这些限制。机器人手术在肺叶切除术中的应用仍处于起步阶段，因此相关文献很少。目前还没有比较机器人和 VATS 肺叶切除术的随机对照试验。

Melfi 等在 2002 年首次报告机器人肺叶切除术，并指出它是安全可行的[13]。此后，已有多篇报道对机器人肺叶切除术这些优势的认可，并达到满意的肿瘤学预后（表 16.2）。机器人肺叶切除术在胸管引流、发病率、死亡率、中转率和中转原因的早期经验和研究结论与 VATS 相当[14~16]。目前报道手术例数最多的是由 Park 等通过多中心研究完成关于机器人肺叶切除手术的系列研究，报告了三个机构中 325 例早期非小细胞肺癌（NSCLC）的机器人肺叶切除术[17]。作者指出，机器人肺叶切除术治疗 NSCLC 是安全可行的。早期 NSCLC 患者机器人肺叶切除术的总体和分期特异性生存率与文献报道的 VATS 肺叶切除术相当[17,18]。由于购买和维护设备致机器人手术成本较高，Park 等认为，机器人手术的费用比 VATS 高，但比开胸手术低，这主要是因为开胸手术的患者住院时间较长[19]。

Meyer 等在最近的研究中发现，根据手术时间、死亡率和外科医生的舒适度[20]，有 VATS 经验外科医生机器人肺叶切除术的学习曲线为（18±3）例。

对现有文献的分析表明，机器人肺叶切除术与 VATS 肺叶切除术研究结果相当。然而，后续仍需要前瞻性随机对照试验来比较两种手术方式之间的差异。

表 16.2　机器人肺叶切除术研究回顾

作者	病例数	30 天死亡率 /%	随访 / 月	中转率 /%	手术时间 /min	住院时间 /d
Melfi 等,2004[21]	23	4.3	–	8.7	192[†]	5.0[†]
Park 等,2006[14]	34	0	–	12	218[*]	4.5[*]
Melfi 等,2008[22]	107	0.9	–	9.4	220[*]	5[†]
Charagozloo 等,2009[23]	100	3.0	32[*]	0	216[†]	4.0[*]
Veronesi 等,2010[24]	54	0	–	13	236[*]	5.0[*]
Augustin 等,2011[25]	26	3.8	27[*]	19	228[*]	11.0[*]
Dylewski 等,2011[26]	154/200	3.0[¶]	–	1.5	90[*]	3.0[*]
Cerfolio 等,2011[27]	104/168	0	–	7.7	132[*]	2.0[*]
Jang 等,2011[28]	40	0	–	0	240[*]	6.0[*]
Veronesi 等,2011[16]	91	0	24	11	239[*]	5.0[*]
Park 等,2012[17]	325	0.3	27	8.0	206[*]	5.0[*]
Meyer 等,2012[20]	185	1.6	–	1.6	211[†]	4.0[*]

[¶] 60 天死亡率。

[*] 中位数。

[†] 均值。

纵隔手术

前纵隔

前纵隔最常见纵隔肿块为胸腺瘤。胸腺瘤和胸腺癌是罕见的肿瘤。重症肌无力（myasthenia gravis，MG）患者中常发现有胸腺瘤。45% 胸腺瘤患者有 MG，而 10%MG 患者存在胸腺瘤[29]。神经病学家 Oppenheim 首先描述了 MG 与胸腺之间的关系[30]。胸腺在 MG 复杂的发病机制中起重要作用[31]。

因此，胸腺切除术已被认为是 MG 患者的标准治疗方案[32]。

重症肌无力

1936 年，Alfred Blalock 率先对重症肌无力（myasthenia gravis，MG）伴纵隔肿物患者成功实施了经胸骨正中切口胸腺切除术[33]。后来报道了多种胸腺切除手术方式，如胸骨部分切开胸腺切除术、经颈入路胸腺切除术、经颈胸腺扩大切除术，VATS 下胸腺扩大切除术和经颈、剑突下 VATS 扩大范围胸腺切除术[34,35]。胸腺切除术已被认为是治疗良性 MG 的可行方法。比较非胸腺瘤重症肌无力患者 VATS 与胸骨切开术相关研究显示，VATS 胸腺切除术可减少手术失血量，缩短住院时间并获得相同的症状缓解率[36]。由于 VATS 胸腺切除术的手术方法存在差异性，所以很难对这些研究进行评估和比较。

单侧入路手术因视野较差经历了一些改进，如选择双侧入路或附加颈部切口和剑突下切口。

机器人手术支持者认为，相比胸腔镜手术，它能对重症肌无力患者进行微创精准胸腺扩大切除。2004 年 Bodner 等首次报告 10 例机器人胸腺切除术，手术并发症发生率和死亡率均为 0%，并且住院时间少于 3 天。多个小样本报道表明机器人胸腺切除术治疗非胸腺瘤 MG 是安全可行的，并且可以有较高的累积完全缓解率[37-39]。

Rückert 等在 79 例 VATS 和 74 例机器人胸腺切除术的回顾性队列研究中发现，机器人组累积完全缓解率较高。随访 42 个月后，VATS 组累积完全缓解率为 20.3%，机器人组为 39.25%。据推测，机器人胸腺切除术效果好的原因是切除更完整，这得益于机器人手术三维视野更好，并可通过二氧化碳充气扩大手术视野[40]。

胸腺瘤

胸腺瘤的微创手术仍存在争议。尽管有出血少、住院时间短等优点，VATS 胸腺瘤切除术并未得到广泛应用。手术完全性切除，且切缘阴性是治疗胸腺瘤的基本要求[41]，VATS 能否到达这一目标至今仍有争议。微创手术可能出现胸腺瘤切除后复发、包膜破裂及腔镜操作中肿瘤种植。微创胸腺瘤手术远期肿瘤学效果目前没有评价数据，而偏长的学习曲线是可能是导致微创胸腺手术评价没有定论的另一个因素。文献报道，只对经严格选择的早期胸腺瘤患者推荐微创手术[42]。正中胸骨切开术是治疗进展期胸腺瘤的标准方法。

由于机器人手术三维视野和仪器的可操控性，其胸腺瘤切除术可能会克服胸腔镜手术局限性。只少数研究报道了胸腺瘤患者机器人胸腺切除术（表 16.3）。Marulli 等完成一项包括 79 例早期胸腺瘤机器人手术切除的欧洲多中心研究，作者指出机器人胸腺切除术对早期患者是安全的，且并发症发生率低、住院时间短、肿瘤学预后可接受，所有病例均无血管损伤、神经损伤及围术期死亡。然而，这些结果应谨慎对待，因为中位随访时间仅 40 个月[43]。

Keijzers 等认为机器人胸腺切除术是治疗早期和晚期胸腺瘤安全可行的方法。机器人系统可以成功处理肺、心包和膈神经的肿瘤侵袭，只有大血管受累才可能发生远处转移。当手术者怀疑大血管受累时，常转为开胸手术，而不是因为手术中意外并发症而中转开胸[46]。

对现有文献的总结表明，机器人胸腺切除术对 MG 患者是适合的，对于早期胸腺瘤患者这一手术方式也是可行的。然而，中位随访时间只有 40~50 个月，还需更长时间的随访来评估肿瘤学预后。

表 16.3　机器人胸腺切除术相关研究

研究文献	病例数	Masaoka 分期 Ⅰ/Ⅱ/Ⅲ/Ⅳ	肿瘤大小/cm	随访/月	复发率/%	中转率/%	手术时间/min	住院时间/d
Mussi 等,2012[44]	13	7/6/0/0	3.3†	14.5*	0	7.7	139†	4.0†
Marulli 等,2012[45]	79	30/49/0/0	3.7†	51.7†	1.3	1.3	165†	4.4†
Keijzers 等,2014[46]	37	20/13/3/1	5.1†	41†	2.7	10.4	149†	3.0*

* 中位数。

† 均值。

食管手术

机器人 Heller 肌层切开术

贲门失弛缓症(希腊语意为"不放松")是以食管下括约肌(lower esophageal sphincter,LES)功能失调和远端食管蠕动障碍为特征的食管疾病。病因尚不清楚,但有文献提及可能与异常自身免疫性和感染性因素有关。治疗贲门失弛缓症是通过降低 LES 压力,使进食不再困难。Heller 肌层切开术手术具有最佳的远期疗效。在 1913 年,Ernst Heller 首次报道经开胸手术进行肌层切开。在过去的 20 年中,微创 Heller 肌层切开术已被证实是可行的[47]。Shaligram 等一项研究表明,机器人和腹腔镜手术优于开放 Heller 手术,其住院时间短,术后并发症少,再入院率低[48]。机器人 Heller 肌层切开术在安全性和有效性方面与单纯腹腔镜手术无差别。

机器人食管切除术

食管切除术可用于良恶性疾病。食管切除术过程复杂,死亡率和并发症发生率高。随着早期发现并对患者的及时随访,食管癌五年生存率的报道波动于 19%~46.5% 之间[49,50]。微创食管手术对治疗贲门失弛缓症等良性疾病有益,现也用于恶性食管疾病治疗。

食管癌的微创手术仍存在争议。即使是有经验的外科医生,解剖分离食管裂孔和纵隔也可能有困难及操作时间长。随着机器人手术的引入,外科医生希望凭借三维视觉和仪器卓越的可操控性来克服这些困难。

2004 年,Kernstine 及其同事首次报道了一名 59 岁男性溃疡型食管腺癌患者的机器人食管切除术。此后,已有多种手术方式研究问世。报道的手术方式多种多样:包括经胸或经食管裂孔入路结合机器人系统不同程度辅助手术,联合腹腔镜游离腹部结构。机器人食管切除术的最佳方案仍然值得商榷。

40 例机器人经食管裂孔食管切除术的研究显示,纳入的患者具有纵隔淋巴结清扫完全、出血量少及术后并发症发生率低等优点[51]。Weksler 等比较了 11 例机器人食管切除术和 26 例胸腔镜食管切除术,结果显示两种手术方式在手术时间、出血量、切除淋巴结数量及术后并发、机械通气天数和重症监护室停留时间等方面无显著差异[52]。

机器人食管切除术适合应用于恶性疾病治疗,且疗效与胸腔镜食管切除术相当。然而,与传统剖胸食管切除术相比,尚未有前瞻性随机对照试验研究表明开展机器人食管切除术有更高的长期生存率。2012 年 1 月在荷兰首次比较机器人辅助微创胸腹腔镜食管切除术与开胸食管切除术的随机对照试验,随访时间为 5 年,短期结果将在最后一位随机入选的患者出院后公布[53]。

结论

高分辨率三维光学元件和具有 7 个自由度并能 360° 旋转的卓越操控性器械是机器人手术最大优势,这些优点克服了胸腔镜手术的缺点,并能够更精准地在小手术野进行复杂的手术。与胸腔镜手术相比,可缩短学习曲线。适应证包括食管疾病、早期肺癌、纵隔肿瘤和胸腺疾病。虽证据不足,但众多已发表论文机器人手术对治疗早期肺癌、MG 和胸腺瘤是认同的。随着应用的增多,机器人手术前景光明,未来将会显著促进胸外科手术的进步。

(矫文捷　译,金　锋　校)

参考文献

1 Al-Mufarrej F, Margolis M, Tempesta B, et al. From Jacobeaus to the da Vinci: thoracoscopic applications of the robot. *Surgi Laparosc Endosc Percutan Tech* 2010 Feb; 20(1):1–9. PubMed PMID: 20173612. Epub 2010/02/23.eng.

2 Giudicelli R, Thomas P, Lonjon T, et al. Video-assisted minithoracotomy versus muscle-sparing thoracotomy for performing lobectomy. *Ann Thorac Surg* 1994 Sep; 58(3):712–7; discussion 7–8. PubMed PMID: 7944693. Epub 1994/09/01.eng.

3 Kirby TJ, Mack MJ, Landreneau RJ, Rice TW. Lobectomy–video-assisted thoracic surgery versus muscle-sparing thoracotomy: a randomized trial. *J Thorac Cardiovasc Surg* 1995 May; 109(5):997–1001; discussion 2. PubMed PMID: 7739262. Epub 1995/05/01.eng.

4 McKenna RJ Jr, Houck W, Fuller CB. Video-assisted thoracic surgery lobectomy: experience with 1,100 cases. *Ann Thorac Surg* 2006 Feb; 81(2):421–5; discussion 5–6. PubMed PMID: 16427825. Epub 2006/01/24.eng.

5 Jurado J, Javidfar J, Newmark A, et al. Minimally invasive thymectomy and open thymectomy: outcome analysis of 263 patients. *Ann Thorac Surg* 2012 Sep; 94(3):974–81; discussion 81-2. PubMed PMID: 22748641. Epub 2012/07/04.eng.

6 Diodato MD Jr, Damiano RJ Jr. Robotic cardiac surgery: overview. *Surg Clin North Am* 2003 Dec; 83(6):1351–67, ix. PubMed PMID: 14712871. Epub 2004/01/10.eng.

7 Lanfranco AR, Castellanos AE, Desai JP, Meyers WC. Robotic surgery: a current perspective. *Ann Surg* 2004 Jan; 239(1):14–21. PubMed PMID: 14685095. Pubmed Central PMCID: 1356187. Epub 2003/12/20.eng.

8 Satava RM. Surgical robotics: the early chronicles: a personal historical perspective. *Surg Laparosc, Endosc Percutan Tech.* 2002 Feb; 12(1):6–16. PubMed PMID: 12008765. Epub 2002/05/15.eng.

9 Friedman DC, Lendvay TS, Hannaford B. Instrument failures for the da Vinci Surgical System: a Food and Drug Administration MAUDE Database Study. *Surg Endosc* 2012 Dec 14. PubMed PMID: 23242487.

10 Siegel R, Naishadham D, Jemal A. Cancer statistics, 2012. *CA* 2012 Jan–Feb; 62(1):10–29. PubMed PMID: 22237781. Epub 2012/01/13.eng.

11 Boffa DJ, Allen MS, Grab JD, et al. Data from the Society of Thoracic Surgeons General Thoracic Surgery Database: the surgical management of primary lung tumors. *J Thorac Cardiovasc Surg* 2008 Feb; 135(2):247–54. PubMed PMID: 18242243. Epub 2008/02/05.eng.

12 Gopaldas RR, Bakaeen FG, Dao TK, et al. Video-assisted thoracoscopic versus open thoracotomy lobectomy in a cohort of 13,619 patients. *Ann Thorac Surg* 2010 May; 89(5):1563–70. PubMed PMID: 20417778. Epub 2010/04/27.eng.

13 Melfi FM, Menconi GF, Mariani AM, Angeletti CA. Early experience with robotic technology for thoracoscopic surgery. *Euro jo Cardio-thorac Surg* 2002 May; 21(5):864–8. PubMed PMID: 12062276. Epub 2002/06/14.eng.

14 Park BJ, Flores RM, Rusch VW. Robotic assistance for video-assisted thoracic surgical lobectomy: technique and initial results. *J Thorac Cardiovasc Surg* 2006 Jan; 131(1):54–9. PubMed PMID: 16399294.

15 Louie BE, Farivar AS, Aye RW, Vallieres E. Early experience with robotic lung resection results in similar operative outcomes and morbidity when compared with matched video-assisted thoracoscopic surgery cases. *Ann Thorac Surg* 2012 May; 93(5):1598–604; discussion 604–5. PubMed PMID: 22440364. Epub 2012/03/24.eng.

16 Veronesi G, Agoglia BG, Melfi F, et al. Experience with robotic lobectomy for lung cancer. *Innovations (Phila)* 2011 Nov; 6(6):355–60. PubMed PMID: 22436769.

17 Park BJ, Melfi F, Mussi A, et al. Robotic lobectomy for non-small cell lung cancer (NSCLC): long-term oncologic results. *J Thorac Cardiovasc Surg* 2012 Feb; 143(2):383–9. PubMed PMID: 22104677.

18 Flores RM, Park BJ, Dycoco J, et al. Lobectomy by video-assisted thoracic surgery (VATS) versus thoracotomy for lung cancer. *J Thorac Cardiovasc Surg* 2009 Jul; 138(1):11–8. PubMed PMID: 19577048.

19 Park BJ, Flores RM. Cost comparison of robotic, video-assisted thoracic surgery and thoracotomy approaches to pulmonary lobectomy. *Thorac Surg Clin.* 2008 Aug; 18(3):297–300, vii. PubMed PMID: 18831506. Epub 2008/10/04.eng.

20 Meyer M, Gharagozloo F, Tempesta B, et al. The learning curve of robotic lobectomy. *Int J Med Robotics Comput Assist Surg* 2012 Dec; 8(4):448–52. PubMed PMID: 22991294.

21 Melfi F, Ambrogi MC, Lucchi M, Mussi A. Video robotic lobectomy. Available from: http://mmcts.oxfordjournals.org/content/2005/0628/mmcts.2004.000448.full.pdf+html.

22 Melfi FM, Mussi A. Robotically assisted lobectomy: learning curve and complications. *Thorac Surg Clin* 2008 Aug; 18(3):289–95, vi-vii. PubMed PMID: 18831505.

23 Gharagozloo F, Margolis M, Tempesta B, et al. Robot-assisted lobectomy for early-stage lung cancer: report of 100 consecutive cases. *Ann Thorac Surg* 2009 Aug; 88(2):380–4. PubMed PMID: 19632377.

24 Veronesi G, Galetta D, Maisonneuve P, et al. Four-arm robotic lobectomy for the treatment of early-stage lung cancer. *J Thorac Cardiovasc Surg* 2010 Jul; 140(1):19–25. PubMed PMID: 20038475.

25 Augustin F, Bodner J, Wykypiel H, et al. Initial experience with robotic lung lobectomy: report of two different approaches. *Surg Endosc* 2011 Jan; 25(1):108–13. PubMed PMID: 20559664.

26 Dylewski MR, Ohaeto AC, Pereira JF. Pulmonary resection using a total endoscopic robotic video-assisted approach. *Semin Thorac Cardiovasc Surg* 2011 Spring; 23(1):36–42. PubMed PMID: 21807297.

27 Cerfolio RJ, Bryant AS, Skylizard L, Minnich DJ. Initial consecutive experience of completely portal robotic pulmonary resection with 4 arms. *J Thorac Cardiovasc Surg* 2011 Oct; 142(4):740–6. PubMed PMID: 21840547.

28 Jang HJ, Lee HS, Park SY, Zo JI. Comparison of the early robot-assisted lobectomy experience to video-assisted thoracic surgery lobectomy for lung cancer: a single-institution case series matching study. *Innovations (Phila)* 2011 Sep; 6(5): 305–10. PubMed PMID: 22436706.

29 Papatestas AE, Genkins G, Kornfeld P, et al. Effects of thymectomy in myasthenia gravis. *Ann Surg* 1987 Jul; 206(1):79–88. PubMed PMID: 3606235. Pubmed Central PMCID: 1492935. Epub 1987/07/01.eng.

30 Keesey JC. A history of treatments for myasthenia gravis. *Semin Neurol* 2004 Mar; 24(1):5–16.

PubMed PMID: 15229787. Epub 2004/07/02.eng.

31 R. Hohnfeld, Wekerle H. Reflections on the "intrathymic pathogenesis" of myasthenia gravis. *J Neuroimmunol* 2008; 201–2(0):21–7. English.

32 Diaz-Manera J, Rojas-Garcia R, Illa I. Treatment strategies for myasthenia gravis. *Expert Opin Pharmacother* 2009 Jun; 10(8): 1329–42. PubMed PMID: 19445561. Epub 2009/05/19.eng.

33 Blalock A, Mason MF, Morgan HJ, Riven SS. Myasthenia gravis and tumors of the thymic region: report of a case in which the tumor was removed. *Ann Surg* 1939 Oct; 110(4):544–61. PubMed PMID: 17857470. Pubmed Central PMCID: 1391425. Epub 1939/10/01.eng.

34 Granone P, Margaritora S, Cesario A, Galetta D. Thymectomy in myasthenia gravis via video-assisted infra-mammary cosmetic incision. *Eur Jo Cardio-thorac Surg* 1999 Jun;15(6): 861–3. PubMed PMID: 10431871. Epub 1999/08/04.eng.

35 Zielinski M, Kuzdzal J, Szlubowski A, Soja J. Transcervical-subxiphoid-videothoracoscopic 'maximal' thymectomy–operative technique and early results. *Ann Thorac Surg.* 2004 Aug; 78(2): 404–9; discussion 9–10. PubMed PMID: 15276485. Epub 2004/07/28.eng.

36 Zahid I, Sharif S, Routledge T, Scarci M. Video-assisted thoracoscopic surgery or transsternal thymectomy in the treatment of myasthenia gravis? *Interact Cardiovasc Thorac Surg* 2011 Jan; 12(1):40–6. PubMed PMID: 20943831.

37 Freeman RK, Ascioti AJ, Van Woerkom JM, et al. Long-term follow-up after robotic thymectomy for nonthymomatous myasthenia gravis. *Ann Thorac Surg* 2011 Sep;

92(3):1018–22; discussion 22–3. PubMed PMID: 21871293.

38 Rea F, Marulli G, Bortolotti L, et al. Experience with the 'da Vinci' robotic system for thymectomy in patients with myasthenia gravis: report of 33 cases. *Ann Thorac Surg* 2006 Feb; 81(2):455–9. PubMed PMID: 16427830.

39 Cakar F, Werner P, Augustin F, et al. A comparison of outcomes after robotic open extended thymectomy for myasthenia gravis. *Euro J Cardio-thorac Surg* 2007 Mar; 31(3):501–4; discussion 4–5. PubMed PMID: 17224274.

40 Ruckert JC, Swierzy M, Ismail M. Comparison of robotic and nonrobotic thoracoscopic thymectomy: a cohort study. *J Thorac Cardiovasc Surg* 2011 Mar; 141(3):673–7. PubMed PMID: 21335125.

41 Wilkins KB, Sheikh E, Green R, et al. Clinical and pathologic predictors of survival in patients with thymoma. *Ann Surg* 1999 Oct; 230(4):562–72; discussion 72–4. PubMed PMID: 10522726. Pubmed Central PMCID: 1420905.

42 Odaka M, Akiba T, Yabe M, et al. Unilateral thoracoscopic subtotal thymectomy for the treatment of stage I and II thymoma. *Eur J Cardio-thora sur* 2010 Apr; 37(4):824–6. PubMed PMID: 19913436.

43 Marulli G, Rea F, Melfi F, et al. Robot-aided thoracoscopic thymectomy for early-stage thymoma: a multicenter European study. *J Thorac Cardiovasc Surg* 2012 Nov; 144(5):1125–32. PubMed PMID: 22944082.

44 Mussi A, Fanucchi O, Davini F, et al. Robotic extended thymectomy for early-stage thymomas. *Euro J Cardio-thorac Surg* 2012 Apr; 41(4):e43–6; discussion e7. PubMed PMID: 22368189.

45　Marulli G, Rea F, Melfi F, et al. Robot-aided thoracoscopic thymectomy for early-stage thymoma: a multicenter European study. *J Thorac Cardiovasc Surg* 2012 Nov; 144(5):1125–30. PubMed PMID: 22944082.

46　Keijzers M, Dingemans AM, Blaauwgeers H, et al. Eight years' experience with robotic thymectomy for thymomas. *Surg Endosc* 2014 Apr; 28(4):1202–8.

47　Schuchert MJ, Luketich JD, Landreneau RJ, et al. Minimally invasive esophagomyotomy in 200 consecutive patients: factors influencing postoperative outcomes. *Ann Thorac Surg* 2008 May; 85(5):1729–34. PubMed PMID: 18442574.

48　Shaligram A, Unnirevi J, Simorov A, et al. How does the robot affect outcomes? A retrospective review of open, laparoscopic, and robotic Heller myotomy for achalasia. *Surg Endosc* 2012 Apr; 26(4): 1047–50. PubMed PMID: 22038167.

49　Portale G, Hagen JA, Peters JH, et al. Modern 5-year survival of resectable esophageal adenocarcinoma: single institution experience with 263 patients. *J Am Coll Surg* 2006 Apr; 202(4):588–96; discussion 96–8. PubMed PMID: 16571425.

50　Kim T, Grobmyer SR, Smith R, et al. Esophageal cancer–the five year survivors. *J Surg Oncol* 2011 Feb; 103(2):179–83. PubMed PMID: 21259254.

51　Dunn DH, Johnson EM, Morphew JA, et al. Robot-assisted transhiatal esophagectomy: a 3-year single-center experience. *Dis Esophagus* 2012 Mar 6. PubMed PMID: 22394116.

52　Weksler B, Sharma P, Moudgill N, et al. Robot-assisted minimally invasive esophagectomy is equivalent to thoracoscopic minimally invasive esophagectomy. *Dis Esophagus* 2012 Jul; 25(5):403–9. PubMed PMID: 21899652.

53　van der Sluis PC, Ruurda JP, van der Horst S, et al. Robot-assisted minimally invasive thoraco-laparoscopic esophagectomy versus open transthoracic esophagectomy for resectable esophageal cancer, a randomized controlled trial (ROBOT trial). *Trials* 2012 Nov 30; 13(1):230. PubMed PMID: 23199187.

第 17 章

肺转移瘤切除术

Michel Gonzalez，Jean Yannis Perentes，Thorsten Krueger

简介

肺转移瘤切除术指切除来源于胸腔外的肺转移性病灶。大约有 30% 的恶性肿瘤可转移到肺部[1-3]。肺转移瘤病理学认为是肿瘤细胞从原发瘤部位脱离经过血液循环到肺组织中。这些细胞首先转移到肺血管床,如果有能力,则形成新的实体肿瘤称为转移。组织病理学研究表明 84% 的肺转移瘤接受肺动脉血供,而 16% 肺转移瘤则接受支气管动脉的供血[1]。肺部新病变转移的可能性与最初原发肿瘤直接相关。原发肿瘤为肉瘤或黑色素瘤时,新的肺结节是转移病灶的可能性约为 80%[1-3]。原发性尿路上皮癌或结直肠癌,转移性肺结节概率为 50%。值得注意的是,头颈部肿瘤,新发肺结节为原发性肿瘤的可能性是转移瘤的两倍,被认为与香烟暴露风险有关。鉴于以上诸多因素,应在术前或术中明确病理,以确定手术策略。细针吸取是可选择的活检技术之一,但其并不总是可提供足够的组织来区分原发性肺癌或是来自结直肠癌、乳腺癌转移的肿瘤。

根治性肺切除术的理论基础

由于伴随转移到其他脏器,对大多数肺转移瘤患者多采取姑息性手术和化疗。而肺转移瘤切除,如缓解侵入胸壁引起疼痛、大量咯血或位于中心位置导致阻塞性肺炎等情况下的手术是姑息性治疗。但大部分患者可能从肺转移瘤切除术中获益。尽管没有转移性肺肿瘤切除与化疗或者随访观察患者的前瞻性、随机性临床试验,但在精确选择的患者中,临床广泛开展了肺转移瘤切除术[5]。几项回顾性研究表明,与未从肺转移瘤切除术中受益的患者相比,接受彻底切除肺转移瘤患者的生存率有明显提高[6-8]。国际肺转移登记处最大的多中心临床回顾性研究分析了 18 个中心(美国、加拿大和欧洲)5 206 例患者[9],总体手术死亡率仅为 1.3%,证明肺转移瘤切除术是安全的。大约 88% 的患者接受了完全性肺转移瘤切除术,且证明其为预后的一个重要因素:接受完全性切除患者 5 年生存率为 36%,而不完全切除的患者则为 13%,肺转移瘤患者接受完全切除可获益。在这项研究中,其他生存预后因素也被证明:①肿瘤无复发间期 >36 个月;②单发肺转移;③原发肿瘤的病理类型(表 17.1)[9]。在过去的 20 多年中,已有大量研究肯定了在不同类型原发肿瘤中肺转移瘤切除的作用[6-8]。尽管如此,目前还不可能完全确定,哪一类患者主要从这种手术治疗中获益。肺转移瘤切除术前选择病例应考虑到以下预后因素,包括原发肿瘤的组织学、疾病无进展生存期、其他胸外转移瘤、肺转移的数量、倍增时间、淋巴结浸润以及手术方法。外科技术(电视辅助胸腔镜手术)的改进、影像学检查(薄层胸部 CT 扫描)、PET-CT 的普及使用以及新型化学治疗剂的先进性,可提高正确选择患者肺转移瘤的手术切除率。肺转移瘤切除的确认标准为(表 17.2)[10,11]:①原发部位癌肿已控制或可控,无活动性疾病的证据;②无胸外转移性疾病,或所有转移部位都能在肺切除术前完全切除,则其他胸外转移部位受累可不作为肺病灶切除的禁忌证;③肺转移瘤必须可完全切除;④足够的肺及心血管储备耐受肺切除;⑤无有效替代治疗。

表 17.1 不同组织学类型肺转移瘤切除 5 年生存率

原发肿瘤	5 年生存率
结肠癌	24%~68%
软组织肉瘤	21%~52%
骨肉瘤	7%~65%
肾细胞癌	42%~74%
非精原细胞生殖细胞瘤	79%~94%
恶性黑色素瘤	21%~35%
子宫癌	50%
乳腺癌	36%~51%

表 17.2 肺转移瘤切除术指征

1. 原发肿瘤已控制或可控制
2. 无其他胸外转移(可切除的转移除外)
3. 转移灶必须完整切除
4. 必须保证足够的肺功能
5. 无其他替代治疗

术前评估

原发肿瘤的控制

外科治疗肺转移瘤必须为原发肿瘤可控制。原发肿瘤不可切除为肺转移癌治疗的首要禁忌证。基础肿瘤和疾病无进展生存期是原发病灶分期的依据。通常计划肺转移癌切除之前 6 周要进行特定检查以排除原发病灶局部复发。影像学检查主要包括针对原发病灶区的 MRI 或者 CT 检查。需行结肠镜检查以排除原发性结肠肿瘤。如果原发肿瘤和肺转移灶均同期发现,保证原发和肺转移均完全性切除前提下可行序贯切除。

排除胸腔外转移

胸外转移性疾病的分期应是在肺切除之前进行,以原发肿瘤为基础依据。腹部 CT 检查以排除肝转移和腹膜转移。现今 PET-CT 也用于排除肺外转移如肉瘤、上皮性肿瘤(乳腺、结肠、肺)及黑色素瘤,与 CT 比较灵敏度更高[12~14]。PET

扫描不建议用于检测 CT 上未发现的其他肺转移瘤,因为检测直径小于 10mm 的肺结节灵敏度较低[15]。PET-CT 可用于检查肺门或纵隔淋巴结转移,大约有 15%~20% 肺转移瘤有淋巴结转移,是其预后差的因素之一[16]。如果 PET-CT 显示纵隔淋巴结转移阳性,一些学者建议采用超声支气管镜(endoscopic bronchial ultrasonography, EBUS)和纵隔镜检查以评估纵隔转移状态,确定是否仍需行肺转移瘤切除术。在有神经症状的病例,以及某些有脑播散的肿瘤类型(如黑色素瘤)中,应检查脑部 MRI 或 CT 以明确有无脑转移[10]。

肺转移结节数量确定

术前肺放射学检查对于确定患者是否能从肺转移瘤手术切除术中获益,以及是否行手术干预非常重要[15]。肺转移瘤影像学表现多样,但通常表现为圆形、边界清晰,且由于肺中、下野血运相对丰富,相应周边部更多见(图 17.1)。胸部 CT 扫描是评价肺结节和侵犯邻近结构(大血管、胸壁、脊柱和食管)的标准,术前 CT 检查应在肺转移瘤切除 4 周内[15]。尽管薄层 CT 技术已经取得明确进步,但对于所有肺转移性结节术前判断仍然不能完全确定。许多外科医生仍然建议术中双手触诊肺部以明确术前 CT 上不可见的转移[17]。多项研究显示 16%~46% 的肺结节肺 CT 未能发现而在双手触诊肺部时发现[19~21],且大多数 CT 均为 5mm 的薄层扫描加三维重建。目前超薄层 CT 扫描具有更高分辨率比双肺触诊对微小转移灶有更高的检出率。从而,胸腔镜对于这类疾病的治疗技术空间得到扩展。最近,Kang 等对比研究 27 例肺转移瘤病理结果与影像学报告[22],比较术前薄层(1mm)胸部 CT 影像诊断肺转移病变与开胸双侧触诊检查,发现非肉瘤性肿瘤的敏感性为 97%,阴性预测值为 96%。参见表 17.3。

肺功能储备评估

根据欧洲呼吸协会/欧洲胸外科医师协会指南,肺转移瘤切除术前需进行完全的肺功能和心功能评估[23]。参见表 17.3。依据肺转移结节数量和部位,需最大限度的保留术后肺功能。周边型肺结节可非解剖性切除(楔形切除)。位于肺中央或肺转移瘤较大者,则推荐行解剖切除(段切除,肺叶切除术或全肺切除术),如果病灶位于中心,或双侧多个转移瘤,需要多次解剖切除,则评估术后肺功能可能很困难[10]。在这种情况下,胸骨切开术结合两肺的触诊评估双侧肺部病变的可切除性是必要的。通常推荐使用最大限度保护肺实质的办法,因为转移可多发的,并且可以复发。

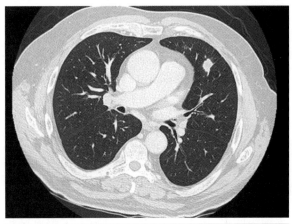

图 17.1　胸部 CT 示胸腔镜楔形切除结肠癌左肺上叶转移瘤

表 17.3　术前检查

原发肿瘤	CT 扫描;MRI;结肠镜检查
肺外疾病	胸腹部 CT;PET/CT;颅脑 MRI
肺转移	胸部 CT(数量,位置)
淋巴结转移	PET/CT;纵隔镜;EBUS/EUS
心肺功能	肺活量测定;超声心动图;负荷试验

手术切除

手术切除范围

　　肺转移瘤切除原则就是肿瘤完整切除,并最大限度保留正常肺组织。大部分肺转移灶一般位于肺周边,易行楔形切除术。与肺原发性肿瘤需行解剖性切除不同,对于肺转移瘤,行楔形切除术与解剖性切除术对于患者预后无明显差别[10]。肺转移瘤可用标准缝合器行楔形切除术。这种手术方式可获得明显的切缘阴性,并达到切缘有效闭合止血。已研发出其他替代缝合器的技术,尤其当多发转移结节时能最大限度的保留

肺组织[24]。参见表 17.4。烧灼切除(精确切除),最初由 Perelman 提出,主要用于转移瘤位于肺实质深部或周围型,而不适合解剖切除的患者。该技术通过烧灼切除结节和结扎个别小血管和支气管。另一种方法则运用激光技术,通常经开胸手术进行,并可完成表浅局部切除而肺实质不变形。还可以使位于主支气管和 / 或血管附近的转移肿瘤病变完全切除。1 318nm Nd∶YAG 激光系统由于它具有较高的吸水性能,是唯一能够切割肺实质的激光装置[26,27]。激光系统的缺点是财政投入大和专业人员培训。然而,并没有完全证明这种高额治疗方式与烧灼切除相比有明显优势。

表 17.4　肺转移瘤切除的技术手段

缝合器
烧灼切除术(精确切除)
激光切除术(Nd∶YAG 激光)
Ligasure 系统
超声刀
图像引导消融治疗: 　　射频 　　微波 　　冷冻消融

　　近年提出应用 Ligasure 血管闭合系统(vessel sealing system,LVSS,双极电热组织闭合系统)以及超声波促凝的超声刀行肺楔形切除术,但在胸部手术中缺乏应用这些技术手术的数据报道[28,29]。

　　对于较大或位于中心的病变,则可能需要肺段切除术、肺叶切除术,或偶尔行全肺切除术。根据国际肺转移瘤中心数据,肺转移瘤行楔形切除术占 67%,肺段切除 9%,肺叶切除术 21%,有 3% 患者进行全肺切除术[9]。一些作者认为全肺切除术是转移瘤手术相对禁忌证,仅适用于无既往肺切除术史且有较长无瘤生存期的单发中央型转移肿瘤病例。如果能够完整切除,可同时行其他结构(如胸壁,大血管)的扩大切除[30,31]。

手术方法

　　手术入路取决于肺转移瘤的数量、位置、患者

的功能储备以及疾病是否局限于一侧胸腔。手术入路选择应满足完全切除病变要求，又要尽可能保留肺实质[32]。不同的手术切口入路各有利弊：开胸手术（前或后外侧）、胸骨正中切开、胸骨横断双侧开胸（蛤壳翻盖式切口）、VATS．哪一个为最优选的切口入路仍然存在争议（表 17.5）[10,32,33]。根据最近欧洲胸外科医师协会（European Society of Thoracic Surgeons, ESTS）的调查手术方式和入路偏好则包括前外侧开胸（36.3%），胸腔镜手术（28.8%），保留后部肌肉的开胸术（22.6%），腋下小切口（17.2%），胸骨切开术（1.4%），双侧分期开胸手术（66.2%），一期胸骨切开术（26.9%），同期双侧连续开胸手术（19.3%），双侧分期与同期双侧胸腔镜（12.4% vs 7.6%），同期双侧蛤壳切口（切除双侧转移瘤，7.6%）[34]。

表 17.5　肺转移瘤切除手术方式比较

手术方式	优点	缺点
开胸手术	暴露良好,可双手触诊	疼痛;双侧病变,分期开胸
劈胸骨	双侧暴露,疼痛轻	下叶无法良好暴露
翻盖切口	双侧暴露	疼痛,损伤两侧乳内动脉
胸腔镜手术	疼痛减轻,低并发症,快速康复	不能双手触诊,无法检测中心位置的病变

最常用手术入路为经第 4 或第 5 肋间隙的侧切口或后外侧开胸术，这可以让肺部充分暴露，并有机会进行双手操作触诊整个肺部以发现在术前 CT 扫描不明显的结节。术后疼痛和无法到达对侧肺是主要缺点。当单侧转移影像学表现典型时，常规行同期双侧开胸手术探查转移肿瘤没有展现出生存优势[35]。大多数中心建议对双侧病变患者分期进行后外侧开胸手术。正中胸骨切开术则可达到双侧肺，可完成双侧转移瘤切除[36]。术后疼痛比双侧开胸术轻。但当涉及位于下叶的病变时，淋巴结清扫和解剖切除比经典开胸手术更困难。蛤壳切口（双侧前胸廓横切开胸）可以很好地观察和触诊肺部，但需要牺牲两条乳内动脉和严重的术后疼痛，现被认为是具有胸外科手术入路发展史意义的切口[10]。

VATS 在肺转移瘤治疗中的应用越来越多[37,38]。其优势很多：疼痛轻，快速康复，切口小，住院时间缩短，胸膜腔良好的视野，再次手术时粘连较少，辅助治疗依从性更好[39]。但无法双手触诊全肺检测术前放射学不可见的结节。一些研究已经证明与 VATS 相比，开放手术双手触诊可识别到 16%~46% 患者中的其他结节[19-21,40]。这些研究结论是应用厚度超过 5mm 的旧一代 CT 扫描。虽没有前瞻性、随机研究，对少于 3 个病灶的病例而言，比较胸腔镜手术和开放双手触诊开胸手术，两种手术方法的生存率没有差异[41-45]。这些结果似乎表明没有证据说明不及时检测出 <5mm 的结节会影响转移瘤预后[46]。VATS 不能发现的微小转移灶，如果能够在随访 CT 检测出，而且对患者存活无任何影响，则通常可以晚些时候切除（比先前手术更容易）。此外，异时转移病例，复发转移灶的切除不会影响总生存期。许多可治愈的患者受益于再次肺转移瘤切除，并且再次 VATS 比再次开胸术耐受性更好。最后，VATS 切除创伤小，降低导致疾病进展的免疫反应。VATS 手术中有一些辅助手段可帮助肺转移结节定位。穿刺针定位、亚甲蓝注射、超声检查技术已被用来识别在脏层胸膜下不容易触及的结节[47-49]。这些有助于切除放射学可检测的孤立病变，但难以捕捉小于 5mm 的病变。

即使没有任何随机对照试验或荟萃分析可用，ESTS 工作组提出了关于最佳手术方案的建议和推荐。对于双侧病变，推荐分期开胸，间隔 3 周~6 周且行 CT 检查。VATS 方法似乎适用于诊断检查，但仍未被规定作为转移瘤治疗方式。目前来看，双手触诊法依然是最佳选择。总之，肺转移瘤切除术的最佳方法在不断发展，患者必须了解不同手术和治疗模式的优点与局限性。鉴于成像技术和手术技术的持续进步，VATS 的作用将与日俱增。

淋巴结转移

尽管目前在原发性肺癌切除术中进行纵隔淋巴结清扫或取样术，然而很多外科医生在肺转移瘤切除术中则不行此类操作。ESTS 最新的调查中显示，56% 的外科医生行纵隔淋巴结采样，13% 行纵隔淋巴结清扫，32% 不行淋巴结活检[34]。两种截然不同的临床状态：①术前影像学检查或侵入性纵隔分期发现有淋巴结受累；②纵隔淋巴结取样或完全切除术后偶然发现淋巴结受累。当系统性淋巴结清扫或采样时，淋巴结转移率约为

$12\%\sim32\%^{[50\sim52]}$。

与淋巴结采样相比，系统性淋巴结清扫对于预后有显著影响。Pfannschmidt 报道纵隔淋巴结清扫的 245 例肺转移瘤病例，发现纵隔或肺门淋巴结转移率为 32%[52]。无淋巴结转移患者的中位生存期为 64 个月，肺门淋巴结转移组为 33 个月，而纵隔淋巴结转移组 21 个月。研究发现在多种原发肿瘤肺转移瘤手术中(如结直肠癌、肾癌或头颈部肿瘤)，肺门或纵隔淋巴结转移预后较差[53~56]。据报道完全纵隔淋巴结切除术后并发症发生率很低，并且不增加过多的手术时间[57]。即使如此，关于完全纵隔淋巴结清扫的生存获益依然不明确。大多数作者认为应在肺转移瘤切除术中推荐完全纵隔淋巴结清扫或采样，以获得准确的分期并指导术后化疗。

当术前发现怀疑纵隔淋巴结受累时，应该进行更正规的纵隔评估，包含纵隔镜检查、EBUS 或 EUS。肺转移瘤切除术对于术前经组织学证实的纵隔受累是有争议的，一些作者建议纵隔淋巴结阳性的肺转移瘤患者应慎重手术。

复发转移的切除

约 50% 肺转移病例术后再复发。根据国际肺转移登记处(International Registry of Lung Metastases)统计，约 53% 复发转移，接受第二次转移瘤切除术患者 5 年生存率为 44%[9]。第一次转移瘤切除术与复发转移之间时间间隔越长则预示有好的预后。特别是对结直肠癌患者，复发肺转移瘤手术切除进行了深入研究发现，其 5 年生存率从 29% 到 85% 不等[58~60]。这些结果表明肿瘤的生物学特性比切除治疗更重要，肿瘤生物学行为允许一些 CT 扫描未发现的病灶在晚些时候切除，而不会对总生存造成显著影响。相反，对于具有生物侵袭性肿瘤病例，完全切除所有肺部病变可能不会改善预后。没有对照研究来确定转移瘤切除术后的最佳治疗方案。即使在转移瘤切除时进行双手触诊未发现其他病变者，也建议定期随访。随访时间间隔没有界定，但 ESTS 工作组建议在术后 2 年期间每半年胸部 CT 复查，之后每年一次 CT 复查[15]。如果肺没有触诊或肿瘤倍增时间缩短，应该行更频繁的放射学监测。

其他消融技术

目前正在研究其他较为保守的治疗方法，现如今有三种不同方法的影像学消融技术：射频[61]、微波[62]、冷冻消融[63]。这些 CT 引导下的技术有许多限制。不能确保病灶完全被破坏和切缘无法获得组织学证据。这些技术现在正在研究中，且可引起多种并发症(气胸、咯血、出血、支气管胸膜瘘)，通常适用于不能耐受手术或不接受手术的患者。

肺转移瘤各论(不同原发肿瘤类型)

结肠癌

5%~15% 的结肠癌患者发生肺转移，且 1%~2% 的结肠癌患者接受肺转移瘤切除术[64]。结直肠癌是目前潜在可切除肺转移瘤最常见的原发肿瘤。肺转移可能沿着四种不同病情发展：①与原发性大肠癌同时发现；②先前肝转移，再发生肺转移；③肺寡转移；④肺转移瘤切除后复发肺转移。多项研究调查了肺转移瘤切除的结直肠癌患者预后：5 年生存率从 24%~68%，中位生存期 18~67 个月[64-67]。影响其预后相关因素为：①结肠癌和肺转移确诊的疾病无进展间隔 >12 个月；②术前 CEA 正常；③无肺门或纵隔淋巴结转移；④单发肺转移。同时出现肝和肺转移患者，肺转移瘤切除术后 5 年生存率为 11%~61%[64]。这些结果与单纯接受肺转移瘤切除术患者预后相似。然而，这些因素中没有一个是肺切除的绝对禁忌证。重复肺部切除术也有令人鼓舞的结果，5 年生存率为 29%~85%[58-60]。随着新化学药物的产生，Ⅳ期结肠、直肠癌无进展生存期和总生存期显著提高，肺转移瘤切除术目前受到质疑。英国癌症研究中心最近启动一组随机对照试验——结肠癌的肺转移瘤切除术(pulmonary metastasectomy in colorectal cancer，PulMiCC)，研究需肺转移瘤患者中单用化疗与手术、化疗结合的对比。此外，在转移性结肠直肠癌，应考虑全身治疗。目前正在探讨肝和肺转移瘤联合切除术在现代新化疗方案中的确切作用。

软组织肉瘤

20%~50% 软组织肉瘤患者可发生肺转移，通常肺是肉瘤的唯一转移部位，并且通常由于未能控制的胸内疾病而死亡。许多研究表明，接受肺转移瘤切除术的患者其生存明显获益。这些肿瘤通常化学敏感性差,只要可完整切除,主张进行肺转移瘤切除术。5 年生存率 29%~52% 不等[69~73]。主要预后因素是肺转移瘤完整切除。预后不良因素为:①高级别肿瘤;②肿瘤直径 >5cm;③多发转移;④双肺转移;⑤无病生存期较短。

骨肉瘤

目前骨肉瘤多学科治疗模式,包括化疗和手术相结合。如果肺转移是同步的,则首先化疗,并且在切除原发性肿瘤后进行肺转移瘤切除术。手术后通常结合全身化疗,5 年生存率 7%~65%[74~76]。切除完整性,无病生存间隔,转移瘤数目被认为是影响生存预后因素。重复的肺转移瘤切除术也被认为是骨肉瘤可行的选择,即使在经历两次或多次肺复发患者中,也可能经过切除获得缓解或治愈。

肾癌

多项研究显示肾癌肺转移瘤切除术后生存可获益[77]。两项研究显示,完全切除后 5 年生存率 45% 和 42%,而不完全切除病例为 8% 和 22%[55,78]。肺门或纵隔淋巴结转移患者预后较差。梅奥诊所最近发表的一项研究显示,肺转移瘤完全切除术 5 年生存率 74%,而不完全切除 19%[77]。目前对于这种化疗不敏感疾病肺转移瘤切除术后全身化疗与否存在争议。靶向治疗对缓解有一定的疗效。

黑色素瘤

超过 30% 恶性黑色素瘤患者出现肺转移,预后不良[79]。孤立性肺病变,转移瘤切除术可能使生存获益,5 年生存率 21%~35%。完整切除是影响生存率重要预后因素,5 年生存率和中位生存期分别为 21% 和 19 个月,而不完全切除则为 13% 和 11 个月[80]。无病间隔小于 12 个月和胸腔内淋巴结阳性预后较差。术后全身化疗尚未证明有效。

非精原细胞性睾丸生殖细胞肿瘤

在非精原细胞睾丸生殖细胞肿瘤患者经常发生肺转移[81,82]。当化疗结束后肿瘤标志物(β-HCG,甲胎蛋白)正常后,可进行肺残余病灶切除术。化疗后残留肺病变可能表现为放射学无法区分的三种不同病变:①坏死病变;②残存活性肿瘤;③成熟畸胎瘤。

完全切除有活性的残存肿瘤或成熟的畸胎瘤,5 年生存率为 79%~94%。化疗后肿瘤标志物没有恢复正常的残存活性肿瘤预后较差。当化疗敏感性差,如能够完全切除可行肺转移瘤切除术。

乳腺癌

乳腺癌的转移通常很普遍,肺转移瘤切除术却很少。但是,孤立性肺转移瘤患者适合接受肺转移瘤切除术。完全切除、孤立转移及无病生存期长的病例预后较好。尽管如此,乳腺癌被视为系统性疾病,长期生存可能是全身化疗或激素治疗的结果。

其他肿瘤

对于其他组织类型如源于头颈部[84]、子宫[85]、胰腺[86]、肝癌[87]肿瘤,也可考虑肺转移瘤切除术。遗憾的是,这些肿瘤很少符合肺转移瘤的切除标准。头部和颈部腺癌比鳞状细胞癌肺转移预后要好得多。

总结

孤立性肺转移在癌症患者中很常见,可在不同类型原发肿瘤中发现。众多研究发现,肺转移瘤切除术可改善患者预后,当原发肿瘤可切除,没有胸腔外转移、转移瘤可完整切除(足够的肺和心脏功能储备)时,推荐行肺转移瘤切除术。影响预后的因素:单发转移、单侧转移、无病生存间隔期长、原发肿瘤类型。直接相关预后因素是达到肿瘤的完全切除。肺切除应尽量保留健康肺组织,因此,楔形切除是首选。前后进行高分辨率 CT 扫描的 VATS 与经典开胸术加双肺触诊法似乎达到相同的肿瘤学治疗效果,并使疾病进展后再次手术切除转移瘤相对更容易。

(李星凯　译,李　军　校)

参考文献

1 Downey RJ. Surgical treatment of pulmonary metastases. *Surg Oncol Clin North Am* 1999; 8:341.

2 Putnam JB Jr. New and evolving treatment methods for pulmonary metastases. *Semin Thorac Cardiovasc Surg* 2002; 14:49–56.

3 Harvey JC, Lee K, Beattie EJ. Surgical management of pulmonary metastases. *Chest Surg Clin North Am* 1994; 4:55–66.

4 Rusch VW. Pulmonary metastasectomy: current indications. Chest 1995; 107:322S-31S.

5 Treasure T. Pulmonary metastasectomy: a common practice based on weak evidence. *Ann R Coll Surg Engl* 2007; 89:744–8.

6 Casiraghi M, De Pas T, Maisonneuve P, et al. A 10-year single-center experience on 708 lung metastasectomies: the evidence of the "international registry of lung metastases". *J Thorac Oncol* 2011; 6:1373–8.

7 Robert JH, Ambrogi V, Mermillod B, et al. Factors influencing long-term survival after lung metastasectomy. *Ann Thorac Surg* 1997; 63:777–84.

8 Younes RN, Fares AL, Gross JL. Pulmonary metastasectomy: a multivariate analysis of 440 patients undergoing complete resection. *Interact Cardiovasc Thorac Surg* 2012; 14:156–61.

9 Long-term results of lung metastasectomy: prognostic analyses based on 5206 cases. The International Registry of Lung Metastases. *J Thorac Cardiovasc Surg* 1997; 113:37–49.

10 Erhunmwunsee L, D'Amico TA. Surgical management of pulmonary metastases. *Ann Thorac Surg* 2009; 88:2052–60.

11 Pastorino U. Lung metastasectomy: why, when, how. *Crit Rev Oncol Hematolo* 1997; 26:137–45.

12 Pastorino U, Veronesi G, Landoni C, et al. Fluorodeoxyglucose positron emission tomography improves preoperative staging of resectable lung metastasis. *J Thorac Cardiovasc Surg* 2003; 126:1906–10.

13 Dalrymple-Hay MJ, Rome PD, Kennedy C, et al. Pulmonary metastatic melanoma – the survival benefit associated with positron emission tomography scanning. *Eur J Cardiothorac Surg* 2002; 21:611–4; discussion 4–5.

14 Fortes DL, Allen MS, Lowe VJ, et al. The sensitivity of 18F-fluorodeoxyglucose positron emission tomography in the evaluation of metastatic pulmonary nodules. *Eur J Cardiothorac Surg* 2008; 34:1223–7.

15 Detterbeck FC, Grodzki T, Gleeson F, Robert JH. Imaging requirements in the practice of pulmonary metastasectomy. *J Thorac Oncol* 2010; 5:S134–9.

16 Garcia-Yuste M, Cassivi S, Paleru C. Thoracic lymphatic involvement in patients having pulmonary metastasectomy: incidence and the effect on prognosis. *J Thorac Oncol* 2010; 5:S166–9.

17 Margaritora S, Porziella V, D'Andrilli A, et al. Pulmonary metastases: can accurate radiological evaluation avoid thoracotomic approach? *Eur J Cardiothorac Surg* 2002; 21:1111–4.

18 Kayton ML, Huvos AG, Casher J, et al. Computed tomographic scan of the chest underestimates the number of metastatic lesions in osteosarcoma. *J Pediatr Surg* 2006; 41:200–6; discussion 200–6.

19 McCormack PM, Bains MS, Begg CB, et al. Role of video-assisted thoracic surgery in the treatment of pulmonary metastases: results of a prospective trial. *Ann Thorac Surg* 1996; 62:213–6; discussion 6–7.

20 Cerfolio RJ, McCarty T, Bryant AS. Non-imaged pulmonary nodules discovered during thoracotomy for metastasectomy by lung palpation. *Eur J Cardiothorac Surg* 2009; 35:786–91; discussion 91.

21 Nakas A, Klimatsidas MN, Entwisle J, et al. Video-assisted versus open pulmonary metastasectomy: the surgeon's finger or the radiologist's eye? *Eur J Cardiothorac Surg* 2009; 36:469–74.

22 Kang MC, Kang CH, Lee HJ, et al. Accuracy of 16-channel multi-detector row chest computed tomography with thin sections in the detection of metastatic pulmonary nodules. *Eur J Cardiothorac Surg* 2008; 33:473–9.

23 Brunelli A, Charloux A, Bolliger CT, et al. ERS/ESTS clinical guidelines on fitness for radical therapy in lung cancer patients (surgery and chemo-radiotherapy). *Eur Respir J* 2009; 34:17–41.

24 Venuta F, Rolle A, Anile M, et al. Techniques used in lung metastasectomy. *J Thorac Oncol* 2010; 5:S145–50.

25 Cooper JD, Perelman M, Todd TR, et al. Precision cautery excision of pulmonary lesions. *Ann Thorac Surg* 1986; 41:51–3.

26 Rolle A, Pereszlenyi A, Koch R, et al. Laser resection technique and results of multiple lung metastasectomies using a new 1,318-nm Nd:YAG laser system. *Lasers Surg Med* 2006; 38:26–32.

27 Rolle A, Pereszlenyi A, Koch R, et al. Is surgery for multiple lung metastases reasonable? A total of 328 consecutive patients with multiple-laser metastasectomies

with a new 1,318-nm Nd:YAG laser. *J Thorac Cardiovasc Surg* 2006; 131:1236–42.

28　Shigemura N, Akashi A, Nakagiri T, et al. A new tissue-sealing technique using the Ligasure system for nonanatomical pulmonary resection: preliminary results of sutureless and stapleless thoracoscopic surgery. *Ann Thorac Surg* 2004; 77:1415–8; discussion 9.

29　Eichfeld U, Tannapfel A, Steinert M, Friedrich T. Evaluation of ultracision in lung metastatic surgery. *Ann Thorac Surg* 2000; 70:1181–4.

30　Migliore M, Jakovic R, Hensens A, Klepetko W. Extending surgery for pulmonary metastasectomy: what are the limits? *J Thorac Oncol* 2010; 5:S155–60.

31　Putnam JB Jr., Suell DM, Natarajan G, Roth JA. Extended resection of pulmonary metastases: is the risk justified? *Ann Thorac Surg* 1993; 55:1440–6.

32　Kaifi JT, Gusani NJ, Deshaies I, et al. Indications and approach to surgical resection of lung metastases. *J Surg Oncol* 2010; 102:187–95.

33　Davidson RS, Nwogu CE, Brentjens MJ, Anderson TM. The surgical management of pulmonary metastasis: current concepts. *Surg Oncol* 2001; 10:35–42.

34　Internullo E, Cassivi SD, Van Raemdonck D, et al. Pulmonary metastasectomy: a survey of current practice amongst members of the European Society of Thoracic Surgeons. *J Thorac Oncol* 2008; 3:1257–66.

35　Younes RN, Gross JL, Deheinzelin D. Surgical resection of unilateral lung metastases: is bilateral thoracotomy necessary? *World J Surg* 2002; 26:1112–6.

36　Roth JA, Pass HI, Wesley MN, et al. Comparison of median

sternotomy and thoracotomy for resection of pulmonary metastases in patients with adult soft-tissue sarcomas. *Ann Thorac Surg* 1986; 42:134–8.

37　Liu HP, Lin PJ, Hsieh MJ, et al. Application of thoracoscopy for lung metastases. *Chest* 1995; 107:266–8.

38　Dowling RD, Keenan RJ, Ferson PF, Landreneau RJ. Video-assisted thoracoscopic resection of pulmonary metastases. *Ann Thorac Surg* 1993; 56:772–5.

39　Petersen RP, Pham D, Burfeind WR, et al. Thoracoscopic lobectomy facilitates the delivery of chemotherapy after resection for lung cancer. *Ann Thorac Surg* 2007; 83:1245–9; discussion 50.

40　Ellis MC, Hessman CJ, Weerasinghe R, et al. Comparison of pulmonary nodule detection rates between preoperative CT imaging and intraoperative lung palpation. *Am J Surg* 2011; 201:619–22.

41　Gossot D, Radu C, Girard P, et al. Resection of pulmonary metastases from sarcoma: can some patients benefit from a less invasive approach? *Ann Thorac Surg* 2009; 87:238–43.

42　Mutsaerts EL, Zoetmulder FA, Meijer S, et al. Long term survival of thoracoscopic metastasectomy vs metastasectomy by thoracotomy in patients with a solitary pulmonary lesion. *Eur J Surg Oncol* 2002; 28:864–8.

43　Nakajima J, Murakawa T, Fukami T, Takamoto S. Is thoracoscopic surgery justified to treat pulmonary metastasis from colorectal cancer? *Interact Cardiovasc Thorac Surg* 2008; 7:212–6; discussion 6–7.

44　Chao YK, Chang HC, Wu YC, et al. Management of lung metastases from colorectal cancer: video-assisted thoracoscopic surgery versus thoracotomy – a case-matched study. *Thorac*

Cardiovasc Surg 2012 Sep; 60(6):398–404. doi: 10.1055/s-0031-1295574. Epub 2012 Jan 7.

45　Carballo M, Maish MS, Jaroszewski DE, Holmes CE. Video-assisted thoracic surgery (VATS) as a safe alternative for the resection of pulmonary metastases: a retrospective cohort study. *J Cardiothorac Surg* 2009; 4:13.

46　Sonett JR. Pulmonary metastases: biologic and historical justification for VATS. Video assisted thoracic surgery. *Eur J Cardiothorac Surg* 1999; 16(Suppl 1):S13–5; discussion S5–6.

47　Pittet O, Christodoulou M, Pezzetta E, et al. Video-assisted thoracoscopic resection of a small pulmonary nodule after computed tomography-guided localization with a hook-wire system: Experience in 45 consecutive patients. *World J Surg* 2007; 31:575–8.

48　Sortini D, Carrella G, Carcoforo P, et al. Sonographic evaluation for peripheral pulmonary nodules during video-assisted thoracoscopic surgery. *Surg Endosc* 2004; 18:563.

49　Wang YZ, Boudreaux JP, Dowling A, Woltering EA. Percutaneous localisation of pulmonary nodules prior to video-assisted thoracoscopic surgery using methylene blue and TC-99. *Eur J Cardiothorac Surg* 2010; 37:237–8.

50　Ercan S, Nichols FC 3rd, Trastek VF, et al. Prognostic significance of lymph node metastasis found during pulmonary metastasectomy for extrapulmonary carcinoma. *Ann Thorac Surg* 2004; 77:1786–91.

51　Veronesi G, Petrella F, Leo F, et al. Prognostic role of lymph node involvement in lung metastasectomy. *J Thorac Cardiovasc Surg* 2007; 133:967–72.

52 Pfannschmidt J, Klode J, Muley T, et al. Nodal involvement at the time of pulmonary metastasectomy: experiences in 245 patients. *Ann Thorac Surg* 2006; 81:448–54.

53 Saito Y, Omiya H, Kohno K, et al. Pulmonary metastasectomy for 165 patients with colorectal carcinoma: prognostic assessment. *J Thorac Cardiovasc Surg* 2002; 124:1007–13.

54 Pfannschmidt J, Muley T, Hoffmann H, Dienemann H. Prognostic factors and survival after complete resection of pulmonary metastases from colorectal carcinoma: experiences in 167 patients. *J Thorac Cardiovasc Surg* 2003; 126:732–9.

55 Pfannschmidt J, Hoffmann H, Muley T, et al. Prognostic factors for survival after pulmonary resection of metastatic renal cell carcinoma. *Ann Thorac Surg* 2002; 74:1653–7.

56 Seki M, Nakagawa K, Tsuchiya S, et al. Surgical treatment of pulmonary metastases from uterine cervical cancer: operation method by lung tumor size. *J Thorac Cardiovasc Surg* 1992; 104:876–81.

57 Allen MS, Darling GE, Pechet TT, et al. Morbidity and mortality of major pulmonary resections in patients with early-stage lung cancer: initial results of the randomized, prospective ACOSOG Z0030 trial. *Ann Thorac Surg* 2006; 81:1013–9; discussion 9–20.

58 Kim AW, Faber LP, Warren WH, et al. Repeat pulmonary resection for metachronous colorectal carcinoma is beneficial. *Surgery* 2008; 144:712–7; discussion 7–8.

59 Watanabe K, Nagai K, Kobayashi A, et al. Factors influencing survival after complete resection of pulmonary metastases from colorectal cancer. *Br J Surg* 2009; 96:1058–65.

60 Welter S, Jacobs J, Krbek T, et al. Long-term survival after repeated resection of pulmonary metastases from colorectal cancer. *Ann Thorac Surg* 2007; 84:203-10.

61 King J, Glenn D, Clark W, et al. Percutaneous radiofrequency ablation of pulmonary metastases in patients with colorectal cancer. *Br J Surg* 2004; 91:217–23.

62 Simon CJ, Dupuy DE, Mayo-Smith WW. Microwave ablation: principles and applications. *Radiographics* 2005; 25(Suppl 1): S69–83.

63 Beland MD, Dupuy DE, Mayo-Smith WW. Percutaneous cryoablation of symptomatic extraabdominal metastatic disease: preliminary results. *AJR Am J Roentgenol* 2005; 184:926–30.

64 Gonzalez M, Ris HB, Krueger T, Gervaz P. Colorectal cancer and thoracic surgeons: close encounters of the third kind. *Expert Rev Anticancer Ther* 2012; 12:495–503.

65 Pfannschmidt J, Hoffmann H, Dienemann H. Reported outcome factors for pulmonary resection in metastatic colorectal cancer. *J Thorac Oncol* 2010; 5:S172–8.

66 Pfannschmidt J, Dienemann H, Hoffmann H. Surgical resection of pulmonary metastases from colorectal cancer: a systematic review of published series. *Ann Thorac Surg* 2007; 84:324–38.

67 Gonzalez M, Poncet A, Combescure C, et al. Risk factors for survival after lung metastasectomy in colorectal cancer patients: a systematic review and meta-analysis. *Ann Surg Oncol* 2012.

68 Treasure T, Fallowfield L, Lees B. Pulmonary metastasectomy in colorectal cancer: the PulMiCC trial. *J Thorac Oncol* 2010; 5:S203–6.

69 Kim S, Ott HC, Wright CD, et al. Pulmonary resection

of metastatic sarcoma: prognostic factors associated with improved outcomes. *Ann Thorac Surg* 2011; 92:1780–6; discussion 6–7.

70 Porter GA, Cantor SB, Walsh GL, et al. Cost-effectiveness of pulmonary resection and systemic chemotherapy in the management of metastatic soft tissue sarcoma: a combined analysis from the University of Texas MD Anderson and Memorial Sloan-Kettering Cancer Centers. *J Thorac Cardiovasc Surg* 2004; 127:1366–72.

71 Pfannschmidt J, Klode J, Muley T, et al. Pulmonary metastasectomy in patients with soft tissue sarcomas: experiences in 50 patients. *Thorac Cardiovasc Surg* 2006; 54:489–92.

72 Canter RJ, Qin LX, Downey RJ, et al. Perioperative chemotherapy in patients undergoing pulmonary resection for metastatic soft-tissue sarcoma of the extremity: a retrospective analysis. *Cancer* 2007; 110:2050–60.

73 Predina JD, Puc MM, Bergey MR, et al. Improved survival after pulmonary metastasectomy for soft tissue sarcoma. *J Thorac Oncol* 2011; 6:913–9.

74 Briccoli A, Rocca M, Salone M, et al. Resection of recurrent pulmonary metastases in patients with osteosarcoma. *Cancer* 2005; 104:1721–5.

75 Briccoli A, Rocca M, Salone M, et al. High grade osteosarcoma of the extremities metastatic to the lung: long-term results in 323 patients treated combining surgery and chemotherapy, 1985–2005. *Surg Oncol* 2010; 19:193–9.

76 Harting MT, Blakely ML. Management of osteosarcoma pulmonary metastases. *Semin Pediatri Surg* 2006; 15:25–9.

77 Alt AL, Boorjian SA, Lohse CM, et al. Survival after complete

surgical resection of multiple metastases from renal cell carcinoma. *Cancer* 2011; 117:2873–82.

78　Assouad J, Petkova B, Berna P, et al. Renal cell carcinoma lung metastases surgery: pathologic findings and prognostic factors. *Ann Thorac Surg* 2007; 84:1114–20.

79　Oliaro A, Filosso PL, Bruna MC, et al. Pulmonary metastasectomy for melanoma. *J Thorac Oncol* 2010; 5:S187–91.

80　Petersen RP, Hanish SI, Haney JC, et al. Improved survival with pulmonary metastasectomy: an analysis of 1,720 patients with pulmonary metastatic melanoma. *J Thorac Cardiovasc Surg* 2007; 133:104–10.

81　Pfannschmidt J, Hoffmann H, Dienemann H. Thoracic metastasectomy for nonseminomatous germ cell tumors. *J Thorac Oncol* 2010; 5:S182–6.

82　Pfannschmidt J, Zabeck H, Muley T, et al. Pulmonary metastasectomy following chemotherapy in patients with testicular tumors: experience in 52 patients. *Thorac Cardiovasc Surg* 2006; 54:484–8.

83　Garcia-Yuste M, Cassivi S, Paleru C. Pulmonary metastasectomy in breast cancer. *J Thorac Oncol* 2010; 5:S170–1.

84　Shiono S, Kawamura M, Sato T, et al. Pulmonary metastasectomy for pulmonary metastases of head and neck squamous cell carcinomas. *Ann Thorac Surg* 2009; 88:856–60.

85　Yamamoto K, Yoshikawa H, Shiromizu K, et al. Pulmonary metastasectomy for uterine cervical cancer: a multivariate analysis. *Ann Thorac Surg* 2004; 77:1179–82.

86　Kitano K, Murayama T, Sakamoto M, et al. Outcome and survival analysis of pulmonary metastasectomy for hepatocellular carcinoma. *Eur J Cardiothorac Surg* 2012; 41:376–82.

87　Arnaoutakis GJ, Rangachari D, Laheru DA, et al. Pulmonary resection for isolated pancreatic adenocarcinoma metastasis: an analysis of outcomes and survival. *J Gastrointest Surg* 2011; 15:1611–7.

胸腔引流：肺术后胸管引流的循证医学管理

Alessandro Brunelli

胸腔引流管管理是肺切除术后围术期治疗的重要环节。根据传统理论，主要受两个因素影响：漏气和每日引流液量。这两项决定了胸管的管理策略。

漏气时间延长

欧洲胸外科医师协会的最新数据表明（www.ests.org/documents/PDF/Database_ESTS_Report_2012.pdf），术后漏气超过 5 天的肺叶切除发生率为 8.3%，肺段切除术后为 6.8%，楔形切除术后为 3.5%。

这些数据证实术后漏气时间延长（prolonged air leak，PAL）仍是一种令人困扰的并发症。多项研究表明 PAL 是术后影响住院时间和费用的主要因素[1,2]。Varela 等[2]证明仅有 10% 的 PAL 患者可以在术后第 7 天出院，而在同样的时间内 90% 无 PAL 患者可以出院。21 位患者因为漏气延缓出院须额外支付 39 000 欧元，平均每人约 1 860 欧元[2]。

尽管应用单向活瓣或便携式胸腔引流系统，许多患者可以安全带管出院，但是不能随意使用，特别是对于中重度漏气的患者，并不被广泛接受。漏气时间延长不仅是经济问题，也增加了发生其他术后并发症的可能性，特别是脓胸[3]。

因此研究者们尝试预测 PAL 的发生率来确认高危人群，以便采取预防措施。

目前公认的危险因素为：肺功能下降，肺实质易损伤或薄弱，使用类固醇药物，上叶切除，低 BMI 或胸膜粘连等[4]。本文作者与 Salalman 团队[5]一起，建立了一个聚合风险模型，根据四种加权因子分为四层危险等级：年龄大于 65 岁，1 分；

胸膜粘连，1 分；第 1 秒用力呼气容积（FEV_1）小于 80%，1.5 分；BMI 小于 25.5，2 分。汇总每位患者的单项得分，总分范围为 0~5.5 分。如一位 FEV_1 70%、BMI 24 并存在胸膜粘连的 75 岁患者总分为最高分 5.5 分。根据评分结果列为四层危险等级，等级越高，发生持续肺漏气的可能性越大。研究表明，A 级发生 PAL 的可能性为零，B 级（1 分）的可能性为 6.7%，C 级（1.5~3 分）为 10.9%，D 级 >3.5 分为 25.7%。

肺漏气时间延长的最佳预防措施是精于术中，注意谨慎操作。若术后出现 PAL 可以通过适当的胸管处理、自体血粘连、二次手术等措施减少漏气持续时间。

关于术后胸管的不同处理方式有很多相关报道。数篇临床随机对照研究对于是否应用负压吸引各执己见，存在很大争议。理论上说负压吸引能够促使胸膜闭合，利于积气引流。但是胸管的气体流速随着负压吸引压力的增大而加快，从而可能延长引流持续时间。吸引的应用还限制了患者活动，特别是使用壁式吸引器。而在某些情况下单纯水封或是非负压吸引装置可以减缓气流，有效缩短漏气过程，同时由于不需壁式吸引，增加了患者的活动自由度。不过对中重度漏气特别是存在大量气胸的患者来说，非负压装置的排气效果较差，又增加了相关并发症的可能性，如肺炎和心律失常等。

表 18.1 总结了几项关于肺手术后负压吸引与非吸引的随机对照研究。试验结果比较显示最终结论难以统一。部分研究者认为使用单纯水封更有利，另外研究表明两种引流模式效果难分伯仲。

表 18.1　比较术后负压吸引与非吸引的随机试验总结

研究的文献作者	模式	病例数	支持非吸引	优点
Cerfolio, 2001[22]	术后第2天不吸引	33	是	术后第3天漏气加剧
Marshall B, 2002[23]	术后不吸引	68	是	漏气时间缩短
Brunelli A, 2004[24]	术后第1天不吸引	145	否	漏气时间无影响,增加并发症
Brunelli A, 2005[25]	间断吸引	94	支持间断吸引	带管、漏气及住院时间短
Alphonso N, 2005[26]	不吸引	234	否	无差别

LOS,住院时间;PAL,漏气时间延长;POD,术后天数。

通过对比这些研究结论,尚有很多问题亟待解决。根据统一的拔管标准,多数研究支持非负压吸引,便于排气,又不影响肺泡瘘口。负压吸引增加了瘘口的气体流速,但没有证据支持吸引会延缓瘘口的愈合过程。由于传统的引流系统不能准确评估漏气程度,为了更明确的比较吸引组与非吸引组的区别,吸引组必须制订更严格的拔管气体流速标准。由于缺乏评价漏气程度的敏感客观指标,相关临床研究结论精确量化和标准化可重复性受到影响。如何定义单纯水封和负压吸引,也是一个概念性问题。

医学术语的标准化

近期欧洲胸外科医师协会(European Society of Thoracic Surgeons,ESTS)、美国胸外科医师协会(American Association for Thoracic Surgery, AATS)、胸外科医师协会(General Thoracic Surgical Club,GTSC)联合发布了标准化的命名原则,根据物理学和生理学原则明确了一些存在争议的概念[6]。

具体讨论和建议的术语如下:

• 被动引流发生于胸膜腔压力高于大气压时。

• 当大气压下通过外部吸引装置或通过在胸膜腔之下延伸的胸管内的液体柱(虹吸效应)低于大气压的压力施加到胸膜腔时,发生主动引流。因此,旧术语"水封"不绝对是"非吸引",而是一种积极的、非强制性的引流方式。

本文作者团队最近进行了一些研究,分析常规肺叶切除术后拔管前1小时胸膜腔压力的指标变化,入组病例的胸管均为单纯水封,无外源负压吸引[7]。压力范围跨度很大,在短时间内高值大于大气压,甚至患者有张力性气胸的风险,低值可以到 $-40cmH_2O$(图18.1)。

为了简化术语,更好地理解"主动引流",使用外源吸引装置使压力低于大气压的状态定义为"应用外源吸引"。对于其他使用"水封"的病例,建议定义为"未应用外源吸引"。

另一项关键定义是如何区分可调节(可变)吸引和不可调节(固定)吸引。可调节吸引是可以根据胸膜腔的反馈,来调节外源性吸引负压强弱的主动引流模式。胸管的吸引装置可以通过负压的强度调节以保持特定的压力值,以适应不同的病情需要(图18.2)。不可调节或固定吸引是指不能根据胸膜腔压力水平而调节负压强度的外源性主动引流模式。

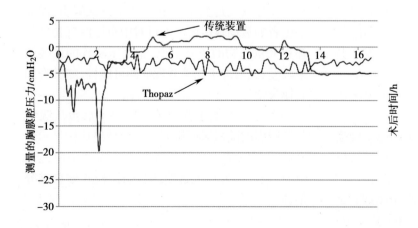

图 18.1　肺叶切除术后应用传统装置与可调节压力装置(Thopaz)平均胸膜内压力比较。本组病例,传统装置未使用负压吸引,Thopaz装置设定的可调压力为 $-2cmH_2O$。传统装置的胸膜腔压力波动明显且正值(>$0cmH_2O$)时间较长。通过使用可调节压力装置,胸膜腔压力稳定,波动较小

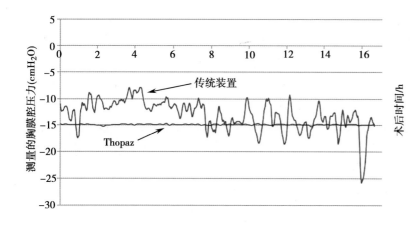

图 18.2　肺叶切除术后应用传统装置与可调节压力装置（Thopaz）平均胸膜内压力比较。本组病例，所有装置的设定压力均为 −15cmH₂O。尽管应用负压吸引，传统装置的胸膜腔压力波动明显。通过使用可调节压力装置，胸膜腔压力稳定在预设水平

电子引流系统

近年来多家公司生产了商业化的电子胸腔引流系统，可以实时监测气流的相关指标。数篇文献报道了这些新型装置的临床应用特性和优势。归纳起来这些数字化装置的特点主要如下：

1. 客观监测漏气指标，有可重复性，同行较认可；

2. 通过图表显示气流变化趋势，有助于管道的管理；

3. 记录数据可供后续试验研究，并可作为司法证据；

4. 简约、轻便、易于携带；

5. 具备内置泵，无需壁式吸引；

6. 吸引压力可调节，胸膜腔内负压稳定（图18.1 和图 18.2）；

7. 智能调节负压吸引强度；

8. 不受重力和患者引流位置的影响。

关于数字系统一个最重要的研究是 Salamanca 团队报道的[8]。该研究发现文献中对于传统引流装置的拔管时机各有不同，但多数研究者都支持应用数字化系统来评估漏气程度，因为明确的客观指标有助于决定何时拔除引流管。

两篇文献证实漏气的准确客观量化指标，可能是临床随机试验中比较数字化与经典式引流装置临床受益的最重要参数[9,10]。Cerfolio 等[9]报道使用数字化系统引流的患者对比应用传统胸管患者带管时间更短，平均短 0.8 天；平均住院日少 0.7 天。这项研究创新性地引入了交叉试验组，部分患者先后应用了两种引流系统，可比较相关的指标变化。通过数字化系统的监测数据，临床试验可分析出气流强度均值与起泡强度存在一定的线性关系。

与上述报道相似，本文作者团队的一项随机研究也证实了电子化系统具有良好效果[10]。该研究纳入 160 例肺叶切除的患者，随机分为两组。结果表明，数字化系统引流组带管时间明显缩短，平均住院日相比减少 1 天，而每例患者的住院费用相应节省 500 欧元；另外，51% 的该组患者术后第 2 天即可拔除胸腔引流管，而在同样的时间内，使用传统引流的患者仅有 12% 可以拔管。这项研究通过电子化系统中的客观气流分析，引入了快速拔管原则。根据 3~6 小时内气体流速的均值（单位为 ml/min）而不是短时的指标来确定拔管时机。

前述两项随机研究应用的都是 Digivent 数字化引流系统，目前已经停产。

胸膜腔压力

一些新型的电子引流系统不仅可以计算气体流速，还可以监测胸膜腔压力。胸膜腔压力对术后漏气和残肺膨胀恢复的影响有待进一步研究。

一项来自 Ancona 和梅奥诊所的联合研究证实肺手术后 6 小时内胸膜腔的压力差与肺漏气的风险和持续时间存在相关性[11]。流速大于 50ml/min 和压力差超过 10cmH₂O 的患者肺漏气时间长于 72 小时的概率达到 52%。结论显示通过降低胸膜腔压力差可以缩短漏气时间。

Digivent 系统为以上相关试验提供数据支持，目前已经停售。通过安装在引流瓶的流速和压力传感器，该系统可以分析外源性因素如虹吸作用和体位等对患者引流的影响。

升级版的吸引装置能够提供更为复杂的信息和临床数据，如 Thopaz 系统（Medela Healthcare, Switzerland）。该套系统内置压力传感器，可以监测胸膜腔内的压力，并通过实时反馈智能调节吸引泵的强度，来维持预设的压力水平（气流测量误差率

151

为1%)。如果无漏气并达到预设的负压值,Thopaz内置泵则停止工作,吸引装置变成了非吸引装置;但系统并未终止测量和记录胸膜腔压力数据。

可调节吸引系统(如 Thopaz 系统)的主要优势之一是能够维持稳定的压力,即使在漏气可变范围为 0.1cmH$_2$O 的情况下(图18.3)。当压力达到或低于 −8cmH$_2$O 且无漏气时,该装置转为被动引流,同时监测并记录患者本身的胸膜腔压力(图18.4)。预设压力可以根据病情需要调节。据前述文献报道,与传统引流装置相比而言,新型系统偏离预设压力的范围很小(图18.1),有益于缩短漏气时间[11]。

研究表明在临床实践中这些新型电子化引流系统是安全、有效的。Pompili 等应用倾向评分病例配对分析方法[12],对51例经 Thopaz 引流患者与51例使用经典引流装置患者进行了连续比较分析。Thopaz 引流组患者带管时间约缩短2天,平均住院日缩短1.5天,每位患者相应节省费用

约750欧元。而且从第一批病例开始,新型电子化引流系统组带管时间就一直较短。当电子引流系统优势凸显到最大时,前40例患者的"学习曲线"开始下降。

现代的胸管引流系统可以调节负压吸引强度来维持设定的胸膜腔压力,是可根据漏气过程中压力的变化而控制吸引强度的有效装置。克服了既往试验仅比较负压吸引与非吸引装置效果的弊端,可根据胸腔压力变化需要而实时控制吸引强度。近年来本文作者团队比较分析了Thopaz 系统在不同水平胸膜腔压力下漏气过程的变化情况[13]。100例肺术后患者按照胸管吸引装置不同随机分为两组。一组使用可调节个体化吸引模式,根据相关研究的结果[7],依照肺手术的类型采用不同的负压预定范围,范围为 −11~−20cmH$_2$O。二组应用预设恒定的吸引压力模式,压力值为 −2cmH$_2$O;该系统仅在漏气的压力值强

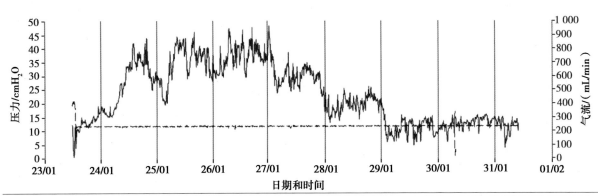

图18.3 肺叶切除术后患者应用可调节压力装置的气流流速与胸膜腔压力曲线。红线代表气流,蓝线记录胸膜腔压力。这位患者漏气时间延长。该装置使胸膜腔压力在漏气的状态下仍稳定在预设值

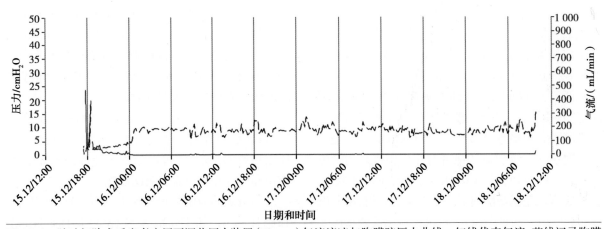

图18.4 肺叶切除术后患者应用可调节压力装置(Thopaz)气流流速与胸膜腔压力曲线。红线代表气流,蓝线记录胸膜腔压力。最初数小时内存在漏气,胸膜腔压力稳定在预设的 −2cmH$_2$O。一旦漏气停止,患者的胸膜腔压力恢复到生理范围内;该装置仅记录数据,并不进行外源性吸引

于 –2cmH$_2$O 工作,否则只是作为一种固定非吸引装置进行被动引流。结果显示两组患者平均漏气时间和病例数并无明显差异;肺术后预设恒定胸管吸引压力模式与可调节压力吸引模式同样安全有效。尽管此项研究可通过不同吸引强度和试验截点来改进、完善,其结论仍有助于指导未来关于可调节吸引模式的进一步研究。

胸腔积液

影响胸管撤除的另一项关键指标,是患者每日胸腔积液引流量。一般来说,按照经典理论大多数医师接受拔管的安全值为引流液体量少于200ml/d。然而该数值更多情况下总结于传统的经验,并无统计学或生理学数据的支持。

胸腔积液循环主要受壁胸膜淋巴引流系统的调节。胸膜淋巴系统主要分布在膈面与纵隔面,由于脏胸膜的通透性仅为壁胸膜的 1/10,所以并不起主要的调节作用。每小时胸腔积液循环量约为 0.2ml/kg,正常生理状态下大约每小时完全更新一次[14]。

在胸腔积液动力学中淋巴系统起到积极的负反馈调节作用,如在肺术后发生肺部感染的状态下,可以因其通透性变化 20~30 倍明显增加渗出量。试验表明胸膜淋巴引流形成少量胸液,促使肺组织紧贴胸壁[15]。另一影响胸腔积液动态平衡的重要因素是胸管的负压,当超过生理范围例如 –20cmH$_2$O时导致胸腔积液增加。另外胸管也是一种异物,刺激胸膜产生炎症效应而增加胸水渗出。

根据上述生理学原则引流干净所有胸腔积液大可不必,因为胸膜可以主动吸收残留的液体。但是安全的残余积液量是多少?文献中有关肺手术后胸腔积液管理的研究结果仍无定论。这方面比较有影响力的研究来自 Cerfolio 团队[16]。通过对 2 000 例肺手术患者进行分析,他们发现每日引流量少于 450ml 是安全的(排除脑脊液漏、乳糜胸或血胸)。仅有 11 例患者(不足 1%)由于胸腔积液复发有症状需要再收住院。鉴于这篇报道,很多胸外科医师改变了传统的拔管策略,即使胸引量较大仍积极拔除胸腔引流管。

本文作者团队的处理原则是当胸管不漏气、每日引流量少于 400ml 时,给予拔管。应用该原则后,因胸腔积液复发有症状或需重新置管引流而再收住院的患者并没有明显增多。

单管引流还是双管引流?

按照传统惯例肺叶切除术后胸外科医师一般使用双管引流。教科书上讲授上管引气,下管排液。该策略被认为是胸外科领域毋庸置疑的基本原则。

但是近十年来几项随机试验证明,肺叶切除术后单管引流也是安全有效的。胸管是一种外来刺激物,诱导积液生成。根据引流装置的监测,单胸管可以减少这种因引流管本身刺激诱发的积液量。

表 18.2 总结了几项关于肺叶切除术后单管引流对比双管引流的随机试验研究[17~19]。所有研究证实单管引流优势之一是疼痛轻。对于分析残存胸腔积液量或二次置管发生率,两种置管模式无明显差别。Okur 等发现单管引流可以缩短带管时间,减少胸腔积液量[19]。

表 18.2　比较单管引流与双管引流的随机试验总结

研究的文献作者	类型	带管时间	胸腔积液	疼痛	残留的胸腔积液或二次引流
Alex J,2003[17]	随机对照试验	无差别	无差别	减轻	无差别
Gomez-Caro A,2006[18]	随机对照试验	无差别	无差别	减轻	无差别
Okur E,2009[19]	随机对照试验	缩短	减少	减轻	无差别

作者团队发现应用负压吸引时胸膜腔压力在单管或双管引流系统中并无明显差异[20]。该结论不支持单管引流影响肺充分复张的说法。而且经研究证明单管引流对术后肺功能和胸痛的影响较小[21]。104 例患者纳入研究,分别测量拔管1 小时前与 1 小时后用力呼吸量和胸痛的指标或评分变化。拔管后胸痛的评分值降低约 40%。平均第 1 秒用力呼气容积(FEV$_1$)拔管后增加 13%(约 200ml)。拔管后 67% 的患者 FEV$_1$ 增加。在VATS 或开放手术患者的结果是相似的。

这些试验证实胸管置入影响患者的疼痛症状和肺功能指标。所以单管引流似乎更有说服力。目前本文作者团队使用 24F 单管引流,经中胸部置入放至胸膜顶。这种置管模式已经应用 4 年多,因胸腔积液复发有症状需二次置管的患者并没有明显增加。

(毕明明　译,巩少军　校)

参考文献

1. Irshad K, Feldman LS, Chu VF, et al. Causes of increased length of hospitalization on a general thoracic surgery service: a prospective observational study. *Can J Surg* 2002 Aug; 45(4):264–8.

2. Varela G, Jiménez MF, Novoa N, Aranda JL. Estimating hospital costs attributable to prolonged air leak in pulmonary lobectomy. *Eur J Cardiothorac Surg* 2005 Feb; 27(2):329–33.

3. Brunelli A, Xiume F, Al Refai M, et al. Air leaks after lobectomy increase the risk of empyema but not of cardiopulmonary complications: a case-matched analysis. *Chest* 2006 Oct; 130(4):1150–6.

4. Brunelli A, Cassivi SD, Halgren L. Risk factors for prolonged air leak after pulmonary resection. *Thorac Surg Clin* 2010 Aug; 20(3):359–64.

5. Brunelli A, Varela G, Refai M, et al. A scoring system to predict the risk of prolonged air leak after lobectomy. *Ann Thorac Surg* 2010 Jul; 90(1):204–9.

6. Brunelli A, Beretta E, Cassivi SD, et al. Consensus definitions to promote an evidence-based approach to management of the pleural space: a collaborative proposal by ESTS, AATS, STS, and GTSC. *Eur J Cardiothorac Surg* 2011 Aug; 40(2):291–7.

7. Refai M, Brunelli A, Varela G, et al. The values of intrapleural pressure before the removal of chest tube in non-complicated pulmonary lobectomies. *Eur J Cardiothorac Surg* 2012 Apr; 41(4):831–3.

8. Varela G, Jiménez MF, Novoa NM, Aranda JL. Postoperative chest tube management: measuring air leak using an electronic device decreases variability in the clinical practice. *Eur J Cardiothorac Surg* 2009 Jan; 35(1):28–31.

9. Cerfolio RJ, Bryant AS. The benefits of continuous and digital air leak assessment after elective pulmonary resection: a prospective study. *Ann Thorac Surg* 2008 Aug; 86(2):396–401.

10. Brunelli A, Salati M, Refai M, et al. Evaluation of a new chest tube removal protocol using digital air leak monitoring after lobectomy: a prospective randomised trial. *Eur J Cardiothorac Surg* 2010 Jan; 37(1):56–60.

11. Brunelli A, Cassivi SD, Salati M, et al. Digital measurements of air leak flow and intrapleural pressures in the immediate postoperative period predict risk of prolonged air leak after pulmonary lobectomy. *Eur J Cardiothorac Surg* 2011 Apr; 39(4):584–8.

12. Pompili C, Brunelli A, Salati M, et al. Impact of the learning curve in the use of a novel electronic chest drainage system after pulmonary lobectomy: a case-matched analysis on the duration of chest tube usage. *Interact Cardiovasc Thorac Surg* 2011 Nov; 13(5):490–3.

13. Brunelli A, Salati M, Pompili C, et al. Regulated tailored suction vs regulated seal: a prospective randomized trial on air leak duration. *Eur J Cardiothorac Surg* 2012 Sep 28. [Epub ahead of print] PubMed PMID:23024236.

14. Miserocchi G, Beretta E, Rivolta I. Respiratory mechanics and fluid dynamics after lung resection surgery. *Thorac Surg Clin* 2010 Aug; 20(3):345–57.

15. Miserocchi G. Mechanisms controlling the volume of pleural fluid and extravascular lung water. *Eur Respir Rev* 2009; 18(114):1–9.

16. Cerfolio RJ, Bryant AS. Results of a prospective algorithm to remove chest tubes after pulmonary resection with high output. *J Thorac Cardiovasc Surg* 2008 Feb; 135(2):269–73.

17. Alex J, Ansari J, Bahalkar P, et al. Comparison of the immediate postoperative outcome of using the conventional two drains versus a single drain after lobectomy. *Ann Thorac Surg* 2003 Oct; 76(4):1046–9.

18. Gómez-Caro A, Roca MJ, Torres J, et al. Successful use of a single chest drain postlobectomy instead of two classical drains: a randomized study. *Eur J Cardiothorac Surg* 2006 Apr; 29(4):562–6.

19. Okur E, Baysungur V, Tezel C, et al. Comparison of the single or double chest tube applications after pulmonary lobectomies. *Eur J Cardiothorac Surg* 2009 Jan; 35(1):32–5.

20. Brunelli A, Cassivi SD, Fibla J, Di Nunzio L. Pleural pressure immediately after pulmonary lobectomy: single versus double chest tubes for suction. *J Thorac Cardiovasc Surg* 2010 Sep; 140(3):e52–3.

21. Refai M, Brunelli A, Salati M, et al. The impact of chest tube removal on pain and pulmonary function after pulmonary resection. *Eur J Cardiothorac Surg* 2012 Apr; 41(4):820–2.

22. Cerfolio RJ, Bass C, Katholi CR. Prospective randomized trial compares suction versus water seal for air leaks. *Ann Thorac Surg* 2001 May; 71(5):1613–7.

23. Marshall MB, Deeb ME, Bleier JI, et al. Suction vs water seal after pulmonary resection: a randomized prospective study. *Chest* 2002 Mar; 121(3):831–5.

24. Brunelli A, Monteverde M, Borri A, et al. Comparison of water seal and suction after pulmonary lobectomy: a prospective, randomized trial. *Ann Thorac Surg* 2004 Jun; 77(6):1932–7.

25. Brunelli A, Sabbatini A, Xiumé F, et al. Alternate suction reduces prolonged air leak after pulmonary lobectomy: a randomized comparison versus water seal. *Ann Thorac Surg* 2005 Sep; 80(3):1052–5.

26. Alphonso N, Tan C, Utley M, et al. A prospective randomized controlled trial of suction versus non-suction to the under-water seal drains following lung resection. *Eur J Cardiothorac Surg* 2005 Mar; 27(3):391–4.

原发自发性气胸

Giuseppe Cardillo, Gerard Ngome Enang, Francesco Carleo, Bernardo Ciamberlano, Pasquale Ialongo, AldoMorrone, Massimo Martelli

气胸是一种相对常见的临床疾病,患者通常多为年轻健康男性,但任何人都可能患病。不论何种病因(原发性、继发于已有的肺部疾病或外伤),早期治疗主要取决于气胸对心肺功能损害的程度和具体症状严重程度。

定义

胸膜腔内积气称为气胸[8]。造成气胸的原因有以下几种:①肺泡和胸膜之间存在交通;②胸膜腔直接或间接与外界空气相沟通;③胸膜腔内存在产气微生物;④涉及肠和膈肌的创伤;⑤食管穿孔。临床上,气胸分自发性气胸(没有明显的诱发因素)和继发性气胸(存在肺部疾病)(表 19.1)[20]。尽管不同国家的指南——BTS、比利时肺病学会、西班牙肺病学和胸外科学会(Sociedad Espanola de Neumologia ycirugia toracica,SEPAR)[3,17,20,21,22,23] 和 Delphi 共识声明——已出版,但是不同专家对自发性气胸的治疗仍存在很多差异。欧洲呼吸学会(European Respir-atory Society,ERS) 于 2015 年通过了新的共识[27]。

自发性气胸(spontaneous pneumothorax,SP)分为原发自发性气胸(primary spontaneous pneu-mothorax,PSP)和继发自发性气胸(secondary sp-ontaneous pneumothorax,SSP)。PSP 是指在没有明显的潜在肺部疾病患者胸膜腔内自发的出现气体,通常由肺大疱破裂造成。SSP 是由各种呼吸系统疾病引起的,最常见的是慢性阻塞性肺疾病伴肺气肿、囊性纤维化、肺结核、肺癌和艾滋病卡氏肺孢子虫肺炎,其次是一些罕见疾病如淋巴管平滑肌瘤病和组织细胞增生症(表 19.2)。

表 19.1　气胸临床分类

自发性气胸
原发性气胸:没有明显的潜在肺部疾病
继发性气胸:临床上有明显的潜在肺部疾病(如慢性阻塞性肺疾病和囊性纤维化)
月经性气胸:伴随月经发生
外伤性气胸
医源性外伤性气胸:继发于经胸廓和支气管的活检、中心静脉置管、胸膜活检和胸腔穿刺术
非医源性外伤性气胸:继发于钝器或锐器胸壁损伤

表 19.2　继发性自发性气胸常见和典型病因

肺部过度充气

肺气肿

气道疾病

囊性纤维化

重度哮喘

传染性肺病

卡氏肺孢子虫肺炎

肺结核

坏死性肺炎

间质性肺疾病

特发性肺间质纤维化

结节病

组织细胞增生症

淋巴管平滑肌瘤病

结缔组织病

类风湿关节炎,硬皮病和强直性脊柱炎

马方综合征(Marfan syndrome)

埃勒斯 - 当洛斯综合征(Ehlers-Danlos syndrome)

恶性疾病

肺癌

肉瘤

肺转移瘤

流行病学

原发自发性气胸男性发病率为 7.4~18/(100 000 人·年),女性发病率为 1.2~6/(100 000 人·年)(年龄调整发病率)[4,7]。原发自发性气胸通常发生在瘦长体型人群。吸烟在自发性气胸发病过程中发挥着重要的作用,健康男性终生发病风险:吸烟人群为 12%,而非吸烟人群发病风险仅为 0.1%。自发性气胸首次发病后再发病的风险

升高为 25%,二次发病后再发病概率高达 50%,尤其是在发病后 2 年时间内常见。因此有两种不同的流行病学形式:①原发性气胸在 20~40 岁年轻人中发病率最高,尤其是那些身材偏高,体重过轻的人;②继发性自发气胸在 55 岁以上的人群中发病率最高,因为这些患者的肺功能在气胸发生之前已经损害严重,继发自发性气胸可能更加严重。其发病率可能和原发自发性气胸发病率几乎差不多。

发病机制

自发性出现在肺泡和胸膜腔之间交通的发病机制还不清楚。高达 90% 的原发自发性气胸患者在胸腔镜检查和计算机断层扫描(CT)时,可以发现胸膜下肺泡和肺大疱[5,14,15]。

吸烟和发病是有关的,其发病风险随着吸烟时间和吸烟数量增加而增加。与非吸烟健康男性 0.1% 气胸发病率相比,吸烟健康男性气胸发病率为 12%。原发自发性气胸在最初 4 年里复发的风险高达 54%,其中 80%~86% 年轻患者在首次发生气胸后继续吸烟。

症状和体征

原发自发性气胸可能症状轻微或是没有症状。与之相反,继发自发性气胸症状可能更加显著,即使是气胸的相对体积很小,症状也很明显。最典型的症状是胸痛和呼吸困难。几乎所有原发自发性气胸患者都有突发的患侧胸痛,可能存在呼吸困难,但通常都不太严重。在继发自发性气胸中,呼吸困难是最显著的临床特征;有时也会出现胸痛、发绀、低氧血症和高碳酸血症,甚至会导致急性呼吸衰竭。少量气胸体格检查时往往可能没有阳性体征。在大量气胸中,呼吸音和触觉语颤通常减弱或消失,叩诊回声增强(鼓音)

严重或极度呼吸困难症状提示存在张力性气胸,原发性自发性气胸导致的张力性气胸非常罕见,体征如下:

- 呼吸困难,呼吸急促,费力
- 缺氧
- 脉搏或血压异常
- 低灌注
- 颈静脉怒张,心音低沉

● 精神状态淡漠

临床评估应该是制订治疗方案的主要决定因素。

自发性气胸诊断

气胸诊断通常通过影像技术确诊。以下成像模式用于诊断和处理气胸：

● 标准后前位（postero-anterior，PA）胸部 X 线片

● 胸部侧位 X 线片

● CT 扫描

初步诊断气胸建议用直立 PA 吸气胸部 X 线片，而不是呼气 X 线片。诊断特征是胸膜线的移位。如果存在不确定性，则可以 CT 扫描。

当标准 PA 胸片不足以证实疑似气胸时，侧位胸片可提供辅助信息。

CT 扫描可以作为检测小气胸和评估气胸程度的金标准。曾经在 40 岁以上的患者（吸烟或者不吸烟）手术之前要求必须检查。2010 年英国胸外科手术指南建议使用 CT 区分气胸和肺大疱疾病，以及怀疑置管位置异常或是普通胸片很难发现皮下气肿时进行 CT 检查（C 级推荐）。

治疗

原发自发性气胸处理首要目标是消除胸膜腔内气体，当部分性气胸时可以观察处理，当完全性气胸或是肺部全部塌陷时通过任何可行的方式尽快排除胸膜腔内气体。

高复发概率者或是再次复发时后果严重的患者要防止复发，这是原发自发性气胸治疗的第二个目标。

原发自发性气胸的治疗方案包括：

● 保守治疗：观察，细针吸取（胸腔穿刺术），胸（肋间）管引流

● 外科（电视辅助胸腔镜手术、开胸手术）治疗

观察 是对部分气胸或无呼吸困难患者一线处理措施（B 级推荐）。对于肺压缩体积小于 20% 患者，常规通过多次胸部 X 线片检查动态观察，直到胸膜腔内气体全部被吸收肺部重新膨胀。气体的吸收率是每天 1.25%~1.8%。肺压缩体积为 25% 的气胸需要 20 天才能吸收完全。

细针吸取（胸腔穿刺术） 对于肺压缩体积超过 20% 的患者，胸膜腔内空气可以通过插入细针或是空心管（胸管）排气。即使是气胸很少或是没有威胁性也可以胸穿，因自行恢复需要几周的时间[18]。胸腔穿刺术可以减少患者胸痛，患者无须住院。50%~80% 可立即缓解疼痛。一些随机临床试验证实，这样的治疗措施与胸导管引流对短期或长期的引流同样有效（A 级推荐）。

胸（肋间）管引流 即使在大多数国家对自发气胸采取非手术的方式，胸管引流仍然是最常见的治疗方法。小口径导管(14F) 更容易插入，不适感少（B 级推荐）。肋间置管引流(16~24F) 最为常见。在这个过程中，胸（肋间）导管与单向阀系统相连接，可允许空气流出但不再进入胸膜腔，胸管可以放置数小时或数天[6]。

手术指征：

● 同侧第二次气胸

● 对侧首次气胸

● 双侧自发性气胸

● 自发性血胸

● 持续漏气(>4~5 天的胸管引流)

● 胸（肋间）管引流后肺扩张不完全

● 职业风险增加气胸发生率（飞机人员、运动员、潜水员）

除非已经达到永久性治疗气胸，否则继续上述职业对气胸患者被认为是不安全的；在一些情况下，专业指南建议在两侧肺部进行胸膜固定术，肺功能测试和 CT 扫描必须是正常的情况下，才能完全恢复日常活动。

手术治疗气胸的两个目的：①切除肺大疱或是缝合肺尖部以治疗潜在的肺部薄弱处；②创建胸膜联合（胸膜固定术）以防止复发，其中包括：胸膜切除术、胸膜摩擦、滑石粉。

电视辅助胸腔镜手术(video-assisted thoraco-scopic surgery，VATS) 是手术治疗原发自发性气胸的金标准。是侵入性更小的手术，具有术后疼痛轻，伤口更美观，引流时间和住院时间短，功能恢复的更好，患者的短期和长期满意度较高，至少和开放式手术成本效益相当。电视辅助放大作用可更易发现肺大疱，通过 VAST 可以用不同的方式治疗：缝合和切除，这是最常见的方法；通过无刀钉合器(endo-TATM)，适用于肺气肿样肺；或是用圈套器结扎(endo-loop)，这种方法已

经被 Cardillo 等人证实效果不如前几种方法[11]。然而,没有补加进行胸膜固定术的肺大疱切除并不能防止复发,且两种方法合用更有效。Horio 和 Naunheim 已证明肺大疱切除联合胸膜固定术把复发率从 16% 降低到 1.9% 和从 20% 降低至 1.5%[13,16]。Cardillo 证明肺大疱切除术优于圈套器结扎,复发率从 4.54% 降低到 0%。肺大疱切除与胸膜摩擦或滑石粉是大多数胸外科医生最常用的方法(D 级推荐)[1,2,20]。不同的胸膜固定技术(胸膜切除术、胸膜摩擦和滑石粉喷覆)都显示有效预防复发[19]。胸壁胸膜切除通常从胸顶延续到第 5、第 6 肋间或更低。胸膜摩擦通常用纱布垫进行。滑石粉胸膜固定术是通过在胸膜腔内灌注 2~4g 无菌滑石粉来完成。这是一种非常快速的技术,与胸膜切除出血的风险以及胸膜擦伤相比,该方法相关并发症发生率最低。滑石粉胸膜固定被证明是有效和安全的,此治疗方法成功率最高为 95%。关于滑石粉诱发肿瘤安全性以及使用滑石粉后的长期肺功能影响未见确切报道。标配级滑石粉直径小于 5 微米的颗粒百分比非常低(4%~5%),在欧洲被广泛、安全用于胸膜固定治疗复发自发性气胸超过 70 年,已被证明耐受性良好,无远期后遗症[9~12]。

随访

发生气胸后患者是否需要随访的问题尚不清楚。尚没有医学文献数据可查。

预防

虽然气胸通常不可能预防,但戒烟是可减少气胸初次发生概率,并且是避免气胸复发重要措施[2]。大多数复发通常发生在初次发病两年内。

(姜运峰　译,唐立岷　校)

参考文献

1　Tschopp JM et al. Management of spontaneous pneumothorax: state of the art. *Eur Respir J* 2006; 28:637–50.

2　Cardillo G et al. Videothoracoscopic talc poudrage in primary spontaneous pneumothorax: a single-institution experience in 861 cases. *J Thorac Cardiovasc Surg* 2006; 131:322–8.

3　MacDuff A, Arnold A, Harvey J. Management of spontaneous pneumothorax: British Thoracic Society Pleural Disease Guidelines, 2010.

4　Miller A. Spontaneous pneumothorax. In: Light RW, Lee YCG, eds., *Textbook of Pleural Diseases*. 2nd edn. London: Arnold Press, 2008: 445–63.

5　Light RW, Lee YCG. Pneumothorax, chylothorax, hemothorax and fibrothorax. In: Murray J, Nadel J, Mason R, et al., eds., *Textbook of Respiratory Diseases*. 5th edn. Philadelphia: Saunders Elsevier, 2010: 1764–91.

6　Chan SS. The role of simple aspiration in the management of primary spontaneous pneumothorax. *J Emerg Med* 2008; 34:131–8.

7　Noppen M. Spontaneous pneumothorax: epidemiology, pathophysiology and cause. *Eur Respir Rev* 2010; 19:117, 217–21.

8　Jantz MA, Anthony VB. Pathophysiology of the pleura. *Respiration* 2008; 75:121–33.

9　Janssen J, Cardillo G. Primary spontaneous pneumothorax: towards outpatient treatment and abandoning chest tube drainage. *Respiration* 2011; 82:201–3.

10　Bridevaux PO, Tschopp JM, Cardillo G, et al. Safety of large-particle talc pleurodesis after talc poudrage under thoracoscopy for primary spontaneous pneumothorax: a European multicentre prospective study. *Eur Respir J* 2011; 38:770–3.

11　Cardillo G, Facciolo F, Giunti R, et al. Videothoracoscopic treatment of primary spontaneous pneumothorax: a 6-year experience. *Ann Thorac Surg* 2000; 69:357–61.

12　Cardillo G, Carleo F, Carbone L, et al. Long-term lung function following videothoracoscopic talc poudrage for primary spontaneous recurrent pneumothorax. *Eur J Cardiothorac Surg* 2007; 31:802–5.

13　Horio H, Nomori H, Kobayashi R, et al. Impact of additional pleurodesis in video-assisted thoracoscopic bullectomy for primary spontaneous pneumothorax. *Surg Endosc* 2002; 16:630–4.

14　Hatz RA, Kaps MF, Meimarakis G, et al. Long-term results after video-assisted thoracoscopic surgery for first time and recurrent spontaneous neumothorax. *Ann Thorac Surg* 2000; 70:253–7.

15　Loubani M, Lynch V. Video-assisted thoracoscopic bullectomy and acromycin pleurodesis: an effective treatment for spontaneous pneumothorax. *Respir Med* 2000; 94:888–90.

16　Naunheim KS, Mack MJ, Hazelrigg SR, et al. Safety and efficacy of video-assisted thoracic surgical techniques for the treatment of spontaneous pneumothorax. *J Thorac Cardiovasc Surg* 1995; 109:1198–1204.

17　Harvey J, Prescott RJ. Simple aspiration versus intercostal tube drainage for spontaneous pneumothorax in patients with normal lungs: British Thoracic Society Research Committee. *BMJ* 1994; 309:1338–9.

18　Ayed AK, Chandrasekaran C, Sukumar M. Aspiration versus tube drainage in primary spontaneous pneumothorax: a randomized study. *Eur Respir J* 2006; 27:477–82.

19　Noppen M, Alexander P, Driesen P, et al. Manual aspiration versus chest tube drainage in first episodes of primary spontaneous pneumothorax: a multicenter, prospective, randomized pilot study. *Am J Respir Crit Care Med* 2002; 165:1240–4.

20　Baumann MH, Strange C, Heffner JE, et al. Management of spontaneous pneumothorax: an American College of Chest Physicians Delphi Consensus Statement. *Chest* 2001; 119:590–602.

21　Henry A, Arnold T, Harvey J. BTS guidelines for the management of spontaneous pneumothorax. *Thorax* 2003; 58 (Suppl 2):39–52.

22　De Leyn P, Lismonde M, Niname V, et al. Belgian Society of Pneumology: guidelines on the management of spontaneous pneumothorax. *Acta Chir Belg* 2005; 105:265–7.

23　Rivas de Andrés JJ, Jiménez López FM, Laureano Molins LR, et al. SEPAR guidelines for the diagnosis and treatment of spontaneous pneumothorax. *Arch Bronconeumol* 2008; 44(8):437–48.

24　Allanah Barker, Eleni C Maratos, Lyn Edmonds, Eric Lim. Recurrence rates of video-assisted thoracoscopic versus open surgery in the prevention of recurrent pneumothoraces: a systematic review of randomised and non-randomised trials. *Lancet* 2007 July; 370 (9584): 329–35.

25　Humaid. *Interact Cardiovasc Thor Surg* 2008; 7:673–7.

26　Treasure T. Minimal access surgery for pneumothorax. *Lancet* 2007 July; 370 (9584):294–5.

27　Tschopp JM. ERS task force statement: diagnosis and treatment of primary spontaneous pneumothorax. *Eur Respir J* 2015 Aug; 46(2):321–35. doi: 10.1183/09031936.00219214. Epub 2015 Jun 25.

20

支气管胸膜瘘

Steven M.Woolley, Susannah M.Love

支气管胸膜瘘（bronchopleural fistula, BPF）是支气管树结构与胸膜腔之间的非正常相通，由支气管残端坏死等原因导致肺切除术后的瘘管形成，是一种罕见且有致命风险的并发症。据报道全肺切除术后 BPF 发病率约为 1%~20% 之间，肺叶切除术后约 0.5%，BPF 死亡率为 20%~70%[1,2,3,4,5]。术后两周内发生 BPF 的死亡风险最高，主要死亡原因为吸入性肺炎[4]。

从病因学角度看，肺术后并发 BPF 占据了所有 BPF 大多数，不管是肺段切除术或肺叶切除以及全肺切除术等，均可能术后并发 BPF。除此之外，BPF 同样也可发生于多种非手术患者：坏死性肺炎，化脓性感染，及肺、甲状腺、食管和淋巴系统的肿瘤等，胸部的钝性或穿透性外伤，或者医源性损伤如放疗，肺活检或胸腔引流术等亦可能发生 BPF。气胸的"漏气"往往被误认为发生了 BPF，实质为肺泡胸膜瘘而非 BPF。本章节主要讨论继发术后的 BPF。

术后发生 BPF 危险因素主要为三方面：术前，术中及术后因素。表 20.1 列举出肺部切除术后发生 BPF 的危险因素，术前因素主要包括：合并其他系统疾病、术前药物史以及术前辅助治疗。Algar 等报道与 BPF 发生有显著相关性的因素有：COPD、高血糖、低蛋白血症、长期服用类固醇、术后 FEV1 预测值低[6]。Asamura 等通过调查 1 360 例肺癌肺切除术患者，针对 BPF 发生危险因素做了多因素变量分析，也得出类似结论，并发现了一些新的危险因素，如肝硬化、术前接受超过 5 000cGy 的放射治疗[3]。

术中因素，Asamura 等证实右侧肺部手术、全肺手术（尤其右侧）、纵隔淋巴结清扫、残端阳性等是导致 BPF 发生的危险因素[3]。并且，残端过长以及残端血运不良同样被报道是危险因素[2]。右侧易发生 BPF 的机制主要在两方面：①右主支气

管的支气管动脉血供往往是 1 支，而左主支气管的供血支气管动脉为 2 支；②左主支气管残端在术后常会回缩至主动脉弓下方，其周围有血供丰富的纵隔组织包绕，而右主支气管残端则无任何组织覆盖保护直接暴露于胸膜腔。

表 20.1　BPF 风险因素

术前因素	年龄
	糖尿病
	类固醇治疗史
	低蛋白血症
	术前接受放疗
	肝硬化
	COPD
	术前 FEV1 预计值低
	感染性疾病手术
术中因素	右全肺手术
	支气管残端残留过长
	支气管残端血供不佳
	支气管残端阳性
术后因素	机械通气
	脓胸

术后危险因素包括：正压通气时间延长，支气管残端的感染，以及胸腔内化脓性感染导致支气管残端的裂开。术后管理应力求早期拔除气管插管，并积极早期术后康复和物理治疗，降低重新插管的风险。当术后机械通气不可避免时，呼吸机设置上应尽量降低气道峰值压力及呼气末正压

(positive end-expiration pressure，PEEP)，且气管插管套囊及插管尖端尽可能远离支气管残端[7]。全肺切除患者机械通气气道内吸痰时须非常谨慎轻柔，这些操作不当有可能导致瘘的发生。

术后残端瘘可以发生于术后不同时间、并表现不同症状，根据术后出现 BPF 症状的早晚，不少研究者曾对术后残端瘘分期定义，Varoli 等依据相关症状出现时段把 BPF 分为早、中、晚三期：早期(1~7 天)、中期(8~30 天)及晚期(>30 天)[8]。Hallaus 等则将肺切除术后 BPF 分为 I ~ III 级：术后 14 天以内发生 BPF 为 I 级，此阶段发生误吸及死亡风险很高；术后 15~90 天为 II 级，此阶段胸腔内纤维增生，误吸发生率有所降低，但因为此阶段患者已经出院并可能放弃治疗，故死亡率并不低；术后 90 天以上者为 III 级，此阶段胸腔纤维板已形成，不再发生误吸风险，死亡率也大大降低[4]。

早期瘘最常见于外科技术性原因，如闭合器钉仓钉合不佳、缝合技术差等导致对合不良、残端闭合部位张力过大等。中晚期瘘发生多因支气管组织血供差，肿瘤残留或复发，支气管残端合并感染或胸膜腔感染如脓胸等。

BPF 临床表现因术后发病时间而异，早期瘘由于张力性气胸或健侧肺内的大量误吸可导致急性循环衰竭，大量误吸的患者如能存活下来，随后将发生急性呼吸窘迫综合征(acute respiratory distress syndrome，ARDS)。早期瘘也可以表现为症状不典型或者症状轻，如仅表现为咳稀薄痰或脓性痰，术后胸管漏气时间延长或突发气胸，或进行性加重的皮下气肿。晚期瘘常见症状为咳嗽伴泡沫痰，胸水样痰，患者经常主诉晨起散步或平躺时咳出类似痰液，如合并化脓性感染，会出现败血症相关症状如畏寒发热等。

影像学上，如果胸片液气平面下降 2cm 以上或者原来胸片上半侧胸腔大面积实变影出现新的液气平面，要怀疑 BPF 的发生。图 20.1 显示一个机械通气患者右侧胸腔液面显著下降。肺切除术后患者当出现明显的胸腔内液平面降低，BPF 是很常见的不幸可能原因，其他的原因还包括伤口哆开，液体经伤口溢出，或医源性胸腔积液引流，脱水是罕见的原因。可直视下通过纤维支气管镜鉴别、寻找和定位 BPF，然而，一些小的瘘口不太容易在镜下发现，此时在可疑处注入生理盐水，持续出现气泡处即为瘘发生部位。另外，于支气管

腔内可疑瘘处注入亚甲蓝，通过观察胸管内胸腔引流液有无染色来证实瘘发生。近来 CT 支气管成像同样被作为评估是否发生 BPF 的有效方法，但对于重症监护不太方便搬动的患者可能是不太适宜的，纤维支气管镜仍是确诊发生 BPF 的金标准。

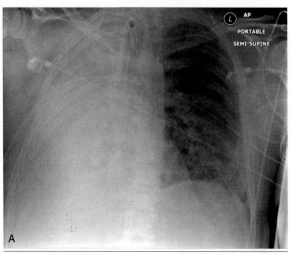

图 20.1　A. 全肺切除术后 2 周患者经气管切开机械通气胸片

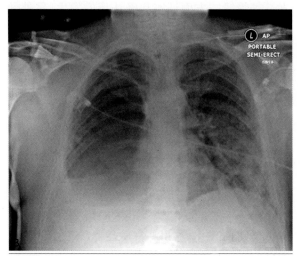

图 20.1　B. 同一患者 BPF 后 12 小时，胸内液平面明显下降

避免发生 BPF 手术操作要点

如前所述，发生瘘危险因素包括残端过长或过度使用能量设备热灼伤及残端解剖过于"骨骼化"造成支气管残端血供不良，这些因素相对较易避免。手工缝合与应用闭合器关闭残端两者对于经验丰富者似乎没有明显差异。闭合器操作方法更容易掌握，所以广泛应用于英国的各个

医疗中心。仍有采用术中支气管残端进行包埋处理等措施避免发生残端瘘。多数学者认为,富含血供的组织包埋处理能促进支气管残端的早期愈合,包括胸膜、肋间肌、膈肌、心包、奇静脉以及大网膜等各种不同的组织均被应用[5,10,11]。Asamura 和 Naruke 以及 Klepetko 在一系列报道中推荐以带蒂心包片包埋支气管残端以减少支气管残端的发生率[3,14]。由于右肺切除术后BPF 的风险增加,一致认同的建议应以带蒂组织覆盖支气管残端。左全肺切除术很多外科医生并没有选择覆盖支气管残端,因为支气管残端会回缩至主动脉弓下方,从而被血供丰富的周围结缔组织包绕。

BPF 治疗策略

如前所述,早期 BPF 胸腔积液误吸入对侧肺是导致高死亡率的常见因素。故而要求发生 BPF时患侧胸腔需通过肋间彻底充分引流,以避免污染对侧肺。发生 BPF 的患者除非其他特殊原因应认为已合并胸腔感染,所以必须常规使用抗生素。气管镜一方面证实和确认瘘的发生,另外便于清理支气管内分泌物及误吸入对侧肺的胸液。需要呼吸机辅助呼吸患者必须考虑使用双腔气管插管或者长的气管插管选择性插入对侧支气管,以隔离患侧,避免被发生 BPF 侧的胸水污染健侧肺。早期 BPF 患者治疗原则归纳为:保护呼吸道(通过充分胸腔引流,及时吸除气管内分泌物以及机械通气时选择合适的气管插管),使用合适的抗生素控制感染。

肺切除术后早期发生大的 BPF,患者身体状态能耐受手术以及胸腔内并未出现严重感染前提下,可及时开胸探查并进行瘘修补[12,13]。进行此类早期瘘修补术时,可选择残端切除或成形术,肺叶切除术后发生的 BPF 可以考虑行全肺切除手术。Khan 等建议 80% 的患者可以直接用带蒂心包补片包埋修复残端[16]。仅靠全身使用抗生素或抗生素胸腔持续彻底冲洗,是无法阻止全肺术后 BPF 脓胸进展的。

BPF 导致的脓胸非常难处理,治疗的两个主要目标:第一,闭合瘘口,第二消除残腔。一般认为残端闭合手术应选择胸腔感染得到控制,以及患者身体状况最佳的时候进行[15]。清理控制胸膜腔感染有多种措施,包括胸腔持续

生理盐水冲洗,稀释碘溶液冲洗以及持续静脉使用抗生素等治疗[15,16]。即使采用以上方法的闭式引流仍然难以控制胸膜腔的感染,及时选择开放引流是必要的。BPF 相关脓胸常用的治疗方法为 Clagett 两步法:第一步开放引流,闭合 BPF,清除坏死组织;第二步使用抗生素溶液填充胸腔内的残腔。此法为梅奥医学中心最先发明,后被 Pairolero 等人改良使用胸廓肌群瓣闭合 BPF 并加固[16]。他们报道 84% 的患者通过这项技术胸腔感染得到控制并再无复发,86% 患者 BPF 愈合[19]。虽然结果比较令人满意,但是其需要多次手术,延长了住院时间,以及延长了胸腔开放引流和换药周期[17]。Gharagozloo 等认为胸腔灌洗能加速恢复过程,然而该技术仅仅适合早期的 BPF,并不适宜胸腔内已经形成纤维包裹的患者[18]。

对胸腔仍有空腔残留者,可使用其他技术来闭合胸膜腔,既往使用较为广泛的方法为胸廓成形术,而现在越来越多采用肌瓣或大网膜来填塞残腔,常用肌瓣为:背阔肌、胸大肌、前锯肌、胸小肌、腹直肌和肋间肌。尤其大网膜是理想的填充物,适用于各种不规则残腔并能提供良好的血供促进快速痊愈[15]。而一些营养不良患者在局限胸廓成形术后仍有较大残腔残留,将可能存在大网膜体积不足的缺陷,此时肌瓣转移填充可能会起到效果。

也有许多针对 BPF 的内镜下治疗方法和尝试,一般用于不适宜接受全麻下手术矫治的小BPF 患者群或不愿意接受手术人群。许多材料和设备被用来尝试闭合 BPF 包括:乙醇硝酸银、氰基丙烯酸盐黏合剂、线圈、栓子、球囊、纤维组织胶、抗生素、明胶海绵、套管、自体血以及最近流行的封堵器设备等[22,23,24]。各项技术均有不同的成功率,通常情况下小的 BPF 和更靠近胸膜 BPF 效果好。通常瘘口直径约 1mm 左右效果最佳,而超过 8mm 以上治疗措施被认为没有太多实际价值[25]。如前所述,这些手段在非首选手术时采用。总之,治疗 BPF 原则为首先气道保护,其次关闭瘘口和胸膜腔管理。虽然支气管镜下治疗技术取得很多成功案例,然而最常规、成功率最高的方法仍然是外科手术。

近期,治疗策略上引入了一种用于外伤治疗的持续负压吸引技术,Schneiter 等报道了一种快速恢复的方法,肺切除术后脓胸经过脓腔清理后

使用碘辅料填塞胸腔并接负压持续吸引同时全身使用抗生素,并重复数次(直至痊愈)[25]。该报道称 75 个肺切除术后 BPF 患者 97% 获得治愈。类似的方法 Perentes 等也有报道,胸腔内反复使用持续闭合负压吸引(VAC)敷料设备,直至胸内残腔被肉芽组织覆盖[26]。Haghshenasskashani 等[27]

回顾研究了胸内负压对于肺切除术后 BPF 和脓胸的治疗,总结认为负压吸引设备可能对肺切除术后的脓胸有降低复发和缩短住院时间的作用。随着临床证据的增加,未来将作为一种重要的治疗 BPF 手段。

(周亚夫　译,金　锋　校)

参考文献

1　McManigle JE, Fletcher GL, Tenholder MF. Bronchoscopy in the management of bronchopleural fistula. *Chest* 1990 May; 97(5): 1235–8.

2　Cerfolio RJ. The incidence, etiology, and prevention of postresectional bronchopleural fistula. *Semin Thorac Cardiovasc Surg* 2001 Jan; 13(1):3–7.

3　Asamura H, Naruke T, Tsuchiya R, et al. Bronchopleural fistulas associated with lung cancer operations. Univariate and multivariate analysis of risk factors, management, and outcome. *J Thorac Cardiovasc Surg* 1992 Nov; 104(5):1456–64.

4　Hollaus PH, Lax F, el-Nashef BB, et al. Natural history of bronchopleural fistula after pneumonectomy: a review of 96 cases. *Ann Thorac Surg* 1997 May; 63(5):1391–6.

5　Taghavi S, Marta GM, Lang G, et al. Bronchial stump coverage with a pedicled pericardial flap: an effective method for prevention of postpneumonectomy bronchopleural fistula. *Ann Thorac Surg* 2005 Jan; 79(1): 284–8. Review.

6　Algar FJ, Alvarez A, Aranda JL, et al. Prediction of early bronchopleural fistula after pneumonectomy: a multivariate analysis. *Ann Thorac Surg* 2001 Nov; 72(5):1662–7.

7　Liberman M, Cassivi SD. Bronchial stump dehiscence: update on prevention and management. *Semin Thorac Cardiovasc Surg* 2007 Winter; 19(4):366–73.

8　Varoli F, Roviaro G, Grignani F, et al. Endoscopic treatment of bronchopleural fistulas. *Thorac Surg* 1998 Mar; 65(3):807–9.

9　Sarkar P, Patel N, Chusid J, et al. The role of computed tomography bronchography in the management of bronchopleural fistulas. *J Thorac Imaging* 2010; 25:W10–3.

10　Deschamps C, Bernard A, Nichols FC, et al. Empyema and bronchopleural fistula after pneumonectomy: factors affecting incidence. *Ann Thorac Surg* 2001; 72:243–7.

11　Klepetko W, Taghavi S, Pereslenyi A, et al. Impect of different coverage techniques on incidence of postpneumonectomy stump fistula. *Eur J Cardiothorac Surg* 1999; 15:758–63.

12　Puskas JD, Mathisen DJ, Grillo HC, et al. Treatment strategies for bronchopleural fistula. *J Thorac Cardiovasc Surg* 1995 May; 109(5):989–95; discussion 995–6.

13　Khan JH, Rahman SB, McElhinney DB, et al. Management strategies for complex bronchopleural fistula. *Asian Cardiovasc Thorac Ann* 2000; 8:78–84.

14　Clagett OT, Geraci JE. A procedure for the management of postpneumonectomy empyema *J Thorac Cardiovasc Surg* 1963; 45:141–5.

15　Stafford EG, Clagett OT. Postpneumonectomy empyemaneomycin instillation and definitive closure. *J Thorac Cardiovasc Surg* 1972; 63:771–5.

16　Pairolero PC, Arnold PG, Trastek VF, et al. Postpneumonectomy empyema: the role of intrathoracic muscle transposition *J Thorac Cardiovasc Surg* 1990; 99:958–68.

17　Zaheer S, Allen MS, Cassivi SD, et al. Postpneumonectomy empyema: results after the Clagett procedure. *Ann Thorac Surg* 2006 Jul; 82(1): 279–86; discussion 286–7.

18　Gharagozloo F, Trachiotis G, Wolfe A, et al. Pleural space irrigation and modified Clagett procedure for the treatment of early postpneumonectomy empyema. *J Thorac Cardiovasc Surg* 1998 Dec; 116(6):943–8.

19　Meland NB, Arnold PG, Pairolero PC, Trastek VF. Refinements in intrathoracic use of muscle flaps. *Clin Plast Surg* 1990; 17:697–703.

20　Zimmermann T, Muhrer KH, Padberg W, Schwemmle K. Closure of acute bronchial stump insufficiency with a musculus latissimus dorsi flap. *Thorac Cardiovasc Surg* 1993; 41:196–8.

21　Arnold PG, Pairolero PC. Intrathoracic muscle flaps: an account of their use in the management of 100 consecutive patients. *Ann Surg* 1990; 211:656–62.

22　Lois M, Noppen M. Bronchopleural fistulas: an overview of the problem with special focus on endoscopic management. *Chest* 2005; 128:3955–65.

23　West D, Togo A, Kirk AJ. Are bronchoscopic approaches to post-pneumonectomy bronchopleural fistula an effective alternative to repeat thoracotomy? *Interact Cardiovasc Thorac Surg* 2007 Aug; 6(4):547–50. Epub 2007 May 30.

24　Spiliopoulos S, Krokidis M, Gkoutzios P, et al. Successful exclusion of a large bronchopleural fistula using an Amplatzer II vascular plug and glue embolization. *Acta Radiol* 2012 May 1; 53(4): 406–9.

25 Schneiter D, Grodzki T, Lardinois D, et al. Accelerated treatment of postpneumonectomy empyema: a binational long-term study. *J Thorac Cardiovasc Surg* 2008 Jul; 136(1):179–85. doi: 10.1016/j.jtcvs.2008.01.036

26 Perentes JY, Abdelnour-Berchtold E, Blatter J, Lovis A, et al. Vacuum-assisted closure device for the management of infected postpneumonectomy chest cavities. *J Thorac Cardiovasc Surg* 2015 Mar; 149(3):745–50. doi: 10.1016/j.jtcvs.2014.10.052. Epub 2014 Oct 14.

27 Haghshenasskashani A, Rahnavardi M, Yan TD, McCaughan BC. Intrathoracic application of a vacuum-assisted closure device in managing pleural space infection after lung resection: is it an option? *Interact Cardiovasc Thorac Surg* 2011 Aug; 13(2):168–74. doi: 10.1510/icvts.2011.267286. Epub 2011 May 20.

第21章

21 漏斗胸与其他先天性胸壁畸形外科治疗

Jakub Kadlec, Jean-Marie Wihlm, Aman S.Coonar

先天性胸壁畸形包括多种类型。以漏斗胸和鸡胸最为常见,占所有胸壁畸形97%。其他罕见的类型包括Poland综合征、胸骨缺陷、Jeune综合征和Jarcho-Levin综合征等。其病理影响包括两个方面,除影响美观,也可能危及生命。所有这些畸形的发生率、性别比、家族遗传率情况见表21.1[1,2]。

表21.1 胸壁畸形发生率、性别比及家族遗传概率

畸形	发生率	男:女	家族遗传概率
漏斗胸	1:200	4~5:1	40%
鸡胸	1:1 500	3~4:1	25%
Poland综合征	1:30 000	2~3:1	1%
胸骨缺陷	<1:100 000	1:1.5	不清楚
Jeune综合征	<1:100 000	1:1	不清楚
脊椎肋骨发育不全	<1:200 000	1:1	不清楚

漏斗胸

早在1510年,莱昂纳多·达·芬奇就创作了一幅漏斗胸患者画像[3]。其畸形表现为前胸壁下部凹陷,是由胸骨及对应的第3~7肋骨和肋软骨向后方偏移所致。漏斗胸约占胸壁畸形90%,家族遗传概率较高,但是相关遗传基因还不清楚。在Marfan综合征和Ehler-Danlos综合征患者较常见,大约占所有漏斗胸患者2%(图21.1)。

畸形通常在出生后或者幼儿期既有表现,在青春期随着身体的快速生长而更趋明显。可以呈对称或非对称性,有时伴脊柱侧凸或后凸畸形。

如果呈非对称性,通常向右侧压迫,胸骨向右侧旋转并向后方成角[1,2]。

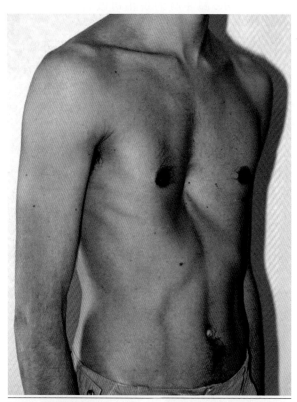

图21.1 漏斗胸

漏斗胸病因有几种假说,包括胚胎在子宫内受外界压迫、肌肉生长不均衡、胸骨后韧带增厚及最被认同的(在一些非对称性病例)胸肋软骨过度生长。而患者病变软骨的超微结构和生化分析研究发现其中锌含量降低,镁和钙的含量升高[4]。鉴于一些漏斗胸病例同马方综合征(Marfan syndrome)或其他类似综合征相关,并有家族聚集性,因此遗传因素也可能是重要致病因素之一。

患者寻求医疗诊治的原因有:令人难堪的胸

壁外观、运动性呼吸困难、体力差、疼痛、偶尔发生心悸。除了胸骨下部凹陷之外,典型患者有瘦高体型、腹部膨凸、双肩前移、肋弓边缘外翻等体态。大约15%的患者发生严重脊柱侧凸,通常第4~9胸椎向右侧成角,Cobb角大于15°[*]。

患者通常出现乳头或女性乳房非对称分布表现。严重者由于心脏受压,瓣膜脱垂,导致二尖瓣反流,伴有收缩期杂音。超声心动图发现,18%~65%严重畸形患者存在二尖瓣膜脱垂,95%患者存在运动时心室受压,在畸形矫正后瓣膜脱垂和心室受压程度则显著减轻[5,6]。肺功能检测可发现中度限制性通气功能障碍,最大肺活量下降。部分患者术后虽然主观感觉得到良好改善,但是肺功能检测未见明显进步[7]。尽管如此,有证据显示,漏斗胸的矫正可改善运动时的心功能[8,9]。

胸壁畸形对患者产生的心理影响不可低估。患者常常受到同龄人和兄弟姐妹的嘲笑,或者受到父母过分保护。胸壁畸形导致患者回避游泳、运动以及在人前脱去上衣。最终常常导致患者自信心下降及社交恐惧症。

在客观描述胸壁畸形严重程度的几个放射学指标中,最常用的是Haller指数,即胸骨凹陷最深处胸廓横内径(A)与胸骨后壁同脊柱前缘距离(B)的比值(图21.2)。可通过胸部CT或侧位及后前位胸片检查测量数值。正常人比值是2.5左右,如果大于3.2则是严重漏斗胸[10]。

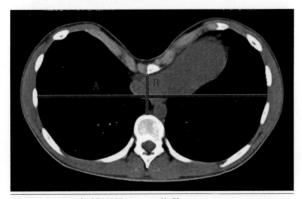

图21.2　CT扫描测量Haller指数

---

[*] Cobb角用来表示脊柱畸形程度。测算Cobb角首先要确定脊柱畸形的起始椎体(即在成角畸形最上和最下的脊椎),然后确定Cobb角的两条交叉线:一条线平行于上极椎体的终板,另一条线平行于下极椎体终板。脊柱侧凸定义为脊柱侧向Cobb角大于等于10°

治疗

开放矫治术

1911年,Meyer进行了最早切除患者肋软骨的外科矫治手术,但畸形没有得到改善。1913年,德国外科医生Sauerbruch成功完成第一例漏斗胸矫治术,Sauerbruch术式包括两侧第3~5肋软骨切除、胸骨截骨术、术后6周的胸骨外牵引。1949年,Mark Ravitch改良了开放矫治术。最初的Ravitch术式(图21.3)主要特点包括肋软骨膜内畸形肋软骨切除、肋弓切断、胸骨后韧带松解、胸骨横行楔状切除后克氏针或缝合线矫形固定[11]。为预防可能的并发症,该术式又被不同医生进行改良,主要改良包括减少软骨切除,保存外侧和内侧的软骨,保留生长中心以及胸肋关节活动度,使用金属支柱维持胸骨稳定性、防止畸形复发,应用Marlex网取代支柱固定等方法,以避免矫正1年后二次手术再取出支柱(图21.4)[12]。

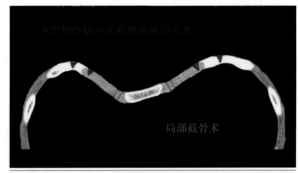

图21.3　Ravitch软骨保留改良术式

胸骨翻转术是另一种开放术式,需切除肋软骨,游离胸骨并翻转180°。这一术式曾经在日本很流行,但是骨坏死和瘘管形成的发生率很高,大约有46%,最终这项技术没有得到广泛应用[13]。

微创矫治术(MIRPE)

1998年,Donald Nuss创建出更微创的矫治术式[14]。不需要切除肋软骨或切断、游离胸骨。通过放置定制的弧形钢板将胸骨撑起到正确的位置,最终达到软骨重塑的目的(图21.5)。通过侧胸壁小切口,在胸骨凹陷最深处同心包之间做一隧道,置入钢板,随后翻转钢板180°,使其凸面朝

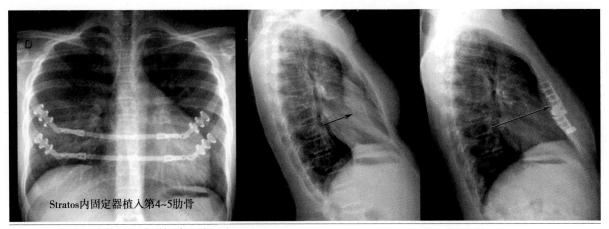

图 21.4 钛内固定物矫正畸形解除心肺压迫

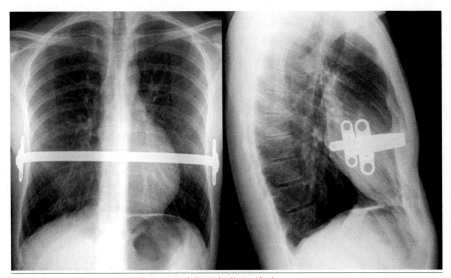

图 21.5 一根 Nuss 钢板置入后的胸部正侧位 X 线片

向前面,两侧固定器固定钢板。该术式存在损伤心脏的风险,因此最初采用胸腔镜辅助以降低手术风险。通常 3 年后取出钢板[15]。部分患者可能需要置入 2 个或更多的钢板。

假体重建和非手术治疗

在较轻的畸形中,有人使用纯美容技术完成畸形矫治,这些技术包括定制的硅胶假体填充,以及真空吸盘的吸引技术。

手术并发症和效果

矫治术后可能出现早期或晚期的并发症。最常见并发症有疼痛、感染、血肿、出血、血胸、气胸、肺不张、肺炎、心脏和大血管损伤、肝脏损伤、矫治不全、畸形复发、金属过敏、胸骨后钢板移位或

断裂、心包炎、瘢痕疙瘩以及心理问题。相对特异性的并发症包括广泛切除肋软骨和游离胸骨导致的胸骨浮动、儿童肋软骨生长中心损伤后的获得性限制性胸廓狭窄(获得性 Jeune 综合征)、胸骨坏死、非对称畸形微创矫治术后生物机械力所致的获得性脊柱侧弯、矫治过度引起的获得性鸡胸。在结缔组织疾病患者中,此并发症更容易出现。还有些患者不幸出现乳房发育不对称或发育迟缓,这是由于青春期前女孩手术切口位置设计不当损伤发育中的乳腺组织所致[16]。这个并发症务必要重视和避免。

尽管会发生上述并发症,但开放和微创矫治手术的治疗效果总体还是很理想的。畸形复发率非常小,患者总体满意率在 95% 左右。虽然还没有对比 Ravitch 和 Nuss 手术优劣的随机对照研究,但最近一项关于前瞻性和回顾性研究的荟萃

分析显示,两种手术的整体并发症发生率没有显著差异[17]。

然而,Nuss 手术后的钢板移位再手术率、畸形矫治不全、气胸和血胸的发生率更高。Ravitch 手术时间明显较长,长达 70 分钟。两种术式的住院时间、术后下床活动时间以及患者满意度均无显著差异[18]。

具体注意事项

矫治年龄

漏斗胸一般是在患儿出生时被发现,但多在童年后期才会显现。畸形会持续进展至十几岁。实施矫治术的时机一直存有争论。早期手术优势是患者胸壁弹性好,其肋骨出现外凸的可能性较小。如果在入学前手术,患者心理和生理影响也会减到最小。在最初接受 Ravitch 手术的患者中,出现了获得性限制性胸廓狭窄,因此不推荐 8 岁以前患儿接受 Ravitch 手术。大型儿科登记处的结果显示,矫正手术实施年龄平均为 14 岁,且呈增加趋势[19]。有一些学者不赞同此观点,他们认为只要肋软骨的内侧和外侧 1/4 不被切除,就可以安全地为 3 岁患儿实施 Ravitch 手术。

Marfan 和其他结缔组织疾病的患者存在较高复发以及获得性鸡胸的风险,因此伴有这类疾病的患者处理方式不同。这些患者需完全发育后再行矫正手术。同时,还需要手术处理伴随疾病,如主动脉疾病。

一般来说,成年患者宜首选 Ravitch 手术,因为成人胸壁顺应性差,且可能有肋骨外翻(如果存在可以同期手术)。然而近期报道数据显示,采用 1 个以上钢板矫正的 Nuss 手术中期结果很好[20]。因此,将来可能会有更多成年患者采用 Nuss 手术治疗[21]。

畸形的对称性

儿童生长时期,胸壁畸形通常会呈非对称性生长,在青春期和成年时更常见对称畸形。Ravitch 手术通常被用来矫正非对称性畸形,而采用塑形钢板矫治的 Nuss 手术治疗对称性畸形效果较好[22,23]。

切口选择

Nuss 手术通常采用两个微创的侧胸壁切口,相对较美观。Ravitch 手术采用水平或竖直切口。竖直切口优势是更容易处理畸形软骨,且瘢痕更短。而胸肌下横切口更方便放置钢板和处理肋骨外凸,且采用同一切口也可拆除钢板。乳腺下横切口相对不影响美观,同时还可以联合或分期实施隆胸术或乳腺重建,而选择切口时务必要避免损伤乳腺组织。

复苏

新术式解决了很多问题,同时也诞生出新问题。如果体内存在 Nuss 钢板者需要心肺复苏,那么复苏操作方法则需要改变。因为钢板阻止了有效的胸部按压,且需要更大力气。如果手术后需即刻复苏,应早期开胸或拆除钢板,并前后放置除颤垫,以便有效除颤[24]。

乳内动脉损伤和通畅情况

在开放手术及 Nuss 手术操作过程中,均存在直接损伤乳内动脉的风险,可能会影响(患者)将来行冠状动脉旁路移植术的效果。最新数据显示,在 44% 患者中,即使没有直接伤害,Nuss 手术钢板也可通过压迫胸骨的压力减少乳内动脉血流,通常会造成双侧乳内动脉阻塞[25]。

心脏手术与漏斗胸

先天性或获得性心脏病合并漏斗胸会使心脏手术变得非常困难,其中包括暴露、放置胸骨牵开器、游离乳内动脉、主动脉插管以及关胸的困难。推荐同期手术,这既可以避免二次手术,还可早期改善右心功能[26]。改良 Ravitch 手术是选择之一,但是它耗时较长并且需要更多的手术操作并切除软骨。因此,近来多位作者提倡,在心脏手术闭合胸骨前直视下行"开放 Nuss 手术"更合适[27,28]。

多学科治疗

对于某些复杂病例,需要多学科专家合作,这可以保障最佳的手术时机和矫治效果。这些学科包括儿科、理疗科、骨科、整形科、美容科、心内科、心外科、遗传学以及心理学。

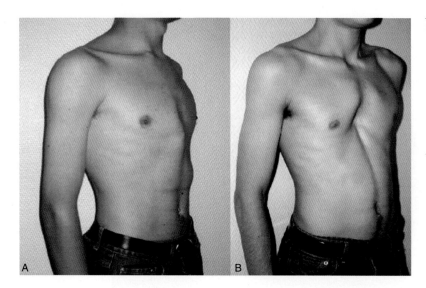

图 21.6　鸡胸（A）和弓状胸（B）

鸡胸

鸡胸约占所有先天性胸廓畸形的 10%，据相关病例总结表明，其发病情况在地理分布上存在明显差异，在欧洲占 15%~20%，南美国家约占 50%。鸡胸在外观上主要表现为前胸壁胸骨和两侧相邻肋软骨及肋骨向前凸出。由于其畸形外观同船的龙骨相似，因此古人采用拉丁词"carinatum（龙骨）"对其进行命名。鸡胸的外观通常随患者发育逐渐显现，11~15 岁左右逐渐定型。目前认为，鸡胸的病因类似于漏斗胸。另外，据统计大约有 15% 的鸡胸患者同时伴有脊柱侧弯；在先天性心脏病患者中（尤其是马方综合征患者），鸡胸的发病率较高。

根据胸骨受累的部位和形状以及不同的病因，鸡胸可分为两类：垂直型鸡胸（鸡胸，图 21.6A）和弓状胸（鸽子胸）。弓状胸有时伴有低位胸骨凹陷，故又称为"鸽胸"或 Currarino-Silverman 综合征（图 21.6B）。

在上述分类中，临床上以垂直型鸡胸最常见，约占所有鸡胸病例的 90%。其畸形外观表现为胸骨体至胸骨底或剑突整体向前凸起，两侧低位毗邻的肋软骨向后方成角，两侧肋骨前端轻度凹陷。据统计，约有 1/3 的鸡胸为不对称型，通常因一侧胸骨不对称前凸及对应前肋前置而导致胸骨旋转。鸡胸的 Haller 指数测定方法同漏斗胸，通常测量值小于 1.9。而目前认为，鸡胸病因同漏斗胸相似，主要为胸肋软骨过度增生，以中低部畸形为主[1,2]。

相对于垂直型鸡胸而言，弓状胸则较少见，约占所有鸡胸的 10%。一些弓状胸患者的畸形表现为胸骨角和第 2、3 肋软骨相对前凸（称之为"Steer角"）并伴有胸骨下部凹陷。这种情况是由于胸骨柄和胸骨其他部分发生骨化前融合，且在胸骨柄和胸骨体连接处没有软骨，导致胸骨形似一块短且宽的平板。

临床上，鸡胸患者通常因羞于外观或出现呼吸困难、俯卧位或无意碰撞导致胸壁疼痛等症状而就诊。许多患者会有类似于漏斗胸患者的心理问题，如不愿意游泳和参加运动。严重者存在肺限制性通气功能障碍，以及因膈肌变平导致的运动性膈肌功能障碍。部分患者术后描述呼吸困难有所改善，但是客观上的证据不支持。

鸡胸的治疗

开放矫正术

鸡胸的外科治疗通过改良 Ravitch 手术完成，将第 3~7 肋软骨于骨膜下切除，或切开并小部分楔形截断胸骨，以矫正胸骨下部的凸出和旋转，最后使用钛板等内固定器固定胸骨（图 21.7）。

弓状胸的矫正需要切开或切除第 2~4 肋软骨，同时切除凸出的胸骨角连接。下部的胸骨凹陷部分需要进一步切开，然后采用金属网或钢板支持固定[12,29]。约 90% 的患者手术矫正疗效满意，术后并发症发生率低，效果较好。

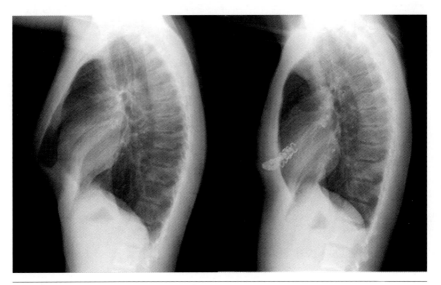

图21.7　鸡胸开放矫正术前及术后侧位 X 线表现

微创矫正手术

微创矫正手术（minimally invasive repair，MIRPC）手术原理同 Nuss 手术，术中保留肋软骨，不切开胸骨，在胸骨前皮下置入钢板，将前凸的胸壁向内压回。目前尚未得出 MIRPC 术后长期随访的治疗效果评价结论[30]。其中，在骨骼发育成熟之前采用稳健的自调整支撑装置进行鸡胸矫正治疗的方式目前越来越受欢迎，其治疗包括 6 个月的矫正期和 18 个月的维持期，中期结果令人鼓舞[31~34]。

Poland 综合征

1841 年，英国外科医生 Poland 首次描述了一种以先天胸肌缺乏为表现的疾病，后来学者以"Poland 综合征"命名这一种疾病。后不断地有报道对这一综合征的其他表现进行了完善。Poland 综合征的胸部表现主要包括皮下组织缺如以及乳腺、肋骨和腋窝毛发缺如；胸部外的表现有并指畸形和手指、手掌和上肢的发育不全，罕见有缺乏者（图 21.8）[1,2]，偶伴有一侧眼外展肌或面肌麻痹（即

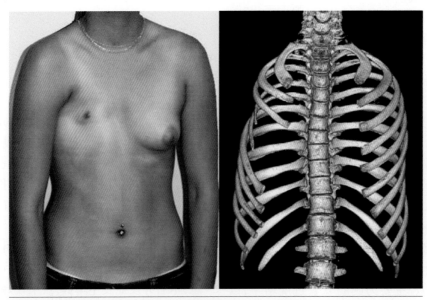

图21.8　乳腺和肋骨缺损的 Poland 综合征

Möbius 综合征)。

Poland 综合征的病因目前尚不清楚,但多个不同假说都认为与遗传因素有关,因为类似而更严重的 Holt-Oram 综合征(译者注:又称心手综合征)已明确是由于一个基因突变导致的节段性身体异常发育[35,36]。

Poland 综合征出现胸壁反常运动伴有肺疝,抑或患者有美容需要,尤其是女性有乳腺发育不全等罕见的情况时,需要进行手术矫正,并需要整形医生配合进行。手术中,有些作者采用由聚丙烯补片和甲基丙烯酸甲酯制成的半刚性塑形胸壁假体进行矫正,而一些病例中则应用钛质内置物。另外也可选择采用钛内置物替代缺失肋骨,用聚四氟乙烯(polytetrafluoroethylene,PTFE)被覆于壁层缺损处[37],也可用游离背阔肌瓣进行软组织覆盖。若应用有机硅假体进行隆胸,在乳腺假体置入之前可能需要先行一段时间的组织扩张。

胸骨缺陷

胸骨缺陷较为罕见,主要因发育过程中两个胸骨瓣前端没有融合所致。临床上胸骨缺陷畸形表现不一,轻者可为相对简单的胸骨裂,重者可表现为胸壁缺损,并可伴随胸部或胸腹部心脏异位等一系列异常[1,2]。

胸骨裂

胸骨裂的裂口主要位于胸骨上半部,可能合并颈部和颜面部血管瘤。通常胸骨裂患者的胸壁软组织、心包和膈肌发育良好,病情与先天性心脏病和脐膨出不相关。最常出现的临床表现是患者哭泣或声门关闭用力呼气时肺自裂口疝出,但通常对肺功能无影响。治疗上,为了保护胸骨后脏器,通常在新生儿时期施行手术矫治,采用骨膜后瓣和软骨移植关闭裂口[38]。

胸腔异位心脏

这种畸形的改变包括低位胸骨裂或胸骨缺如、心脏向前突出于胸壁,并缺少软组织或心包覆盖。其胸腔发育往往不完全,通常合并先天性心脏病,尤其法洛四联症、房间隔和室间隔缺损。手术矫治可延长患者寿命直至成年,但通常需要分期进行手术。

胸腹异位心脏(Cantrell 五联症)

胸腹异位心脏与胸腔异位心不同,其区别在于:心脏表面被覆着类似于脐膨出样的膜或皮肤,无心脏前向旋转,膈肌和腹壁发育不全。最常伴发的先天性心脏病是左心室憩室,可合并法洛四联症和室间隔缺损。当胸骨下半部存在骨裂时,心脏可通过膈肌缺损部分前突。该病发生率低于胸腔异位心脏,也可以进行手术矫治。

Jeune 病(窒息性胸廓发育不良,短肋骨胸廓发育不良)

1954 年 Jeune 报道了一种以胸廓狭窄并呈钟形,伴腹部凸出为表现的胸廓畸形,后来被学者命名为 Jenue 综合征。随后的研究证实了 Jenue 综合征为一种常染色体隐性遗传疾病,其潜在的基因缺陷导致胚胎纤毛功能发育异常,最终可导致多种畸形,包括肋骨发育异常等罕见疾病证候群,因此 Jenue 综合征也被称为"短肋胸部发育不良(short rib thoracic dysplasias,STRD)"。有病理基础研究结果认为,Jenue 综合征患者常出现软骨内骨化不足,而引起短宽肋骨伴有多余和不规则的肋软骨。胸廓则表现为胸廓横轴和纵轴狭小,伴肋骨水平走行,导致呼吸运动减低以及肺脏发育不良。也可伴有短肢体、小骨盆、指(趾)骨畸形、小囊性肾疾病以及肝功能异常。患者通常因呼吸衰竭或肺炎而死于婴儿期,症状较轻的可能存活至成人。

治疗上,有报道通过外科矫形手术扩大胸廓,允许发育不良的肺脏生长,包括运用可扩展的钛肋骨假体、胸骨劈开并扩张、Nuss 手术,以及最有效的侧胸壁扩张技术等。后者手术步骤是切断肋骨侧部,将肋骨侧面和下面肋骨床纤维组织交错分开,将胸廓撑开后再连接各肋骨与肋间组织,并利用钛合金钢板进行固定[39,40]。这个步骤需要多次调整,来适应儿童胸廓的生长。

获得性 Jeune 病的病理生理学变化与上述不同,主要由于患者于幼儿时接受开放漏斗胸手术,过多切除正在生长的肋软骨所致,因此也被称为

"获得性限制性胸廓发育不良"。

Jarcho-Levin 综合征(胸椎发育不良和脊椎肋骨发育障碍)

胸椎发育不良和脊椎肋骨发育障碍(Jarcho-Levin 综合征)是一组以中轴骨发育异常为特点的疾病,常表现为脊椎多节段骨缺损(segmentation defects of the vertebrae,SDV)和肋骨错位(包括肋间多点融合、肋骨减少等),自 1938 年引起学者关注并报道。以往报道的病例中有许多患者来自波多黎各家族。这个罕见疾病分为两个亚型:①胸椎发育不良,②脊椎肋骨发育障碍。

胸椎发育不良是染色体隐性遗传病,病理改变表现为胸椎椎体短、形态变异度大,导致相邻肋骨头间距离非常靠近,或是两侧肋骨后部融合,且随着脊椎和肋骨的病理改变逐渐加重,常出现胸廓后部严重缩短,伴有肺发育不良。胸部放射学可见典型的蟹状表现。由于肺发育差,故该病患者往往预后很差,多数患者在婴儿期死于呼吸功能不全或肺炎。

脊椎肋骨发育障碍既有常染色体隐性遗传,也有常染色体显性遗传。其表现为脊椎和肋骨不同程度的非对称性畸形,没有对称性肋骨融合,而具有典型的脊柱侧凸,肺病理学改变通常不明显。这些患者通常需接受整形外科手术,利用可膨胀假体钛内置物矫正脊柱畸形和生长,使患者预期寿命可到成年,一些患者术后可恢复正常生活。

(赵志龙 译,王文林 校)

参考文献

1 Huddleston CB. Chest wall deformities. In: Patterson GA, Cooper JD, Deslauries J, Lerut AEMR, Luketich JD, Rice TW, eds., *Pearson's Thoracic & Esophageal Surgery*, Vol. 1: *Thoracic*, 3rd edn. Philadelphia: Elsevier, 2008:1236–42.

2 Kucharczuk JC, Kaiser LR. Surgery of pectus deformities. In: Patterson GA, Cooper JD, Deslauries J, Lerut AEMR, Luketich JD, Rice TW, eds., *Pearson's Thoracic & Esophageal Surgery* Vol. 1 Thoracic, 3rd edn. Philadelphia: Elsevier, 2008:1329–39.

3 Ashrafian H. Leonardo da Vinci and the first portrayal of pectus excavatum. *Thorax* 2013; 68:1081.

4 Rupprecht H, Hümmer HP, Stöss H, Waldherr T. Pathogenesis of chest wall abnormalities – electron microscopy studies and trace element analysis of rib cartilage. *Z kinderchir* 1987; 42:228–9.

5 Saint-Mezard G, Duret J, Chanudet X, et al. Mitral valve prolapse and pectus excavatum: fortuitous association or syndrome? *Presse Med* 1986; 15:439.

6 Coln E, Carrasco J, Coln D. Demonstrating relief of cardiac compression with the Nuss minimally invasive repair for pectus excavatum. *J Pediatr Surg* 2006; 41:683–6.

7 Malek MH, Berger DE, Marelich WD, et al. Pulmonary function following surgical repair of pectus excavatum; a meta-analysis. *Eur J Cardiothorac Surg* 2006; 30:637–43.

8 Beiser GD, Epstein SE, Stampfer M, et al. Impairment of cardiac function in patients with pectus excavatum, with improvement after operative correction. *N Engl J Med* 1972; 10:267–72.

9 Sigalet DL, Montgomery M, Harder J. Cardiopulmonary effects of closed repair of pectus excavatum. *J Pediatr Surg* 2003; 38:380–5.

10 Haller JA Jr, Kramer SS, Lietman SA. Use of CT scans in selection of patients for pectus excavatum surgery: a preliminary report. *J Pediatr Surg* 1987; 22:904–6.

11 Ravitch MM. The operative treatment of pectus excavatum. *Ann Surg* 1949; 129:429–44.

12 Robicsek F, Folkin A. Surgical correction of pectus excavatum and carinatum. *J Cardiovasc Surg* 1999; 40:725–31.

13 Wada J, Ikeda K, Ishida T, Hasegawa T. Results of 271 funnel chest operations. *Ann Thorac Surg* 1970; 10:526–32.

14　Nuss, D, Kelly RE Jr, Croitoru DP, Katz ME. A 10 year review of a minimally invasive technique for the correction of pectus excavatum. *J Pediatr Surg* 1998; 33:545–52.

15　Park HJ, Lee SY, Lee CS. Complications associated with the Nuss procedure: analysis of risk factors and suggested measures of prevention of complications. *J Pediatr Surg* 2004; 39:391–5.

16　Robicsek F, Fokin AA, Watts LT. Complications of pectus deformity repair. In: Patterson GA, Cooper JD, Deslauries J, Lerut AEMR, Luketich JD, Rice TW, eds., *Pearson's Thoracic & Esophageal Surgery*. Vol. 1: *Thoracic*, 3rd edn. Philadelphia: Elsevier, 2008:1340–50.

17　Coelho MS, Kuenzer RF, Neto NB, et al. Pectus excavatum surgery: sternochondroplasty versus Nuss procedure. *Ann Thorac Surg* 2009; 88:1773–9.

18　Nasr A, Fecteau A, Wales PW. Comparison of the Nuss and Ravitch procedure for pectus excavatgum repair: a meta-analysis. *J Pediatr Surg* 2010; 45:880–6.

19　Papandria D, Arlikar J, Sacco Casamassina MG, et al. Increasing age at time of pectus excavatum repair in children: emerging consensus? *J Pediatr Surg* 2013; 48:191–6.

20　Hanna WC, Ko MA, Blitz M, et al. Thoracoscopic Nuss procedure for young adults with pectus excavatum: excellent midterm results and patient satisfactioin. *Ann Thorac Surg* 2013; 96:1033–6.

21　Pilegaard HK. Extending the use of Nuss procedure in patients older than 30 years. *Eur J Cardiothoracic Surg* 2011; 40:334–8.

22　Park HJ, Lee IS, Kim KT. Extreme eccentric canal type pectus excavatum: morphological study and repair. *Eur J Cardiothorac Surg* 2008; 34:150–4.

23　Park HJ, Jeong JY, Jo WM, et al. Minimally invasive repair of pectus excavatum: novel morphology-tailored, patient-specific approach. *J Thorac Cardiovasc Surg* 2010; 139:379–86.

24　Zoeller GK, Zallen GS, Glick PL. Cardiopulmonary resuscitation in patients with a Nuss bar: a case report and review of the literature. *J Pediatr Surg* 2005; 40:1788–91.

25　Yüksel M1, Özalper MH, Bostanci K, et al. Do Nuss bars compromise the blood flow of the internal mammary arteries? *Interact Cardiovasc Thorac Surg* 2013; 17:571–5.

26　Hasegawa T, Yamaguchi M, Ohshima Y, et al. Simultaneous repair of pectus excavatum and congenital heart disease over the past 30 years. *Eur J Cardiothorac Surg* 2002; 22:874–8.

27　Jarosewsky DE, Fraser JD, DeValeria PA. Simultaneous repair of cardiac pathology and severe pectus excavatum in Marfan patients using a modified minimally invasive repair. *Chest Dis Rep* 2011; 1:e3 5–6.

28　Dimitrakakis D, Von Oppell UO, Miller C, Kornaszewska M. Simultaneous mitral valve and pectus excavatum repairwith a Nuss bar. *Eur J Cardiothorac Surg* 2012; 42:e86–e88.

29　Brichon PY, Wihlm JM. Correction of a severe pouter pigeon breast by triple sternal osteotomy with a novel titanium rib bridge fixation. *Ann Thorac Surg* 2010; 90:97–9.

30　Abramson H, D'Agostino J, Wuscovi S. A 5-year experience with a minimally invasive technique for pectus carinatum repair. *J Pediatr Surg* 2009; 44:116–23.

31　Haje SA, Bowen JR. Preliminary results of orthotic treatment of pectus deformities in children and adolescents. *J Pediatr Orthop* 1992; 12:795–800.

32　Martinez-Ferro M, Fraire C, Bernard S. Dynamic compression system for the correction of pectus carinatum. *Semin Pediatri Surg* 2008; 17:194–200.

33　Lee RT, Moorman S, Schneider M, Sigalet DL. Bracing is an effective therapy for pectus carinatum: interim results. *J Pediatr Surg* 2013; 48:184–90.

34　Emil S, Laberge JM, Sigalet D, Baird R. Pectus carinatum treatment in Canada: current practices. *J Pediatr Surg* 2012; 47:862–6.

35　Li QY, Newbury-Ecob RA, Terrett JA, et al. Holt-Oram syndrome is caused by mutations in TBX5, a member of the Brachyury (T) gene family. *Nat Genet* 1997; 15:21–9.

36　Basson CT, Bachinsky DR, Lin RC, et al. Mutations in human TBX5 [corrected] cause limb and cardiac malformation in Holt-Oram syndrome. *Nat Genet* 1997; 15:30–5.

37　Coonar AS, Qureshi N, Welle FC, et al. A novel titanium rib bridge system for chest wall reconstruction. *Ann Thorac Surg* 2009; 87:e46–8.

38　Milanez de Campos JR, Das Neves Pereira JC, Velhote MCP, Jatene FB. Twenty-seven-year experience with sternal cleft repair. *Eur J Cardiothorac Surg* 2009; 35:539–41.

39　Davis JT, Heistein JB, Castile RG, et al. Lateral thoracic expansion for Jeune's syndrome: midterm results. *Ann Thorac Surg.* 2001; 72:872–7.

40　Muthialu N, Mussa S, Owens CM, et al. One-stage sequential bilateral thoracic expansion for asphyxiating thoracic dystrophy (Jeune syndrome). *Eur J Cardiothorac Surg* 2014; 46: 643–7.

第22章

22

成人膈膨升、中枢性双侧膈肌麻痹与先天性膈疝

Francoise Le Pimpec-Barthes, Pierre Mordant, Alex Arame, Alain Badia,
Ciprian Pricopi, Anne Hernigou, Marc Riquet

引言

需手术治疗的膈肌疾病较少见,但其临床症状差异较大,可从没有任何呼吸系统症状到自主呼吸消失。膈肌疾病也可能合并消化不良、心律失常或胸痛。病因分为创伤性、先天性或退化性的,涉及膈肌本身或从皮质到肌肉的神经支配[1,2]。临床经常需要形态学分析和特定的神经肌肉检查,以完善诊断并指导治疗。本章主要讨论以下三种主要膈肌疾病的诊断和治疗方案,包括:①成人先天性及后天性膈膨升;②成人或青少年中枢性双侧膈肌麻痹;③成人或青少年膈疝。

单侧膈膨升

"单侧膈膨升"是指一侧膈肌完整,但因肌纤维发育不良或萎缩而导致的部分或整个膈肌位置上移[3],分为先天性及后天性两种。先天性膈膨升因胚胎期膈的肌肉部分发育不完全所致,通常在新生儿期即可确诊,有时青年期才明确诊断。后天性膈膨升多见于外伤、肿瘤、感染或神经肌肉疾病所导致的膈神经麻痹(diaphragmatic paralysis, DP)[4],可涉及神经肌肉轴的任一层面。然而,近60%的DP患者查不到明确病因,DP病曾被称作"冷瘫"(frigore)病,可能与既往被忽视的病毒感染有关。

关于外伤导致的膈膨升,除了手术相关医源性损伤外,很难评估单侧膈神经麻痹(unilateral DP, UDP)的实际发生率。据统计在成年人心脏手术中,发生不可逆的UDP概率为2%~31%,其主要发生于低温心肌保护和胸廓内动脉旁路搭桥术中[5,6]。在非医源性损伤中,颈部外伤常导致

UDP。然而,神经肌肉交界处是非常脆弱的区域,在急剧的减速过程中可被撕裂,由于解剖学因素,这种损伤多发生于左侧(图22.1)。

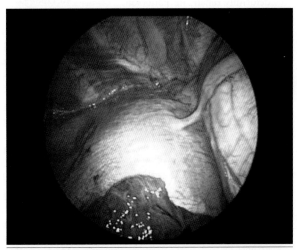

图22.1 术中观察左侧胸膜腔:膈神经由心包左侧到达膈肌顶部,若突然减速,神经肌肉交界处可能会发生断裂

临床表现

在中低度体力劳动者中,约半数UDP患者无明显症状,常在胸片检查时发现。体位性或活动性呼吸困难是最常见的临床症状,"呼吸顿停"亦称为"鞋带征"(译者注:弯腰系鞋带动作会突然出现不能呼吸的体征)即可证明膈肌存在损伤。在平卧睡眠时,膈肌升高幅度增加,导致通气不足和低氧血症。无创呼吸机辅助通气可改善呼吸暂停综合征。局部压迫和纵隔摆动可直接导致反复发作的呼吸系统感染或心律失常。胃的位置变化可导致消化系统功能紊乱,如上腹部疼痛、顽固呃逆和胃食管反流。肥胖、心肌病或潜在的支气管肺疾病等并发症可加重膈膨升对机体功能的影响[3]。

形态和功能评估

- **胸片**(正侧位)　结合动态 X 线观察(吸气和呼气)足以诊断膈膨升并评估其严重程度。纵隔摆动者提示为症状明显的肌萎缩病例。多数情况下可观察到单侧膨升的膈肌,由于腹压增加而在吸气过程中出现向头侧的反常运动。

- **超声**　可用来评估膈肌的移动度,但其结果易受到操作者的主观性影响,对外科医生的参考价值较低。

- **颈胸部 CT 扫描和磁共振成像**　为诊断病因和评估局部功能影响首选检查手段(图22.2),仰卧位时一侧膈肌位置升高,可观察到睡眠时膈肌的运动状态。CT 扫描和磁共振成像可发现位于膈神经走行部位的肿瘤,判断局部压迫程度。

- **肺功能检测**　通常表现为限制性通气功能障碍,其严重程度取决于并发症轻重和体位变化,患者从坐姿到仰卧位体位变化明显加剧肺活量减少,通常超过 50%。

- **夜间多导睡眠图**　可发现潜在的睡眠呼吸暂停综合征。

- **电生理检查**　评估神经传导和测量肌肉有效收缩力的必要检查[7,8],包括膈肌表面肌电图、膈肌针极肌电图(慢性阻塞性肺疾病和机械通气的患者禁行此检查,以免引起气胸)、食管胃导管测压(测量跨膈压,通常认为与膈肌运动幅度成比例)、颈椎刺激试验(测量相应神经传导时间)。随着时间的推移,这些检查方法可以重复进行,检测治疗效果及恢复的可能性。

- **手术指征**　膈膨升诊断明确,首要的是精确评估其数月乃至数年后的可逆性,以避免不必要的外科手术[9]。可逆性评估参数如下:

①创伤的最初机制:膈神经节损伤无法恢复,但颈部外伤则可能恢复;

②开始出现膈肌麻痹的时间;

③膈肌膨升的程度;

④刺激试验结果:即使神经传导已经恢复,但膈肌显著膨升且肌肉部分变薄,通常预示不可逆的肌萎缩。

对于膈肌显著升高的患者(胸片上超过 2 或 3 个肋间隙),如果检测结果显示膈肌严重功能障碍,对患者造成重要功能影响且无自我恢复可能,则选择手术治疗。术前必须控制并发症、戒烟、积极的气道支气管康复、减重和治疗睡眠呼吸暂停综合征。

无症状或症状轻微患者不需要任何预防性手术治疗,即使刺激试验证实一侧膈肌完全麻痹,但必须对这些患者进行简单的随访。

手术禁忌证

病态肥胖患者由于术后较高的并发症和死亡率、手术难度大且效果较差,因而禁忌手术。对这部分患者而言,首要措施是严格控制饮食,必要时

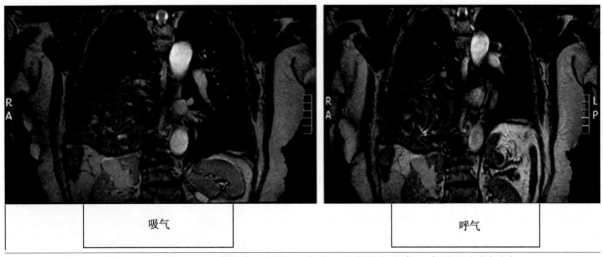

图 22.2　磁共振成像示呼吸时两侧膈肌运动状态,右侧膈肌膨升且活动度差,左侧正常膈肌活动度良好

行无创通气和 / 或减肥手术。弥漫性神经肌肉疾病(如肌萎缩性脊髓侧索硬化症)和胸膜肿瘤由于预后不良且功能获益较差,亦为手术禁忌证。其他伴随疾病(心力衰竭或肾衰)视病情具体改善情况决定是否手术。

单侧膈膨升手术治疗目的和原则

对于症状明显的患者,膈肌折叠术是唯一被认可的术式[3,10],由 Wood 于 1916 年首次提出,Morrison 在 1923 年首次成功应用[11],从此,膈肌折叠术被逐渐应用和报道[10,12~18]。膈肌折叠术通过缩缝膈肌并恢复其解剖位置以达到改善症状的目的。此术式并不能恢复肌肉的主动收缩,然而,胸腔和腹腔内的脏器可恢复正常的解剖位置,减少压迫并终止膈肌的反常运动,并改善健侧膈肌的功能。

膈肌折叠术的时机

膈膨升诊断明确后手术时机的选择尚没有共识,若计划手术,关键因素是明确导致病变的机制和症状严重程度,对于需要辅助通气的、不可逆的呼吸失代偿患者应立即行手术治疗。

膈肌折叠术有三种不同的手术入路,迄今为止,仍推荐经侧开胸小切口[10,13,16~18]。最近,Mouroux 等提出电视辅助胸腔镜手术(video-assisted thoracoscopic approach,VATS)行膈肌折叠术[15]并随后被其他学者采用[14]。2004 年 Huttl 首次报道经腹腔镜膈肌折叠术[19],及 Groth 等(2009)合并其他罕见病例的成功治疗报道[20]。

VATS:开胸途径

技术要点

双腔气管插管全麻、患者侧卧位,胃肠减压引出胃内容物。置入 VATS 以决定胸廓切开的确切肋间,行侧胸小切口(经第 7 或 8 肋间),并放置肋骨牵开器。分离胸膜粘连后,如有必要可行彻底探查,包括外周肌肉的厚度、膈肌的总体方面及膈神经的走行全程。对膈肌进行拉伸和折叠以确定准确的折叠平面,缝合区域必须选在外周肌肉部分,从而保护膈神经及其分支。通常采用横向折叠,从心包区(在膈神经前或后)向侧胸壁"一"字排开。推荐经中心腱切口,以掌控腹腔脏器的位置从而避免缝合时误伤(图 22.3)。再次拉伸膈肌

决定折痕两侧 U 字缝合的确切位置。膨升的膈肌采用 Babcock 夹牵拉,多余的部分在其基底部采用不可吸收线进行褥式缝合(有或无垫片均可)。这些缝线暂时不打结而是用夹子夹住,待所有缝合完成后,缝线打结的同时全面检查再次拉伸膈肌的紧张度和形状。如有必要可进行加缝,以避免脏器在缝合处绞窄。最初在中心腱的切口采用不可吸收线进行连续缝合(Mersuture;Johnson & Johnson,New Brunswick,NJ),然后横向缝合褶皱以进一步加强第一次折叠的效果(图 22.4)。对于严重膈肌萎缩的患者,本文作者采用不可吸收线将人工补片行褥式缝合以系统性加固膈肌,手术开始的时候,要对外周肌肉进行加固缝合(图22.5)。在不切开中心腱的情况下,可使用数行平行于矢状面的不可吸收双头针缝线以加强折叠效果。

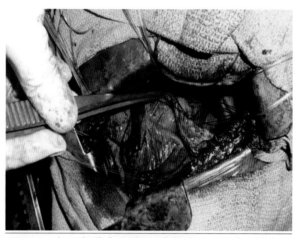

图 22.3 切开部分中央腱,以掌控腹腔脏器位置避免缝合时误伤

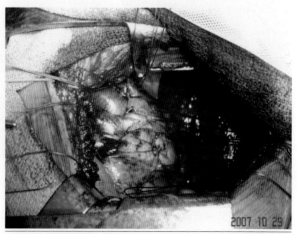

图 22.4 横向缝合褶皱以进一步加强初次折叠的效果

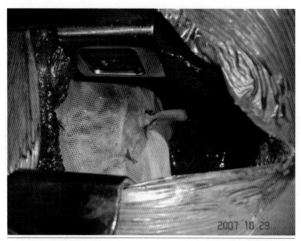

图 22.5　采用不可吸收人工补片行横向缝合以加强肌肉部分折叠效果

结果

回顾性观察研究和少数非配对对照病例研究已有报道[12,13]。术后早期呼吸功能即改善，并且效果得以长期维持[10,12~14,16,17]。采用一系列不同的标准衡量主观获益率，包括单纯的问卷、使用模拟量表进行呼吸困难评分或更复杂的量表如医学研究委员会（Medical Research Council，MRC）呼吸困难评分。客观指标通过术后肺功能的改善程度进行评价，肺活量（vital capacity，VC）和第1秒用力呼气容积（forced expiratory volume in 1 second，FEV$_1$）的平均改善程度为 10%~20%[13,16,17,21]，仰卧位亦可达到同样的效果[21]。据 Versteegh 研究报道，所有患者术后均可仰卧位入睡，术前需行无创通气的 3 例患者术后均无需再无创通气[21]。Higgs 等对 19 例手术治疗患者中 15 例平均随访时间 10 年的研究中，发现这种临床获益尽管呈下降趋势但会得到长期持续改善[16]。动脉血气交换亦得到改善，动脉氧分压可提高 7~13mmHg[10,17]。开胸入路手术的优点是可充分暴露整个膈肌，且操作过程中可最大限度保护腹腔内脏器。

VATS 下膈肌折叠术

相关发展史

Mouroux 等 1996 年首次成功报道了一例成年人 VATS 下膈肌折叠术[22]。为减少常规开胸手术在儿科的缺陷，随后在儿科甚至新生儿中这种手术入路得到发展。2006 年起一些研究机构陆续报道

了 VATS 下膈肌折叠术在成年患者中的应用[14,15]。

技术要点

双腔气管插管全身麻醉，插入鼻胃管以排空胃内容物。患者取侧卧位，分别在腋后线第 5 肋间（置 5mm/30° 腔镜）和锁骨中线 5 肋间做 5mm 的穿刺孔（置抓钳）。在腋后线第 9 肋间做 5cm 的小切口，一般不需要牵开肋骨，可应用传统的手术器械进行操作。于前部的穿刺孔置入腔镜下抓钳，抓住膨升膈肌顶部并将其拉向腹部，从周边向膈神经后方心膈角行横向折叠，用不可吸收线从膈肌周边连续缝合，缝合时进针要浅以避免损伤腹腔脏器，到达心膈角时拉紧缝线，同时移除抓钳。沿着相同的轴向行一排回针缝合，缝线与第一个线结的留置端打紧。在行回针缝合时，助手通过后面的穿刺孔应用双关节钳将缝线拉紧，以这种方式施加的张力有助于抓住折叠的边缘进行缝合。第一次来回连续缝合将膈肌的多余部分保留在腹腔内，缝合时注意避免有张力。第二次来回连续缝合与第一次相似，包埋第一次的缝合线，从膈肌更周边部分进针缝合以获得期望的张力。从前面的穿刺孔置入单根胸腔引流管。

结果

短篇报道显示患者的功能状态得到显著改善[14,15]，6 个月的随访结果表明平均 VC、FEV$_1$、功能残气量（functional residual capacity，FRC）和肺总量（total lung capacity，TLC）分别提高 17%、21%、20% 和 16%（$P<0.005$）。平均 MRC 也得到显著改善（$P<0.001$）。在 Kim 的短篇报道中，4 名患者接受专属治疗潮气量（tidal volume，TV）的折叠术（没应用胸部小切口），随访 6 个月无复发[23]；然而，随访 12 个月后，1 例患者出现膈肌的轻度升高，但不需要再次手术处理。微创途径的治疗效果尚需要大量的前瞻性研究进行验证，但由于此类疾病较少见且缺乏有经验的胸外科医生，前瞻性研究可能很难实施。

腹腔镜下膈肌折叠术

相关发展史

Hüttl 于 2004 年首次报道[19]，仍是一种更加新颖独特的技术[24]。

技术要点

单腔气管插管全身麻醉,腹部 4 孔:第 1 孔位于脐上、距中线 2cm(健侧)的进镜孔,患侧 2 个操作孔与第 1 穿刺孔对齐,第 4 操作孔靠近剑突。气腹可导致扩张的膈肌上移,通过患侧膈肌做 5mm 切口形成人工气胸,以使膈肌下移,利于术中抓持和牵拉。由于膈肌上的切口较小,术中仍应用气腹,如果影响患者呼吸功能或血流动力学发生改变,则及时行胸膜腔闭式引流。缝合膈肌切口,使用不可吸收 2 号编织线(弯针)从内侧向外行 U 字辅以垫片加固缝合,以形成 T 形折叠。

结果

我们认为,腹腔镜下膈肌折叠术有以下显著优点:无须单肺通气、良好的操作空间和术野、减轻术后疼痛、降低腹腔脏器损伤的风险。Groth 等报道,25 例患者行腹腔镜下膈肌折叠术,其中 1 例由于胸膜粘连中转开胸,并发症发生率为 25%,无死亡患者[25];且术后患者的中、短期呼吸生活质量评分(圣乔治呼吸问卷)和肺功能均得到显著改善[25]。术后 1 年生活质量和呼吸困难评分仍有提高,功能测试(VC 和 FEV₁)较早期明显下降。

由于有关膈膨升重要数据较少且缺乏功能评估,因此该项技术不能得到真实的有效评价。

总之,对于有症状膈膨升患者在治疗并发症后,推荐经 VATS 途径行膈肌折叠术。该技术安全有效,术后患者呼吸系统症状可得到长期改善。尽管 VATS 手术越来越受欢迎,但经胸小切口手术仍是可供选择的技术。迄今为止,经腹腔镜途径治疗膈膨升的临床优势尚未被确认。

中枢性膈肌麻痹

一些中枢呼吸系统麻痹依赖呼吸机的患者,在植入膈神经起搏器后可脱离呼吸机。该治疗方法仅限于严格选择的患者:中枢系统受损但膈神经功能正常且膈肌完整。放置膈神经起搏器的主要指征为上颈部脊髓损伤(高于或处于 C3 水平)和中枢性肺泡换气不足(先天性或后天性)[26~28]。

基本规则

与机械通气相比,膈神经起搏器可提供更自然的呼吸,减少呼吸系统感染的发生,部分患者可嗅觉恢复并提高生活质量[29]。由于住院时间短且感染并发症少,从而可降低医疗成本[30,31]。

对于四肢瘫痪的患者,膈神经起搏器置入指征是膈肌对双侧经颈磁刺激有持续的肌电图反应,并且膈肌对经颅磁刺激反应消失[32,33]。对于中枢性低通气患者,需经颈刺激以验证膈神经功能正常。

技术要点

膈神经起搏系统

本文作者使用的是 Atrotech 的四极相膈神经起搏系统(Jukka,Atrotech,Tampere,Finland),由两部分组成:1 个永久性置入内部构件装置和 2 个贴在皮肤上并连接到发射机的外部天线(图 22.6)。内部构件由四相电极组成,位于每根膈神经的周围,通过电线连接到皮下射频(radiofrequency,RF)接收器。每个电极固定于 Teflon(聚氟乙烯)条上,安置于膈神经对应的 1/4 处,然后刺激该部分的神经纤维(图 22.7)。

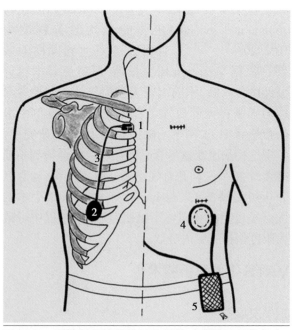

图 22.6　膈神经起搏器装置示意图:右侧为内部构件(1= 膈神经电极,2= 皮下射频接收器,3= 电极与接收器之间的电线)和左侧的外部构件(4= 外部天线,5= 发生器)

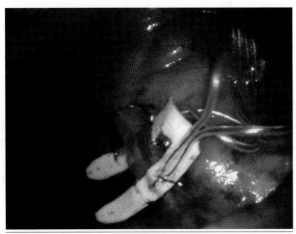

图22.7　左侧胸膜腔术中所见:连接4个电极的Teflon条被缝于膈神经周围

手术技术

双腔气管插管全身麻醉,VATS下双侧胸膜腔依次操作。于第3肋间侧向插入VATS(直径5mm),在第1或2肋间距胸骨外侧缘3cm,设置4cm操作孔。分别在右侧的腔静脉末端和左侧的主动脉前方仔细解剖游离膈神经,每根膈神经,其上、下部位分别放置2个电极。支撑电极的Teflon带缝于胸膜和心包上,每根电线通过操作孔下方的肋间隙穿出胸膜腔,并在胸大肌下方潜行至侧胸壁皮下的囊袋中。在囊袋里,电线被连接到两侧的皮下射频接收器(图22.8)。术中测试确定每个电极的最小刺激阈值,通过侧胸壁的切口放置胸腔引流。

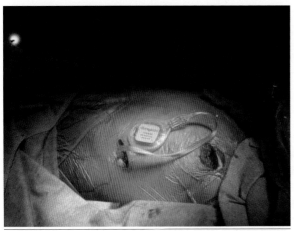

图22.8　电极和皮下射频接收器通过潜行在胸大肌下方导线相连

再调试

植入术后2周即可开始膈肌起搏器程序的再调试。最初每天进行短时间(仅2或5分钟)的刺激,根据逐次呼吸监测的潮气量结果,时间可逐渐延长。开始时其间隔时间可以长达24小时,只要膈肌出现协调性收缩,就缩短间隔时间[34]。当患者仅依靠刺激能保持潮气量连续8小时没有明显下降时,再调试过程即顺利完成。

结果

当选择术前电生理检测结果证实中枢系统受到影响同时膈神经传导功能正常的病例,所有患者均成功行膈肌起搏,且无术中并发症或围术期死亡[26]。作者经验认为,唯一的1例失败原因是误用了同情作为指正,因为患者术前检测发现膈神经没有任何传导功能。结果显示,术中阈值范围为0.05~2.9mA,平均通过6周(2~11个月)的再调试即可脱离呼吸机。严重营养不良患者再调试时间较长且不能完全脱机。所有脱离机械通气患者生活质量从不同方面得以改善,膈神经刺激可使患者呼吸更符合生理状态,嗅觉和味觉得以改善恢复,具有更多的自由活动能力。

先天性膈疝

膈疝是指部分腹腔内容物通过膈肌周边薄弱的孔隙进入胸腔,这种先天性疝比较罕见,但随着时间的推移会逐渐增大。本节不讨论裂孔疝,主要探讨Bochdalek疝和Morgagni疝(Morgagni-Larrey疝)。Bochdalek疝占所有膈疝的90%,主要由于背侧的胸腹膜裂孔发育闭合不良所致。Morgagni疝病因是膈肌前部胸骨后方的发育薄弱或缺损,疝入位置在胸骨剑突和膈肌的肋软骨附着处之间。上述两种疝是由胚胎时期胸腹腔之间发育分隔缺陷造成的。Morgagni疝是由于膈肌的异常发育或胸腹膜皱襞的融合失败。在新生儿时期,由于导致呼吸窘迫,通常需要紧急治疗;在成年人中,由于缺乏症状,常诊断很晚偶然发现[35]。

Bochdalek疝

疝内容物多为消化系统结构且有时发生绞窄(网膜、小肠或大肠、胃或脾脏)[36]。成年人中,临床表现通常仅轻微的胸背部疼痛或呼吸系统症状。CT扫描发现胸壁与膈肌周围之间后方或侧方有缺损即可确诊。除非患者有严重的并发症,一旦确诊即应手术治疗,以防止器官绞窄。与围产期因呼吸衰竭而进行的急诊手术不同,成人先天膈疝很少行急诊手术,除非发生肠梗阻。

手术路径取决于外科医生的习惯。目前,经腹路径是通过上腹正中小切口或肋下横切口,容易发现疝孔并把疝上来的脏器还纳回腹腔。当脾脏被嵌顿时必须十分小心,同时避免对其中间部位产生任何牵拉。疝囊的边缘清晰可见,必要时切开肝左三角韧带,最后切除疝囊并缝合。如果疝孔被部分膈肌包绕,还纳后可用不可吸收线直接缝合膈肌。如果胸壁附近没有肌肉,可直接缝合在肋骨周围,事实上,缝合过浅有复发的风险。若膈肌缺损太大,可使用人工补片。大多数情况下可以直接缝合[35,36]。

作者团队采用经 VATS 手术路径,并首先侧胸壁第 9 肋间小切口 VATS 进胸探查胸腔情况,如果胸膜腔内广泛粘连,则扩大手术切口。将疝囊内容物还纳入腹腔后,切除疝囊。膈肌的缝合方式与经腹路径相同。对于 Bochdalek 或 Morgagni 疝的成年患者而言,VATS 手术路径优于开胸或腹腔镜路径,因其直视和安全的术野,可将胸腔内粘连严重的消化系统结构较易还纳。

Morgagni-Larrey 疝

这类疝很少有临床症状,即使体积较大时患者也能很好的耐受,可因急性肠梗阻发作而被发现。胸片可发现心膈角消失,以右侧多见。CT 扫描或磁共振可确诊,尤其是矢状位和冠状位重建可显示膈肌缺损。一旦明确有消化器官结构嵌顿,立即手术治疗。

经腹和胸路径均可完成 Morgagni 疝修复。

经上腹正中小切口探查疝,切口大小取决于患者身材、疝大小和内容物,重要的是要对疝内容物有极佳的暴露视野。进入腹腔常发现腹部脏器不在其正常解剖位置上,找到疝囊的边界并切除。根据膈肌缺损的大小,直接完成修复或使用人工补片以修补较大的缺损[35]。较小的缺损,可用不可吸收缝线直接水平褥式缝合膈肌。在缺损的前部缝合于胸壁的内侧(剑突或肋骨),以确保完全闭合。对于较大的缺损,不可能无张力缝合膈肌,需要使用人工补片,不可吸收缝线将补片间断缝合固定在膈肌和胸壁之间。选择补片材料取决于手术医生的习惯,可选用聚四氟乙烯(polytetrafluoroethy-lene,PTFE)或各种不可吸收的合成补片[37]。膈肌缺损修复的关键是达到无张力缝合以避免复发。实际上,牢固的缝合才能抵抗患者呼吸、咳嗽或用力等情况下膈肌负荷的张力。经胸路径,借助 VATS 可获得良好的暴露且较易修复缺损[38],其修复过程与经腹路径一样。

总结

膈肌手术仍较少见,涉及中枢功能紊乱或肌肉损伤。在完成电生理分析后,手术指征仅限于有症状的中枢性或周围性膈肌麻痹及膈膨升病例。合适选择的病例,微创手术治疗可获得良好的长期结果。对于膈疝,一旦诊断明确即应手术治疗,避免消化系统嵌顿。

致谢:非常感谢 Valerie Mege-Lin 在英语文法和措辞等方面给予的帮助。

(李树海　译,田　辉　校)

参考文献

1　Aldrich TK, Tso R. The lungs and neuromuscular disease. In: Masson RJ, Broaddus VC, Murray JF, Nadel JA, eds., *Murray and Nadel's Textbook of Respiratory Medicine*, 4th ed. Philadelphia: Elsevier Saunders, 2005: 2287–90.

2　Wilcox PG, Pardy RL. Diaphragmatic weakness and paralysis: review. *Lung* 1989; 167:323–41.

3　Deslauriers J. Eventration of the diaphragm. *Chest Surg Clin North Am* 1998; 8:315–30.

4　Elefteriades J, Singh M, Tang P, et al. Unilateral diaphragm paralysis: etiology, impact and natural history. *J Cardiovasc Surg (Torino)* 2008; 49:289–95.

5　DeVita JA, Robinson LR, Rehder J, et al. Incidence and natural history of phrenic neuropathy occurring during

open heart surgery. *Chest* 1993; 103:850–6.

6　Efthimiou J, Butler J, Woodham C, et al. Diaphragm paralysis following cardiac surgery: role of phrenic nerve cold injury. *Ann Thorac Surg* 1991; 52:1005–8.

7　Similowski T, Fleury B, Launois S, et al. Cervical magnetic stimulation: a new painless method for bilateral phrenic nerve stimulation in conscious humans. *J Appl Physiol* 1989; 67:1311–18.

8   Verin E, Straus C, Demoule A, et al. Validation of improved recording site to measure phrenic conduction from surface electrodes in humans. *J Appl Physiol* 2002; 92:967–74.

9   Verin E, Marie JP, Tardif C, Denis P. Spontaneous recovery of diaphragmatic strength in unilateral diaphragmatic paralysis. *Respir Med* 2006; 100:1944–51.

10 Graham DR, Kaplan D, Evans CC, et al. Diaphragmatic plication for unilateral diaphragmatic paralysis: a 10-year experience. *Ann Thorac Surg* 1990; 49:248–52.

11 Morrison JMW. Eventration of the diaphragm due to unilateral phrenic nerve paralysis. *Arch Radiol Electrother* 1923; 28:72–6.

12 McNamara JJ, Paulson DL, Urschel HC, Razzuk MA. Eventration of diaphragm. *Surgery* 1968; 64:1013–21.

13 Ribet M, Linder JL. Plication of the diaphragm for unilateral eventration or paralysis. *Eur J Cardiothorac Surg* 1992; 6:357–60.

14 Freeman RK, Wozniak TC, Fitzgerald EB. Functional and physiologic results of video-assisted thoracoscopic diaphragm plication in adult patients with unilateral diaphragm paralysis. *Ann Thorac Surg* 2006; 81:1853–7.

15 Mouroux J, Venissac N, Leo F, et al. Surgical treatment of diaphragmatic eventration using video-assisted thoracic surgery: a prospective study. *Ann Thorac Surg* 2005; 79:308–12.

16 Higgs SM, Hussain A, Jackson M, et al. Long-term results of diaphragmatic plication for unilateral diaphragm paralysis.

Eur J Cardiothorac Surg 2002; 21:294–7.

17 Wright CD, Williams JG, Ogilvie CM, Donnelly RJ. Results of diaphragmatic plication for unilateral diaphragmatic paralysis. *J Thorac Cardiovasc Surg* 1985; 90: 195–8.

18 Simansky D, Paley M, Refaely Y, Yellin A. Diaphragm plication following chronic nerve injury: a comparison of pediatric and adult patients. *Thorax* 2002; 57:613–6.

19 Huttl TP, Wichmann MW, Reichart B, et al. Laparoscopic diaphragmatic plication, long-term results of a novel surgical technique for postoperative phrenic nerve palsy. *Surg Endosc* 2004; 18:547–51.

20 Groth SS, Andrade RS. Diaphragmatic eventration. *Thorac Surg Clin* 2009; 19(4): 511–9 [review].

21 Versteegh MIM, Braun J, Voigt PG, et al. Diaphragm plication in adult patients with diaphragm paralysis leads to long-term improvement of pulmonary function and level of dyspnea. *Eur J Cardiothorac Surg* 2007; 32:449–56.

22 Mouroux J, Padovani B, Poirier NC, et al. Technique for the repair of diaphragmatic eventration. *Ann Thorac Surg* 1996; 62 (3):905–7.

23 Kim DH, Hwan JJ, Kim KD. Thoracoscopic diaphragmatic plication using three 5-mm ports. *Interact Cardiovasc Thorac Surg* 2007; 6:280–1.

24 Palanivelu C, Rangarajan M, Rajapandian S, et al. Laparoscopic repair of adult diaphragmatic hernias and eventration with primary sutured closure and prosthetic reinforcement: a retrospective study. *Surg Endosc* 2009; 23(5):978–85.

25 Groth SS, Rueth NM, Kast T, et al. Laparoscopic diaphragm plication for diaphragmatic paralysis and eventration:

an objective evaluation of short-term and midterm results. *J Thorac Cardiovasc Surg* 2010; 139:1452–6.

26 Le Pimpec-Barthes F, Gonzalez-Bermejo J, Hubsch JP, et al. Intrathoracic phrenic pacing: a 10-year experience in France. *J Thorac Cardiovasc Surg* 2011; June:1–6.

27 DiMarco AF. Phrenic nerve stimulation in patients with spinal cord injury. *Respir Physiol Neurobiol* 2009; 169 (2):200–9.

28 Weese-Mayer DE, Berry-Kravis EM, Ceccherini I, et al. An official ATS clinical policy statement: congenital central hypoventilation syndrome: genetic basis, diagnosis, and management. *Am J Respir Crit Care Med* 2010; 181:626–44.

29 Adler D, Gonzalez-Bermejo J, Duguet A, et al. Diaphragm pacing restores olfaction in tetraplegia. *Eur Respir J* 2009; 34:365–70.

30 Escların A, Bravo P, Arroyo O, et al. Tracheostomy ventilation versus diaphragmatic pacemaker ventilation in high spinal cord injury. *Paraplegia* 1994; 32:687–93.

31 Hirschfeld S, Exner G, Luukkaala T, Baer GA. Mechanical ventilation or phrenic nerve stimulation for treatment of spinal cord injury–induced respiratory insufficiency. *Spinal Cord* 2008; 46:738–42.

32 Similowski T, Straus C, Attali V, et al. Assessment of the motor pathway to the diaphragm using cortical and cervical magnetic stimulation in the decision-making process of phrenic pacing. *Chest* 1996; 110:1551–7.

33 Luo YM, Polkey MI, Johnson LC, et al. Diaphragm EMG measured by cervical magnetic and electric phrenic nerve stimulation. *J Appl Physiol* 1998; 85:2089–99.

34 Nochomovitz ML, Hopkins M, Brodkey J, et al. Conditioning of the diaphragm with phrenic nerve stimulation after prolonged disuse. *Am Rev Respir Dis* 1984; 130:685–8.

35 Naunheim KS. Adult presentation of unusual diaphragmatic hernias.

Chest Surg Clin North Am 1998 May; 8(2):359–69.

36 Mullins ME, Stein J, Saini SS, Mueller PR. Prevalence of incidental Bochdalek's hernia in a large adult population. *AJR* 2001; 177:363–6.

37 Nasr A, Fecteau A. Foramen of Morgagni hernia: presentation

and treatment [review]. *Thorac Surg Clin* 2009; 19(4): 463–8.

38 Ambrogi V, Forcella D, Gatti A, et al. Transthoracic repair of Morgagni hernia: a 20-year experience from open to video-assisted approach. *Surg Endosc* 2007 Apr; 21(4):587–91.

第23章

23

食管良性疾病

Donn H.Spight, Mithran S.Sukumar

简介

食管良性疾病分布广泛,且常需要治疗,但需要外科干预的较少。这些疾病的外科治疗优先推荐有经验的专业医师。然而,所有接受心胸外科专业培训和实习胸外科医生对这些疾病基础知识和治疗的掌握都是必要的,此为本章论述宗旨。

抗反流手术

胃食管反流(gastroesophageal reflux disease, GERD)是一种常见的疾病,美国发病率超过35%。然而,由于可随处买到减轻症状的非处方药物,其真实的发病率不得而知。此外,这种疾病的一系列症状缺乏统一表现,对临床诊断和治疗干预构成一个挑战。典型的 GERD 表现为胃灼热和/或酸反流症状,与 GERD 相关的非典型症状包括呕吐、吞咽困难、胸痛、咳嗽、哮喘、咽喉痛、声音嘶哑、慢性误吸或特发性肺炎。

生理学基础

胃灼热一般定义为胸骨后的烧灼或不适,可以向上腹部放射。位于胃食管交界处的高压区功能障碍是 GERD 最常见病因。此区域被称为食管下括约肌(lower esophageal sphincter, LES),具有防止胃内容物逆行进入食管的功能。LES 是由胃上部环形肌纤维和纵形纤维构成的增厚区域。吞咽行为触发的容受性舒张使食团进入胃腔。由静息压、食管下括约肌总长度和暴露于正压下的腹腔食管长度维持 LES 的功能。影响这些特征的生理或病理过程常导致 GERD。

LES 的中位数正常测压值:

- 压力:13mmHg
- 总长度:3.6cm
- 腹部长度:2cm

手术适应证

进行任何外科干预前,必须仔细评估患者相关症状。许多 GERD 样的症状可能与其他疾病相关,并不会通过手术干预缓解。典型或非典型症状也可能与其他需鉴别的疾病有关,如贲门失弛缓症、弥漫性食管痉挛、食管癌、幽门狭窄、消化性溃疡、胆石症或冠状动脉疾病。在 GERD 治疗之前,必须排除如不稳定型心绞痛等危及生命的疾病。当症状提示 GERD 时,可以尝试把改变生活行为方式作为一线治疗。这些措施包括减轻体重,避免饭后 2~3 小时卧床,抬高床头,戒烟。患者应避免酸性或引起反流的食物,如巧克力、咖啡、脂类食品、柑橘和乙醇。抗胆碱能药物、雌激素、钙通道阻滞剂、硝酸甘油和苯二氮䓬类药物也应尽可能避免使用。在质子泵抑制剂(proton pump inhibitors, PPI)时代,通过行为和生活方式的改变,以及包括抗酸剂和组胺 -2 受体拮抗剂的经典药物使用,患者症状可迅速缓解。PPI 抑制酸分泌非常有效。早餐前 30 分钟,单剂量 PPI 可使 67% 的患者食管酸检测达到正常。晚餐前再口服 1 剂,疗效可达到 90%。药物治疗失败的患者中,如有与 PPI 相关的不良事件,大量食物反流,或不希望长期服用 PPI,应考虑手术治疗。

手术前必须进一步明确诊断,确诊并制订手术计划。食管测压是必要的,通过评估食管动力和识别 LES 功能状态以鉴别其他病理改变。需要上消化道内镜检查,以排除可能存在的异常,如糜烂或嗜酸性粒细胞性食管炎、食管狭窄、Barrett食管或食管癌。上消化道钡餐检查有助于识别短食管症，或存在大的食管裂孔疝。

手术

最常见的抗反流手术是由 Nissen 提出的围绕食管下端 4~5cm 的 360° 胃底折叠术。胃底折叠术可通过腹部或胸部径路开放或微创操作。除复杂的既往腹部手术史病例，微创腔镜手术可提供最佳的视野。以往有开放手术史的患者术中会遇到挑战性难度，由于操作术野可能紧密黏附到肝脏下表面，再次手术时重新进入该区域。右侧膈疝，或较大的食管旁疝，腹部结构被疝囊包裹在右侧胸腔内，胸腔镜更好地显露视野，避开肝脏本身的空间限制。

当患者 Trendelenburg 卧位（仰卧位，取约 45° 的头低足高位）和分腿体位，位于双腿之间的外科医生可获得方便的手术站位。经典五孔法菱形布局的腹腔镜，利用腔镜自动摄像头支架和固定床边的 Nathanson 肝脏牵开器系统，有助于创建协调和稳定的手术操作区。腹腔镜下操作优化了在肝脏下工作和可视化迷走神经的能力。

对于严重运动功能障碍的患者，部分胃底折叠术可行 270° 后胃底折叠术（Toupet 术）或前胃底折叠术（Dor 术），也可通过左胸切口（Belsey Mark Ⅳ 术）进行部分胃底折叠术。通常 Nissen 胃底折叠术适用除测压证实的严重食管动力疾病外所有病症。存在食管动力障碍时，谨慎排除贲门失弛缓症，因为后者首选 Heller 肌切开术治疗。

经腹腹腔镜 Nissen 胃底折叠术的手术步骤：

1. 左、右迷走神经的解剖和鉴别。手术从疏松组织间隙开始显露到右膈脚水平。在膈脚和食管之间的无血管区内钝性解剖，自食管向左膈脚解剖暴露，仔细分离膈脚食管韧带。再沿着食管到左膈脚的无血管区疏松组织之间向下游离。向前上牵拉下端食管，向上钝性剥离至纵隔。注意识别并避免损伤胸廓内筋膜（胸腔壁胸膜）。解剖学角度而言，可在纵隔食管床相应位置解剖出迷走神经。在 GE 交界处，左侧迷走神经分出前支和右后支。迷走神经肝支走行于肝胃韧带向肝内延伸。据报道，未保留迷走神经分支可导致轻度胆囊排空功能障碍，尽管临床意义不大。

2. 解剖胃短血管。最好利用超声刀或其他血管闭合器械来完成。当接近 His 角时，术者和助手默契配合避免损伤胃或脾脏。

3. 游离出腹腔内食管长度至少 2.5cm 的轴向活动度范围。His 角解剖完成后，自右膈脚向左膈脚进行仔细钝性分离。临近腹腔动脉附近，不要远离食管操作，以避免损伤。通过后操作孔在食管周围放置直径 0.64cm（0.25in）长 10cm（4in）的 Penrose 引流管，并用圈套器（endoloop）固定。为将整个食管送入纵隔，助手通过牵拉 endoloop 显露视野。如果高位解剖剥离食管后，纵隔内食管长度不够，可以行 Collis 楔形胃成形术将近端胃做成胃管，管状胃的内直径 48F 左右。

4. 闭合后膈脚。用 15~18cm（6~7in）0 号 Ethibond 或 0 号 Tyron 不可吸收缝合线关闭膈脚，其强度足够并符合操作要求。第一针紧靠膈脚缝合，避开主动脉。应用垫片避免纵向撕裂肌纤维。膈脚最高点处缝合（最接近食管）不用垫片，以避免食管外周糜烂。当膈脚闭合时，应保证腹腔镜器械仍能够宽松进入纵隔。

5. 建立松弛的胃底折叠。众多外科医生已经报道胃底折叠的规范操作步骤。为防止吞咽困难，构建成围领形食管 - 胃结合部包裹管腔内径约 58F 或 60F。尽管手术操作有特定的细节要求，但包裹组织通常只应用胃底，注意保证胃底围领结构不要过于松弛。这是通过"擦鞋"动作来完成的，即在缝合过程中提起拟围领胃底组织向后方胃反复牵拉移动，以保证一侧拉力和对侧围领胃底组织张力呈现 1：1 的关系。然后用 2-0 缝线缝合。每次缝合时，避免旋转或牵拉缝合重建的围领结构。

并发症

腹腔镜下 Nissen 胃底折叠术后严重并发症是少见的，往往与外科医生的经验和技术有关。在大型医疗中心，从腹腔镜中转开放手术率不到 2.4%。死亡罕见（0.07%）。围术期并发症包括伤口感染（3%）、穿孔（4%）、气胸（2%）和切口疝（0.2%~9%）。最常见的术后症状包括不能打嗝、胃肠胀气、腹胀（5%~34%）和吞咽困难（0%~25%），这些会影响到生活质量。

结果

Nissen 胃底折叠术远期疗效评价表明，患者的典型症状缓解率 2 年 90% 以上，5 年 80%~90% 以上。据报道，抑酸药物需求比例为 6%~62%。

持续症状、吞咽无力或餐后不适复发提示手术失败。折叠结构疝入胸腔是腹腔镜修补术后最常见的失败原因。胃底折叠"太紧"或"太松"导致近期症状。胃底折叠部分或完全破裂可能在后期出现。仔细评估症状和彻底的明确诊断,对于确定是否再次受益手术至关重要。复发的典型症状且无吞咽困难或运动障碍的患者,将更受益于再次手术。

腐蚀剂的摄入

腐蚀剂摄入引起的食管和胃损伤程度,取决于摄取物质(酸或碱)的性质、量、浓度、物理形式(固体或液体)以及与黏膜接触的持续时间。

通常儿童发生于意外情况,成人发生于患有精神疾病、自杀或酗酒者。

涉及的腐蚀剂

1. 强碱(氢氧化钠或氢氧化钾),包含在排水清洁剂、家用洁净剂或盘式电池中。术语"碱液"指含有氢氧化钠或氢氧化钾的物质。

2. 马桶清洗液中高浓度的酸(盐酸、硫酸和磷酸)。

3. 家用液体漂白剂(5% 次氯酸钠)和洗碗机洗涤剂(碱)。

病理生理学

碱引起的穿透性损伤称为"液化坏死",该过程涉及脂肪皂化和蛋白质溶解。细胞膜的乳化和破坏,导致细胞死亡。损伤迅速(数秒)通过黏膜和食管壁向纵隔延伸,直至碱被组织液缓冲。在胃中摄入碱部分和胃酸发生中和,可能稍降低严重伤害程度。

酸摄入引起表面凝固性坏死,黏膜下血管血栓形成,引起浅表组织蛋白脱水或变性,形成保护性焦痂。由于酸溶液可引起摄食疼痛,误摄入酸的量往往是有限的,此时胃损伤更严重,因为食管对酸更具抵抗力。

临床表现

患者可能会主诉口咽、胸骨后或上腹部疼痛,吞咽困难 / 吞咽痛,或流口水。持续严重的胸骨或背部疼痛、心动过速或颈部和胸部皮下的捻发感,可能提示食管穿孔伴纵隔炎症。这些患者可

能存在血流动力学不稳定和呼吸窘迫。

呕吐,呕血,腹部压痛、反跳痛、肌紧张等腹膜炎特征。

声音嘶哑和喘鸣提示喉、气管的损伤,呼吸困难提示误吸入肺。

为预测临床结果建立食管损伤分级系统:

0 级:正常

1 级:黏膜水肿和充血

2A 级:浅表溃疡,出血,渗出物

2B 级:深局灶性或环状溃疡

3A 级:局灶性坏死

3B 级:广泛性坏死

类似于烧伤的分类:

一度损伤:浅表黏膜损伤伴局灶性或弥漫性红斑、水肿、出血。黏膜层脱落,无瘢痕形成。

二度损伤:黏膜和黏膜下损伤,溃疡,小泡形成,最终肉芽组织和瘢痕或狭窄。

三度损伤:深溃疡、色素沉着和穿孔的跨壁损伤。

初期治疗

每一患者治疗必须是个体化的,大多数患者需要入院和观察。确定腐蚀剂类型和摄取量是最重要环节之一。

患者应在监测条件下,给予静脉输液、吸氧、PPI 和足够的止痛药。使用稀释剂和诱导呕吐通常无效。应测量血液计数、电解质、尿素氮和肌酐。动脉血气分析提供全身酸碱毒性代谢和气体交换的信息。胸部和腹部 X 线检查评估是否存在穿孔。CT 扫描能发现其他损伤迹象,如食管增厚、微穿孔、纵隔炎和腹腔游离气体。

如果患者不稳定(血流动力学、呼吸或精神状态),则应插管、液体复苏,动脉和中心静脉的侵入性监测。血管升压药可维持血流动力学稳定。通常类固醇激素是无效的。在穿孔或纵隔炎患者中,应同时使用覆盖革兰氏阳性菌和革兰氏阴性菌的抗生素。

应尽早进行上消化道内镜检查,以评估损伤的深度和严重性。

由于可能发生呼吸道阻塞、迟发性穿孔和呕血,需要 2~4 天的观察。

怀疑穿孔者,应及时进行探查。食管穿孔应行经开胸纵隔(左或右)引流术和清创术,并经颈部造口术和经腹胃造口术,空肠造瘘术保证肠内

营养。穿孔区域保证充分引流,并在手术时评估是否可修复。使用覆膜支架控制穿孔导致的纵隔污染,是此类患者治疗的另一种选择。

个别出现广泛食管壁坏死时,可以通过开放经胸经膈肌进行食管切除术,颈段食管闭合术、胃造口术和空肠造瘘术均可同时完成。重建治疗待患者完全康复后进行。根据胃损伤的程度决定是否保留胃,也可使用结肠代。重建消化管道可左颈吻合后走胸骨后径路。

对于胃穿孔,可以进行局部的扩大清创,一期修复或切除受损组织。根据损伤程度,切除方式可以通过简单的楔形切除,或行十二指肠胃吻合术、胃空肠吻合术,或 RY- 胃空肠吻合术。并放置鼻胃管减压和空肠造口肠内营养管。

远期治疗

2 级至 3 级,或二度或三度食管损伤患者,狭窄常出现在损伤后 6~8 周。患者将需要定期检查和扩张以维持正常进食。

极少数患者需要食管切除术。

可能会发生幽门梗阻,通过扩张可改善狭窄,最终还可选择胃空肠造瘘术。

可能出现气管食管瘘,可使用支架控制瘘,但可能需食管切除和重建,以及移植肌瓣修复气道。

由于损伤后 20~40 年腺癌的发病率增加,故需要对受损后狭窄的患者进行定期内镜检查。

食管裂孔疝

腹腔脏器通过食管裂孔进入胸腔,是影像学检查中不少见的异常改变。疝可能是先天性缺陷、外伤、反流或其他食管裂孔手术后的结果。常在无症状体检者,平片检查发现心影后有一充满空气的结构。在大多数情况下,这些异常是无症状的,往往在其他治疗过程中发现。食管裂孔疝由于胸腔和腹腔之间的压力梯度,导致疝逐渐随着时间推移而增大。持续胸内负压和吞咽过程中食管(因疝挤压)自然缩短,随着逐渐的压力变化使膈食管韧带越来越薄弱。这种张力在韧带前部和后最明显,导致疝囊充满腹内脂肪疝入这些常见的位置。

分型

食管裂孔疝按 GE 交界区,胃与膈和周围结构关系进行分类。

Ⅰ型:滑动型。GE 交界点位于膈肌上方,贲门经食管裂孔突入纵隔。这是最常见的类型,常与 GERD 相关。

Ⅱ型:GE 交界区和贲门位于膈肌水平以下,但胃底已进入纵隔,并与 GE 交界区相邻。为食管旁疝(paraesophageal hernia,PEH)表现,最为罕见。

Ⅲ型:GE 交界区、贲门、胃底均进入纵隔。是最常见的类型,往往在其他手术时发现。

Ⅳ型:与Ⅲ型相似,但疝入纵隔结构包括邻近器官,如结肠、脾脏、小肠、肝脏或胰腺。

临床表现

食管裂孔疝患者通常无症状,最常见的临床表现是胃灼热、上腹部或胸部不适。症状程度与疝大小和疝内容物有关,由于贲门或胃底疝入纵隔的占位效应或食管扭转,可以出现饱胀感、吞咽困难、反流和呼吸系统并发症。大约有 1/3 的 PEH 患者有贫血。这是由于疝入的胃突出部分摩擦或压迫型胃溃疡(Cameron 病变)引起的。这些患者经常在内镜检查过程中诊断为 PEH。

手术指征

通常,PEH 需要手术修复以降低急性胃出血、梗阻或器官扭转导致绞窄的风险。急诊手术治疗急性出血、穿孔或梗死有相当高的死亡率,而择期手术显著低于 1%。但这些灾难性事件的发生率相对较低,胃绞窄也极为罕见。即使在大型临床中心无论有或没有使用补片,食管裂孔疝的复发率均在 20%~50% 之间。因此,外科修补食管裂孔疝的决策应根据整体症状程度来确定。酸反流常可以通过行为或生活方式改变,与药物结合来共同控制。然而,大量反流和纵隔肿块占位效应的影响需要手术干预。

患者应在手术前通过内镜和食管造影进行食管裂孔疝的完整评估,明确是否合并溃疡、狭窄或其他异常。Ⅰ型食管裂孔疝由于疝入物滑动可变特点而在食管 X 线片上可能不易发现,但在内镜检查下容易判断。由于难以探查扭曲的远端食管或定位食管下括约肌,对于那些巨大的 PEH 患者测压可能是一个难点。pH 探针检查通常对大而易见的 PEH 病理特征患者没有帮助。

手术

PEH 修补可经胸或腹入路,后者通常更利于术后快速恢复,因为术后疼痛较少,并减少对胃肠道的扭曲。由于术者技术所限或紧急情况下胃造瘘术或是一种有效的辅助手段。如果不剥离解剖出疝囊,患者将长期处于复发加重或形成血肿的高危风险中。PEH 修复术中,是否需要同时抗反流手术尚没有达成共识。然而,大多数专家认为:完全从疝囊剥离的疝入食管,需要通过胃底折叠术恢复其抗反流功能。PEH 修补术后加胃底折叠术也避免了进行胃固定术,可以防止胃再发生疝。

疝修补的原则包括疝复位、疝囊切除、膈脚(diaphragmatic crura)修复及胃底折叠术。合适的腔镜光源和操作孔位置布局,影响着是否成功顺利剥离疝囊。当疝囊很大时,进镜孔和操作孔如设置距剑突 15cm 以上的位置,可能难以清晰暴露纵隔区术野,在疝囊上方操作也很困难。进入纵隔内疝囊的腹部内容物可由术者和助手轻柔送回腹腔。由于疝囊的解剖复杂性,其前、后腹膜等结构以及侧方与胃网膜血管粘连一体,通常不可能将所有内容物完全直接还纳。疝囊切除术往往要求较高的技巧和经验。从右侧膈脚底部开始解剖疝囊,逐步向前。当切除疝囊时,可由助手将其向腹部方向牵拉。灵活使用电凝钩或超声刀进行精准解剖,避免经壁胸膜进入胸膜腔。壁胸膜的裂口可以用圈套器(endoloop)封闭或缝合。出现明显有临床意义的气胸是比较罕见的,必要时可放置胸管或转为开放。

疝囊摘除后,需要将纵隔中的食管高度游离,将 GE 交界区上移到纵隔。超过 5% 的病例,即使充分的环周游离后,也不能获得至少 2.5cm 的腹腔内食管长度,必须行 Collis 手术。获得适当的食管长度后,开始关闭膈脚。用不可吸收线间断加垫片修补重建食管裂孔,依据缺损大小确定修补范围。在保证坚固前提下,适当缩小缝合的边距利于减小缺损部位张力。个别情况下,为使膈脚贴近需要在膈肌上做减张切开。当右侧操作时,减张切口利于成型修复,或以不吸收补片修补,右侧尚且有肝脏覆盖缝合后的区域。使用不可吸收或可吸收补片加强膈脚哪一个更有优势,尚无定论。因此选择何种补片取决于外科医生的个人偏好。

关闭膈肌后,58F 软探条扩张器通过食管腔,以评估关闭的紧密性,并防止随后的胃底折叠过紧。为了防止食管或胃穿孔,在手术过程中与麻醉师密切沟通是必要的,因为后闭合膈脚会向前突出食管。当探条尖穿过 GE 交界区时,谨慎地抬高胃,从而减少通过角度,减少了穿孔风险。宽松适度的 Nissen 胃底折叠术可完美完成 PEH 修复。

并发症

由于大多数大的 PEH 患者年龄较大,围术期并发症发生率多与基础医疗条件有关。术中主要并发症包括气胸、出血、食管或胃穿孔和迷走神经损伤。术后,广泛纵隔剥离可导致胸部、颈部,甚至头部出现明显的皮下气肿,但通常没有生理意义,可以自行吸收缓解。术后早期并发症包括刀口感染、心房颤动和下肢深静脉血栓(deep vein thrombosis,DVT)。长期并发症包括吞咽困难、嗳气、胀气、肺部症状、体重减轻、Nissen 滑脱和 PEH 复发。

结果

尽管超过 80% 的患者症状缓解,但在大型研究中 PEH 复发率为 20%~40%,复发与使用补片或胃固定术式不相关。而未能考虑到食管缩短的纠正或张力过大膈脚闭合不良等因素,可导致并发症发生率高。大多数复发是无症状的。当有症状出现时,大多数患者出现滑动疝,会导致胸痛或吞咽困难。

憩室

是由黏膜或食管壁全层形成的食管局部突出样扩张。

分型

咽食管或 Zeker 憩室:颈部上方颈咽括约肌的食管黏膜外翻。

气管旁或牵拉憩室:完整食管壁局部向外隆起,发生于隆嵴水平,多由肉芽肿性感染导致的纵隔瘢痕牵拉形成。

膈肌上突出憩室:胸腔内胃食管括约肌上方的食管黏膜突出。

弥漫性壁内憩室:食管壁多个小的(1~3mm)囊袋,可能表现为节段性或弥漫性的。

临床表现

憩室病理特点是导致临床症状的根源。咽食管憩室通常引起反流和误吸，并且可以看到与吞咽相关的左颈部肿块。气管旁憩室通常无症状，但可能引起吞咽困难，很少会压迫到气道、血管或心包。膈上憩室可表现为吞咽困难、反流，偶尔呕血。

钡餐造影可明确诊断，内镜检查利于排除其他病理情况，并可清空憩室的内容物。胸部CT扫描明确憩室与纵隔内其他结构位置的关系。食管测压检查鉴别是否存在食管动力学障碍。

非手术治疗

必须对存在食管动力学功能障碍或纵隔病变型的病例做相应治疗，患有反流性疾病但没有症状或控制良好者不需手术治疗。单独孤立的食管憩室而没有症状和并发症的，不需要选择手术治疗。

手术适应证

有症状憩室或并发症的患者应考虑手术。吞咽困难、反流、吸入性肺部感染、反应性气道疾病和不能药物控制的反流都是外科手术适应证。出血、狭窄形成、感染、侵蚀周围的结构、穿孔以及个别激发的恶性肿瘤均属于并发症，需要手术。

手术

手术应消除憩室的潴留效应，解决可能存在的动力学缺陷，并治疗由此产生的反流。

咽食管部憩室：可通过开放或内镜进行环咽肌切开术和憩室切除术。内镜下操作常使用硬质食管镜和内镜切割缝合器，以从食管的憩室颈部切断，切除憩室。柔性内镜下将憩室和食管之间的组织连接凝固和分离是一种新技术，仍在实践和评估中。

胸部憩室：胸部憩室可以根据外科医师的手术技能程度，选择微创或开放的手术方式。

膈上憩室：开放式手术最好单肺通气下经左胸切口第6肋间，48号Maloney扩张探条预置入食管腔。沿着食管床环周游离向上至隆嵴，向下至胃底水平。纵隔内解剖憩室，显露憩室颈部。使用钉高3.5mm切割闭合器在憩室颈部水平切

断闭合。间断使用4-0 Vicryl线间断缝合肌层断面。在食管裂孔处切开膈食管膜(phrenoesophageal membrane)，向下游离至贲门，以2-0号牵引线缝合下段食管肌层，避免缝到食管黏膜。牵拉牵引线在两缝线之间纵行切开分离肌层，使用混合电凝设定为10或锐性切开。大部分肌肉被游离后，其余肌纤维可以用"花生米"剥离器直接从黏膜外侧分离出来。肌切开术向胃上方延伸数厘米，以确保食管下括约肌的切断。然后以钝性、锐性或烧灼性解剖相结合，向上延伸到主动脉弓水平。切除肌层中垂直的肌纤维膜送病理，防止肌肉愈合形成一个围绕食管周的纤维环。放置胃管，确保位置准确置于食管-胃交界以下。

使用2-0丝线抗反流修复，从胃底和下段食管肌层的切开侧壁予两排垂直褥式缝合。第二层缝合首先缝合于膈肌角上，以保证胃食管交界固定于腹腔。以0号丝线缝合下段食管和膈脚再造裂孔，允许两个手指通过食管腔。28号引流管胸腔引流。

术后第2天进行钡餐检查以评估是否存在胃底折叠引起的小胃瘘或梗阻。

微创抗反流手术可右胸入路经胸腔镜和腹腔镜完成。

在髂前上棘线第7或8肋间置摄像光源镜孔，腋前线同一肋间隙设置一操作孔，于5肋间腋中线和腋前线之间设置一操作孔。超声刀切开下肺韧带，从肺门后方至奇静脉水平切开纵隔胸膜，解剖食管床。以1.27cm(0.5in) Penrose管牵引食管下端，超声刀于膈脚水平进行环周解剖。食管向下解剖至裂孔水平，从纵隔食管床游离憩室，锐性加钝性分离技术将憩室颈部暴露。使用45mm或60mm endoGIA吻合器与3.5mm吻合钉，于憩室颈部切断闭合。以4-0 Vicryl线间断缝合肌层断面。

使用开放手术中的间断缝合法，从末端食管开始肌层切开并向上延伸到隆嵴水平，下段肌切开延伸到食管-胃交界处。肌切开的部位应远离憩室颈部。然后放置鼻胃管，注入空气，确认检查黏膜无穿孔。胸腔用28号引流管引流。

随后将患者改仰卧分腿体位，行腹腔镜部分胃底折叠术。超声刀切开肝胃、食管韧带，暴露出食管裂孔。切断胃短血管，使胃充分游离。食管裂孔的后部结构不必分开。左侧迷走神经通过裂孔从其前方穿过。切除胃-食管连接前方的脂肪

组织。在胸部操作中已完成切开肌层,并延伸到距食管 - 胃交界以下不少于 2cm。

58F 探条经食管置入胃腔。Dor(前部 180°)胃底折叠术是以不可吸收 0 号线缝合于距左侧膈脚 His 角大弯侧胃底 3cm 以远。胃底和左侧膈脚之间连续缝合,将胃向前折叠缝合于食管上。第二排缝合线将胃底固定于右侧膈脚,完全覆盖肌层切开部位。

气管旁憩室:这些憩室很少需要手术;当出现并发症时,可能需要开胸切除并以带蒂肋间肌食管修补。

并发症

包括咽憩室,纵隔炎,喉返神经损伤,瘘管形成,食管狭窄,憩室复发或残留,总发生率 10%。

继发性神经损伤可观察,预防误吸措施,或暂时注射法喉成形术,通过喉成形术或甲状腺切除声带内移术治疗。

由于肌切开处或憩室颈部可能会发生穿孔或渗漏。如果患者无症状,可以采用鼻胃管和胸管

引流术自行愈合。对于有症状的患者,应再手术进行肋间肌瓣包埋和修复瘘。

结果

咽部憩室手术远期疗效良好,内镜下治疗可缩短住院和恢复时间。但在使用硬性内镜治疗的患者中,治疗失败率约 30%。

胸内憩室手术的死亡率、瘘、穿孔和严重肺部并发症的发生率很低。大多数患者的症状得以永久缓解。偶尔会出现吞咽困难和反流,患者的治疗必须个体化。

食管动力障碍

分型

食管动力异常(表 23.1)通常是通过在连续吞咽 10 次以上的 5ml 水在标准化条件下进行的固定测压,并与从正常志愿者获得的数据相比较后确定的。传感器通常间隔 5cm。

表 23.1　正常食管功能和原发性运动障碍的判断标准

运动模式	静息压力 (10~45mmHg)	LES 压力残差 (≤ 8mmHg)	有效蠕动波 (≥ 30mmHg)	无效蠕动波 [a] (<30mmHg)	同时收缩(>30mmHg) 传播速率≥ 8cm/s
正常	10~45mmHg	≤ 8mmHg	≥ 7 个	≤ 2 个	≤ 1 次
贲门失弛缓症	正常 (≤ 45mmHg) 异常 (>45mmHg)	>8mmHg	0	0	10 次
远端食管痉挛	正常 (≤ 45mmHg) 异常 (>45mmHg)	正常 (≤ 8mmHg) 异常 (>8mmHg)	1~8 个	≤ 2 个	≥ 2 次 ≤ 9 次
高收缩动力 高压 LES 胡桃夹食管	>45mmHg	≤ 8mmHg	7~10[b] 个	≤ 2 个	≤ 1 次
低收缩动力 低压 LES 无动力食管	<10mmHg	≤ 8mmHg	0~7 个	3~10 个	≤ 1

[a] 食管下括约肌以上 3 和 / 或 8cm

[b] 10 个吞咽的平均振幅(20 次收缩,食管下括约肌以上 3 和 / 或 8cm)大于 180mmHg

LES:食管下括约肌

贲门失弛缓症

食管远端蠕动功能丧失(其肌肉组成主要为平滑肌)和 LES 舒张功能缺失,虽然这两种异常都影响食管排空,但贲门失弛缓症的症状(如吞咽困难和反流)主要是由于 LES 舒张功能缺陷导致。

病理生理学:食管壁神经元变性。组织学检查显示肌间神经丛中神经元(神经节细胞)数量减少。这种炎性退变累及产生氧化亚氮的抑制性神经元,影响食管平滑肌舒张。而调控 LES 平滑肌收缩的胆碱能神经元可能相对不受影响。在食管体部的平滑肌,因抑制性神经元的丧失会导致蠕动增强。

病原学

- 原发性:未知,但可能为自身免疫因素。
- 继发性:Chagas 病或锥虫感染、恶性肿瘤(胃、食管、肺、胰腺癌和淋巴瘤)、淀粉样蛋白、结节病、嗜酸细胞性食管炎、MEN ⅡB、Sjögren 综合征。

临床表现

- 80%~90% 的患者发生固体和液体食物吞咽困难和打嗝障碍。
- 40%~60% 患者出现体重减轻、反流、胸痛和胃区烧灼感。

诊断

- 钡餐检查:诊断率为 95%,表现为食管扩张,LES 致食管下端呈鸟嘴样狭窄。
- 食管测压:LES 压力高于 45mmHg,吞咽后无 LES 松弛,部分食管平滑肌无蠕动。
- 内镜检查:排除恶性肿瘤。食管通常扩张并有食物残渣潴留。

治疗

钙通道阻滞剂和硝酸盐松弛 LES,70% 的患者有效。在 LES 中注射肉毒杆菌毒素有效率为 80%,但效果仅持续 6 个月。LES 的气囊扩张通过撕裂狭窄处纤维减轻梗阻,有效率为 85%,这种效果可持续长达 3 年。

手术:首选 LES Heller 切开术和腹腔镜部分胃底折叠术,从食管黏膜和肌层间解剖出 LES 并切开,同时进行部分胃底折叠术。患者的体位和操作孔设置类似于胃底折叠术。胃镜通过食管和 GE 交界区分清交界线,并越过 GE 交界的齿状线。拉开肝脏左叶,胃向下牵拉,暴露出食管裂孔及 GE 交界区,然后将胃食管韧带和 GE 交界处的腹膜反折切开。完全解剖出左膈脚,再暴露食管后间隙,用止血带或 Penrose 引流管(烟卷式引流条)包绕提起食管。分离膈食管韧带,在食管床游离出 6cm 的下段食管。用低功率混凝模式电刀从膈食管韧带向上 6~8cm 切开食管肌层,并越过 GE 向下切开至 GE 下至少 2cm 的胃肌层。用"花生米"剥离质将黏膜从肌层上钝性剥离,从食管床上剥离面约 180°。注意避开迷走神经。胃镜用来检查有无穿孔和 GE 交界处是否通畅。然后以三针 2-0 丝线将切开的食管肌层左边缘缝合到左膈脚和胃底内侧。移除食管周围的牵引的胶带或引流管,胃底固定在右膈脚顶端。余胃底翻卷缝合至下段食管,三针 2-0 丝线缝合食管肌层切开的右侧边缘至右侧膈脚。如果胃底折叠有张力,可将部分胃短血管切断。

术中如发现穿孔,首先要修补并用胃覆盖缝合。

术后第一天钡餐检查,以排除穿孔并评估 GE 的通畅性。透视无异常患者可以饮水,正常流质饮食后出院。

手术与扩张治疗比较,成功率高,复发率较低。5 年无症状概率为 90%。扩张治疗可改善症状,通常 12 个月以内复发,约 30% 的患者可发生反流,药物控制有效。球囊扩张和肌切开术在长期内都有相同的结果,但年轻患者扩张失败概率高。在 2 年内扩张须达到三次,以获得与手术同等的效果,有 4% 的穿孔率。

经口内镜下肌切开术是一种新治疗方法,内镜下肌切开术具有良好的早期效果。患者首先药物治疗,然后可能需要扩张或手术,40 岁以下患者手术更合适。肉毒杆菌注射为手术高危风险人群的首选,包括老年人或有严重并发症的患者。

弥漫性食管痉挛

在这些患者中最常见症状是吞咽困难,胸痛也是常见表现,必须与冠状动脉疾病相鉴别。

检查

- **食管测压**
- **内镜检查和钡餐:**目的是排除其他导致吞咽困难的原因,在弥漫性食管痉挛病例中可看到食管的痉挛波形

非手术治疗 患者主要症状是胸痛,对抗药物是钙通道阻滞剂,地尔硫䓬 180~240mg/d 或三环类抗抑郁药丙咪嗪 25~50mg 睡前服用,此为初

始治疗方案。对于效果不佳的患者,应根据疼痛情况服用异山梨酯 10mg 或西地那非 50mg。随后,在 Z 线注射卡尼汀毒素(即齿状线,总量 100 单位,沿着 Z 线周向每点给 20 单位剂量注射),70% 的患者症状可得到缓解,且效果可持续 7 个月的时间。气囊扩张也可能有效。在以吞咽困难为主要症状的患者中,首先用钙通道阻滞剂(地尔硫䓬 180~240mg/d)进行治疗,其次是卡尼汀毒素注射或气囊扩张。

手术适应证 弥漫性食管痉挛患者经药物治疗、注射或扩张后仍有严重吞咽困难或胸痛症状,可以考虑外科治疗。测压显示食管收缩率小于 30% 的患者是手术治疗受益者。依据测压结果判定肌切开的近端长度,要求切开范围足够,应包括整个运动障碍的长度。对于胡桃夹食管和 LES 高压的手术效果尚不肯定,最好避免手术治疗。

手术 经第 6 肋间左后外侧切口入胸,切断下肺韧带。从食管裂孔到主动脉弓水平切开食管纵隔胸膜,如需要(根据测压结果)可延展到胸廓入口。从最方便的部位开始纵行肌切开术,低功率电刀切开食管肌层至黏膜层,从肌层钝性或锐

性解剖暴露黏膜层,向上分离肌层并向下延伸到 LES。可以切除少许肌肉纤维以防止肌层的重新粘连。以空气注入法或经鼻胃管滴注亚甲基蓝来检测黏膜完整性。然后进行部分胃底折叠术,置入胸腔引流管。术后第二天行钡餐检查后,患者恢复经口进食。

经右胸 VATS 是首选,因为整个食管床暴露充分。髂前上棘线第 7 肋间为进镜孔,在相同位置或在腋前线 6 肋间置辅助操作孔,5 肋间腋中线和腋前线之间为操作孔。分开下肺韧带,切开食管上纵隔胸膜。肌层切开从隆嵴下开始,通过锐性或用低功率烧灼切开肌层。肌层可以用 Hunter 抓钳固定或用缝线固定拉开。可锐性加钝性分离肌层,或使用超声刀可防黏膜损伤。剥离范围上至入口,下至裂孔和 LES,分离方法如上。之后腹腔镜下进行部分胃底折叠术。

并发症 黏膜穿孔可在术中发现并首先修复,可用肋间肌瓣修补。

结果 肌切开患者,症状缓解率达 80%~90%。

(胡锦华 李 军 译,刘相燕 校)

参考文献

抗反流手术

1 Finks JF, Wei Y, Birkmeyer JD. The rise and fall of antireflux surgery in the United States. *Surg Endosc* 2006; 20: 1698–701.

2 Kahrilas PJ, Shaheen NJ, Vaezi MF, et al. American Gastroenterological Association. American Gastroenterological Association Medical Position Statement on the management of gastroesophageal reflux disease. *Gastroenterology* 2008; 135:1383–91.

3 Morgenthal CB, Shane MD, Stival A, et al. The durability of laparoscopic Nissen fundoplication: 11-year outcomes. *J Gastrointest Surg* 2007 Jun; 11(6):693–700.

4 Terry ML, Vernon A, Hunter JG. Stapled wedge Collis gastroplasty for the shortened esophagus. *Am J Surg* 2004 Aug; 188(2):195–9.

5 Oelschlager BK, Ma KC, Soares RV, et al. A broad assessment of clinical outcomes after laparoscopic antireflux surgery. *Ann Surg* 2012 Jul; 256(1):87–94.

6 Bajbouj M, Becker V, Phillip V, et al. High-dose esomeprazole for treatment of symptomatic refractory gastroesophageal reflux disease: a prospective pH-metry/impedance-controlled study. *Digestion* 2009; 80:112–18. doi:10.1159/000221146

7 Stefanidis D, Hope WW, Kohn GP, et al. The SAGES Guidelines Committee. Guidelines for surgical treatment of gastroesophageal reflux disease. *Surg Endosc* 2010; 24:2647–69. doi 10.1007/s00464-010-1267-8

腐蚀剂

1 Cabral C, Chirica M, de Chaisemartin C, et al. Caustic injuries of the upper digestive tract: a population observational study. *Surg Endosc* 2012 Jan; 26(1):214–21. doi: 10.1007/s00464-011-1857-0

2 Atiq M, Kibria RE, Dang S, et al. Corrosive injury to the GI tract in adults: a practical approach. *Expert Rev Gastroenterol Hepatol* 2009 Dec; 3(6):701–9. doi: 10.1586/egh.09.56.

3 Tohda G, Sugawa C, Gayer C, et al. Clinical evaluation and management of caustic injury in the upper gastrointestinal tract in 95 adult patients in an urban medical center. *Surg Endosc* 2008 Apr; 22(4):1119–25.

4 Cheng HT, Cheng CL, Lin CH, et al. Caustic ingestion in adults:

the role of endoscopic classification in predicting outcome. *BMC Gastroenterol* 2008; 8:31.

5   Corrosive injury, Chapter 36, p. 515. in Pearson et al., *Esophageal Surgery*, 2nd edn., Churchill Livingstone, 2002.

食管裂孔疝

1   Oelschlager BK, Petersen RP, Brunt LM, et al. Laparoscopic paraesophageal hernia repair: defining long term clinical and anatomic outcomes. *J Gastrointest Surg* 2012 Mar; 16(3):453–9.

2   Oelschlager BK, Pellegrini CA, Hunter JG, et al. Biologic prosthesis to prevent recurrence after laparoscopic paraesophageal hernia: long-term follow-up from a multicenter, prospective, randomized trial. *J Am Coll Surg* 2011 Oct; 213(4):461–8.

3   Mattar SG, Bowers SP, Galloway KD, et al. Long-term outcome of laparoscpic repair of paraesophageal hernia. *Surg Endosc* 2002 May; 16(5):745–9.

4   Soper NJ, Swanstrom LL, Eubanks WS. *Mastery of Endoscopic and Laparoscopic Surgery*, 2nd edn. Lippincott William and Wilkins, 2005.

憩室

1   Payne WS. The treatment of pharyngoesophageal diverticulum: the simple and complex. *Hepatogastroenterology* 1992; 39(2):109.

2   Chang CY, Payyapilli RJ, Scher RL. Endoscopic staple diverticulostomy for Zenker's diverticulum: review of literature and experience in 159 consecutive cases. *Laryngoscope* 2003; 113(6):957.

3   Zaninotto G, Portale G, Costantini M, et al. Therapeutic strategies for epiphrenic diverticula: systematic review. *World J Surg* 2011 Jul; 35(7):1447–53. doi: 10.1007/s00268-011–1065-z.

4   Kilic A, Schuchert MJ, Awais O, et al. Surgical management of epiphrenic diverticula in the minimally invasive era. *JSLS* 2009 Apr–Jun; 13(2):160–4. Review.

5   Hudspeth DA, Thorne MT, Conroy R, Pennell TC. Management of epiphrenic esophageal diverticula: a fifteen-year experience. *Am Surg* 1993 Jan; 59(1):40–2.

6   Esophageal diverticula, Chapter 31, p. 515 in Pearson et al., *Esophageal Surgery*, 2nd edn. Churchill Livingstone, 2002.

运动障碍

1   Richter JE. Oesophageal motility disorders. *Lancet* 2001 Sep 8; 358(9284):823–8.

2   Herbella FA, Tineli AC, Wilson JL Jr, Del Grande JC. Surgical treatment of primary esophageal motility disorders. *J Gastrointest Surg* 2008 Mar; 12(3):604–8.

3   Patti MG, Gorodner MV, Galvani C, et al. Spectrum of esophageal motility disorders: implications for diagnosis and treatment. *Arch Surg* 2005 May; 140(5):442–8; discussion 448–9.

4   Primary esophageal motor disorders, Chapter 32, p. 515 in Pearson et al., *Esophageal Surgery*, 2nd edn., Churchill Livingstone, 2002.

5   Achalasia: thoracoscopic and laparoscopic myotomy, Chapter 35, p. 569 in Pearson et al., *Esophageal Surgery*, 2nd edn. Churchill Livingstone, 2002.

第 24 章

食管癌

24

Gail Darling

外科解剖学

食管从环咽肌或食管上括约肌(upper esophageal sphincter,UES)起始,于后纵隔向下延伸,穿过位于 T_{10} 水平的食管裂孔与胃连接。在无裂孔疝的情况下,胃-食管交界处一般位于食管裂孔下方 2~4cm 处。食管毗邻重要组织结构关系为:前方为气管,自 UES 向下与气管伴行至位于 T_4 水平的气管隆凸,即临近左主支气管起始(上缘)内镜下约距门齿 25cm; $T_{4/5}$ 以下位于食管前方的是心脏主要为左心房、下肺静脉;其后方为主动脉和脊柱,侧面为肺、奇静脉和胸导管。了解这些解剖关系对于选择治疗方案很重要,因为这些结构可能被食管肿瘤侵犯,或者在食管切除术中受到损伤。

食管由黏膜层、环状肌层和纵向肌层组成,无浆膜层。食管的淋巴管起源于黏膜下层,直接或间接汇入纵向淋巴管和胸导管。纵向淋巴管为癌细胞广泛的近端扩散提供解剖基础,一旦肿瘤突破黏膜固有层侵及黏膜下层,这种解剖特征就可使癌细胞发生广泛的壁内扩散,以及早期的食管癌转移。由于存在潜在的壁内扩散,在进行食管癌切除术时,近端需要距肿瘤切缘 5~10cm,以实现 R0 切除。

食管黏膜为鳞状上皮细胞,但在慢性重度胃食管反流刺激下可能会产生柱状上皮。这种化生上皮,例如 Barrett 食管,可能会发生异型性改变,进一步演变为腺癌。因此,食管癌有两种主要组织学类型:鳞状细胞癌和腺癌。其他少见原发食管恶性肿瘤类型包括小细胞癌、黑色素瘤、癌肉瘤、平滑肌肉瘤、血管肉瘤、颗粒细胞瘤和淋巴瘤。

流行病学 / 病因学

食管癌的发病率全世界排名第八,是最常见的癌症之一。虽然在世界范围内鳞状细胞癌是占主导地位的组织学类型,但自 20 世纪 80 年代以来腺癌发病率逐渐在增加,目前在北美和西欧已是主要的组织学类型。导致腺癌危险因素包括肥胖、胃食管反流、吸烟和膳食因素。鳞状细胞癌的危险因素包括吸烟、饮酒、与腐蚀性物质摄入有关的慢性炎症或刺激、贲门失弛缓症、热损伤(如喝热茶)和咀嚼槟榔。在某些地理区域(伊拉克、伊朗、印度、中国)食管癌发病率较高,这可能与遗传因素有关,因为这些地区的人群有一些共同的祖先(土库曼人和蒙古人),另外较高的发病率与饮食因素可能也相关。

临床表现

大多数食管癌患者会出现吞咽困难症状。常用"进行性梗阻性吞咽困难"一词描述固体食物吞咽困难的进展,直到患者甚至不能吞咽液体,包括自己的唾液。体重减轻较常见,而吞咽疼痛则较少见。胸部、背部或上腹部出现持续性疼痛是不良征兆,提示肿瘤侵及包括内脏神经在内的局部结构。患者状态不佳往往提示疾病的远处转移。

辅助检查

初步检查方法包括食管胃镜活检诊断、EUS、胸部和腹部 CT 扫描,必要时 PET-CT。消化道造影可作为初步诊断的筛查,但如果随即进行内镜检查时,则可不必做消化道造影。腹腔镜检查不是食管肿瘤的常用检查手段,但对于胃食管交界的贲门肿瘤,特别是肿瘤为 T_3 或 T_4 期时,则应该考虑行此种检查。经 EUS 诊断为 T_1 期的肿瘤可以经黏膜内切除(endomucoscal resection,EMR)后病理检测,进一步区分 T_{1a} 与 T_{1b} 期。

除常规组织学检查外,还应用免疫组织化学方法对肿瘤标本进行鉴定,以准确确定肿瘤病理类型。如未分化癌的病理描述应该进一步区分,因为这样的病理改变通常是少见的肿瘤分型,如小细胞或肉瘤。

HER2 表达检测现在已成为食管腺癌的标准检测方法,因为食管腺癌中有高达 33% HER2 过表达。同时,已经证实曲妥珠单抗对于晚期食管腺癌患者是有效的。

肿瘤分期

肿瘤分期评估包括 CT 扫描、PET-CT 和 EUS(表 24.1)。目前已证实 PET-CT 检查在诊断肿瘤远处转移方面优于单纯的 CT 扫描。PET-CT 在 T_1 期肿瘤中的应用价值有争议,多数学者认为是不必要的。食管与胃区域的强化 CT 提供了更确切的病理解剖关系,对于确定能否进行手术切除非常必要。CT 检查能够初步区分淋巴结病理状态,但是 CT 未发现淋巴结异常并不能够完全排除淋巴结受累。尽管 PET-CT 可能发现位于任何部位的转移淋巴结,但它对淋巴结转移诊断敏感性较低。因为它可能会被原发肿瘤的高摄取所掩盖或者转移肿瘤比较小时,可能分辨不清异常的摄取。

EUS 常用于确定 T 和 N 分期。但 EUS 区分 T_{1a} 和 T_{1b} 期较困难。T_{1a} 和 T_{1b} 期之间的鉴定目前越来越重要,因为越来越多的 T_{1a} 病患者选择接受 EMR 治疗,而不是食管切除术。当 EUS 确定肿瘤为 T_1 期时,EMR 可用于提供更精确的分期,可将 T_{1a} 与 T_{1b} 区分开。EMR 也可用于 T_{1a} 期肿瘤的治疗。内镜黏膜下剥离术(endoscopic submucosal dissection,ESD)也可切除黏膜病变,而且能够切除的范围更大。因此,EMR 和 ESD 越来越多地被用作早期肿瘤的分期和治疗手段。

表24.1 国际抗癌联盟(UICC)食管癌与食管胃交界癌分期(第 7 版)(www.uicc.org)

原发肿瘤分期
Tis:原位癌,重度不典型增生
T_{1a}:肿瘤局限于黏膜层,未侵及固有层/黏膜肌层
T_{1b}:肿瘤侵入固有层或黏膜下层
T_2:肿瘤侵犯食管固有肌层
T_3:肿瘤侵及食管外膜
T_{4a}:肿瘤侵及胸膜、心包、腹膜、膈肌
T_{4b}:肿瘤侵犯其他邻近结构(主动脉、椎骨、气管)。

区域淋巴结分期
N_0:无区域淋巴结转移
N_1:1~2 个区域淋巴结转移
N_2:3~6 个区域淋巴结转移
N_3:>6 个区域淋巴结转移

远处转移
M_0:无远处转移
M_1:有远处转移

肿瘤分期			
I$_A$	T_1	N_0	M_0
I$_B$	T_2	N_0	M_0
II$_A$	T_3	N_0	M_0
II$_B$	T_1/T_2	N_1	M_0
III$_A$	T_{4a}	N_0	M_0
	T_3	N_1	M_0
	T_1/T_2	N_2	M_0
III$_B$	T_3	N_2	M_0
III$_C$	T_{4a}	N_1/N_2	M_0
	T_{4b}	任何 N	M_0
	任何 T	N_3	M_0
IV	任何 T	任何 N	M_1

治疗

选择治疗方案需要依据肿瘤分期以及患者身体状态。除Ⅳ期肿瘤患者外,食管切除手术一直是主要的治疗方法。然而近年来,EMR 已逐渐被用于治疗 T_{1a} 期和重度不典型增生的患者。这些病期患者的标准治疗方法是食管切除手术,但目前认为,像 EMR 或 ESD 这些创伤较小的治疗方法,可作为治疗 T_{1a} 期肿瘤替代方案。

Ⅳ期肿瘤患者治疗主要目的是改善吞咽困难。治疗方式包括近距离放射治疗、食管支架、外部照射、激光或化疗。具体治疗方式选择取决于患者身体状态和预计生存时间长短。对于Ⅳ期肿瘤患者,其预估生存年龄是按月来计算的,因此,及时缓解吞咽困难症状对于他们非常重要。然而,在减轻症状时也应尽可能减少治疗的创伤。对于生存时间有限的患者,自膨式金属支架(selfexpanding metal stents,SEMS)是缓解吞咽困难最直接解决措施。但这些都有其潜在的并发症,如穿孔、出血、食物嵌塞、肿瘤过度生长和侵蚀。激光或冷冻治疗提供可即时但短暂的姑息治疗效果。

体外放射治疗有助于更持久地缓解吞咽困难,但吞咽困难的缓解并不是即时的,可能需要几星期起效时间。根据患者生存时间不同,肿瘤可能会复发,导致反复吞咽困难。根据最初计划的总照射剂量,可重复进行体外放射治疗。另外,近距离放射可以单独使用,也可以与外放射结合使用。近距离放射比外放射更能缓解吞咽困难,可重复使用,并且对周围组织的辐射量最低。因此,近距离放射可用于曾接受过外部放射治疗的患者(视总剂量而定),并且可在一次治疗中单独使用,或者分 2~3 次进行,两次治疗之间间隔一周。对于身体状况良好的患者,全身化疗是比较合适的,并可缓解吞咽困难症状。化疗可以重复进行,并且对于局部肿瘤或全身转移的患者均适用,同时不影响其他治疗吞咽困难方案。

虽然 SEMS 可常用于缓解吞咽困难的症状,但在一项关于 SEMS 和近距离放射治疗的随机试验报告中指出,食管支架治疗吞咽困难虽见效快,但近距离放射治疗不仅可使吞咽困难的症状缓解时间更长,同时能够提高患者生活质量。

Ⅰ期食管肿瘤患者,单纯手术治疗是标准方案。然而,近期 EMR 或 ESD 已用于 T_{1a} 患者治疗。虽然这些治疗方法最初仅应用于手术治疗预计高危风险患者中,近年来这些技术已经被越来越多地使用,甚至对"标准风险"患者采用胃镜下手术切除,从而避免食管切除术。放化疗甚至单纯放射治疗是外科手术的一种替代选择,特别是对于鳞状细胞癌。对于 $T_2N_0M_0$ 期肿瘤患者的治疗目前仍然存在争议。真正符合 $T_2N_0M_0$ 分期的肿瘤患者十分少见。目前已经证实临床分期 $T_2N_0M_0$ 是不准确的,大部分患者处于更高或更低的分期。单从 T 分期来看,T_2 期患者淋巴结受累的可能性为 50%~60%,提示这些患者可能从多学科联合治疗中获益。然而,如果肿瘤分期确定为 T_2N_0 或 T_1N_0 时,单独手术治疗是合适的。同胃镜手术一样,放化疗也是Ⅰ期肿瘤患者手术外的另一种选择。目前进行的临床研究正试图解决这一争议。

对于局部晚期(T_3、T_{4a} 或 $N_{1~3}M_0$)的肿瘤患者,单纯手术治疗可缓解吞咽困难症状,包括术前化疗在内的多学科联合治疗可提高生存率和减少远处转移。多学科联合治疗目前已经成为许多肿瘤中心对于局部晚期患者的标准治疗方案。

尽管临床分期本身是不准确的,但很明显,淋巴结转移风险随着 T 分期增高而增加,因此 T_3 期肿瘤患者有 75%~80% 可能发生淋巴结转移。同样地,淋巴结受累越多,肿瘤累及患者全身的几率就越高。当 8 个或更多淋巴结受累时,肿瘤累及患者全身的可能性接近 100%。

考虑到肿瘤患者全身受累的可能性,因此在治疗方案中增加术前化疗是合理的。是否需要辅助放疗也存在争议,但数据显示,术前放疗的使用增加了 R0 切除的可能性。由于食管的解剖特点,缺乏浆膜层,并且与重要结构如气管、支气管、心脏、主动脉和脊柱密切相关,所以单纯手术治疗局部晚期的肿瘤患者很难实现 R0 切除。化疗的作用是双重性的:一方面可治疗肿瘤的全身受累,同时也作为放疗增敏剂。

近年术前化疗联合手术治疗食管癌临床试验和荟萃分析结论较多。直到最近,仅有其中两项试验结果是阳性的,且其中一研究报告存在着两个实验组患者分期不平衡偏倚,另一个则是结果差异非常小。荟萃分析报告表明,联合治疗对患者的生存明显获益,但试验的多变性削弱了结论的可信度。然而,在 2010 年,Cross 研究团队公布了对比单纯手术治疗与术前放化疗联合手术随机试验结论,参与这项试验的 368 名患者中,75% 组织学类型为腺癌,多学科治疗组中患者生存中位时间 49.4 个月,而单纯手术组为 24 个月($HR=0.0657$;95%CI:0.495~0.871,$P=0.003$)(图 24.1)。鳞状细胞癌患者疗效最好,其中有 49% 的患者产生了病理学完全缓解(complete pathological response,PCR),鳞状细胞癌和腺癌患者的生存均可从中获益(图 24.2)。

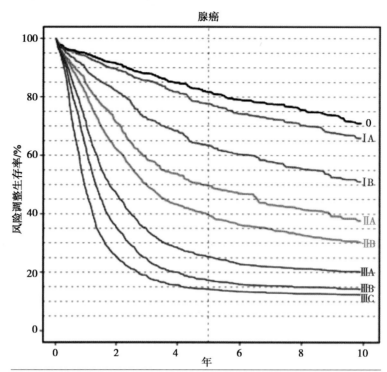

图 24.1 美国癌症联合委员会 / 国际抗癌联盟（AJCC/UICC）分期系统第
7 版腺癌患者风险调整生存率

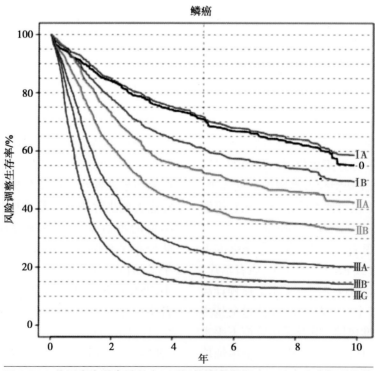

图 24.2 美国癌症联合委员会 / 国际抗癌联盟（AJCC/UICC）分期系统第
7 版鳞癌患者风险调整生存率

越来越被认同的是,手术质量对于能否取得良好的治疗效果非常重要。外科医生报告的单中心根治或改良根治食管切除术5年生存率的临床数据,与交叉实验所获得结果相似。有人认为,优秀的手术技术可不需要术前放化疗,但临床数据却不支持这一点。尽管如此,外科医生仍有责任提供尽可能高质量的切除手术。这就要求彻底的淋巴结清扫,足够的切缘范围,R0切除,以及可靠的功能重建,并且力争最低的并发症发生率和最低的死亡率。

通常是从心肺功能角度来判断肿瘤患者身体状况是否足够耐受外科手术。目前有许多种手术方式,在决定手术方式与患者的并发症时,应该考虑到癌症手术的根治原则。开放手术的标准方法包括Ivor Lewis(腹部切口和右胸切口),McKeown(右胸切口、腹部切口和左颈切口入路),经膈食管裂孔手术(腹部切口和左颈入路),左胸腹联合或不联合左颈入路,以及左侧经膈联合或不联合左颈入路。最近,微创手术方法已逐渐发展起来,包括杂交或完全微创的Ivor Lewis或McKeown术式。

手术入路的选择取决于肿瘤的位置、患者的并发症和外科医生的经验。最好的手术入路是指以最少的并发症和最低死亡率来完成癌症根治手术。

标准的癌症切除手术需要达到R0切除:镜下切缘阴性。远端距离下切缘5cm为宜,近端距离上切缘应为7~10cm。虽然手术要求镜下环周切缘(瘤体外侵切缘)阴性,但由于食管的解剖关系,有时很难实现。术前放疗可提高环周切缘阴性率。

完整淋巴结清扫对患者的分期和预后都是至关重要的。所需清扫淋巴结数目似乎取决于T分期。对于T_1期肿瘤患者,需要清扫10~16个淋巴结,而对于T_3或T_4期肿瘤患者,则至少要清扫20个淋巴结。这些数据是对于未接受新辅助治疗病例而言。目前还没有关于患者行新辅助治疗后,手术充分切除所需清扫淋巴结数目的相关数据。

位于食管中段或上段的肿瘤最好采用McKeown手术方式,无论是开放还是微创效果等同。位于食管远端1/3(下段)的肿瘤适合采用Ivor Lewis、胸腹联合入路、McKeown手术方式,开放与微创效果相似。胃食管交界处的肿瘤可通过上述任何一种方式或经食管裂孔手术方式

切除。

微创食管切除术或经食管裂孔食管切除术均可降低肺部并发症的发病率。对于肺储备有限的患者,应考虑采用这些手术方式。患有心脏病的病例,采用经食管裂孔手术方式是不太可取的。虽然有些人认为经胸手术方式比经食管裂孔手术对患者的生存更有益,但实际上这两种手术方式都是可以接受的。微创食管切除术至少在患者的短期预后和淋巴结清扫方面与开放手术相当,并且能够降低肺部并发症的发病率。

最后,外科医生的经验很重要。食管切除术是一种复杂的手术方法,外科医生的经验对手术预后有重要的影响。相比于医生的经验,手术入路及手术方式的选择是否准确可能就是次要的了。

预后

食管癌是所有实体肿瘤中死亡率占据第2位的肿瘤,仅次于胰腺癌。这与食管解剖有关,由于这些解剖特点,食管癌患者的淋巴和全身转移在早期就发生了,而肿瘤却直到局部晚期时才会被发现。

与其他肿瘤一样,食管癌患者5年生存率由肿瘤分期决定,但同时也取决于组织学类型,分级和肿瘤特征,如淋巴管浸润。手术方式对5年生存率也存在影响。对于单纯行手术治疗的患者而言,经食管裂孔食管切除的患者5年生存率约为25%;在全食管切除术中,Ⅲ期患者的5年生存率高达54%。

大规模医疗中心手术死亡率为2%~5%。而小规模治疗中心死亡率明显要高,可达20%。不管手术方式或治疗中心的规模如何,食管切除术的并发症发生率都很高,约50%的患者术后会发生一种或多种并发症。术后肺炎(10%~20%)一直是主要的并发症,50%手术死亡率归因于肺炎。微创食管切除手术和经食管裂孔术后肺炎的发生率均低于经胸入路食管切除术。约15%患者术后发生房颤。重要的是,术后房颤应被视为其他并发症的征兆,包括肺栓塞、心肌梗死、肺炎、吻合口瘘和胃管坏死。胃管坏死较罕见(1%),但一旦发生则非常严重,需立即再次手术切除坏死部分。吻合口瘘的发生率(<5%~24%)取决于手术技术和肿瘤的位置。颈部吻合口瘘的发生率较高。吻

合器完成的吻合口瘘发生率较低。

　　术后功能恢复情况取决于有无足够空间的吻合管腔,足够宽松无张力的以及无扭曲的管腔。一般建议采用胃肠减压和空肠造瘘营养支持。

　　术后护理的要点是严格控制液体平衡避免容量负荷过大,避免导致消化管道的充血和缺血;注意电解质,特别是磷酸盐,如果患者术前营养不良,开始进食时该指标可能会下降;补充镁,使其血清中的水平保持正常范围;加强肺部管理;以及良好营养支持。在医院预防深静脉血栓(deep vein thrombosis,DVT)非常必要,有些人认为患者在出院4~8周后应继续预防。

(辛钟伟　译,刘相燕　校)

参考文献

1　Li Z, Rice TW. Diagnosis and staging of cancer of the esophagus and esophagogastric junction [review]. *Surg Clin North Am* 2012 Oct; 92(5):1105–26.

2　Van Hagen P, Hulshof MCCM, van Lanschot JJB, et al. Preoperative chemoradiotherapy for esophageal or junctional cancer. *N Engl J Med* 2012; 366:2074–84.

3　Biere SS, van Berge Henegouwen MI, Maas KW, et al. Minimally invasive versus open oesophagectomy for patients with oesophageal cancer: a multicentre, open-label, randomized, controlled trial. *Lancet* 2012; 379: 1887–92.

4　Rizk NP, Ishwaran H, Rice TW, et al. Optimum lymphadenectomy for esophageal cancer. *Ann Surg* 2010; 251:46–50.

5　Zehetner J, DeMeester SR, Hagen JA, et al. Endoscopic resection and ablation versus esophagectomy for high-grade dysplasia and intramucosal adenocarcinoma. *J Thorac Cardiovasc Surg* 2011; 141:39–47.

第 25 章

食管穿孔

Michael J.Shackcloth, George John

前言

食管穿孔是潜在危及生命的疾病,诊断和治疗有一定挑战性。尤其在延误诊治时,是高死亡率及高并发症的外科急症。因其临床表现往往并不典型,使诊断具有一定难度,具体治疗措施也仍然有不同的观点。食管穿孔治疗方案主要依据病例系列研究观点,而且在对病情的认识上还存在不少异议。

Boerhaave 在 1723 年描述了第一例自发性食管破裂[1],Barrett[2]和 Olsen[3]于 1947 年报道首次成功修补自发性食管破裂。虽然自发性食管破裂并不常见,但随着内镜技术在胃肠道疾病诊断和治疗中的广泛应用,食管穿孔的发生率明显增加。

病因学及病理生理学

为更好了解其病因学和病理生理学,熟练掌握食管的解剖是必要的。食管为长约 25cm 的肌性管道,从环状软骨下缘水平起始,止于胃食管交界处与胃腔相接。食管有 3 个生理性狭窄:环咽肌处、支气管 - 主动脉交叉压迹处和胃 - 食管交界。由于缺乏弹性蛋白和胶原纤维构成的坚固浆膜层,因此穿孔可发生在食管任何部位,尤其是这些生理性解剖狭窄部位。

食管穿孔会导致食管和胃内容物、唾液、胆汁、消化酶和其他物质进入纵隔,污染并引发纵隔炎,而进入纵隔内的污染物常会突破胸膜进入胸膜腔,出现胸腔积液、脓胸或液气胸。

炎症的严重性取决于实际穿孔与临床表现时间间隔和污染程度。唾液中的细菌和胃液中的消化酶会导致混合坏死性感染。如果不及时治疗,可迅速发展为败血症和多器官衰竭。

病因

食管穿孔可大致分为管腔内和腔外病因(表 25.1)。

表 25.1　食管穿孔的病因学

管腔内的病因	管腔外的病因
A 医源性 / 器械	A 外伤
1. 食管、胃镜镜检查:诊断或治疗	1. 刀刺伤、枪伤
2. 食管扩张术	2. 钝挫伤、交通事故
3. 球囊扩张或激光治疗	B 手术损伤
4. 食管静脉曲张:套扎或硬化治疗	1. 纵隔镜检查
5. 食管内导管的放置如鼻胃管,三腔两囊管或四腔两囊管可能引起食管穿孔	2. 甲状腺切除术
6. 气管插管	3. 腹腔镜下胃折叠术
7. 食管超声检查	4. 前入路脊柱手术
8. 气管切开术	5. 迷走神经切断术
B. 异物:鱼骨、纽扣、假牙等	6. 肺切除术和心脏手术中的射频消融术
C. 腐蚀性药物:酸 / 碱	
D. 自发性 / 压伤	
1. Boerhaave 综合征	
2. Heimlich 急救法	
3. 食管黏膜撕裂症	
E 反流性食管炎和 Barrett 食管	
F. 感染:HIV、HSV、念珠菌、结核、梅毒	
G. 恶性肿瘤	
1. 食管	
2. 肺	
3. 其他纵隔肿瘤	

管腔内的病因

医源性 / 器械损伤

内镜检查和内镜治疗是食管穿孔的主要病因,多达 70% 的食管损伤是由医疗器械引起[4-9]。1974 年,美国胃肠道内镜调查协会对 211 410 例内镜手术进行了调查,结果显示,常规上消化道内镜检查,穿孔率为 0.03%,而狭窄扩张手术的食管穿孔率为 0.25%[10]。

Killian 裂孔是最容易出现穿孔的区域,它位于 C5 和 C6 椎体的水平,是咽壁的一个三角形区域,两侧为咽下缩肌,底部为环咽肌。此区域的食管后壁仅覆盖有筋膜,从而使穿孔的风险增高。随着颈部的过伸动作,风险进一步增加。1957 年,Jackson 将这一区域命名为“曼德海峡”(Bal-el-mandeb)或“撕裂之门”(gate of tears)[11]。

其他引起食管穿孔原因包括食管静脉曲张硬化剂治疗(1%~6%)[9]、晚期食管癌内镜下置入支架[12]、内镜激光治疗、光动力治疗和病理活检。食管导管置入如鼻胃管等[13~15]、三腔两囊管或四腔两囊管[16]也可能引起食管穿孔。气管插管发生食管穿孔的概率较低[17,18],也有气管切开后出现食管穿孔的报道[19,20]。

越来越多应用经食管心脏超声术前评估心脏瓣膜功能,以确保在瓣膜修复或置换术后不会出现瓣膜狭窄或瓣周漏等。Kallmeyer 等 2001 年报道了 7 200 名经食管心脏超声检查的心脏外科患者病例分析,食管穿孔发生率为 0.01%[21]。经食管心脏超声可能因为直接的组织损伤或由探头热能损伤引起食管穿孔[22]。

异物

所有食管穿孔患者中,约 12% 因食管异物引起[9]。5 岁以下的儿童最有可能吞食异物。2006 年 Little 等研究了 16 年间 500 例平均年龄为 3.24 岁的食管异物儿童患者,88% 患儿因为误吞硬币,其中 73% 卡于上段食管[23]。如果异物滞留超过 4 小时,食管穿孔概率将会进一步增加[24]。成年人食管异物多见于电池、按钮、大头针和假牙等[25]。鱼骨可嵌插入食管黏膜,引起迟发性组织坏死,最终导致局部穿孔。吞剑表演者潜在的职业风险就包括食管穿孔,其中文献报道 2 例[26~28]。食管穿孔的发病率可能比先前了解的要高,因为

有些病例可能是可自愈性的[29]。

自发性食管破裂

近年自发性食管破裂的发病率越来越高,但自发性食管破裂经常被忽视。虽然研究较少,冰岛的一项研究显示,年标准化发病率为 3.1/100 万[30]。英国医院统计数据显示,2005~2006 年 340 人因食管破裂而入院[31]。荷兰著名植物学家、人文学者 Hermann Boerhaave 医生,1724 年首次报道了自发性食管破裂,当时荷兰高级海军上将 Van Jon Wassenaer 死于一顿暴饮暴食随后的呕吐,他的尸检显示食管破裂[1]。自发性食管破裂占全部食管穿孔 33%[32],主要原因是食管内压力突然增加,与食管上括约肌不协调导致破裂。通常发生于下段食管左后外侧,距胃食管交界处 2~3cm,80% 的病例穿孔至胸膜腔。

腐蚀性损伤、反流性食管炎与 Barrett 食管

发生于印度等发展中国家的腐蚀性损伤,多由于患者误服杀虫剂或者农药,而在发达国家则更常见于碱性物质,这些腐蚀性物质都有可能导致食管穿孔。

随着质子泵抑制剂的广泛使用,反流性食管炎和 Barrett 食管已逐渐不常见,因此穿孔的发生率也很低。

感染和恶性肿瘤

如表 25.1 所述,多种感染也可导致穿孔,在目前感染治疗的长足进步时代,通过适当的治疗,风险大大降低。食管癌晚期由于肿瘤侵蚀食管壁,可导致穿孔和脓毒血症。另有关于肺和纵隔肿瘤累及食管穿孔的报道,其预后不良。

管腔外原因

外伤

钝性创伤或穿透性外伤造成的穿孔多位于颈段食管,而胸部穿透伤很少引起食管穿孔[33]。食管钝性创伤也非常少见,最常见于车祸导致胸骨和脊椎间的食管被挤压而破裂[34],尽管少见的报道如采用 Heimlich 急救法后挤压造成食管损伤[35]。

手术损伤

一些非食管手术也会造成食管损伤穿孔,如

纵隔镜检查[36]、甲状腺手术[37,38]、腹腔镜下胃折叠术[26,39]、脊椎手术[40,41]和迷走神经切断术[42,43],心脏[44]和肺切除术[45]、射频消融术也有食管穿孔的危险。

临床表现

食管穿孔临床表现决定于引起穿孔的原因、穿孔部位、污染程度和损伤时间。食管穿孔可能引起的体征和症状见表25.2。

颈段食管穿孔通常症状略平和,多伴有咽喉痛、吞咽痛、颈部压痛和皮下气肿。胸段食管穿孔主要表现为胸痛、吞咽困难和皮下气肿。腹段食管穿孔通常有腹痛和腹膜炎表现。

随后出现感染症状或感染性休克,包括发热、大汗、呼吸急促、心动过速、低血压和少尿。

食管穿孔的鉴别诊断较多,常导致早期诊断不明确或误诊。需鉴别疾病主要包括肺炎、肺栓塞、肠胃炎、心肌梗死、消化性溃疡、急性胰腺炎和急性主动脉夹层瘤。有研究报道,51例患者中只有17例的初步诊断正确[46]。

表25.2 食管穿孔的症状与体征

症状	体征
胸痛	发热
吞咽困难	出汗
咽喉疼痛	呼吸急促
吞咽痛	心动过速
腹痛	低血压
颈部疼痛	少尿
	皮下气肿
	腹膜炎

检查

X线胸片

食管穿孔早期污染轻,胸部X线检查影像改变可能比较轻微。胸部X线明确的异常表现可包括皮下气肿、纵隔气肿、胸腔积液、气胸和液气胸(图25.1)。

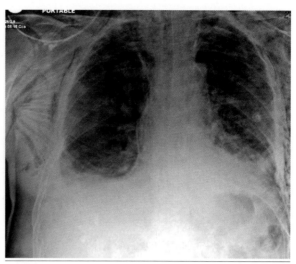

图25.1 自发性食管破裂患者X线表现。左侧液气胸闭式引流后,心脏右缘可见皮下气肿及纵隔气肿表现

上消化道造影

上消化道造影仍是诊断食管穿孔的最常用方法。正位片上可清楚显示出穿孔位置,以及胸膜腔的污染程度,为治疗提供明确依据。通常消化道造影对于小的食管穿孔有10%~20%的假阴性率[47],不能完全除外微小穿孔。非离子型造影剂如泛影葡胺是常用的造影剂,因为它对纵隔的危害较小,但如果吸入气道,高渗的泛影葡胺可导致严重的坏死性肺炎[47]。因此,如患者有误吸或疑似气管食管瘘时,应避免应用泛影葡胺造影剂进行上消化道造影检查。由于上消化道造影的局限性,不适用于同时机械通气的患者检查。

CT检查

是机械通气患者判断食管穿孔常用的方法,CT检查更能评估污染程度,并对胸腔和纵隔积液进行定位。还可鉴别食管穿孔诊断中的其他潜在病变及严重疾病(图25.2A、B和图25.3)。

内镜检查

经验丰富的内镜医师可通过内镜直接发现穿孔,并根据镜下细节判断穿孔病因。图25.4为怀疑有自发性食管破裂男性患者内镜图片。内镜可评估急症穿透性外伤导致的食管穿孔,其敏感性100%及特异性83%[48]。目前对内镜检查的争议主要在于顾虑进一步加重食管损伤,增加出现纵隔气肿或气胸风险;而内镜检查不但可对食管或胃病变活检,通过相关病理检查对病情评估,还可评估是否可内镜下治疗。

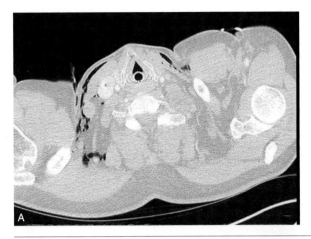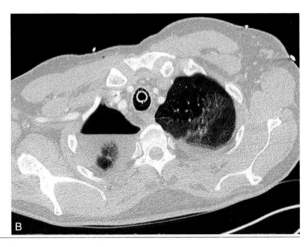

图25.2 食管穿孔的CT表现。A.皮下气肿;B.液气胸

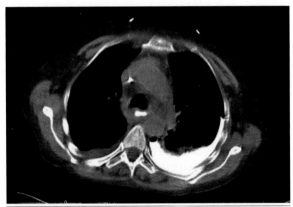

图25.3 CT示经口造影剂由食管穿孔处进入左侧胸腔

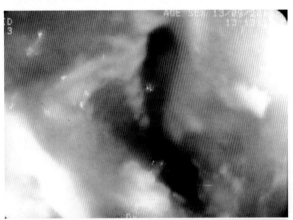

图25.4 内镜示自发性食管破裂患者于食管胃交界部上方食管左侧壁见破裂口

治疗

从医源性食管穿孔到自发性食管破裂,食管穿孔的表现多种多样,穿孔的位置、病因、纵隔污染程度和穿孔时间综合判断,是选择食管穿孔治疗方案的最重要依据[4,7,8,9,50]。

颈段食管穿孔,由于颈部筋膜鞘的解剖关系,与胸段和腹段食管穿孔比较其全身炎症反应要轻得多。在颈段食管以下形成的穿孔无法被局限包裹,往往会引起局部和全身炎症反应,引起多个器官、系统的损伤,以呼吸系统为重,导致死亡率升高[51]。

胸段食管穿孔是有危及生命风险的外科急症。

早期治疗

食管穿孔患者常出现感染性休克,因此,初步治疗包括禁饮食、静脉使用抗生素、抗真菌药物、用质子泵抑制剂来减少胃酸分泌和液体复苏。真对大量的胸腔积液或气胸患者,则应置入直径足够的胸腔引流管,保持引流通畅。严重患者需重症监护室生命支持治疗。

非手术治疗

大多数医源性食管穿孔都很小,如果早期发现,可以按照上述治疗方案积极治疗。对于决定保守治疗的患者,则必须密切监测生命体征,及时对症处理。

已提出对食管穿孔保守治疗的严格标准[4,52,53],即使如此,仍有20%~54%患者出现多种并发症,需手术干预[4,52]。

手术治疗

颈段食管穿孔

由于先前所述的原因,穿孔往往较小并且被局限性包裹,仅行切开引流处理即可。

胸段及腹段穿孔

如果食管壁组织的清洁生机状态允许，一期缝合是首选治疗方案。穿孔与明确诊断间隔的时间越长，食管局部组织的条件越差，能够直接缝合机会就明显减少。如病情允许一期缝合，选择单肺通气后外侧切口入胸手术。根据影像学检查选择切口位置。清除胸腔内积液及残留物，充分游离肺组织与周围的粘连。切开纵隔胸膜，有时穿孔的位置不容易确定，所以术前预置 Maloney 探条有助于找到穿孔位置。因食管内黏膜层撕裂通常比肌肉层的撕裂要长，所以需要切开肌层确定破损长度，确定撕裂的上限和下限，清除坏死组织，然后用 3-0 缝合线间断缝合法分别缝合黏膜层和肌层，有时也可全层缝合。缝合完毕后，应使用带蒂组织包埋。笔者首选应用带蒂的肋间肌瓣，可以在手术开始时游离准备，也有选择膈肌或心包的。

修补完成后将胃管轻柔放入胃中，留置 2 根 32F 的胸腔引流管，一根置于破口修复处，一根按常规位置安放。

术后营养可以选择完全肠外营养（TPN）或肠造瘘置管。

术后护理包括静脉注射抗生素、充分引流、留置鼻胃管每 4 小时一次注入质子泵抑制剂。还应考虑给患者使用抗真菌药物如氟康唑。患者需要禁饮食 5~7 天，直到上消化道造影确认穿孔已愈合。

食管切除

食管穿孔患者进行食管切除术争议较大[51]。如果医源性穿孔是由于良性或恶性狭窄造成的，是食管手术适应证。切除的方法和范围将取决于病变的部位。

最近 Saarnio 等提倡对食管穿孔进行二期手术，在合并严重纵隔脓毒血症病例中，可一期行手术食管切除同时颈食管造口旷置术及胃造口术[54]。患者病情稳定后，二期手术重建上消化道。Altorjay 等报道了 27 例食管切除术，死亡率为 3.7%[5]。食管切除的支持者认为，因为不会有残留瘘口，食管切除可以更好地控制脓毒血症，缺点是需要进行第二次大手术以恢复上消化道的重建，需要长期忍受管状胃或结肠代的并发症。

胸腔镜

有报道应用胸腔镜对食管穿孔进行早期修补[55~58]，但其作用有限[9]，主要用于引流纵隔及胸腔积液。

内镜治疗

近 10 年来，消化内镜对食管穿孔治疗方法包括用内镜夹或缝合线闭合穿孔，用覆膜支架覆盖穿孔也可同时对纵隔感染行腔内引流。

系统性回顾分析 17 例应用内镜夹闭合食管穿孔的患者，内镜下可在视野范围内使用内镜夹治疗 3~25mm 的穿孔。内镜顶端安装 12mm 的钛夹，可用以夹闭直径 30mm 的穿孔。一项多中心研究中，5 个食管穿孔患者均成功闭合[59]。

支架可用来封闭食管穿孔，支架材质包括塑料、金属或可降解的材料[60]。Dai 等回顾性分析 41 例支架置入治疗的食管瘘（其中 6 例为穿孔）。有 6 例痊愈 1 例死亡[61]。图 25.5A 及 25.5B 显示用覆膜支架治疗瘘口较大的食管穿孔。图 25.6A、B 带蒂肋间肌修补覆膜支架治疗失败后的食管穿孔。

支架置入后可能发生支架移位或支架周围残余瘘，因此，需关注食管支架治疗后患者的临床表现，通过脓毒血症等感染症状和影像学的检查，来判定有无支架移位的可能。

闭式负压引流通常用于治疗多种不同的伤口，其基本原理是吸除细菌污染物、分泌物和渗出液，从而促进肉芽组织生长和创口愈合。内镜下放置负压辅助引流已应用于食管穿孔的治疗[62~64]。该装置由鼻胃管与海绵相连，内镜下将其通过食管破口进入纵隔腔。将海绵放到理想的位置，胃管加负压 75~125mmHg 的吸力，定期更换海绵。

结果

Brinster 等人回顾分析 1990~2003 年的文献，发现食管穿孔的总死亡率为 18%[9]，影响死亡率的，包括穿孔原因、隐匿的原发病变、明确诊断的时间和治疗方法[4,50,65]。

Brinster 等人报告自发性食管破裂死亡率为 36%（0%~70%），医源性食管穿孔死亡率 19%（7%~33%），外伤性穿孔死亡率 7%[9]。由于严重

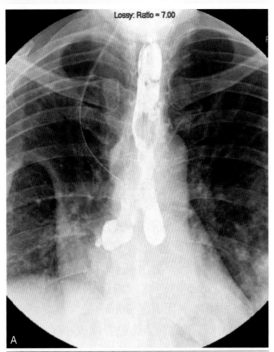

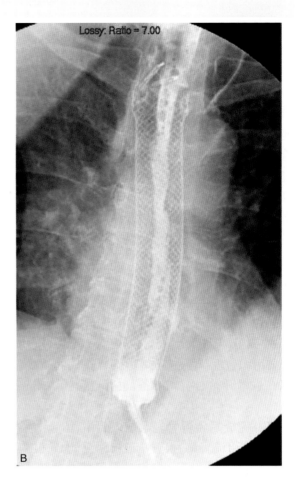

图 25.5 A. 上消化道造影示造影剂由食管破孔进入右侧胸腔;B. 置入覆膜支架后,造影剂没有外漏

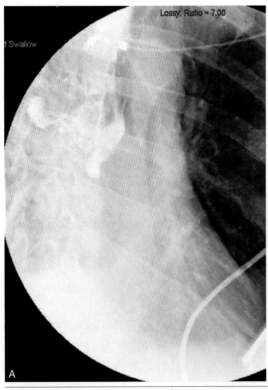

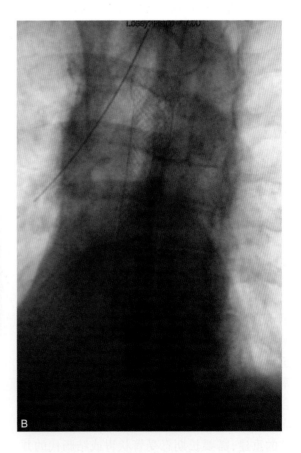

图 26.6 A. 上消化道造影示肋间肌瓣一期修补后仍有造影剂经残留破口进入右侧胸腔;B. 置入覆膜支架后,残留破口处造影剂没有外漏

的纵隔污染和较高误诊率,自发性食管破裂死亡率是最高的。医源性穿孔通常发生在内镜诊疗过程中,因此更容易被发现,患者通常在手术前就已经禁饮食,因此污染较轻。外伤性穿孔通常局限于颈部食管,而纵隔污染较轻。

颈段食管穿孔死亡率 6%(0%~16%),胸段穿孔死亡率为 27%(0%~44%),腹段穿孔死亡率 21%(0%~43%)[9]。如前所述,颈部食管穿孔的渗漏往往局限在颈部,受到污染较轻。

发现食管穿孔和治疗时间的间隔影响死亡率和并发症发生率[7,49,50,66~68]。Brinster 等在文献回顾中发现,治疗延迟超过 24 小时,死亡率增加一倍[9]。以往,发病 24 小时被称为"黄金 24 小时"。应在发病不到 24 小时内进行一期修补,24 小时后应行胸腔闭式引流等保守治疗。然而,也有许多 24 小时后进行一期修补的案例,效果也很好[7,66~73]。

导致预后不良的因素包括术前呼吸衰竭需要机械通气,恶性肿瘤引起的穿孔,Charlson 并发症指数(Charlson comorbidity index,CCI)为 7.1 或更高,肺部并发症和脓毒血症[51]。

食管穿孔治疗方案似乎是决定生存的重要因素。Brinster 等对共计 726 名患者文献的研究中发现,一期修补死亡率为 12%(0%~31%),引流术死亡率为 36%(0%~40%),非手术治疗死亡率为 17%(0%~33%)[9]。对如上结论有必要全面正确评价和理解,因为这些都是基于具体不同案例系列分析,在这些案例系列中,会出现显著的选择偏差,并且针对每个患者的管理策略都是个性化的。报道称在对胸段食管穿孔进行一期修补后,有 25%~50% 患者有残瘘[51,68,71,73,74]。作者倾向于在手术后两周内有残瘘的患者考虑放置覆膜支架,如果仍有残余的渗漏,大多数可以保守处理。晚期治疗的患者有更高的残余渗漏风险[68]。

虽然成功治愈食管穿孔患者的资料有限,但前景总体良好。三个病例系列研究报道了中长期生存的数据,其 3 年[67]、3.7 年[75] 和 12.5 年[6] 平均生存率分别为 90%、88% 及 64%。

总结

食管穿孔是具有显著意义死亡率和发病率的外科急症,及时准确的诊断至关重要。治疗应因人而异。

(宋 亮 译,胡锦华 刘相燕 校)

参考文献

1　Barrett NR. Spontaneous perforation of the oesophagus; review of the literature and report of three new cases. *Thorax* 1946 Mar; 1:48–70.

2　Barrett NR. Report of a case of spontaneous perforation of the oesophagus successfully treated by operation. *Bri J S* 1947 Oct; 35(138):216–8.

3　Olsen AM, Clagett OT. Spontaneous rupture of the esophagus; report of a case with immediate diagnosis and successful surgical repair. *Postgrad Med* 1947 Dec; 2(6):417–21.

4　Altorjay A, Kiss J, Voros A, Bohak A. Nonoperative management of esophageal perforations: is it justified? *Ann Surg* 1997 Apr; 225(4):415–21.

5　Altorjay A, Kiss J, Voros A, Sziranyi E. The role of esophagectomy in the management of esophageal perforations. *Ann Thorac Surg* 1998 May; 65(5):1433–6.

6　Iannettoni MD, Vlessis AA, Whyte RI, Orringer MB. Functional outcome after surgical treatment of esophageal perforation. *Ann Thorac Surg* 1609 Oct; 64(6):1606–9.

7　Salo JA, Isolauri JO, Heikkila LJ, et al. Management of delayed esophageal perforation with mediastinal sepsis: esophagectomy or primary repair? *J Thorac Cardiovasc Surg* 1993 Dec; 106(6):1088–91.

8　Tilanus HW, Bossuyt P, Schattenkerk ME, Obertop H. Treatment of oesophageal perforation: a multivariate analysis. *Br J Surg* 1991 May; 78(5):582–5.

9　Brinster CJ, Singhal S, Lee L, et al. Evolving options in the management of esophageal perforation [review] [95 refs]. *Ann Thorac Surg* 2004 Apr; 77(4):1475–83.

10　Silvis SE, Nebel O, Rogers G, et al. Endoscopic complications: results of the 1974 American Society for Gastrointestinal Endoscopy Survey. *JAMA* 1976 Mar 1; 235(9):928–30.

11 Jackson CL. Foreign bodies in the esophagus. *Am J Surg* 1957 Feb; 93(2):308–12.

12 Kinsman KJ, DeGregorio BT, Katon RM, et al. Prior radiation and chemotherapy increase the risk of life-threatening complications after insertion of metallic stents for esophagogastric malignancy. *Gastrointest Endosc* 1996 Mar; 43(3):196–203.

13 Robinson P, Thomas NB. Intra-abdominal oesophageal perforation following naso-gastric tube insertion. *Eur Radiol* 1999; 9(8):1697–8.

14 Gruen R, Cade R, Vellar D. Perforation during nasogastric and orogastric tube insertion. *Aust NZ J Surg* 1998 Nov; 68(11):809–11.

15 de DF, Rekik R, Merlusca G, et al. [Esophageal perforation during nasogastric tube insertion in a patient with right-sided aortic arch and thoracic aorta. Pathophysiology and surgical implications] [French]. *J Chir* 2009 Aug; 146(4):419–22.

16 Lee JG, Lieberman DA. Complications related to endoscopic hemostasis techniques [review] [82 refs]. *Gastrointest Endosc Clin North Am* 1996 Apr; 6(2):305–21.

17 Ku PK, Tong MC, Ho KM, et al. Traumatic esophageal perforation resulting from endotracheal intubation. *Anesth Analge* 1998 Sep; 87(3):730–1.

18 Jougon J, Cantini O, Delcambre F, et al. Esophageal perforation: life threatening complication of endotracheal intubation. *Eur Cardio thorac Surg* 2001 Jan 10; 20(1):7–10.

19 Allen PW, Thornton M. Oesophageal perforation with minitracheostomy. *Intensive Care Med* 1989; 15(8):543.

20 Claffey LP, Phelan DM. A complication of cricothyroid "minitracheostomy"–oesophageal perforation. *Intensive Care Med* 1989; 15(2):140–1.

21 Kallmeyer IJ, Collard CD, Fox JA, et al. The safety of intraoperative transesophageal echocardiography: a case series of 7,200 cardiac surgical patients. *Anesthes Analge* 2001 May; 92(5):1126–30.

22 Elsayed H, Page R, Agarwal S, Chalmers J. Oesophageal perforation complicating intraoperative transoesophageal echocardiography: suspicion can save lives. *Interact Cardiovasc Thorac Surg* 2010 Sep; 11(3):380–2.

23 Little DC, Shah SR, St Peter SD, et al. Esophageal foreign bodies in the pediatric population: our first 500 cases. *J Pediatr Surg* 2006 May; 41(5):914–8.

24 Chaikhouni A, Kratz JM, Crawford FA. Foreign bodies of the esophagus. *Am Surg* 1985 Apr; 51(4):173–9.

25 Delince P, Amiri-Lamraski MH. [Perforating injury of the thoracic esophagus caused by a dental prosthesis] [French]. *Acta Chir Belg* 1984 Jan; 84(1):13–7.

26 Flum DR, Bass RC. The accuracy of gastric insufflation in testing for gastroesophageal perforations during laparoscopic Nissen fundoplication. *J Soc Laparoendosc Surg* 1999 Oct; 3(4):267–71.

27 Martin M, Steele S, Mullenix P, et al. Management of esophageal perforation in a sword swallower: a case report and review of the literature [review] [30 refs]. *J Trauma Injury Infect Crit Care* 2005 Jul; 59(1):233–5.

28 Scheinin SA, Wells PR. Esophageal perforation in a sword swallower. *Texas Heart Inst J* 2001; 28(1):65–8.

29 Witcombe B, Meyer D. Sword swallowing and its side effects. *BMJ* 2006 Dec 23; 333(7582):1285–7.

30 Vidarsdottir H, Blondal S, Alfredsson H, et al. Oesophageal perforations in Iceland: a whole population study on incidence, aetiology and surgical outcome. *Thorac Cardiovasc Surg* 2010 Dec; 58(8):476–80.

31 Blencowe NS, Strong S, Hollowood AD. Spontaneous oesophageal rupture [review]. *BMJ* 2013; 346:f3095.

32 Soreide JA, Viste A. Esophageal perforation: diagnostic work-up and clinical decision-making in the first 24 hours [review]. *Scand J Trauma Resuscitation Emergency Med* 2011; 19:66.

33 Oparah SS, Mandal AK. Operative management of penetrating wounds of the chest in civilian practice: review of indications in 125 consecutive patients. *J Thorac Cardiovasc Surg* 1979 Feb; 77(2):162–8.

34 Beal SL, Pottmeyer EW, Spisso JM. Esophageal perforation following external blunt trauma. *J Trauma Injury Infect Crit Care* 1988 Oct; 28(10):1425–32.

35 Cumberbatch GL, Reichl M. Oesophageal perforation: a rare complication of minor blunt trauma. *J Accident Emerg Med* 1996 Jul; 13(4):295–6.

36 Dernevik L, Larsson S, Pettersson G. Esophageal perforation during mediastinoscopy: the successful management of two complicated cases. *Thorac Cardiovasc Surg* 1985 Jun; 33(3):179–80.

37 Akbulut G, Gunay S, Aren A, Bilge O. A rare complication after thyroidectomy: esophageal perforation. *Ulusal Travma Dergisi* 2002 Oct; 8(4):250–2.

38 Ozer MT, Demirbas S, Harlak A, et al. A rare complication after thyroidectomy: perforation of the oesophagus: a case report. *Acta Chir Belg* 2009 Jul; 109(4):527–30.

39 Schauer PR, Meyers WC, Eubanks S, et al. Mechanisms of

gastric and esophageal perforations during laparoscopic Nissen fundoplication. *Ann Surg* 1996 Jan; 223(1):43–52.

40 Rueth N, Shaw D, Groth S, et al. Management of cervical esophageal injury after spinal surgery. *Ann Thoracic Surg* 2010 Oct; 90(4):1128–33.

41 Zairi F, Tetard MC, Thines L, Assaker R. Management of delayed oesophagus perforation and osteomyelitis after cervical spine surgery: review of the literature [review]. *Br J Neurosurg* 2012 Apr; 26(2):185–8.

42 Sapounov S. [Esophageal perforations after vagotomy] [German]. *Rofo: Fortschritte auf dem Gebiete der Rontgenstrahlen und der Nuklearmedizin* 1982 Sep; 137(3):321–4.

43 Vinz H, Reisig J, Machura R. [Complications of vagotomy (author's transl)] [German]. *Zentralblatt fur Chirurgie* 1980; 105(9):605–10.

44 Doll N, Borger MA, Fabricius A, et al. Esophageal perforation during left atrial radiofrequency ablation: Is the risk too high? *J Thorac Cardiovasc Surg* 2003 Apr; 125(4):836–42.

45 Venuta F, Rendina EA, De GT, et al. Esophageal perforation after sequential double-lung transplantation. *Chest* 2000 Jan; 117(1):285–7.

46 Griffin SM, Lamb PJ, Shenfine J, et al. Spontaneous rupture of the oesophagus. *Br J Surg* 2008 Sep; 95(9):1115–20.

47 Foley MJ, Ghahremani GG, Rogers LF. Reappraisal of contrast media used to detect upper gastrointestinal perforations: comparison of ionic water-soluble media with barium sulfate. *Radiology* 1982 Jul; 144(2):231–7.

48 Horwitz B, Krevsky B, Buckman RF Jr, et al. Endoscopic evaluation of penetrating esophageal injuries. *Am J Gastroenterol* 1993 Aug; 88(8):1249–53.

49 Attar S, Hankins JR, Suter CM, et al. Esophageal perforation: a therapeutic challenge. *Ann Thorac Surg* 1950 Jan; 50(1):45–9.

50 White RK, Morris DM. Diagnosis and management of esophageal perforations. *Am Surg* 1992 Feb; 58(2):112–9.

51 Bhatia P, Fortin D, Inculet RI, Malthaner RA. Current concepts in the management of esophageal perforations: a twenty-seven year Canadian experience. *Ann Thorac Surg* 2011 Jul; 92(1):209–15.

52 Minnich DJ, Yu P, Bryant AS, et al. Management of thoracic esophageal perforations. *Eur J Cardio thorac Surg* 2011 Oct; 40(4):931–7.

53 Cameron JL, Kieffer RF, Hendrix TR, et al. Selective nonoperative management of contained intrathoracic esophageal disruptions. *Ann Thorac Surg* 1979 May; 27(5):404–8.

54 Saarnio J, Wiik H, Koivukangas V, et al. A novel two-stage repair technique for the management of esophageal perforation. *J Thorac Cardiovasc Surg* 2007 Mar; 133(3):840–1.

55 Ikeda Y, Niimi M, Sasaki Y, et al. Thoracoscopic repair of a spontaneous perforation of the esophagus with the endoscopic suturing device. *J Thorac Cardiovasc Surg* 2001 Jan; 121(1):178–9.

56 Kiel T, Ferzli G, McGinn J. The use of thoracoscopy in the treatment of iatrogenic esophageal perforations. *Chest* 1993 Jun; 103(6):1905–6.

57 Nathanson LK, Gotley D, Smithers M, Branicki F. Videothoracoscopic primary repair of early distal oesophageal perforation. *Aust NZ J Surg* 1993 May; 63(5):399–403.

58 Cho JS, Kim YD, Kim JW, HS I, Kim MS. Thoracoscopic primary esophageal repair in patients with Boerhaave's syndrome. *Ann Thorac Surg* 2011 May; 91(5):1552–5.

59 Voermans RP, Le MO, von RD, et al. Efficacy of endoscopic closure of acute perforations of the gastrointestinal tract. *Clin Gastroenterol & Hepatol* 2012 Jun; 10(6):603–8.

60 Cerna M, Kocher M, Valek V, et al. Covered biodegradable stent: new therapeutic option for the management of esophageal perforation or anastomotic leak. *Cardiovasc Intervent Radiol* 2011 Dec; 34(6):1267–71.

61 Dai Y, Chopra SS, Kneif S, Hunerbein M. Management of esophageal anastomotic leaks, perforations, and fistulae with self-expanding plastic stents. *J Thorac Cardiovasc Surg* 2011 May; 141(5):1213–7.

62 Ahrens M, Schulte T, Egberts J, et al. Drainage of esophageal leakage using endoscopic vacuum therapy: a prospective pilot study. *Endoscopy* 2010 Sep; 42(9):693–8.

63 Kuehn F, Schiffmann L, Rau BM, Klar E. Surgical endoscopic vacuum therapy for anastomotic leakage and perforation of the upper gastrointestinal tract. *J Gastrointest Surg* 2012 Nov; 16(11):2145–50.

64 Schorsch T, Muller C, Loske G. Endoscopic vacuum therapy of anastomotic leakage and iatrogenic perforationin the esophagus. *Surg Endosc* 2013 Jun; 27(6):2040–5.

65 Bufkin BL, Miller JI Jr, Mansour KA. Esophageal perforation: emphasis on management. *Ann Thorac Surg* 1996 May; 61(5):1447–51.

66 Muir AD, White J, McGuigan JA, et al. Treatment and outcomes of oesophageal perforation in a tertiary referral centre. *Eur J Cardio thorac Surg* 2003 May; 23(5):799–804.

67 Shaker H, Elsayed H, Whittle I, et al. The influence of the 'golden 24-h rule' on the prognosis of oesophageal perforation in the modern era. *Eur J Cardio thorac Surg* 2010 Aug; 38(2):216–22.

68 Wright CD, Mathisen DJ, Wain JC, et al. Reinforced primary repair of thoracic esophageal perforation. *Ann Thorac Surg* 1995 Aug; 60(2):245–8.

69 Jougon J, Mc BT, Delcambre F, et al. Primary esophageal repair for Boerhaave's syndrome whatever the free interval between perforation and treatment. *Eur J Cardio thoracic Surg* 2004 Apr; 25(4):475–9.

70 Lawrence DR, Moxon RE, Fountain SW, et al. Iatrogenic oesophageal perforations: a clinical review. *Ann R Colle Surg Engl* 1998 Mar; 80(2):115–8.

71 Ohri SK, Liakakos TA, Pathi V, et al. Primary repair of iatrogenic thoracic esophageal perforation and Boerhaave's syndrome. *Ann Thorac Surg* 1993 Mar; 55(3):603–6.

72 Port JL, Kent MS, Korst RJ, et al. Thoracic esophageal perforations: a decade of experience. *Ann Thorac Surg* 2003 Apr; 75(4):1071–4.

73 Wang N, Razzouk AJ, Safavi A, et al. Delayed primary repair of intrathoracic esophageal perforation: is it safe? *J Thorac Cardiovasc Surg* 1996; 111(1):114–21.

74 Kiev J, Amendola M, Bouhaidar D, et al. A management algorithm for esophageal perforation. *Am J Surg* 2007 Jul; 194(1):103–6.

75 Kumar P, Sarkar PK. Late results of primary esophageal repair for spontaneous rupture of the esophagus (Boerhaave's syndrome). *Int Surg* 2004 Jan; 89(1):15–20.

Gregor J. Kocher, Ralph A. Schmid

前言

胸部损伤,无论是钝性损伤还是穿透伤,都是欧洲和北美创伤遇难者仅次于头部和脊髓损伤的主要死亡原因。穿透性损伤所占比例因地理位置不同而有差别,欧洲穿透伤的发生率(约 10%)普遍低于美国(约 20%)。胸部钝性伤通常导致低氧、高碳酸血症及酸中毒等呼吸系统损害,穿透性损伤往往伴随不同程度的失血,偶尔可发生危及生命的心脏和大血管失血性损伤。大多数的胸部损伤可以通过控制气道创伤炎症反应和放置胸腔闭式引流管治疗。

本章拟阐明胸部钝性伤和穿透伤的一般特性,还将讨论特殊损伤的诊断和处理。

胸部钝性损伤

胸部钝性损伤在创伤直接导致的死亡中约占 25%,腹部和头部复合外伤死亡的 25% 以上合并胸外伤,尤其是头部外伤者。单纯胸部钝性损伤的院内死亡率在 1%~2% 之间,欧洲和北美胸部钝性损伤的最主要原因是交通事故,其次是暴力。幸运的是,约 90% 胸部钝性伤可以通过非手术的方式来治疗,如适当镇痛、放置胸腔闭式引流管和呼吸道侵入性治疗,包括气管插管和机械通气。胸部钝性伤患者很少需要紧急开胸手术(约 2%),且通常仅在患者因心脏压塞导致心搏骤停和在急诊室发现心搏骤停的紧急情况下才可能开胸急救。

为提高对一些特殊创伤诊断的准确性,需从患者临床病史中获取重要细节,如损伤机制(坠落伤的坠落高度,交通事故时的车速等)、受伤时间,以及是否合并心肺损伤等。直接撞击胸部可以导

致肋骨骨折(包括连枷胸)、心肺挫伤,高速撞击同时声门紧闭会造成支气管断裂。除此之外,撞击腹部可能导致相应腹腔内器官的损伤,并可引起腹内压骤然升高导致膈肌破裂。突然减速(高处坠落,车祸)可引起胸廓前后轴的压缩,可致主动脉破裂和气管支气管的损伤。

胸部穿透性损伤

单纯胸部穿透性损伤的院内死亡率(8%~14%)通常高于胸部钝性伤(1%~2%),且多与心脏、大血管损伤造成的休克密切相关。穿透性损伤绝大多数为刀刺伤和火器伤,而工伤和交通事故亦可导致胸部开放或穿透性损伤。对于送达医院仍存活的患者,迅速评估和及时的干预措施,如胸腔闭式引流和气道管理,是十分重要的。血流动力学稳定的患者可进行详细的影像学检查。10%~30% 的穿透伤需要接受紧急或者至少是迅速的开胸手术。急诊室中,同时伴有腹部损伤和低血压是胸部损伤死亡率增加的危险因素。

低能量创伤(即刺伤、车祸)可从低速(<250m/s,即小型手枪)、中速(250~750m/s,即大多数的手枪和猎枪)和高速子弹(750~1 000m/s,即机枪和军用步枪)所造成损伤中辨别开。重要的是受伤严重程度与弹射物体的动能直接相关,动能与速度的平方成正比(动能 =1/2 × 质量 × 速度^2)。因此,最严重的伤害可能是由极高速(>1 000m/s)的碎片引起的,这些碎片不仅来自军事地雷和手榴弹,而且还可来自简易爆炸装置。除了具有不可预测碎片路径的多处穿透伤口外,还会产生严重的烧伤和爆震伤。虽然刀和低能量投射物通常"仅"撕裂穿透的组织(即导致永久性空洞),但由于组

织颗粒成分被驱离弹道,使更高速度的子弹等导致更多附带组织挫灭,从而导致气蚀(即导致另外的"临时"破损腔隙)。除此之外,当子弹击中胸壁时可能形成弹道轨迹的改变,常造成二次损伤,如肋骨骨折。

初步评估和管理

初步评估

根据创伤高级生命支持(advanced trauma life support,ATLS)指南,获得临床病史和受伤原因和时间的详细信息后,需要对患者进行初步评估。首先,初步评估期间迅速识别和处理即刻危及生命的损伤,包括ABCDE:气道(airway,A)评估、呼吸(breathing,B)评估和循环(circulation,C)评估,经过快速的神经评估(D-神经功能障碍),患者须被立刻脱掉衣物全面查体(暴露,exposure,E)。体温控制(环境控制,environmental control,E)的作用不容小觑,因为低体温会加剧凝血障碍和酸中毒。

随后,二次评估可通过系统模式来对其他潜在危及生命的创伤进行精确评价。

影像学检查

胸部X线检查是初步评估的基本手段,对评估呼吸困难("问题B")和置入胸管的位置与效果有重要意义,胸部X线主要显示气胸、血胸及纵隔的异常改变和肋骨骨折的严重移位(图26.1)。胸部X线敏感性较有限,对血流动力学稳定的创伤患者进一步完善检查,二次评估中首选CT扫描。

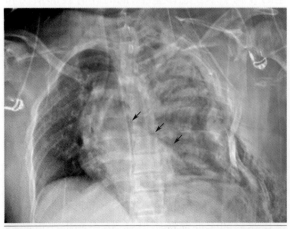

图26.1 严重胸部钝性损伤,左侧张力性血气胸使纵隔向右侧移位(箭头所示)

创伤重点超声评估法(focused assessment with sonography for trauma,FAST)是初步评估患者是否存在循环障碍的另一重要检查。除用来评估可能伴随的腹部损伤,FAST对确诊胸部损伤患者心包积液和心脏压塞有重要意义。胸部超声不但能够发现心包内出血并评估心脏功能,经验丰富的操作者还可确诊血胸及评估其程度。

呼吸道

出血、分泌物、异物(如牙齿)可引起呼吸道阻塞,也可因为呼吸道自身的损伤和外界压迫引起。

喉气管损伤

喉和颈部气管尽管位于下颌骨和胸骨之间受保护的位置,也可因钝性创伤(如没有防护措施的驾驶员颈部过伸撞上仪表盘、颈部被直接撞击,或被安全带、绳索、手勒颈部)和穿透伤(如刀、子弹)受损。伤者可出现喘鸣、咯血、声嘶(由于声带损伤/移位或反复发作的喉返神经麻痹症状,常伴有环状气管连接部的损伤)及颈部疼痛。除伴有软组织损伤(糜烂,血肿),亦可伴发颈部纵隔气肿。病情平稳患者经CT和纤维内镜检查系统评估伤情,包括可能并发的食管损伤。存在严重呼吸窘迫的患者,可经口或经鼻气管插管跨过受损伤部位以恢复呼吸道通畅。气管插管最好在纤维支气管镜的引导下进行,以避免气道完全断裂时引起额外的组织损伤。如严重水肿和颌面部的损伤导致气管插管失败,可紧急气管切开。

推荐经颈部切口早期手术探查,以明确是否需要气管重建。如果喉气管损伤同时伴有可能的双侧声带和/或喉返神经损伤,需要考虑手术结束时气管切开造口置管通气。

胸锁关节脱位致气管受压

上胸部创伤可造成胸锁关节后脱位或胸锁关节骨折脱位,其中锁骨的内侧端可能会压迫气管导致上呼吸道阻塞。除吸气性喘鸣和胸锁关节区域可触及的凹陷,患者还可能伴有同侧上肢远端血管卡压的征象。治疗方法包括立即复位锁骨内侧端,通过将两侧肩部向后拉,肩胛骨之间放置缓冲垫,并通过巾钳牵引锁骨内侧端来实现复位。复位一旦成功通常比较稳定,因此多采取保守治疗(肩部固定3周)。相比之下,胸锁关节前脱位更为常见,且复位更为简单,但复位后稳定性较差,通常需要手术固定。

胸段气管

胸段气管周围组织结构稳固,特别是其前面的软骨部分,气管断裂鲜有发生。然而,通常当声门紧闭时气道内压力骤然升高,可直接引发位于后部的气管膜部垂直撕裂。这些气管损伤亦可由于不当的气管插管导致。患者出现咯血、纵隔气肿和单侧或双侧气胸,主要表现为经胸引管大量漏气。支气管镜明确诊断和气管插管保持气道通畅后,建议及时一期重建修复气管。可经颈部围领切口入路气管探查手术,或颈部上胸骨劈开的颈胸联合切口或经右胸切口,从而可更好地暴露气管的下部和尤其是背侧部分。

支气管破裂

支气管破裂绝大多数是由于剪切力和胸廓前后轴强大的压力导致,这种情况多见于车祸,前后轴相压力由于气管隆嵴的位置相对固定而产生的分散力使肺脏横向移动。因为右主支气管较短且处于相对无保护的位置,多数裂口发生在距离隆嵴 2.5cm 范围内,且右侧多发。如果裂口闭合状态,患者可能仅表现出轻微的症状如咯血、多发气肿。当裂口与胸膜腔相通时,可有大量气体进入胸腔产生气胸,呼吸困难加重。典型影像学征象为萎陷的肺组织在一侧胸腔的底部(与传统的气胸肺组织塌陷在肺门处相反),通常被称为“落肺征”。此外,经支气管镜检查确立诊断,在单侧肺通气下,迅速开胸手术直接气管修复优于肺切除手术。肺膨胀充分且没有漏气的,无症状的,较小的支气管裂伤可保守治疗。对于这些患者而言,应该定期进行支气管镜检查,以尽早发现在康复期出现的支气管狭窄或扩张症。

肺

气胸

单纯性气胸　是胸外伤最常见的并发症,可由尖锐物体损伤脏层胸膜(如断裂的肋骨、刀、子弹)引起,或者因减速或气压伤引起的脏层胸膜撕裂所致。但病情平稳的胸部钝性伤合并少量气胸(2cm 以内)可保守治疗。所有穿透性损伤,伴有气胸呼吸状况不稳定的或由于其他原因需施行气管插管和机械通气的患者,都需放置胸腔闭式引流管。胸腔引流管可在肺完全复张(没有血液和气体从胸腔持续引出)后,不再漏气且引流液小于约 200ml/24 小时后拔除。

张力性气胸　是最致命的气胸类型,由于肺脏产生单向阀门状漏气而形成胸腔内高压积气。气体在胸腔内大量积聚,致患侧肺完全塌陷并使纵隔向对侧移位,对侧肺脏和上腔静脉受压。由于静脉回流减少,血流动力学不稳定迅速加重,随后出现心律失常(快速心律失常)。伴随胸痛、呼吸窘迫、心动过速、低血压、颈静脉怒张和单侧呼吸音消失并有叩诊过清音。有时临床诊断可能比较困难,因为伴随的血胸、肺挫伤和低血容量可能掩盖前述的典型临床症状(图26.1)。一般来不及经影像学确诊,应立即在锁骨中线第 2 肋间放置一粗针头减压。随即在腋前线第 5 肋间置胸腔闭式引流管。

开放性气胸　也可在胸腔内产生一定程度张力,如果存在单向阀门样的组织皮瓣(或不恰当的放置伤口敷料),会使气体随每次呼吸通过伤口进入胸腔。处理措施包括用三通密闭敷料覆盖胸部开放伤口,使胸腔内的气体能排出,同时又阻止外界气体进入。随即在清创术和闭合缺损前,于远离创口处置胸管引流。重建过程要考虑到伤口的感染,以局部肌肉或肌皮瓣修补应优选于假体材料(如聚丙烯补片)。

血胸

血胸首先可影响呼吸,其次由于失血导致低血压使组织氧合过低。血胸可以源自肺裂伤、血管破裂(通常是肋间血管或胸内血管)或肋骨、胸骨、脊柱骨折导致的出血。少量出血可自凝,当患者大量出血时,如肺门血管损伤、心脏损伤(房室破裂)或主动脉夹层破裂,很少有到达医院尚存活者。胸腔内积血引流需应用粗口径胸腔引流管,同时自体血液回收系统(如 Hemovac,Cell Saver)的应用在发生大量出血时有帮助。如果受伤初期出血量超过 1 500ml 和 / 或胸腔引流管每小时引流超过 200ml,持续 2~4 小时,需要考虑开胸探查,探查时机及手术方式选择需同时考虑患者的具体病情。在某些不明确具体伤及情况或出血点相对局限时(如经 CT 血管造影证实),对血流动力学稳定患者可以选择胸腔镜手术(VATS)。VATS 同样适用于大量血胸后清除血凝块,以便促进肺复张和防止形成脓胸和纤维化。

肺裂伤

肺裂伤可见于胸部穿透伤和钝性损伤,并且通常导致胸腔出血和积气(即血气胸)。较小的肺裂伤可通过单纯胸管引流治疗,而靠近肺中央的较大裂伤(图 26.2),大量积气和持续失血(>200ml/h),可以考虑开胸手术。根据受损伤的程度,可采取切除手术,如可能尽量采取保留肺组织的手术,如肺切开术(pulmonary tractotomy)。此手术方式最初发展是为使胸部穿透伤避免较大范围的肺切除(即肺叶切除和全肺切除)创立的。其基本理念是通过在健康的肺组织之间两个血管钳(或者用闭合器)闭合后切开,打开伤口通道,同时出血的血管和呼吸道远端漏气的细支气管可分别结扎和缝合。

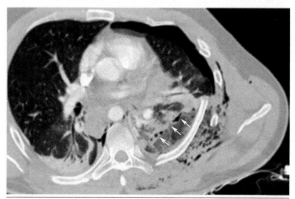

图 26.2　胸部钝性损伤患者伴横穿肺下叶巨大裂伤(箭头所示),肋骨骨折移位和气胸

肺挫伤

肺部撕裂伤及与胸部钝性损伤间接力量的传导,导致受伤胸壁下肺实质弥漫性出血和水肿(图 26.3),以及肺的异常分流(通气/血流比例失调)。

呼吸障碍的严重程度通常因并发损伤(如连枷胸、气胸、血胸)和伤前合并原发疾病(如肺气肿等)的不同而变化。应严密观察患者病情变化,因为对氧气交换的全部影响在创伤后仅数小时就出现。通常,创伤湿肺时血气分析变化要早于影像学的改变,如引起损伤和影像学检查间隔时间短暂,这些影像学改变可能不明显,可致低估患者病情。治疗方法包括湿化吸氧、谨慎控制晶体输注(防止液体过量)和密切观察患者病情,必要时气

管插管和机械通气。肺挫伤患者 5%~10% 形成肺内血肿,咯血和偶尔低热症状通常在一周内逐渐减轻,但胸片显示血肿消散需一个月左右。

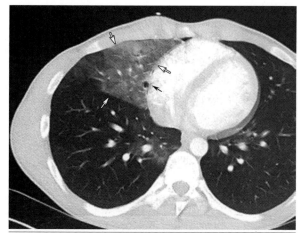

图 26.3　右肺中叶挫伤(白色箭头示)伴有小的肺气瘤(黑色箭头示)

急性呼吸窘迫综合征(acute respiratory distress syndrome,ARDS)是肺挫伤最严重并发症,而并发 ARDS 风险随着损伤的严重程度而增加。不仅肺挫伤本身,创伤和最终需要气管插管和机械通气造成的并发症,如呼吸机相关肺炎等,最终都可能导致 ARDS。

胸壁

胸壁保护着胸腔内的重要脏器,特别是心脏和肺,但同时也覆盖着血流灌注丰富、脆弱的上腹部实质性脏器,如肝脏、脾脏和肾脏。所有的胸部损伤,无论钝性伤还是穿透伤,都必然会对胸壁造成损伤。儿童肋骨弹性较好,造成肋骨骨折需要更大的外力,因此,严重的胸部钝性伤时可能出现肋骨断裂。不满 3 岁儿童的肋骨骨折,有时是由于虐待儿童导致。相反老年患者中,单纯的咳嗽或从站立位跌倒都有可能造成骨质疏松的肋骨多发骨折,而不伴有胸廓内脏器的严重损伤。

肋骨骨折

肋骨骨折主要发生在胸部钝性损伤。除疼痛造成的呼吸变浅和肺不张,严重的呼吸功能障碍多半因肺挫伤并发症和/或伴发的头部损伤,以及并存的原发病(即肺通气储量较差)导致。对呼吸功能的直接影响和损伤程度取决于损伤的位置

(高位/低位肋骨,单发/多发骨折)和肋骨骨折的数量。因为**高位肋骨(第1、2肋骨)**被锁骨和整个上肢带骨很好的保护,只在强大外力下才会发生骨折,此时需排除是否合并特殊损伤,如主动脉破裂和气管支气管的损伤。

中位肋骨(第3~ 第8肋骨)骨折最为常见,可由直接撞击胸部导致,也可继发于强大的胸廓前后轴间接压力致侧方骨折。此外,上肢的创伤通常先造成锁骨骨折,瞬间暴力使肩胛骨挤入附近的胸部,造成侧方和后方的中位肋骨骨折。

下肋骨(9~12)的骨折,与高位肋骨骨折一样,很少对呼吸力学有重大影响,但肝、脾和肾脏受损及膈肌破裂,有时与下肋骨骨折有关(图26.4)。

初期治疗基本原则为充分镇痛使呼吸道保持通畅。因外伤且疼痛控制不当导致的浅快呼吸和患者不敢咳痰,易引发痰液滞留、肺不张和肺炎。从口服镇痛药(包括吗啡及其衍生物)到自我给药型的静脉注射阿片类药物,以及硬膜外镇痛,都有可能有效控制疼痛,因此应谨慎地依据患者的病情选择调整止痛方式。除非多发肋骨骨折(三根或三根以上)造成的胸廓严重不稳定(连枷胸),很少通过手术固定断裂的肋骨。

假性关节(损伤之后骨折处6个月甚至更长时间的不愈合,影响胸壁的原有稳定性)是肋骨骨折**晚期后遗症**之一,需要进一步治疗。如用长效麻醉药和皮质类固醇激素局部封闭不能缓解疼痛,同时骨折部位不稳定,则必须考虑手术干预,如简单的切除或清创后钢板固定。面临最困难也是最常见的问题是慢性胸痛,约30%的患者会出现,因此需要胸外科医师、麻醉科医师的多学科治疗,创伤后的应激障碍治疗有时需要精神科医师的帮助。

连枷胸

连枷胸定义为连续三根或三根以上肋骨骨折,且骨折至少发生在两个不同部位断裂,导致胸壁自由浮动。这些患者绝大多数情况下是继发于中度至重度钝性损伤且呼吸时伴随疼痛和呼吸困难。自主呼吸的患者中,可以发现自由移动胸壁的反常呼吸。但胸壁软组织血肿和/或气肿往往掩盖了这些体征。连枷胸壁可以在胸**前侧**,伴随对侧前肋骨骨折、胸骨骨折或肋间软骨交界处几个肋骨的分离导致(胸部平片看不到,甚至CT扫描都很难发现)。由于直接撞击、前后压迫或上肢创伤("肩胛骨抵挡胸壁"效应),在大多数情况下浮动胸壁位于**外侧**。最少见的情况是在胸壁**后侧**,且临床通常难发现,因为背部肌肉和肩胛骨很好地保护着此部位胸壁。

连枷胸由于疼痛、呼吸负荷增加,尤其伴发的肺挫伤常导致呼吸衰竭,有时不可避免的气管插管和机械通气。连枷胸机械通气平均需要10天的通气时间,仅仅是呼吸机相关性肺炎的风险以及ICU护理的高成本等因素足以对早期肋骨固定引起重视。

肋骨固定适应证包括:
- 伴有其他原因的开胸手术(如出血和肺裂伤)

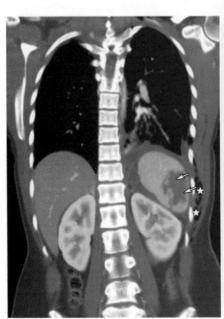
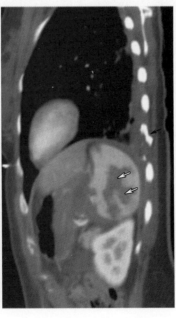

图26.4 低位肋骨骨折(黑色箭头)伴二度脾破裂(白色箭头)和皮下气肿(☆)

●胸壁严重不稳定,充分镇痛仍伴有逐渐加重的通气不足,且排除严重肺挫伤。

胸壁稳定型的相对手术适应证　因连枷胸患者咳嗽效果不佳而造成的支气管通气不足。总之,手术固定应以避免持续气管插管和机械通气为目的。对于肋骨稳定的患者,可使用具有可塑性的重建钢板或符合解剖学的预制钛板,使胸壁重建符合解剖和生理结构(图26.5)。此外,可通过小切口使用髓内夹板固定以减少术区暴露,并避免进一步的软组织损伤。通常不需要取出植入物。

胸骨骨折

胸骨骨折通常是由交通事故引起,因直接撞击方向盘(无安全带保护)或强力减速由安全带本身剪切力造成的。因此,胸骨骨折通常伴有肋骨骨折和头部闭合伤。胸骨骨折很少需要手术固定,但如果患者持续疼痛骨折不稳定(6周或以上)或严重的骨折移位并伴有不愈合高风险因素时,可考虑手术治疗。需要应用钢板固定,两块平行钢板可以产生良好的效果(图26.6)。要严密关注伴发的心脏损伤,特别是心脏挫伤,因其可能导致潜

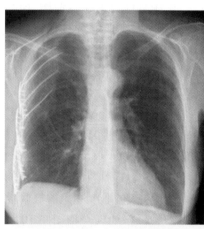
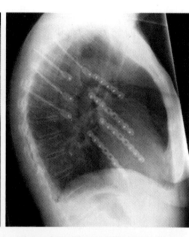

图26.5　连枷胸接骨板(侧方骨折线)和夹板(侧后方骨折线)固定后

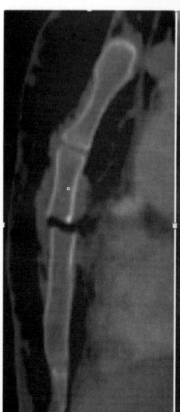
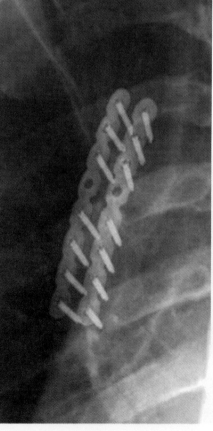

图26.6　创伤后6周不稳定胸骨骨折,复位后用两块平行角度稳定型钢板固定

在致命的心律失常。

创伤性窒息

常发生在被困失事车内或下方乘客的胸部严重挤压,可在撞击瞬间屏气出现的直接压力致上半身静脉压骤然升高,以及随后胸部持续受压造成静脉压增加。瞬间影响包括气道破裂、静脉压升高,最终出现头颈部的肿胀、青紫和出血,以及球结膜下出血。此外,不仅头颈部水肿,还有脑水肿和随之可能意识丧失。如及时受到合适救治,伤者神经症状和静脉回心血量受损表现通常很快缓解,病情检查过程中一定要排除其他伴随损伤。

胸壁缺损

大的胸壁缺损需迅速清创、冲洗,以避免伤口感染坏死。如患者一般状态稳定,且局部伤口情况得到控制(没有感染征象),可以应用假体材料(聚丙烯补片)重建,具体是否采用取决于缺损的深度、位置和大小。尤其对于大面积缺损患者,已证实肌皮瓣移植(背阔肌或腹直肌)闭合伤口效果良好。

相关骨骼损伤

胸部创伤患者中锁骨骨折十分常见,且很少需要手术固定。绝对手术适应证包括开放骨折伴随神经血管的损伤,需要修复和探查。严重移位是手术复位的相对指征,可防止这些患者出现较高的畸形和不愈合率。肩胛骨骨折可与肋骨骨折伴发,仅在喙突、肩峰或肩胛盂严重脱臼骨折和肱骨骨折(主要在肱骨外科颈)需要手术固定。肩胛骨骨折可能伴随肩胛上神经损伤(必须通过肌电图评估冈上肌和冈下肌的神经支配)。

肩锁关节移位/骨折见先前章节。

食管

食管损伤在胸部创伤中不常见,多为穿透伤导致。此外,腹部受到严重的撞击可使胃内容物逆向挤入食管,可致低位食管线性撕裂(如Boerhaave 综合征)。早期明确诊断需要高度质疑食管损伤的可能,因脓胸和脓毒症表现出败血症征象前,食管损伤早期症状通常不明显。有时可能发现胃内容物经胸腔引流管排出,食管损伤得以诊断。与水溶性食管造影比较,食管镜更有确诊意义。两种检查相结合并依次进行,95%以上

的食管损伤可及时明确诊断。

推荐采用血供丰富的修补材料(如肋间肌、胸膜或心包瓣)直接修复,因为任何治疗时间的耽搁都会增加并发症率和死亡率(超过 24 小时死亡率为 50%)。通常由于器械使用不当(如鼻胃管插入)等原因而不是创伤本身导致小的食管破裂,可通过保守治疗或最终置入食管支架治疗。食管下1/3 的破裂通常见于钝性伤,适合选择左侧开胸手术路径;食管中上 2/3 区域的破裂经右胸手术入路。如果患者因为误诊延搁已进入脓毒症阶段,最佳选择通常是两步治疗法:第一步包括经皮将导管置入空肠(经空肠造瘘营养)和近端食管提出颈部造瘘(颈部食管造瘘术),同时闭合食管远端;二期使用自体肠移植(胃、小肠或结肠)行无张力重建。由于钝性创伤机制(强烈撞击上腹部),有时需要特别注意如膈肌破裂的相关损伤。

膈肌

高速机动车辆事故或类似上腹部被强烈撞击的患者,需高度怀疑发生膈肌损伤可能。外伤患者中膈肌破裂经常不能得到及时诊断,部分血流动力学稳定的患者 CT 检查时,或者偶然开腹或开胸治疗低血容量休克手术时,才发现膈肌损伤。钝性损伤致膈肌破裂约占 5%,通常在膈肌中心腱部位见 5~10cm 或更长的裂口,穿透性外伤致膈肌破裂约占 45%,损伤通常(患者中的 85%)不超过 2cm。膈肌大的破裂因腹部脏器进入胸腔形成疝而被立即发现(图 26.7),而小的破裂及右侧膈肌裂伤可能在几个月,甚至几年后(85% 的在 3 年内)才因内脏器官疝入而被诊断。由于胸腔内压力较低,腹腔脏器很有可能进入胸腔形成疝,并最终导致坏死,因此需要迅速修补。

膈肌较大破裂适合采用低位后外侧切口入胸,以便直接修补。但因经常伴发腹部损伤,大多数情况下经腹部切口径路修补更合适。外周肋骨骨折可能需要通过肋骨环绕器牵引胸壁以复位。较大缺损有时需加用补片修补重建。不能确定伤及情况可行胸腔镜或者腹腔镜探查(取决于存在或怀疑合并伤),协助确诊并能直接修补小的损伤。

漏诊的膈肌破裂适合经胸手术处理,因为这类病例时常合并肺粘连。并且,膈肌的后方和右侧损伤几乎只能从胸部切口入路修补,因为肝脏会影响腹部入路的操作。

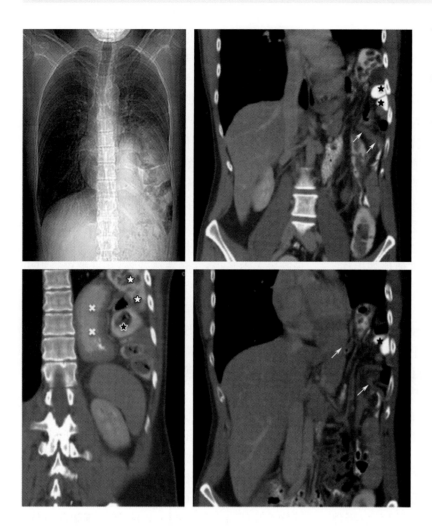

图 26.7 巨大左膈肌破裂伴结肠(★)和小肠(十)疝入左侧胸腔,箭头示上移的膈肌

胸导管 / 淋巴管

胸外伤患者胸导管损伤很少见。胸导管损伤通常可能由伴随胸椎脱位或强烈过伸的钝性伤导致。此外,穿透伤可直接致胸导管损伤。胸导管损伤通常创伤数天后偶然被发现,血性胸液经胸管引流干净后,由于甘油三酯成分较高呈现乳白色的引流液从胸管引出可确定诊断。初期首选非手术治疗,全肠外营养(不经口)约 7 天左右。如保守治疗失败,可行胸导管结扎。经验丰富的医师可行胸腔镜手术,也可经右侧低位肋间开胸入路,结扎穿过膈肌进入胸腔部分的胸导管。特殊情况下(如需要左侧开胸处理某些合并伤),直视下寻找胸导管渗漏破损处并结扎也是可行的,可避免对侧的开胸手术。手术前半小时通过鼻饲管注入全脂奶可直接显示渗漏的部位。一些学者也报道过经皮乳糜池插管和胸导管介入栓塞,如果可行,对某些患者这可能是一种有价值的治疗选择。

胸腔大血管

90% 以上的胸腔大血管损伤由穿透伤引起。钝性伤患者中,主动脉破裂是继头部损伤之后引起患者死亡的第二常见原因。

主动脉

据统计,胸部钝性伤造成主动脉损伤的患者中,仅有 25% 到达医院后尚存活。在不接受治疗的情况下,幸存者中约 30% 会在伤后 24 小时内发生主动脉破裂。突然减速是钝性伤患者引起主动脉损伤的主要机制,交通事故和高处坠落是主要致伤因素。突然减速在相对固定的峡部产生剪切力,峡部是动脉导管在降主动脉和肺动脉之间附着动脉韧带的位置,此部位是相对有活动度的主动脉弓和相对稳定的降主动脉的交界区域。因此,破裂大多发生在峡部以下(50%~70%),随后是升主动脉(18%)和降主动脉(14%)。鉴于开放的血管破裂在事故现场患者多立即死亡,只有可控制的破裂(被动脉外膜或纵隔胸膜包裹)才可能在到达医院时仍然幸存。幸存就诊者,只有早期诊断和迅速处理才可能防止致命的破裂。局限型主动脉破裂的影像学征象包括:纵隔胸膜变宽(>8cm),主动脉结模糊,左主支气管受压,气管和食管(鼻胃管)向右侧移位,有时还出现第1肋骨骨折和胸腔顶端少量血胸("肺尖帽")影像学改变。左侧大量血胸和显著的血压下降是即将破裂征象,需要立即实施外科手术。通常,对于病情稳定的患者,确诊需要通过增强CT扫描,对一些仍不确定损伤程度的或者预计实施血管内支架植入患者,可行主动脉造影检查。外科治疗方法包括早期修复或切除损伤部位后重建。然而,近年血管介入修补,即"创伤后胸主动脉支架治疗"(thoracic aortic endografting for trauma,TAET),逐渐在主动脉破裂的患者中得到重视,与开放手术相比,不但减少了脊髓缺血的发生率还降低了总体死亡率。小的内膜破裂或小的假性动脉瘤甚至可以在密切随访下采取保守治疗。

对于多发伤的患者,有时必须通过搭桥或者介入来治疗危及生命的损伤。此阶段除稳定心肺功能外,应用短效β受体阻滞剂控制心率和降低平均动脉压到大约60mmHg至关重要。

肺门血管

肺门血管的损伤马上直接压迫夹闭,或在损伤近端以无创血管夹控制住出血(有时必须选择从心包内进入肺门)。最佳的治疗方法包括直接修补,因为全肺切除患者会伴有不良的后果。周围肺动脉损伤可以直接修补或切除受影响的肺叶或肺段。

胸腔大静脉

胸腔大静脉损伤十分罕见。腔静脉的损伤可能导致血胸或者心脏压塞,后者与心包内损伤有关。如果修补很困难或者无法完成修补,损伤的锁骨下静脉或奇静脉可以结扎。上腔或下腔静脉和无名静脉的损伤可能需要旁路分流缝合修补。

全身性空气栓塞

全身性空气栓塞通常继发于穿透性肺中央区损伤或钝性创伤引起的严重肺中央裂伤,随即正压通气致空气进入低压的肺静脉或大血管(取决于受损伤的部位)。当气体进入主动脉和冠状动脉,临床可表现为抽搐、心律失常和心搏骤停。抢救需要开胸手术,立即夹闭肺门血管并将左心室和升主动脉内的气体抽吸干净。经验表明高压氧治疗一般对其他原因引起空气栓塞的患者有效,也可以在成功闭合"瘘管"后使用高压氧。

栓子栓塞

肺动脉栓塞通常经手术取栓或介入法治疗。手术前立即行胸片检查或手术中X线透视可能在操作期间发现更多末梢血栓。远端存在小的血栓且无症状者可以暂时观察。有时,栓子可能通过未闭的卵圆孔或从中央薄壁组织或血管损伤处进入左侧心腔,随即进入全身血液循环。

心脏损伤

心脏钝性伤最常见于交通事故,其他原因如坠落伤、击打伤和运动伤。心脏损伤程度差异较大,从偶尔可能引起心律失常的轻度挫伤到血管或心脏破裂的严重损伤。因此,伤者可无症状,也可能表现为心脏压塞,抑或在事故现场死于失血过多。穿透性心脏损伤的死亡率约为70%~80%,取决于损伤的位置和严重程度。由于暴露位置和面积不同,心室损伤包括右心室损伤(43%)和左心室损伤(34%)。右心房(16%)、左心房(7%)损伤较少见。伤者在心搏骤停前送达医院者有较高的生存率。长期随访中发现,瓣膜或冠状动脉的损伤常常导致心功能受损。

心脏挫伤

典型的心脏挫伤见于前胸壁强力钝性伤,约占20%。心电图是发现心律失常和传导紊乱的首选诊断手段,约1.5%胸部钝性伤患者可出现心脏挫伤。血清肌钙蛋白和心肌肌酸激酶水平的作用仍不清楚,因为这些指标虽然可反映某种程度的心脏挫伤,但不能预测心脏并发症。

心脏震荡

心脏震荡也称"心源性猝死",发生于运动时或其他健康人娱乐活动时可能刚刚达到T波上升阶段(易损期)心脏遭受撞击,并因此导致室性心律失常,迅速复律和除颤十分关键。即便及时救治,生存率仍相对较低,仅有15%。

心脏压塞

心脏压塞更常见的原因是穿透伤而不是钝性胸部创伤。心包是由缺乏弹性的纤维组织构成,少量出血(100~400ml)即可严重损害心脏功能。心脏压塞典型临床表现"Beck 三联征"包括动脉压降低、静脉压升高(颈静脉怒张)和心音遥远,仅 10%~30% 患者呈现典型体征。伴随损伤常常导致低血容量和血压降低,血压通常较低,因此颈静脉怒张不明显。心电图示 QRS 低电压可能是心脏压塞的另一征象。心脏超声检查是快速诊断不可或缺的检查手段,为多数急诊科的常规检查,超声诊断的准确率约为 90%(经验丰富的操作者)。经剑突下心包穿刺术可最终明确诊断,并暂时利于患者经左侧开胸探查之前保持血流动力学稳定。对按失血性休克常规复苏治疗无效而高度怀疑心脏压塞者,应直接进行心包穿刺。应注意心包内积血凝固可能会导致心包穿刺出现假阴性(即"干枯")结果。

心肌裂伤

小的创口可以直接按压控制处理,大的裂伤可能需要通过插入球囊导管(Foley 导管)。但要注意不能阻碍血液的流入或流出,并且不能施加太大的压力,否则会导致撕裂的伤口扩大。心房损伤可应用沙氏心耳钳(Satinsky 钳)夹闭伤口。心房和左心室的损伤通常直接使用 0(心室)或 3/0(心房)不可吸收丝线直接缝合。当缝合右心室伤口时,推荐使用聚四氟乙烯补片(或心包补片)防止缝线切割。小的冠状动脉可被结扎,但大的血管分支应该重新吻合。靠近冠状动脉的伤口可行褥式缝合修复。

穿透伤手术治疗时,一定要翻转心脏检查以免遗漏心脏后部的损伤,而且操作要十分谨慎且只能短时间内尽快完成操作,因有可能导致静脉回心血量降低,心动过缓甚至导致心室颤动。

瓣膜损伤

胸部损伤患者当中,心脏瓣膜损伤较为少见。

根据损伤(乳头肌或瓣叶)的性质和位置不同,伤者可能在伤后立刻死亡,或在到达急诊室时处于心源性休克状态。如果病情允许,重建手术可推迟到患者充分恢复。

开胸抢救

急诊开胸手术可能仅仅挽救部分患者生命。**胸部钝性损伤**者,送达急诊室时必须具有生命体征,否则立即行开胸手术收效甚微。生命体征包括可以监测到血压、自主呼吸、心脏电活动和瞳孔反射。

与胸部穿透性损伤相反,钝性损伤在送达医院时失去心电脉搏活动(pulseless electrical activity,PEA)者不宜实行急诊开胸手术。

对于**胸部穿透伤**,当上述条件具备时结局通常较好,此外,适应证也可放宽至 PEA。对那些在事故发生后仍有生命体征,持续心脏停搏时间不超过 15 分钟,且在送往医院前一直进行心肺复苏的伤者,开胸抢救手术适应证可适当放宽。

急诊开胸手术应该掌握以下几点:

- 解除心脏压塞并处理潜在的损伤
- 控制胸腔内出血(初始失血超过 1 500ml 和 / 或超过 300ml/h,且血流动力学不稳定的患者)
- 开胸心脏按压(闭式心脏按摩对心搏骤停的低容量患者无效)
- 夹闭降主动脉以减少膈下失血,使血液重新分配至重要脏器(脑、心、肺)

操作要点

开胸抢救手术时,患者采用仰卧位,切口在左前外侧第 5 肋间。右前外侧切口仅在右侧损伤造成低血压,且没有心搏骤停时才考虑采用。根据处理损伤的需要,切口可横向延伸(降主动脉损伤或预计膈上阻断),向上穿过胸骨(半蛤壳入路),以显露上纵隔的血管结构,抑或到对侧(翻盖式开胸),以充分暴露心脏和右肺门。

(姜 斌 译,刘相燕 校)

参考文献

1 Bernardin B, Troquet JM. Initial management and resuscitation of severe chest trauma. *Emerg Med Clin North Am* 2012 May; 30(2):377–400. Review.

2 Peytel E, Menegaux F, Cluzel P, et al. Initial imaging assessment of severe blunt trauma. *Intensive Care Med.* Nov 2001; 27(11):1756–61.

3 Onat S, Ulku R, Avci A, et al. Urgent thoracotomy for

penetrating chest trauma: analysis of 158 patients of a single center. *Injury* 2011 Sep; 42(9): 900–4.

4　Carretta A, Melloni G, Bandiera A et al. Conservative and surgical treatment of acute posttraumatic tracheobronchial injuries. *World J Surg* 2011 Nov; 35(11):2568–74.

5　Moore FO, Goslar PW, Coimbra R, et al. Blunt traumatic occult pneumothorax: is observation safe? Results of a prospective AAST multicenter study. *J Trauma* May 2011; 70(5):1019–25.

6　Cothren C, Moore EE, Biffl WL. Lung-sparing techniques are associated with improved outcome compared with anatomic resection for severe lung injuries. *J Trauma* 2002; 53:483–7.

7　Cohn SM, Dubose JJ. Pulmonary contusion: an update on recent advances in clinical management. *World J Surg* 2010 Aug; 34(8): 1959–70. Review.

8　Pettiford BL, Luketich JD, Landreneau RJ. The management of flail chest. *Thorac Surg Clin* 2007 Feb; 17(1):25–33. Review.

9　Tanaka H, Yukioka T, Yamaguti Y et al. Surgical stabilization or internal pneumatic stabilization?

A prospective randomized study of management of severe flail chest patients. *J Trauma* 2002; 52:727.

10　Harston A, Roberts C. Fixation of sternal fractures: a systematic review. *J Trauma* 2011 Dec; 71(6):1875–9. Review.

11　Richards EC, Wallis ND. Asphyxiation: a review. *Trauma* 2005; 7:37–45. Review.

12　Asensio JA, Chahwan S, Forno W, et al. Penetrating esophageal injuries: multicenter study of the American Association for the Surgery of Trauma. *J Trauma* 2001; 50(2):289.

13　Hanna WC, Ferri LE, Fata P, et al. The current status of traumatic diaphragmatic injury: lessons learned from 105 patients over 13 years. *Ann Thorac Surg* 2008 Mar; 85(3):1044–8.

14　McGrath EE, Blades Z, Anderson PB. Chylothorax: aetiology, diagnosis and therapeutic options. *Respir Med.* 2010 Jan; 104(1):1–8. Epub 2009 Sep 18. Review.

15　Boffa DJ, Sands MJ, Rice TW, et al. A critical evaluation of a percutaneous diagnostic and treatment strategy for chylothorax after thoracic surgery. *Eur*

J Cardiothorac Surg. 2008 Mar; 33(3):435–9.

16　Scaglione M, Pinto A, Pinto F, et al. Role of contrast-enhanced helical CT in the evaluation of acute thoracic aortic injuries after blunt chest trauma. *Eur Radiol* 2001; 11:2444–8.

17　Xenos ES, Minion DJ, Davenport DL, et al. Endovascular versus open repair for descending thoracic aortic rupture: institutional experience and meta-analysis. *Eur J Cardiothorac Surg* 2009 Feb; 35(2):282–6.

18　Miller KR, Benns MV, Sciarretta JD, et al. The evolving management of venous bullet emboli: a case series and literature review. *Injury* 2011 May; 42(5): 441–6.

19　Sybrandy KC, Cramer MJM, Burgersdijk C. Diagnosing cardiac contusion: old wisdom and new insights. *Heart* 2003 May; 89(5):485–9. Review.

20　Working Group, Ad Hoc Subcommittee on Outcomes, American College of Surgeons–Committee on Trauma. Practice management guidelines for emergency department thoracotomy. *J Am Coll Surg* 2001; 193:303–9.

第 27 章

胸交感神经切除术治疗多汗症

John Agzarian, Yaron Shargall

流行病学和病因学

尽管多汗症患者不愿意寻求医学治疗,但多汗症并不是罕见病,并且在医学文献中有历史根源可循。多汗症分为原发性和继发性多汗症。继发性多汗症是一种广泛性出汗,通常会影响整个身体,是因为潜在的代谢、肿瘤、感染或内分泌基础疾病导致的[1]。这些疾病包括糖尿病、甲状腺功能亢进、类癌综合征、恶性肿瘤如淋巴瘤、肺结核、系统性休克、心力衰竭、帕金森病和脊髓损伤[2]。相反,原发性(特发性)多汗症通常是局灶性的,定义为汗腺的异常分泌汗液,是正常体温生理调节参数之外的汗液分泌[3]。通常是对生理压力或情绪/心理刺激的过度反应[4]。此外,原发性多汗症根据位置(手掌、足底、腋窝或颅面)进行详细分类。本章中,术语"多汗症"特指原发性多汗症。

文献报道多汗症的发病率有所不同。一项以色列早期研究报道发生率为 0.6%~1.0%[5]。越来越多的证据表明,多汗症的患病率较前报道有所增加,美国发病率为 2.8%,而中国部分地区发病率为 4.6%[6,7]。据估计,受这种疾病影响的美国人约为 780 万[6]。流行病学数据多态性反映多汗症的两个特征。首先,多汗症定义尚不明确,其诊断主要依赖主观感受,存在潜在过度诊断或漏诊。其次,患者通常会因为社交不适感或对可行治疗方案缺乏了解,而往往不寻求治疗[1,8]。

通常,由于青春期症状会加重,常在成年早期诊断出本病。其性别分布是相等的,工作年龄成年人中的发病率最高。此外,多汗症还存在遗传倾向,有 25%~50% 病例呈现常染色体变异外显子的显性遗传[1,10,11]。这种常见遗传模式与 20 岁以前发病的个体密切相关。另外,最多见严重发病部位为手掌和足掌的掌跖部多汗[9]。其他常见的较重发病部位包括手掌合并腋窝(15%~20%),

单独腋窝(5%~10%)和颅面部位(5%)[3]。

病理生理学

人体高达 400 万个汗腺在全身呈不均匀分布。汗腺在手掌分布密度(700 个 /cm^2)远大于身体其他分布较少部位(背部 64 个 /cm^2,额头为 180 个 /cm^2)。值得注意的是,身体的不同部位因为不同的刺激和不同的作用而出汗。前额、背部和躯干出汗主要用于体温调节功能。[12]与此相反,掌跖部出汗似乎是由皮质功能区触发的,对各种情绪/压力信号做出的反应。此外,存在三种类型的汗腺:外泌汗腺(小汗腺)、顶泌汗腺(大汗腺)和顶泌小汗腺,后者最近才在腋窝中发现,与其他两种汗腺形态和功能相似[1]。小汗腺分布更广泛(约 300 万),且优先分布于手掌、腋窝和脚底,但只有 5% 在任何时候都有泌汗功能。这些腺体由交感神经通过胆碱能神经递质乙酰胆碱调节[13]。相比之下,顶泌汗腺数量较少,严格分布在腋窝及泌尿生殖器区域,在青春期通过肾上腺素能神经纤维激活,直接将更多有气味和黏稠的分泌物泌入毛囊[14]。

多汗症确切病理生理学仍然不清楚,但似乎主要由自主神经(通过交感神经链)过度刺激小汗腺引起。出汗似乎是对情绪压力的不成比例反应,但往往是自发和偶发性的[15]。交感神经链和小汗腺在组织学和功能上都是正常的,提示这是一种中枢性疾病过程,主要是控制手掌和脚掌的下丘脑发汗中枢受到影响导致[16]。支持皮质参与该疾病证据为:患者通常在睡眠或镇静状态时,不会出现情绪性出汗[17]。

胸腰段交感神经纤维起源于灰质前柱,并与前神经根一起行至与之垂直且平行于脊柱两侧的交感神经链。节前纤维穿过白交通支到相应的神经节。胸交感神经干包含 12 个神经节,它们位于肋骨头后方的前侧,覆盖一薄层壁层胸膜。每个神经节通过直径 1~2mm 的神经索连接到另一神经节从而构成交感神经干。可能存在由侧支纤维、双链和 Kuntz 纤维(交感神经交通支)组成的变异解剖结构,术中需谨慎注意[1]。下丘脑视前区发汗中枢通过该结构来实现脑皮质体温调控。

局灶性多汗最可能解释为支配小汗腺的神经源性反射回路过度活跃。这种过度兴奋导致原发性多汗症的确切机制尚不清楚[2]。最近有证据认为广泛的自主神经功能障碍(影响交感神经和副交感神经系统)是多汗症病理生理学的关键因素[18]。很明显胸交感神经节(尤其是 T_2 和 T_3 水平)是原发性多汗症发病机制的关键点,是下丘脑和末梢器官(即外泌腺)之间的通道[19]。

临床表现

多汗症发病率没有显著性别差异,工作年龄的青年人发病率最高,12 岁以前少见[20]。需注意的是,发病率与症状并不一致,女性更倾向及时就医(47.5% vs 28.65%)[21]。对于多汗症,目前仍没有标准化诊断定义或定量阈值。尽管如此,在一项研究中正常出汗量已被限定为 <1ml/(m^2·min)。多汗症患者产生的汗液可超过 40ml/(m^2·min)[22]。这些定量阈值在个体之间差别很大,体重小个体和女性个体产生的汗液较少。所以,这些参数仅用于研究目的而提出的,难以应用于临床。因此,多汗症的诊断通常基于患者主观陈述[2]。

大多数患者因社交活动影响和机体相关调节紊乱,上肢尤其是手掌多汗最常见[23,24]。由于多汗症的存在,高达 35% 患者休闲活动时间明显减少,22% 患者工作时间受影响[20]。对于疾病本身而言,虽然多汗症并不具有生理意义,但仍会使患者感到衰弱。用一种简捷的四分值量表来评价多汗症严重程度,以区别患者社会心理疾病程度。表 27.1 是 Strutton 等提出的严重程度量表[20]。

表 27.1 多汗症严重程度量表

分值	严重程度
1	出汗不显著,不干扰日常生活
2	出汗可容忍,偶尔干扰日常生活
3	出汗勉强可容忍,经常干扰日常生活
4	出汗不能容忍,一直持续干扰日常生活

患者评价和治疗指征

如前所述,多汗症实际发病人群远超过主动就诊患者,主要原因是患者对治疗方案缺乏了解而不愿意寻求治疗[1]。界定多汗症的性质和具体表现,对于为患者提供最合适的治疗至关重要。疾病发作、发病特点(出汗量、累及的面积、持续时间和夜间症状)和严重程度是决定是否手术干预的重要因素。此外,必须排除继发性出汗的相关疾病[2]。

Hornberger 等提出原发性多汗症的诊断标准:①排除继发性原因,局灶性、可见的、至少 6 个月以上的过度出汗(主要标准);②同时满足以下 2 种或以上特征(次要标准):双侧对称性出汗,每周至少发作一次,影响日常生活,发病年龄 <25 岁,有家族史,睡眠时停止出汗[25]。详细描述多汗症生活质量和对日常生活的影响状态,是诊断和分级及确定患者最佳治疗方案(手术与非手术)的关键。病情严重和虚弱的患者(通常是掌跖部位出汗的患者)更愿意接受手术治疗,并且更能接受可能发生的相关副反应和并发症[26]。如下四个特征症状患者接受胸交感神经切除术后满意率高:深度手掌出汗(伴有滴汗),手掌出汗量增加,双峰发作(婴儿或青春期)及症状在青春期恶化,用普通洗手液或其他触觉刺激加重出汗(表 27.2)[27]。胸外科医师协会专家小组于 2011 年概述了交感神经切除术的"理想后选者":相对年轻(<25 岁)、发病早、BMI<28、静息心率 >55 次 /min、睡眠期间无出汗[28]。

表 27.2 原发性多汗症诊断标准

主要标准	排除继发性原因,局灶性、可见的、至少 6 个月以上的过度出汗
次要标准 (至少 2 条)	双侧对称性出汗
	每周至少发作一次
	影响日常生活
	发病年龄 <25 岁
	家族史阳性
	睡眠时停止出汗

对患者初步评估应包括详细的病史和体格检查以明确风险因素、界定疾病对患者生活质量影响程度,排除继发性多汗症。诊断依据为存在调节功能障碍的多汗。问诊主要目的是排除继发感染、代谢或内分泌原因导致的多汗症。特发性多汗症相关特异性诊断试验包括测重试验、微量淀粉碘试

验和茚三酮试验,这些试验并不常用。通常是无创性试验,评估是否存在皮肤多汗以及多汗的严重程度。从本质上讲,一旦确认病情存在,明确病变范围,则可根据多汗严重程度提供不同的治疗方案[2,3,26]。

手术与非手术治疗选择

多汗症治疗不仅可外科手术,对于轻至中度患者通常可选择多种非手术治疗措施。其中大部分非手术方法是直接对多汗区域局部用药。这些药物包括:六水氯化铝(AlCl$_3$·6H$_2$O),可阻断外分泌腺的管腔;抗胆碱能药物,可降低小汗腺末端器官局部胆碱能神经的冲动[3]。局部用药因其易操作性和经济可行性而被用作一线治疗。主要副作用为皮肤刺激[11]。抗胆碱能毒蕈碱受体竞争性阻断剂类口服药物,由于副作用严重而不常用[3]。

离子电渗疗法(电流通过浸在水中的皮肤)已被用作更严重病例的一线治疗。离子电渗疗法主要功能是电流通过并破坏和阻塞小汗腺的外泌管道。禁忌证包括起搏器、妊娠和植入金属器械[16,29]。肉毒杆菌毒素皮内注射也用于治疗多汗症,通过抑制胆碱能神经递质乙酰胆碱在突触连接处的释放起治疗作用。肉毒杆菌毒素(类似于离子电渗疗法)可用于局部治疗失败的患者,并被作为头面多汗症的一线治疗。常在治疗后2周内临床症状得到改善,平均维持6~8个月[3]。治疗禁忌证包括对白蛋白过敏、有周围神经病变史或合并神经肌肉接头疾病[15,30]。肉毒杆菌毒素注射治疗,主要受限因素是效果短暂、且治疗成本很高。

加拿大多汗症咨询委员会最近应用循证医学法,依据多汗症发生位置和严重程度特点概述了多汗症治疗策略。原则上,对于轻度掌跖部和腋窝的多汗症,一线治疗主要为局部应用氯化铝,肉毒杆菌毒素和离子电渗疗法推荐为难治病例二线选择。且后两者适于严重病例以及头部多汗症的一线治疗。根据专家小组共识,外科手术适合对上述任何治疗方式无效的难治性病例[11]。值得注意的是,手术与肉毒杆菌毒素皮内注射相比,是唯一可获得长期治疗效果的方法,因此更优先推荐手术[31]。

手术治疗多汗症并不是一个新手段。然而,随着微创胸腔镜的出现,手术已成为治疗多汗症、特别是手掌和足底多汗症的可行选择。胸交感神经切除术随着时间推移,从有创和技术要求较高的操作演变为简单的微创、双侧同日手术[1,26,27]。

伴随系列的进展和外科适应证增加,多汗症手术治疗得到普及。最初,交感神经切断术是通过开放式后侧入路(椎旁正中切口,切除近端3cm肋骨),以及锁骨上入路(经斜角肌间隙进入,而不破坏胸膜)。之后开拓出更精细、副损伤及风险更小的技术,包括前胸切口入路和第2肋间腋下入路,便于更直接地观察肺上沟的交感神经干。后者手术入路已被广泛接受,并可能是胸腔镜交感神经切断术失败后最可行的选择[26]。

胸交感神经切除术的外科原则

20世纪50年代Kux完成首例微创胸交感神经切除术,描述了该术式的内镜技术[32]。胸腔镜交感神经切除术在20世纪90年代初期成为手汗症最明确的治疗方法,此后该手术中一些环节一直存在争议[33]。手术过程采用单腔或双腔气管插管通气,患者取仰卧位和反向Trendelenburg卧位。肺萎陷可使肺上沟区域充分暴露。一次手术可同时完成双侧交感神经切断术,肺复张后可不用放置胸管。为增加操作空间及更清楚显露术野,手术一侧胸腔可注入二氧化碳(压力不超过10mmHg,以避免张力性气胸)。于相应肋骨背侧的前面切断相应交感神经链,切断点与其伴随肋骨相对应(T$_2$、T$_3$、T$_4$等)[26]。要谨防存在穿越第2肋骨的交感神经交通支(Kuntz神经)。如果存在此类交通支,需解剖出并切断,因交感链离断不完全可能导致手术失败,通过此交通支仍可持续上传交感神经刺激[1,26]。然而,目前还不清楚破坏Kuntz神经是否确切获益,一些作者甚至怀疑此神经在实体解剖中的存在。

关于切断方法及切断程度文献报道存在差异,这两方面是胸交感神经切除术治疗多汗症的主要争议点[1,26,28,34]。

针对并解决如上两方面争议,确定明确的定义尤为重要。"交感神经切除术"定义为整个神经节的切除(神经节切除术),而与"交感神经切断术"明显不同,"交感神经切断术"仅仅是对神经节以上的层面神经链的破坏[26]。手掌交感神经大部分为T$_2$水平上发出的。星状神经节断面水平(T$_1$)切断与Horner综合征的发生率较高有关。此外,似乎破坏程度越高,术后代偿性多汗的风险越大(胸交感神经切除术最常见的并发症)[35]。一些研究试图确定最大限度地减少代偿性多汗,并获得最佳疗效的切断平面和神经链破坏程度。Chang等比较分

别在 T_2 与 T_3、T_4 水平切断,发现高平面切断可提高手汗症改善率,但代偿性多汗发生率更高(分别为 93%、92% 和 80%)。T_4 组的代偿性多汗严重程度明显较轻,但该组出现味觉性多汗的比例更高(T_4 为 11.4%,T_3 为 23.1%,T_2 为 5.8%)[36]。此外,似乎切断的程度(单个 vs 多平面)可能是代偿性出汗的一个因素,单一平面切断术后并发症发生率降低[37,38]。

目前几种交感链切断方法都有不同的优势和风险。交感神经节切除术(神经节切除术)更确切地定义了经典的交感神经切除术[26]。尽管切除更全面,但可能会增加术后代偿性多汗的发生率[35]。通常于肋骨表面通过烧灼使其热消融切断交感神经链。这种方法的优点是它不需要过多解剖,相对简单[26]。可在相应肋骨水平或神经节上方和下方(对应功能性神经节切除术)夹闭交感神经干,尽管需要剥离更多的胸膜来清楚地暴露交感神经链,可逆性为其主要优势,特别是在严重代偿性出汗的病例中。在术后 2 周的时间段内逆转代偿性多汗(这需要简单地移除夹子)并不理想,因永久性神经周围损伤会导致更高的失败率[39]。然而少数报道显示,在最初交感神经切除术后 6 个月内进行逆转时,可达到 50% 良好的临床逆转结果[40]。

胸外科医师协会针对多汗症手术治疗的专家共识,确立出交感神经切除术操作细节的标准化术语,具有重要意义。该术语包括交感神经干切断平面和方法。关于切断点的解剖水平,专家认为以肋骨定位方法可能比使用胸椎定位作为参照点更合适。因此,切断特定的平面是指切断相应肋骨上方的交感神经链。解剖变异可能影响胸椎定位的准确性,通过统一肋骨定位更利于患者之间效果的比较[28]。

专家组还根据疾病部位进一步概述出具体手术操作指南。对于手汗症,尽管代偿性出汗比率较高,仍推荐 R3-R4 多平面或 R4 单平面切断。后者代偿性多汗率较低,缺点是存在潜在的手部潮湿。掌跖多汗症,推荐于 R4-R5 平面切断,且适用于腋窝多汗症的患者(即使合并他部位多汗)。尽管如此,头面多汗症于 R3 水平切断具有双重效果,不会增加 Horner 综合征和与 R2 破坏相关代偿性多汗的风险。关于切断方法并没有具体建议,只要确保交感神经链两侧断端之间有足够的间隔防止再生[28]。

并发症和副作用

手术时必须考虑有些注意事项,以避免发生潜在危险和威胁生命的并发症。胸交感神经切除术最大的并发症是手术失败。总的来说,失败率很低,文献报道为 0.2%~3.7%[41]。技术原因往往是导致胸交感神经切除术失败的主要原因。失败原因包括:解剖变异(Kuntz 神经、胸膜粘连和异常解剖)、神经再生和交感神经链离断不全[41]。后者可能是交感神经切除术失败的主要原因[42]。术中脉搏血氧测量可用于监测离断是否充分。对交感神经切断的即时生理反应是外周血管舒张,可通过与外周循环相关的指脉氧变化体现[43]。此外,刺激左侧交感神经链(特别是星状神经节)可触发室性心动过速,有时交感神经链离断可导致显著的心动过缓,是由于交感神经切除术导致 β- 阻滞效应,降低心脏交感神经张力,从而降低心率和血压。这可能需要通过植入心脏永久起搏器来纠正这一并发症。事实上,胸交感神经切除术偶尔用来治疗难治性长 QT 综合征[41,44]。

代偿性多汗是胸交感神经切除最常见副作用,多汗多数从先前受影响的手掌、足和腋窝区域转移至术后去神经支配的部位[26,28,41]。实际上,身体在乳头连线之上为一个无汗区,乳头线以下区域出汗相应的增加。轻度代偿性多汗发生率(14%~90%),重度为(1.2%~31%)。后者特点是分裂综合征,其中先前多汗部位因无交感神经支配无汗,而仍有交感神经支配的平面过度活跃导致代偿性多汗[41]。从概念上讲,功能性外分泌汗腺的数量减少了 40%,但是身体出汗总量并没有改变,意味着以前未受影响的部位汗腺可以代偿性出汗增加。其确切机制尚不清楚,可能是交感神经链破坏后导致负反馈机制被阻断。正是这些严重的代偿性多汗对患者带来明显的功能损害,导致患者经常后悔接受胸交感神经切除术。

如前所述,代偿性多汗症发生率和严重程度与胸交感神经切断手术的两个主要技术概念有关:①交感神经链切断平面,②切断程度(单平面与多平面)[1,24,26,28]。多种证据支持限制手术切除范围,可减少术后代偿性多汗的观点。选择性切断程度也与差异性代偿多汗症有关。T_2 水平交感神经切除术代偿性出汗率最高,而较低水平的则相应减少。因此,有人建议在 T_3-T_4 水平行交感神经切除术[41]。这与在 T_2 水平手术治疗原发性掌跖多汗症的效果最佳观点相矛盾[28]。代偿性多汗症的治疗措施有限,存在一定程度交感神经阻断修复的可能(主要通过移除夹子)[39]。总之,特发性多汗症治疗后代偿性多汗症状轻重是相对的和主观的,与患者应激出汗的阈值、耐受性和与原发疾病严重程度有关[28]。

胸交感神经切除术其他不常见副作用包括味觉性多汗、Horner 综合征和幻觉性多汗。味觉多汗为餐后面部出汗,机制尚不清楚,但味觉性多汗发生率低于代偿性出汗(0%~38%)。另一方面,幻觉多汗是术后患者的主观感觉,感觉汗液似乎准备好从汗腺中分泌,但实际并没有发生。文献中幻觉性多汗发生率在 0%~59% 之间。最后,Horner 综合征(发生率 0.7%~3%)更多发生在头面部多汗症患者中,可能与所接受的 R2 水平切断手术有关[28,41]。

上述并发症可术后相对较早发生,具有渐进且隐匿性发作过程,常在数月内进展。因此,专家共识建议患者应在术后 1 个月、6 个月、1 年随访,以及 1 年后每年随访一次直至 5 年[28]。外科医生完整的随访调查及严格的评估,可提高患者满意度和生活质量。目前明确的是,严重多汗症患者往往对手术干预反应更敏感、对手术效果更认可[26,28,41]。面部潮红/出汗的患者满意度最差,而掌跖部多汗症患者满意度最高。实际上,原发病严重的患者对术后代偿性多汗(显著的发病率)耐受性更好。2007 年一项研究通过对接受胸交感神经切除术患者与被保险公司拒绝投保的未手术患者(尽管具有相同的适应证)进行对比,结果表明即便有代偿性多汗的潜在不良后果,接受上肢多汗症手术患者整体生活质量(包括社会、职业和美容效果方面)高于未接受手术组。

(马国元 译,李 军 校)

参考文献

1　Shargall Y, Spratt E, Zeldin RA. Hyperhidrosis: what is it and why does it occur? *Thorac Surg Clin* 18 (2008): 125–32.

2　Solish N, Wang R, Murray CA. Evaluating the patient presenting with hyperhidrosis. *Thorac Surg Clin* 18 (2008): 133–40.

3　Gee S, Yamauchi PS. Nonsurgical management of hyperhidrosis. *Thorac Surg Clin* 18 (2008):141–55.

4　Glaser DA, Ladegaard L, Pilegaard HK. Primary focal hyperhidrosis: scope of the problem. *Cutis* 2007; 79(Suppl 5):5–17.

5　Adar R, Kurchi A, Zweig A et al. Palmar hyperhidrosis and its surgical treatment: surgical therapy hypherhidrosis. *Ann Surg* 1977; 186:37–41.

6　Strutton DR, Kowarlski JW, Glaser DA, et al. US prevalence of hyperhidrosis and impact on individual with axillary hyperhidrosis: results from a national survey. *J Am Acad Dermatol* 2004; 51:241–8.

7　Tu YR, Li X, Lin M, et al. Epidemiological survey of primary palmar hyperhidrosis in adolescent in Fuzhou of People's Republic of China. *Eur J Cardiothorac Surg* 2007; 31(4):737–9.

8　Solish N, Benohanian A, Kowalski JW. Prospective open-label study of botulinum toxin type A in patient with axillary hyperhidrosis: effects on functional impairment and quality of life. *Cuis* 2006; 77(Suppl 5): 17–27.

9　Lear W, Kessler E, Solish N, et al. An epidemiological study of hyperhidrosis. *Dermatol Surg* 2007; 33(1 Spec No.):S69–75.

10　Ro KM, Cantor RM, Lange KL, et al. Palmar hyperhidrosis: evidence of genetic transmission. *J Vasc Surg* 2002; 35(2):382–6.

11　Solish N, Bertucci V, Dansereau A, et al. A comprehensive approach to the recognition, diagnosis, and severity-based treatment of focal hyperhidrosis: recommendations for the Canadian Hyperhidrosis Advisory Committee. *Dermatol Surg* 2007; 33(8):908–23.

12　Hornberger J, Grimes K, Naumann M, et al. The multi-speciality working groupon the recognition diagnosis and treatment of primary focal hyperhidrosis: recognition, diagnosis and treatment of primary focal hyperhidrosis. *J Am Acad Dermatol* 2004; 51:274–86.

13　Kreyden OP, Scheidegger EP. Anatomy of the sweat glands, pharmacology of botulinum toxin, and distinctive syndromes associated with hyperhidrosis. *Clin Dermaol* 2004; 22:40–4.

14　Atkins JL, Butler PEM. Hyperhidrosis: a review of current management. *Plast Reconst Surg* 2002; 110(1):222–8.

15　Glaser DA, Hebert AA, Pariser DM, et al. Primary focal hyperhidrosis: scope of the problem. *Cutis* 2007; 79(Suppl 5):5–17.

16　Johnson RH, Spaulding, JM. Disorders of the autonomic nervous system. Chapter 10. Sweating. *Contemp Neurol Ser* 1974; 11:19–198.

17　Sato K, Kang WH, Saga K, et al. Biology of sweat glands and their disorders: normal sweat glands function. *J Am Acad Dermatol* 1989; 20:537–63.

18　Manca D, Valls-Sole J, Callejas MA. Excitability recovery curve of the sympathetic skin response in healthy volunteers and patients with palmar hyperhidrosis. *Clin Neurophysiol* 2000; 111(10):1767–70.

19　Kaya D, Karaca S, Barutcu I, et al. Heart rate variability in patients with essential hyperhidrosis: dynamic influence of sympathetic and parasympathetic maneuvers. *Ann Noninvasive Electrocarciodol* 2005; 10(1):1–6.

20 Strutton DR, Kowalski JW, Glaser DA, et al. US prevalence of hyperhidrosis and impact on individuals with axillary hyperhidrosis: results from a national survey. *J Am Acad Dematol* 2004; 51(2):241–8.

21 Weksler B, Luketich JD, Shende M. Endoscopic Thoracic sympathectomy: at what level should you perform surgery? *Thorac Surg Clin* 18 (2008):183–91.

22 Sato K, Kang WH, Saga K, et al. Biology of sweat glands and their disorders. I. Normal sweat gland function. *J Am Acad Dermatology* 1989; 20(4):537–63.

23 Atkins JL, Butler PEM. Hyperhidrosis: a review of current management. *Plast Reconstr Surg* 2002; 110(1):222–8.

24 Amir M, Arish A, Weinstein Y, et al. Impairment in quality of life among patients in seeking surgery for hyperhidrosis (excessive sweating): preliminary results. *Isr J Psychiatry Relat Sci* 2000; 37(1):25–31.

25 Hornerger J, Grimes K, Naumann M, et al. Recognition, diagnosis and treatment of primary focal hyperhidrosis. *J Am Acad Dermatol.* 2004; 51(2):274–86.

26 Baumgartner FJ. Surgical approaches and techniques in the management of severe hyperhidrosis. *Thorac Surg Clin* 18 (2008):167–81.

27 Baumgartner FJ. Compensatory hyerhidrosis after thoracoscopic sympathectomy. *Ann Thorac Surg* 2005; 80:1161.

28 Cerfolio RJ, De Campos JR, Bryant AS, et al. The Society of Thoracic Surgeons Expert Consensus for the Surgical Treatment of Hyperhidrosis. *Ann Thorac Surg.* 2011 May; 91(5):1642–8.

29 Dolianitis C, Scarff CE, Kelly J, et al. Iontophoresis with glycopyrrolate for the treatment of palmoplantar hyperhidrosis. *Australas J Dermatol* 2004; 45(4):208–12.

30 Lowe NJ, Yamauchi PS, Lask GP, et al. Efficacy and safety of botulinum toxin type A in the treatment of palmar hypherhidrosis: a double-blind, randomized placebo-controlled study. *Dermatol Surg* 2002; 28(9):822–7.

31 Reisfeld R, Berliner KI. Evidence-based review of the nonsurgical management of hyperhidrosis. *Thorac Surg Clin* 18 (2008):157–66.

32 Kux E. Thoracic endoscopic sympathectomy in palmar and axillary hyperhidrosis. *Arch Surg* 1978; 113:264–6.

33 Lin C-C. A new method of thoracoscopic sympathectomy in hyperhidrosis palmaris. *Surg Endosc* 1990; 4:224–6.

34 Leseche G, Castier Y, Thabut G, et al. Endoscopic transthoracic sympathectomy for upper limb hyperhidrosis: limited sympathectomy does not reduce postoperative compensatory sweating, *J. Vasc Surg* 2003; 37:124–8.

35 Yazbek G, Nelson W, de Campos JRM, et al. Palmar hyperhidrosis–which is the best level of devervation using video-assisted thoracoscopic sympathectomy: T2 or T3 ganglion? *J Vasc Surg* 2005; 42:281–5.

36 Chang Y-T, Li H-P, Lee J-Y, et al. Treatment of palmar hyperhidrosis: T4 level compared with T3 and T2. *Ann Surg* 2007; 246:330–6.

37 Dewey TM, Hervert MA, Hill SL, et al. One-year follow-up after thoracoscopic sympathectomy for hyperhidrosis; outcomes and consequences. *Ann Thorac Surg* 2006; 81:1227–33.

38 Doolabh N, Horswell S, Williams M, et al. Thoracoscopic sympathectomy for hyperhidrosis: indications and results. *Ann Thorac Surg* 2004; 77:410–14.

39 Lin C-C, Mo L-R, Lee L-S, et al. Thoracoscopic T2-sympathetic block by clipping–a better and reversible operation for treatment of hyperhidrosis palmaris: experience with 326 cases. *Eur J Surg* 1998; 164(Suppl 580):13–16.

40 Sugimura H, Spratt EH, Compeau CG, et al. Thoracoscopic sympathetic clipping for hyperhidrosis: long-term results and reversibility. *J Thorac Cardiovasc Surg* 2009; 137(6):1370–6.

41 Dumont P. Side effects and complications of surgery for hyperhidrosis. *Thorac Surg Clin* 18 (2008):193–207.

42 De Campos JR, Kauffman P, Werebe E, et al. Quality of life, before and after thoracic sympathectomy: report on 378 operated patients. *Ann Thorac Surg* 2003; 76(3):886–91.

43 Klodell CT, Lobato EB, Willert JL, et al. Oximetry-derived perfusion index for intraoperative identification of successful thoracic sympathectomy. *Ann Thorac Surg* 2005; 80:467–70.

44 Hsu CP, Chen CY, Hsia JY, et al. Resympathectomy for palmar and axillary hyperhidrosis. *Br J Surg* 1998; 85:1504–5.

45 Shoenfield Y, Shapiro Y, Machtiger A, et al. Sweat studies in hyperhidrosis palmaris and plantaris: a survey of 60 patients before and after cervical sympathectomise. *Dermatologica* 1976; 152(5):257–62.

46 Boley T, Belangee K, Markwell S, et al. The effect of thoracoscopic sympathectomy on quality of life and symptom management of hyperhidrosis. *Ann Thorac Surg* 2003; 75:1075–9.

索引

α₁- 抗胰蛋白酶（α₁ antitrypsin，AAT） 62

6 分钟步行测试（six-minute walk test，SMWT） 7

6 分钟步行距离（6-minute walk distance，6-MWD） 58

Charlson 并发症指数（Charlson comorbidity index，CCI） 205

COPD 急性加重（acute exacerbation of COPOD，AECOPD） 63

CT 引导下细针吸取（CT-guided fine-needle aspiration，CT-FNA） 94

C 反应蛋白（C-reactive protein，CRP） 71

EB 病毒（Epstein-Barr virus，EBV） 104

Gustave Roussy 癌症研究所（Institut de Cancerologie Gustave Roussy，IGR） 119

A

埃勒斯 - 当洛斯综合征（Ehlers-Danlos syndrome） 156

B

靶叶体积减小（target lobe volume reduction，TLVR） 65

闭合容积（closing volume，CV） 2

变态反应性支气管肺曲霉病（allergic bronchopulmonary aspergillosis，ABPA） 80

表皮生长因子受体（epidermal growth factor receptor，*EGFR*） 109，117

标准化摄取值（stand-ardized uptake value，SUV） 101

病理学完全缓解（complete pathological response，PCR） 195

不典型腺瘤样增生（atypical adenomatous hyperplasia，AAH） 105

C

残气量（residual volume，RV） 1，57

超声支气管镜（endobronchial ult-rasound，EBUS） 101

超声支气管镜（endobronchial ultrasound，EBUS） 9，15，94，125

超声支气管镜（endoscopic bronchial ultrasonography，EBUS） 139

潮气量（tidal volume，TV） 1，177

成纤维细胞生长因子（fibroblast growth factor，FGF） 48

创伤后胸主动脉支架治疗（thoracic aortic endografting for trauma，TAET） 217

创伤高级生命支持（advanced trauma life support，ATLS） 210

创伤危重评分（injury severity score，ISS） 71

创伤重点超声评估法（focused assessment with sonography for trauma，FAST） 210

D

单侧膈神经麻痹（unilateral DP，UDP） 174

单纯性曲霉菌球（simple aspergilloma） 80

低剂量计算机断层扫描（low-dose computed tomography，LDCT） 131

第 1 秒用力呼气容积（forced expiratory volume in 1 second，FEV₁） 2，57，177

电磁导航支气管镜检（electromagnetic navigation bronchoscopy，ENB） 94

电视辅助胸腔镜手术（video-assisted thorac-oscopic surgery，VATS） 102

电视辅助胸腔镜手术（video-assisted thoracic surgery，VATS）　130

电视辅助胸腔镜手术（video-assisted thoracoscopic surgery，VATS）　14，59，125，157

电视纵隔镜淋巴结清扫术（video-assisted mediastinal lymphadenectomy，VAMLA）　15

短肋胸部发育不良（short rib thoracic dysplasias，STRD）　171

多学科会诊（multdisciplinary team meeting，MDT）　12

多中心胸腔脓毒症临床试验（multicenter intrapleural sepsis trial，MIST）　72

F

反转录聚合酶链反应（reverse transcription polymerase chain reaction，RT-PCR）　119

放射治疗（radiotherapy，RT）　115

非小细胞肺癌（non-small cell lung cancer，NSCLC）　105，115

肺 CO 气体弥散功能（transfer factor for the lung for carbon monoxide，TLCO）　6

肺部 CT 血管造影（CT pulmonary angiogram，CTPA）　88

肺功能检查（pulmonary function tests，PFT）　39，96

肺活量（vital capacity，VC）　177

肺减容（lung volume reduction，LVR）　65

肺减容术（lung volume reduction surgery，LVRS）　6，22，57

肺减容线圈（lung volume reduction coils，LVRC）　66

肺气肿 - 肺部密封剂系统（emphysematous lung sealant system，ELS）　67

肺切开术（pulmonary tractotomy）　212

肺顺铂辅助评价（lung adjuvant cisplatin evaluation，LACE）　117

肺胸膜母细胞瘤（pulmonary pleuroblastoma，PPB）　53

肺总量（total lung capacity，TLC）　1，57，177

肺总量时静态肺弹性回缩力（static lung recoil at total lung capacity，SR_{TLC}）　63

复合终点（coprimary endpoint）　67

复杂的肺炎旁积液（complicated parapneumonic effusion，CPPE）　71

复杂性曲霉菌球（complex aspergilloma）　80

G

干燥综合征（Sjogren syndrome）　112

高分辨 CT（high-resolution CT，HRCT）　58

膈脚（diaphragmatic crura）　187

膈神经麻痹（diaphragmatic paralysis，DP）　174

膈食管膜（phrenoesophageal membrane）　188

功能残气量（functional residual capacity，FRC）　1，177

共同终点（coprimary endpoints）　58

孤立性肺结节（solitary pulmonary nodule，SPN）　93

光动力治疗（photodynamic therapy，PDT）　32

光敏剂（photosensitizer，PS）　35

国际肺癌辅助试验（international adjuvant lung cancer trial，IALT）　116

H

核苷酸切除修复（nucleotide excision repair，*NER*）　118

黑色素瘤相关抗原（melanoma associated antigen，MAGE）　117

后前位（postero-anterior，PA）　157

呼气储备量（expiratory reserve volume，ERV）　1

呼气末肺容量（end-expiratory lung volume，EELV）　57

呼气末正压（positive end-expiration pressure，PEEP）　160

呼气式气道支架治疗肺气肿（exhale airway stents for emphysema，EASE）　67

化疗（chemotherapy，CMT）　115

J

急性呼吸窘迫综合征（acute respiratory distress syndrome，ARDS）　161，212

脊椎多节段骨缺损（segmentation defects of the vertebrae，SDV）　172

继发自发性气胸（secondary spontaneous pneumothorax，SSP）　155

加拿大国立癌症研究所（National Cancer Ins-titute of Canada，NCIC）　116

监测、流行病学和最终结果（surveillance，epidemiology，and end results，SEER）118

结肠癌的肺转移瘤切除术（pulmonary metastasectomy in colorectal cancer，PulMiCC）142

近距离放疗（brachytherapy，BT）34

经颈纵隔淋巴结扩大清扫术（transcervical extended mediastinal lymphadenectomy，TEMLA）11

经黏膜内切除（endomucoscal resection，EMR）194

经支气管针吸活检（transbronchial needle aspiration，TBNA）9

静息能量消耗（resting energy expenditure，REE）64

聚四氟乙烯（polytetrafluoroethylene，PTFE）171

K

库欣综合征（Cushing syndrome）110

L

兰伯特 - 伊顿综合征（Lambert-Eaton synd-rome）105

领先时间偏倚（Lead-Time Bias）98

漏气时间延长（prolonged air leak，PAL）149

M

马方综合征（Marfan syndrome）156，165

慢性阻塞性肺疾病（chronic obstructive pulmonary disease，COPD）57

弥漫性特发性神经内分泌细胞增生（diffuse idiopathic neuroendocrine cell hyperplasia，DIPNECH）105

磨玻璃结节（ground-glass opacities，GGO）94

N

内镜超声检查（endoscopic ultrasound，EUS）101

内镜超声检查（endoscopic ultrasound，EUS）10，125

内镜黏膜下剥离术（endoscopic submucosal dissection，ESD）194

囊性纤维化（cystic fibrosis，CF）90

囊性纤维化基金会（Cystic Fibrosis Foundation，CFF）90

尼古丁衍生亚硝胺酮（nicotinederive nitrosaminoketone，NNK）104

黏膜相关淋巴组织（mucosa-associated lymphoid tissue，MALT）112

诺维本辅助国际试验协会（Adjuvant Navelbine International Trial Association，ANITA）116

Q

气管食管瘘（tracheoesophageal fistula，TEF）40，42

切除修复交叉互补基因组 1（excision repair cross-complementation group 1，*ERCC1*）118

圈套器（endoloop）187

圈套器结扎（endo-loop）157

全肺切除术后脓胸（post-pneumonectomy em-pyema，PPE）75

R

人乳头瘤病毒（human papilloma virus，HPV）104

软纤维支气管镜（flexible fibreoptic bronchoscope，FFB）31

S

上腔静脉（superior vena cava，SVC）123

射频（radiofrequency，RF）178

射频消融术（radiofrequency ablation，RFA）33

深静脉血栓（deep vein thrombosis，DVT）87，187，198

圣乔治呼吸问卷（St George respiratory questionnaire，SGRQ）59

失去心电脉搏活动（pulseless electrical activity，PEA）218

食管旁疝（paraesophageal hernia，PEH）186

食管上括约肌（upper esophageal sphincter，UES）193

食管下括约肌（lower esophageal sphincter，LES）134，183

术后放疗（post-operative radiotherapy，PORT）119

T

体外循环（cardiopul-monary bypass，CPBP）126

体重指数（body mass index，BMI）64

W

往返步行实验（shuttle walk test，SWT） 7

危险比（hazard ratio，HR） 115

微创矫正手术（minimally invasive repair，MIRPC） 170

微浸润性腺癌（minimally invasive adeno-carcinoma，MIA） 106

韦氏肉芽肿病（Wegener granulomatosis） 41，77

胃食管反流（gastroesophageal reflux disease，GERD） 183

无刀钉合器（endo-TATM） 157

X

西班牙肺病学和胸外科学会（Sociedad Espanola de Neumologia ycirugia toracica，SEPAR） 155

西南肿瘤学组（southwest oncology group，SWOG） 119

吸气阻力（inspiratory resistance，RI） 63

细针吸取（fine-needle aspirate，FNA） 101

下腔静脉（inferior vena cava，IVC） 124

先天性肺发育畸形（congenital and developmental lung malformations） 47

先天性肺气道畸形（congenital pulmonary airway malformation，CPAM） 47

先天性囊性腺瘤样畸形（congenital cystic adenomatoid malformations，CCAM） 47

相对比（relative odds，RO） 62

胸腔镜辅助胸外科手术（video-assisted thor-acic surgery，VATS） 24

胸外科医师协会（General Thoracic Surgical Club，GTSC） 150

胸外科医师协会（Society for Thoracic Surgeons，STS） 132

血管闭合系统（vessel sealing system，LVSS，双极电热组织闭合系统） 140

Y

氩等离子凝固（argon plasma coagulation，APC） 33

一氧化碳弥散量（diffusion capacity of carbon monoxide，DL_{CO}） 59

医疗研究和医疗质量机构（Healthcare Research and Quality，AHRQ） 58

异物（foreign bodies，FB） 31

意大利肺癌辅助治疗项目（adjuvant lung project Italy，ALPI） 116

应用 Pulmonx 支气管瓣膜支气管镜肺减容治疗肺气肿改善肺功能的研究（lung function improvement after bronchoscopic lung volume reduction with Pulmonx endobronchial valves used in treatment of emphysema，LIBERATE） 66

英国癌症研究中心（Cancer Research UK，CRUK） 119

英国大型肺癌治疗试验（big lung trial，BIG） 116

硬质支气管镜（rigid bronchoscope，RB） 31

用力肺活量（forced vital capacity，FVC） 1

原发自发性气胸（primary spontaneous pneumothorax，PSP） 155

原位癌（carcinoma in situ，CIS） 105

原位腺癌（adenocarcinoma in situ，AIS） 105

运动心肺功能测试（cardiopulmonary exercise test，CPET） 7

Z

正中胸骨切开术（median sternotomy，MS） 59

支气管瓣膜（endobronchial valves，EBV） 65

支气管动脉栓塞（bronchial artery embolization，BAE） 89

支气管肺隔离症（broncho-pulmonary sequestrations，BPS） 47

支气管镜热蒸汽消融术（bronchoscopic thermal vapor ablation，BTVA） 67

支气管内瓣膜减轻肺气肿试验（endobronchial valve for emphysema palliation trial，VENT） 65

支气管胸膜瘘（bronchopleural fistula，BPF） 74，160

质量调整生存年（quality adjusted life-years，QALY） 64

质子泵抑制剂（proton pump inhibitors，PPI） 183

置信区间（confidence interval，CI） 115

中位无病生存期（median disease-free survival，DFS） 116

中位无进展生存期（progression-free survival，PFS） 119

肿瘤坏死因子 α（tumour necrosis factor alpha，TNF-α） 72

重症肌无力（myasthenia gravis，MG）133

重症监护病房（intensive therapy unit，ITU）74

主要复合并发症（major complication composite，MCC）65

自动荧光支气管镜（auto-fluorescence bronchoscopy，AFB）31

自发性气胸（spontaneous pneumothorax，SP）155

自膨式金属支架（selfexpanding metal stents，SEMS）195

总生存率（overall survival，OS）115

组织纤维蛋白溶酶原激活剂（tissue plasminogen activator，t-PA）73

最大摄氧量（maximal oxygen uptake，VO_{2max}）7

最小临床显著差异（minimal clinically important difference，MCID）66